医学临床"新三基"
训 练
（护士分册）

医学临床"新三基"编写组　编

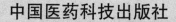

中国医药科技出版社

内 容 提 要

　　本书是各级医院临床护理人员"三基"培训的最新参考书。全书针对基础护理、基本护理技术操作等知识及内科、外科、妇产科、儿科、眼科、耳鼻喉科、口腔科、皮肤科、急诊、重症监护、感染科、中医科等临床专科护理知识和技能，以问答的形式，做了深入浅出的论述。全书将基础理论、基本知识、基本技能三个方面的基本知识分成 15 章进行解析，体例清晰，条理清楚，重点突出。为了巩固知识，检验学习效果，各章后还选编了精选试题，供读者测试提高。本书是各级医院临床护理人员"三基"培训的指导书，也是护士规范化培训、在职教育、护理院校学生"三基"训练的参考书。

图书在版编目（CIP）数据

　　医学临床"新三基"训练．护士分册/医学临床"新三基"编写组编．—北京：中国医药科技出版社，2016.3
　　ISBN 978 - 7 - 5067 - 8168 - 8

　　Ⅰ.①医…　Ⅱ.①医…　Ⅲ.①临床医学 - 自学参考资料　②护理学 - 自学参考资料　Ⅳ.①R4　②R47

　　中国版本图书馆 CIP 数据核字（2016）第 035244 号

美术编辑　陈君杞
版式设计　郭小平

出版　　中国医药科技出版社
地址　　北京市海淀区文慧园北路甲 22 号
邮编　　100082
电话　　发行：010 - 62227427　邮购：010 - 62236938
网址　　www. cmstp. com
规格　　880 × 1230mm $^1/_{32}$
印张　　20 $^5/_8$
字数　　565 千字
版次　　2016 年 3 月第 1 版
印次　　2018 年 1 月第 3 次印刷
印刷　　三河市航远印刷有限公司
经销　　全国各地新华书店
书号　　ISBN 978 - 7 - 5067 - 8168 - 8
定价　　**48.00 元**

前言

　　护理学是一门实践性、应用性很强的学科。随着护理工作模式的转变，护理学的理论和实践研究也发生了深刻变化。而且随着医学科学的迅速发展，护理新技术、新方法不断涌现，为进一步规范常用护理适宜技术操作程序，提高护士实际操作能力，保障护理安全，同时为护理管理者提供考核标准，根据《全国卫生系统护士岗位技能训练和竞赛活动》和《"优质护理服务示范工程"活动方案》的要求，我们组织编写了这套"新三基"丛书。

　　本系列包括《医学临床"新三基"训练（护士分册)》和《医学临床"新三基"训练习题集（护士分册)》。

　　《医学临床"新三基"训练（护士分册)》本着简明扼要、形象易懂的原则，介绍了基础医学、医学伦理学、护理心理学、护理管理学、基础护理学、循证医学、医院感染学、临床检验学、医学影像学、临床病理学、临床营养学、康复医学等众多学科，以及诊疗技术操作、诊疗器械检查、疾病诊断步骤、临床思维方法等综合实践技能，内容丰富，贴近临床，十分实用。

　　《医学临床"新三基"训练习题集（护士分册)》与《医学临床"新三基"训练（护士分册)》全面配套，其特点是：①题型全面：各种题型，一网打尽；②题量丰富：所有考点，尽收题中；③题目仿真：专家挑选，去粗取精；④题解详细：

解释到位，省事省心，并配有护士临床"新三基"训练综合模拟试卷及答案。

　　本丛书集实用性、科学性、通俗性、新颖性于一体，适合护理工作者和护理备考者等阅读参考，也可作为护考参考书。限于水平有限，书中难免会有一些疏漏和不成熟之处，敬请广大读者批评指正。

编者
2016 年 2 月

医学临床"新三基"训练（护士分册）

目录

第一章 基础医学基本知识

第一节 人体解剖学

〔基础知识〕

1. 简述骨的形态、结构和功能?

（1）骨的形态分为4类：长骨、短骨、扁骨和不规则骨。长骨呈长管状，分布于四肢，分一体两端。短骨呈立方形，如腕骨和跗骨。扁骨呈板状，主要构成颅腔、胸腔和盆腔的壁。不规则骨的形状不规则，如椎骨。

（2）骨的结构：包括骨膜、骨质和骨髓。骨膜位于除了关节面以外的骨表面，分内外两层，含有丰富的神经和血管，对骨的营养、再生和感觉起重要作用。骨质分密质和松质，骨密质在骨表面，骨松质在骨内部。骨髓充填于骨髓腔和松质间隙内，分红、黄骨髓，只有长骨的骨干5岁后开始出现黄骨髓，其余部位终生为红骨髓，具有造血功能。

（3）骨的功能：①支持、保护作用，生长发育；②参与钙、磷代谢；③造血功能。

2. 椎骨的共同特征及颈椎、胸椎和腰椎有何差异?

（1）共同特征：椎体、椎弓、椎孔、椎弓发出7个突起。

（2）不同点：颈椎椎体小，椭圆形，有椎体钩。关节突水平位，横突上有横突孔。其中寰椎呈环状，无椎体、棘突和关节突。枢椎有齿突。隆椎棘突最长。胸椎，棘突长，斜向后下。关节面呈冠状位，椎体上有肋凹，横突上有横突肋凹。腰椎：椎体粗壮，椎孔呈三角形，关节面呈矢状位，棘突宽而短，呈板状，水平向后。

3. 骨性鼻腔如何构成?

骨性鼻腔顶主要由筛板构成，底由骨腭构成，由犁骨和筛骨垂直板构成的骨性鼻中隔构成其内侧壁，其外侧壁由上、中、下鼻甲和上、中、下鼻道构成。

4. 为什么颞窝翼点处易骨折，有何严重后果？

翼点由顶、额、颞、蝶四骨相接，骨质最薄弱，故易骨折。其内面的脑膜中动脉若被骨折碎片刺伤，易形成硬膜外血肿。

5. 从体表如何确定棘突和肋骨的序数？

（1）体表确定棘突：肩胛冈内侧端连线处为第3胸椎棘突；两侧髂嵴最高点连线处为第4腰椎棘突；髂后上棘连线处为第2骶椎棘突；后正中线上棘突最突出的为第7颈椎棘突。

（2）体表计数肋：胸骨角平对第2肋软骨；乳头平对第4肋间隙或第5肋；肩胛骨上角平对第2肋；肩胛骨下角平对第7肋或第7肋间隙。

6. 骨连结有几种方式？滑膜关节的基本结构有哪些？

骨连结分为纤维连结、软骨和骨性连结、滑膜关节三类。滑膜关节的基本结构包括 关节面、关节囊、关节腔。

7. 椎间盘的结构和功能如何？何谓"椎间盘脱出症"？

椎间盘的结构包括中央的髓核和周围的纤维环。功能为连结相邻椎骨，起"弹性垫"作用，缓冲 震荡并允许脊柱在各个方向运动、参与形成脊柱弯曲。髓核向后外侧脱出，突入椎管或椎间 孔，压迫脊髓和脊神经，称为椎间盘脱出症。

8. 试述肩关节的结构和运动，分析其稳固性和灵活性的因素。

肩关节的结构和运动：为球窝关节，由肱骨头和肩胛骨关节盂构成。关节囊薄而松弛，其下壁最为薄弱，易发生前下方脱位。肩关节为全身最灵活的关节，可做三轴运动，即屈 伸、收展、旋内、旋外和环转运动。灵活性：典型的球窝关节、关节囊松弛、囊外韧带少且薄弱。稳固性：肱二头肌长头肌腱起于盂上结节，从肱骨头上方行于关节囊内；囊上壁有喙肱韧 带，前后壁有许多肩关节周围肌肉肌腱纤维编入关节囊。

9. 从肘关节的结构特点说明其最易脱位的方式？如何鉴别肘关节的脱位和骨折？

脱位方式：肘关节囊前、后壁薄而松弛，两侧壁厚而坚韧，并有韧带加强，囊的后壁最 薄弱，故常见桡、尺二骨向后脱位。肘关节脱位与骨折的鉴别：肱骨内、外上髁及尺骨鹰嘴在伸肘时位于一条直线，屈肘 90° 时成等腰三角形。骨折时三者位置关系不变；脱位时位置关系改变。

10. 试分析张口、闭口及研磨运动主要有哪些肌肉收缩？

张口：主要为舌骨上肌群（二腹肌、下颌舌骨肌、茎突舌骨肌和颏舌骨肌）与翼外肌协同 作用；闭口：为咬肌、颞肌和翼内肌协同作用；研磨：为颞肌后部肌纤维、翼内肌和翼外肌协同作用。

11. 哪些肌肉瘫痪可导致"翼状肩"、"方形肩"、"爪形手"、"猿手"特征，为什么？

翼状肩：前锯肌作用为拉肩胛骨向前和紧贴胸廓，瘫痪后斜方肌作用相对加强而导致"翼状肩"；方形肩：三角肌可使肩部呈圆隆形，瘫痪后导致"方形肩"。爪形手：拇收肌瘫痪使拇指不能内收、小鱼际萎缩变平坦，骨间肌萎缩塌陷，使各指 不能互相靠 拢，各掌指关节过伸，第 4、5 指的指间关节弯曲，导致"爪形手"；猿手：鱼际肌位于手掌拇指侧形成一隆起，可使拇指做展、屈、对掌等动作，瘫痪 后导致"猿手"。

12. 上、下消化道各包括什么？

上消化道包括口腔、咽、食管、胃、十二指肠。下消化道包括空肠、回肠、大肠。

13. 舌上、下面各看见什么结构？

舌上面看见舌扁桃体、舌盲孔、界沟、轮廓乳头、菌状乳头、叶状乳头、丝状乳头等。舌下面看见舌系带、舌下阜、舌下襞、伞襞。

14. 三对唾液腺各位于何处？各开口于何处？

腮腺浅部上达颧弓，下至下颌角，前至咬肌后 1/3 的浅面，后续深部。深部伸入 下颌支与 胸锁乳突肌之间的下颌后窝内。导管开口于上颌第二磨牙相对颊黏膜上的腮腺管乳头。下颌下腺位于下颌骨下缘与二腹肌前、后腹所围成的下颌下三角内，导管开口于舌下阜 。舌下腺位于口底舌下襞深面，大管与下颌下腺管共同开口于舌下阜，小管开口于舌下襞表面 。

15. 十二指肠分哪几部分？大肠分哪几部分？

十二指肠分上部、降部、水平部和升部；大肠分盲肠、阑尾、结肠、直肠和肛管。

16. 肝外胆道包括什么？

肝外胆道包括肝左管、肝右管、肝总管、胆囊管、胆囊和胆总管。

17. 结肠分哪几部？有什么特点？

结肠分升结肠、横结肠、降结肠、乙状结肠四部分，具有三条结肠带、结肠袋和肠脂垂。

18. 牙组织、牙周组织各包括什么？

牙组织包括牙质、釉质、牙骨质和牙髓。牙周组织包括牙周膜、牙槽骨和牙龈。

19. 三个鼻道内各有什么开口？

上鼻道内有筛窦后群开口；中鼻道内有上颌窦、额窦开口，筛窦前、中群开口；下鼻道内有鼻泪管开口。

20. 左、右主支气管有什么区别？有何临床意义？

左主支气管较细长，走向倾斜；右主支气管较粗短，走向略直。气管异物易进入右主支气管内。

21. 男性内生殖器包括哪些器官？

男性内生殖器包括：生殖腺为睾丸；输送管道包括附睾、输精管、射精管、男性尿道；附属腺体包括前列腺、精囊腺、尿道球腺。

22. 输精管分哪几部分？结扎部位在何处？

分睾丸部、精索部、腹股沟部和盆部四部分。结扎部位在精索部。

23. 女性内生殖器有哪些器官组成。

内生殖腺是卵巢，输送管道是输卵管、子宫、阴道。

24. 卵巢和子宫的固定装置是什么？

卵巢的固定装置是卵巢悬韧带、卵巢固有韧带和卵巢系膜。子宫的固定装置除子宫的韧带外，还有盆膈、尿生殖膈和阴道的承托，周围结缔组织的牵拉。子宫的韧带有子宫阔韧带、子宫主韧带、子宫圆韧带和骶子宫韧带。

25. 阴道前庭内有什么开口？阴道前庭内有尿道口、阴道口和前庭大腺导管开口。

26. 试述腹膜陷凹的构成及意义。

男性在膀胱与直肠之间有直肠膀胱陷凹。女性在膀胱与子宫之间有膀胱子宫陷凹；直肠与子宫之间为直肠子宫陷凹，与阴道后穹间仅隔以薄的阴道壁。站立或半卧位时，男性直肠膀胱陷凹和女性直肠子宫陷凹是腹膜腔最低部位，故积液多存于这些陷凹内。

27. 简述体循环的途径及其生理意义。

途径：左心室—主动脉—主动脉各级分支—全身各毛细血管—各级静脉—上腔静脉、下腔静脉—右心房。

意义：将氧和营养物质运送到身体各部，将代谢产物运回心。

28. 简述人体内化学感受器的名称及位置。

主动脉小球：位于主动脉弓下方，靠近动脉韧带处；颈动脉小球：颈动脉权的后方。

29. 简述人体内具有两套血液供应的器官、动脉名称及来源。

（1）肺：肺动脉发自右心室；支气管动脉发自胸主动脉。

（2）肝脏：门静脉由脾静脉和肠系膜上静脉汇合而成；肝固有动脉发自肝总动脉。

30. 简述上肢主要浅静脉的名称和注入部位。

头静脉注入腋静脉；贵要静脉注入肱静脉或腋静脉；肘正中静脉在肘窝前连接头 静脉及贵要静脉。

31. 试述头静脉注射抗生素药物到达肾的途径。

头静脉—腋静脉—锁骨下静脉—头臂静脉—上腔静脉—右心房—右心室—肺动脉—肺毛 细血管—肺静脉—左心房—左心室—升主动脉—主动脉弓—胸主动脉—腹主动脉

32. 试述胃癌患者左锁骨上淋巴结肿大的机制。

癌细胞转移至胃的局部淋巴结—腹腔淋巴结—肠干—胸导管—反流至左颈干—左锁骨上淋巴结而致肿大。

33. 试述腹股沟淋巴结的分群、位置及其回流。

分群、位置：

（1）腹股沟浅淋巴结上组：沿腹股沟韧带排列；下组：位于大隐静脉末 端周围。

（2）腹股沟深淋巴结：位于股静脉根部周围；回流：腹股沟浅淋巴结—腹股沟深淋巴结—髂外淋巴结。

34. 试述咽鼓管的位置、分部、通连和生理功能。

（1）咽鼓管的位置：为连通鼻咽部与鼓室之间的管道，长约 3.5 ~ 4.0cm，由后外上前内下。

（2）分部：软骨部：近咽侧 2/3。骨部：近鼓室侧 1/3。

（3）通连

二口——咽鼓管咽口：开口于鼻咽部的侧壁，平对下鼻甲后方。咽鼓管鼓室口：位鼓室前壁的上部。

（4）功能：咽鼓管使鼓室和外界的气压相等，以利鼓膜振动。咽鼓管咽口平时封闭，当吞咽或呵欠时开放，空气进入鼓室。

（5）儿童咽鼓管较成人短、宽而平，故咽部感染易沿咽鼓管侵入鼓室。

35. 内耳中有哪些感受器？它们位于何处，分别接受哪些刺激？

内耳中的感受器有：

（1）椭圆囊斑：位于椭圆囊内的底和前壁上，为位觉感受器，能感受直线加速或减速运动的 刺激。

（2）球囊斑：位于球囊内的前壁上，也是位觉感受器，能感受直线加速或减速运动的刺激。

（3）壶腹嵴：位于膜半规管膨大的膜壶腹内的壁上，也是位觉感受器，能感受旋转运动的刺激。

（4）螺旋器，又称 Corti 器，位于基底膜上，是听觉感受器，能感受声波的刺激。

36. 简述交感神经兴奋时对支气管、心脏、瞳孔的调节作用。

交感神经兴奋时，支气管平滑肌：舒张。心：心率增加，收缩加强。瞳孔：开大。

37. 试述脊髓的主要功能。

（1）传导功能：上传感觉，下传运动。脊髓内大量上行传导束，将躯干四肢的浅深感觉上 传到脑，如传导深感觉的薄束，楔束，传导浅感觉的脊髓丘脑束。脊髓内下行传导运动的传 导束，支配调节前角运动神经元，如皮质脊髓束、红核脊髓束等。

（2）反射功能：脊髓作为 一个低级中枢，有许多反射只通过脊髓完成，如排尿排便中枢在骶部脊髓，深、浅反射经后根传入直接与前角运动神经元形成突触而成反射弧。

38. 右侧内囊损伤可出现哪些主要临床表现？为什么？

一侧内囊损伤可出现"三偏综合征"，患者右侧内囊损伤可有以下临床表现：①左侧 半身浅、深感觉丧失，是因损伤了通过内囊后肢的丘脑上辐射。②左侧半身痉挛性瘫痪，左侧睑裂以下面肌、舌肌、躯干、上、下肢瘫痪是损伤了通过内囊膝的皮质核束和通过内囊 后肢的皮质脊髓束。③右眼鼻侧半视野，左眼颞侧半视野偏盲，两眼左侧半视野偏盲是损伤了通过内囊后肢的视辐射所致。

39. 试比较躯干四肢浅、深感觉传导路的主要异同。

相同点：①第 1 级神经元胞体都位于脊神经节，其周围突都参与构成脊神经。②第 3 级神经元胞体都位于丘脑腹后外侧核，发出纤维都构成丘脑上辐射。③最后投射于大脑皮质中央后回中、上部和中央旁小叶后部。④在传导通路中第 2 级神经元纤维都有一次左右交叉。

不同点：①感受器不同：浅感觉的感受器位于躯干、四肢皮肤内感受器。深感觉的感受器位于躯干、四肢肌、腱、关节和皮肤的精细触觉感受器。②传导功能不同：浅感觉传导路传导躯干、四肢的痛温觉和粗触觉，深感觉传导路传导躯干、四肢的运动觉、振动觉、位置觉和皮肤的精细触觉辨别两点距离和物体纹理粗细。③第 2 级神经元不同：浅感觉传导路第 2 级神经元胞体在脊髓后角，发出纤维在脊髓白质前连合左右交叉，上行构成脊髓丘脑束。深感觉传导路第 2 级神经元胞体位于延髓的薄束核和楔束核，发出纤维在延髓的丘系交叉处左右交叉，上行构成内侧丘系。④深感觉传导最后还可投射到大脑的中央前回。

40. 简述瞳孔对光反射通路。

光照一侧眼球，经视网膜视神经、视交叉两侧视束上丘臂止于顶盖前区，此区发出纤维止于两侧动眼神经副核，后者发出的视网膜节前纤维构成动眼神经，至睫状神经节交换神经元，节后纤维支配瞳孔括约肌引起双侧瞳孔缩小。

41. 简述硬脑膜的特点及临床意义。

硬脑膜外层即颅骨的内骨膜，内层较外层坚厚。在颅盖，硬脑膜与颅骨结合疏松，当外伤时，常因硬脑膜血管损伤而在硬脑膜与颅骨之间形成硬膜外血肿。硬脑膜与颅底结合紧密，颅底骨折时，易将硬脑膜与脑蛛网膜同时撕裂，使脑脊液外漏，如颅前窝骨折时，脑脊液可流入鼻腔，形成鼻漏。在某些部位，硬脑膜两层之间形成静脉窦。

42. 试述垂体的形态、位置和分布。

垂体是人体最复杂的内分泌腺。垂体借漏斗连于下丘脑，呈椭圆形，位于颅中窝、蝶骨体上方的垂体窝内，外包坚硬的硬脑膜。可分为腺垂体和神经垂体两大部分。位于前方的腺垂体较大，位于后方的神经垂体较小。

43. 试述肾上腺形态、位置和功能。

肾上腺位于腹膜后方，肾的上方，与肾共同包在肾筋膜内。肾上腺左、右各一，左侧近似半月形，右侧呈三角形，前面有不显著的门，是血管、神经出入之处。肾上腺皮质可分泌 盐皮质激素、糖皮质激素和性激素。盐皮质激素可调节体内水盐代谢，糖皮质激素可调节糖类代谢，性激素可影响性行为及副性特征。肾上腺髓质分泌肾上腺素及去甲肾上腺素，能使心跳加快，心脏收缩加强，小动脉收缩，维持血压和调节内脏平滑肌活动。

44. 何谓骨髓？其种类及与造血功能的关系如何？

骨髓是充填于骨髓腔和骨松质间隙内的软组织，成人总量约1500ml，占体重的4.6%。

骨髓可分为红骨髓和黄骨髓。红骨髓是重要的造血组织；黄骨髓不具备造血的功能，但当大量失血时，它仍可转化为红骨髓进行造血。

45. 为什么女性易发生逆行尿路感染？

因女性尿道短、宽而直，且后方紧邻肛门，所以易发生逆行尿路感染。

46. 男性和女性腹膜腔最低部位分别是什么？有何临床意义？

男性和女性腹膜腔最低部位分别是直肠膀胱陷凹和直肠子宫陷凹。盆腔积液时，积液常积存于此。

47. 肝门静脉系统与上、下腔静脉的吻合主要有哪三处？有何临床意义？

肝门静脉系与上、下腔静脉的吻合主要有三处：经食管静脉丛与上腔静脉系的吻合；经直肠静脉丛与下腔静脉系的吻合；通过脐周静脉网分别与上、下腔静脉的吻合。

当肝硬化肝门静脉回流受阻时，血液不能畅流入肝，部分血液通过上述静脉丛形成侧支循环，流入上、下腔静脉。随着血流量的增多，吻合部位的小静脉变得粗大弯曲，于是在食管下端及胃底、直肠黏膜和脐周出现静脉曲张，甚至破裂，引起呕血和便血等。亦可导致脾和胃肠的静脉淤血，出现脾大和腹水等。

48. 心尖的体表投影位置在何处？

心尖的体表投影位置在胸骨左侧第5肋间隙锁骨中线内侧1~2cm

处。

49. 腰椎穿刺部位在何处？为什么？

腰穿部位常选择在第 3、4 或第 4、5 腰椎之间进行，以免损伤脊髓。

50. 婴幼儿的咽鼓管与成人有何不同？临床意义是什么？

婴幼儿的咽鼓管与成人相比短而平直，且管腔相对较大，当咽部感染时可直接沿咽鼓管蔓延到鼓室，引起化脓性中耳炎。

51. 胸部的体表标志线及分区是如何划分的？

（1）胸部体表标志线

前正中线：通过人体前面正中的垂直线。

胸骨线：沿胸骨外侧缘所做的垂直线。

锁骨中线：通过锁骨中点的垂直线。

胸骨旁线：胸骨线与锁骨中线之间中点所做的垂直线。

腋前线：通过腋前襞的垂直线。

腋中线：通过腋前线、腋后线之间中点所做的垂直线。

腋后线：通过腋后襞的垂直线。

肩胛线：通过肩胛骨下角的垂直线。

后正中线：通过人体后面正中的垂直线。

（2）胸部分区

胸骨上窝：胸骨柄上缘的凹陷。

锁骨上窝：两侧锁骨上方之凹陷。

锁骨下窝：锁骨中、外 1/3 交界处下方的凹陷。

肩胛下区：肩胛下角水平以下至肺下界之间的区域。

肩胛间区：两侧肩胛骨内侧缘之间的区域。

肩胛上区：两侧肩胛冈以上的区域。

52. 脑神经属于中枢神经还是周围神经？有多少对？它们的名称是什么？

脑神经属于周围神经，有 12 对。它们的顺序名称是：Ⅰ 嗅神经、Ⅱ 视神经、Ⅲ 动眼神经、Ⅳ 滑车神经、Ⅴ 三叉神经、Ⅵ 外展神经、Ⅶ 面神经、Ⅷ 前庭蜗神经、Ⅸ 舌咽神经、Ⅹ 迷走神经、Ⅺ 副神经、Ⅻ 舌下神经。

53. 食管有哪三个生理狭窄？其临床意义如何？

第一个狭窄在食管的起始处，距切齿约 15 cm；第二个狭窄在食管与左主支气管交叉处，距切齿约 25 cm；第三个狭窄为食管穿过膈的食管裂孔处，距切齿约 40 cm。

这些狭窄尤其是第二个狭窄常为异物滞留和食管癌的好发部位。当进行食管内插管时，要注意这 3 个狭窄。

54. 参与呼吸的肌肉有哪些？

参与呼吸的肌肉主要有肋间内肌、肋间外肌和膈肌，其次还包括腹壁肌肉和胸大肌等。

55. 腹部分区及腹内脏器的位置关系是什么？

在腹部前面，用两条横线和两条纵线（上横线是通过左、右肋弓最低点的连线，下横线是通过左、右髂结节的连线；两条纵直线是经过左、右腹股沟韧带中点的垂线）将腹部体表分为三部九区。三部是腹上部、腹中部和腹下部，九区是左季肋区、腹上区、右季肋区、左外侧区、脐区、右外侧区（腰区）、左髂区（左腹股沟）、腹下区（耻区）及右髂区（右腹股沟区）。

一般情况下腹内脏器的位置是比较固定的，成人腹内脏器在各区的位置如下：

（1）右季肋区：肝右叶大部，胆囊一部分，结肠肝曲，右肾上部。

（2）腹上区：肝右叶小部分及肝左叶大部分，胆囊，胃幽门部及胃体一部分，胆总管、肝动脉、肝门静脉及小网膜，十二指肠大部分，胰头、胰体，两肾一部分及肾上腺，腹主动脉及下腔静脉，腹腔神经节。

（3）左季肋区：肝左叶小部分，胃贲门、胃底及部分胃体，脾，胰尾，结肠脾曲，左肾上部。

（4）右外侧区：升结肠，部分回肠，右肾下部。

（5）脐区：胃大弯（胃充盈时），横结肠，大网膜，十二指肠一部分，左、右输尿管，空、回肠袢，腹主动脉及下腔静脉。

（6）左外侧区：降结肠，部分空肠，左肾下部，左输尿管。

（7）右腹股沟区：盲肠，阑尾，回肠末端。

（8）腹下区：回肠袢，膀胱（充盈时），子宫（妊娠期），乙状结肠一部分，左右输尿管。

（9）左腹股沟区：乙状结肠大部分，回肠袢。

56. 何谓膀胱三角？

膀胱底的内面，位于两输尿管口与尿道内口之间的一个三角形区域，称为膀胱三角。

57. 论述小儿头皮静脉穿刺时常选用的静脉及解剖特点。

小儿头皮静脉穿刺时常选用的静脉有颞浅静脉、耳后静脉、前额静脉等。其解剖特点如下。①颞浅静脉位于两侧颞部、收集颅顶头皮的血液，汇入面后静脉；②耳后静脉起自颅顶后部的静脉丛，向下汇入颈外静脉，在耳郭后方与同名动脉伴行；③前额静脉在冠状缝处起于静脉丛，向上沿额骨表面垂直下降汇入面前静脉。头皮静脉穿刺应沿静脉向心方向刺入。

58. 怎样对头面部大失血的患者进行急救止血？

当患者出现头面部大失血时，可在胸锁乳突肌前缘，相当于环状软骨平面处进行压迫止血（即压迫颈总动脉）。

59. 为什么面部三角区的疖肿不能挤压？

面部三角区是指鼻根至两侧口角间的部分。因此处的静脉缺少静脉瓣，并可借内眦静脉、眼静脉与颅内海绵窦相通，也可通过面部深静脉、翼静脉丛、眼下静脉与海绵窦相通。当挤压此处的疖肿时，会促使病菌沿上述途径进入颅内从而造成颅内感染。因此，面部三角区的疖肿不能挤压。

60. 副鼻窦又称什么？它由哪几对组成？为什么鼻腔炎症易引起副鼻窦炎？

副鼻窦又称鼻旁窦，它由上颌窦、额窦、筛窦和蝶窦四对组成。

由于副鼻窦黏膜和鼻腔黏膜相延续，故鼻腔炎症易引起副鼻窦炎。

〔测试题〕

一、选择题

【A 型题】

1. 心尖在胸前壁的体表投影位于（　　）

　　A. 位于左侧第 5 肋间隙，距前正中线 7 ~ 9 cm 处

　　B. 位于左侧第 6 肋间隙，距前正中线 7 ~ 9cm 处

　　C. 位于左侧第 6 肋间隙，距前正中线 5 ~ 7cm 处

　　D. 位于左侧第 5 肋间隙，距前正中线 5 ~ 7 cm 处

E. 位于左侧第 7 肋间隙，距前正中线 7～9 cm 处

2. 关于阑尾的叙述，正确的是（ ）

    A. 经阑尾孔开口于盲肠下端

    B. 位于右髂窝，是腹膜间位器官

    C. 阑尾附于结肠起始部

    D. 阑尾根部是 3 条结肠带集中处

    E. 动脉来自肠系膜下动脉

3. 胆总管由（ ）

    A. 左肝管与右肝管汇合而成

    B. 肝总管与胆囊管汇合而成

    C. 右肝管与胆囊管汇合而成

    D. 左肝管与胆寰管汇合而成

    E. 右肝管与肝总管汇合而成

4. 下述器官中，何者无系膜（ ）

    A. 回肠   B. 空肠   C. 乙状结肠   D. 直肠   E. 横结肠

5. 红骨髓不存在于（ ）

    A. 椎骨内   B. 胸骨内   C. 髂骨内

    D. 肩胛骨内   E. 成人胫骨内

6. 下述关于股动脉描述哪项是正确的（ ）

    A. 续于髂外动脉   B. 外侧有股静脉伴行

    C. 近端浅表有肌肉覆盖   D. 内侧有股神经伴行

    E. 是髂内动脉的直接延续

7. 关于门静脉的描述下列哪项错误（ ）

    A. 是肝的营养血管   B. 起止都是毛细血管

    C. 无功能性静脉瓣   D. 有属支也有分支

    E. 与上下腔静脉系之间有丰富的侧支吻合

8. 下述器官中，何者不在后纵隔内（ ）

    A. 心脏   B. 气管   C. 胸导管

    D. 食管   E. 胸主动脉

9. 在肘窝处（ ）

    A. 肱二头肌腱内侧有肱动脉

    B. 肱二头肌腱外侧有肱动脉

C. 肱二头肌腱浅面无血管

D. 肱二头肌腱内侧有正中神经

E. 肱二头肌腱深面有肘正中静脉

10. 臀大肌深面（　）

    A. 坐骨大孔有股神经穿出

    B. 无重要神经血管

    C. 坐骨小孔有坐骨神经穿出

    D. 外下 1/4 象限有闭孔神经

    E. 外上 1/4 象限无重要神经血管

11. 关于食管的狭窄，下列哪项是正确的（　）

    A. 第二狭窄距中切牙 20cm

    B. 第一狭窄相当于第 7 颈椎的下缘

    C. 第二狭窄相当于胸骨角平面

    D. 第三狭窄相当于第 11 胸椎平面

    E. 第三狭窄距中切牙 45cm

12. 肺动脉（　）

    A. 含动脉血　　　　B. 含静脉血　　　　C. 开口于左心房

    D. 与主动脉相通　　E. 引血回心脏

13. 食管的第一狭窄相当于（　）

    A. 第 4 颈椎下缘　　B. 第 3 颈椎下缘　　C. 第 5 颈椎下缘

    D. 第 6 颈椎下缘　　E. 第 7 颈椎下缘

14. 属门静脉属支的是（　）

    A. 直肠下静脉　　　B. 肠系膜下静脉　　C. 肾静脉

    D. 卵巢静脉　　　　E. 肝静脉

15. 食管第二狭窄的位置相当于（　）

    A. 第 2～3 胸椎之间高度　　　　B. 第 1～2 胸椎之间高度

    C. 第 3～4 胸椎之间高度　　　　D. 第 4～5 胸椎之间高度

    E. 第 5～6 胸椎之间高度

16. 有关成人膀胱的叙述，错误的是（　）

    A. 位于耻骨联合后方

    B. 位于小骨盆腔前部

    C. 空虚时膀胱尖不高出耻骨联合下缘

D. 正常容量男性约 400 ml

E. 正常容量女性约 500 ml

17. 股动脉（ ）

A. 行于股静脉内侧　　　　　B. 在股三角内由髂外动脉发出

C. 行于股静脉外侧　　　　　D. 行于股神经外侧

E. 行于股深动脉内侧

18. 门静脉是由（ ）

A. 脾静脉和胃右静脉汇合而成

B. 肠系膜上静脉和胃左静脉汇合而成

C. 脾静脉和胃左静脉汇合而成

D. 肠系膜下静脉和脾静脉汇合而成

E. 肠系膜上静脉和脾静脉汇合而成

19. 呼吸道最狭窄处是（ ）

A. 鼻后孔　B. 鼻前孔　C. 前庭裂　D. 声门裂　E. 喉口

20. 某"风心病"患者，全身水肿，胸部 X 光照片心右缘呈弧形扩大．临床诊断：三尖瓣关闭不全，请分析可能是心脏哪部分扩大（ ）

A. 右心室和上腔静脉　　　　B. 右心房和左心房

C. 右心房和肺动脉　　　　　D. 右心房

E. 左心房、右心房和右心室

21. 不是下腔静脉的属支为（ ）

A. 肾静脉　　　　　B. 髂总静脉　　　　　C. 腰静脉

D. 肝静脉　　　　　E. 门静脉

22. 输卵管结扎术常在哪一部位进行（ ）

A. 子宫部　　　　　B. 峡部　　　　　C. 漏斗部

D. 壶腹部　　　　　E. 四部均可

【B 型题】

A. 桡动脉　　　　　B. 大隐静脉　　　　　C. 颞浅动脉

D. 颈外静脉　　　　E. 肘正中静脉

1. 桡骨下端前面为

2. 胸锁乳突肌表面为

A. 颈内静脉　　　　B. 锁骨下静脉　　　　C. 颞浅静脉

D. 耳后静脉　　　　E. 前额静脉

3. 位于两侧颞部，收集颅顶头皮的血液，汇入面后静脉的是

4. 在冠状缝处起于静脉丛，向下沿额骨表面垂直下降汇入面前静脉的是

5. 起自颅顶后部的静脉丛，向下汇入颈外静脉的是

A. 血管加压素　　　B. 促黑素细胞激素　　C. 醛固酮

D. 肾上腺素　　　　E. 雌激素

6. 肾上腺皮质分泌的激素（　　）

7. 腺垂体分泌的激素（　　）

8. 肾上腺髓质分泌的激素（　　）

A. 子宫主韧带　　　B. 子宫圆韧带　　　　C. 子宫阔韧带

D. 骶子宫韧带　　　E. 骨盆漏斗韧带

9. 防止子宫脱垂的主要韧带是（　　）

10. 限制子宫向两侧移动的韧带是（　　）

A. 毛细血管血压增高　　　　B. 微血管壁通透性增加

C. 血浆胶体渗透压降低　　　D. 淋巴回流受阻

E. 肾小球滤过率降低

11. 炎性水肿发生的主要机制是（　　）

12. 丝虫病引起下肢水肿的主要机制是（　　）

13. 肾炎性水肿发生的主要机制是（　　）

14. 肾病性水肿发生的主要机制是（　　）

A. 颞浅动脉　　　　B. 面动脉　　　　　　C. 颈总动脉

D. 肱动脉　　　　　E. 桡动脉

15. 在耳屏前方，颧弓后端上方可摸到搏动（　　）

16. 于桡骨茎突掌侧可摸到搏动（　　）

A. 躯体运动中枢　　B. 躯体感觉中枢　　C. 视觉中

D. 听觉中枢　　　　E. 语言中枢

17. 位于大脑皮质中央前回和中央旁小叶前部的是（　　）

18. 位于大脑皮质颞横回的是（　　）

19. 位于大脑皮质中央后回和中央旁小叶后部的是（　　）

20. 位于大脑距状裂浅层皮质的是（　　）

A. 收缩压   B. 舒张压   C. 脉压

D. 中心静脉压   E. 毛细血管血压

21. 大动脉弹性大小主要影响（   ）

22. 心排血量的大小主要影响（   ）

23. 外周阻力大小主要影响（   ）

【C 型题】

A. 交感神经支配   B. 副交感神经支配

C. 二者均支配   D. 二者均不支配

1. 汗腺由（   ）

2. 心脏由（   ）

3. 瞳孔由（   ）

4. 唾液腺由（   ）

A. 头静脉   B. 贵要静脉

C. 二者均是   D. 二者均否

5. 行经三角肌、胸大肌间沟的是（   ）

6. 起自手背静脉网的是（   ）

A. 血浆胶体渗透压

B. 血浆晶体渗透压

C. 两者均是

D. 两者均否

7. 具有维持血管内外液体交换作用的因素是（   ）

8. 血浆总渗透压是指（   ）

A. 调节性体温升高   B. 被动性体温升高

C. 两者均有   D. 两者均无

9. 病理性体温升高（   ）

10. 传染病时体温升高（   ）

11. 抗原 – 抗体复合物引起的体温升高（   ）

【X 型题】

1. 与眼有关的神经包括（   ）

A. 动眼神经   B. 三叉神经

C. 展神经   D. 滑车神经

E. 面神经

2. 上呼吸道包括（　　）

A. 咽　　　　　　　　B. 鼻　　　　　　　　C. 喉

D. 气管　　　　　　　E. 支气管

3. 属消化腺的是（　　）

A. 前列腺　　　　　　B. 腮腺　　　　　　　C. 甲状腺

D. 胸腺　　　　　　　E. 下颌下腺

4. 内脏痛觉的特点包括（　　）

A. 对牵拉、烧伤敏感　　　　B. 有牵涉痛

C. 定位精确　　　　　　　　D. 对炎症、切割敏感

E. 对缺血敏感

5. 小肠包括（　　）

A. 空肠　　　　　　　B. 盲肠　　　　　　　C. 阑尾

D. 十二指肠　　　　　E. 回肠

二、判断题

1. 消化器由口腔、咽、食管、胃、小肠和大肠组成。（　　）

2. 纵隔不是单个器官，而是两肺之间许多器官结构以及结缔组织的总称。（　　）

3. 运动系统由骨和骨骼肌组成，骨在运动中起杠杆作用，骨骼肌则是运动的动力。（　　）

4. 脉管系包括心、动脉、静脉，是人体内一套封闭的连续管道系统。（　　）

5. 门静脉收纳腹盆腔内所有不成对脏器的静脉血。（　　）

6. 运动性语言中枢（说话中枢）位于优势半球额下回后部。（　　）

7. 骨髓分黄骨髓和红骨髓，黄骨髓没有造血潜能。（　　）

8. 眼的屈光系统是指房水、晶状体和玻璃体。（　　）

9. 肺循环始自右心室，止于左心室。（　　）

10. 临床上通常把鼻、咽称为上呼吸道，喉、气管、支气管及其肺内分支称为下呼吸道。（　　）

11. 下肢骨包括髋骨、股骨、髌骨、胫骨、腓骨和7块跗骨、5块跖骨和14块趾骨。（　　）

12. 小儿头皮静脉穿刺应沿静脉离心方向刺入。（　）

13. 上肢骨包括锁骨、肩胛骨、肱骨、桡骨、尺骨和 8 块腕骨、5 块掌骨和 14 块指骨。（　）

14. 子宫位于小骨盆中央，膀胱与直肠之间，子宫颈下端不低于坐骨棘平面。（　）

15. 胸膜分为脏层和壁层，壁层包裹在肺的表面，脏层衬贴于胸壁内面、纵隔外侧和膈的上面。（　）

三、填空题

1. 男性尿道的两个弯曲为（　）和（　），三个狭窄为（　）、（　）部和（　）。

2. 环形排列在瞳孔周围的瞳孔括约肌，受（　）神经支配；呈放射状排列的瞳孔开大肌，受（　）神经支配。

3. 输卵管由内侧向外侧分为四部，即（　）、（　）、（　）、（　）。

4. 关节的基本结构是（　）、（　）、（　）．

5. 大隐静脉在足的内侧缘起于（　），经内踝的前面，沿小腿内侧伴隐神经上行，经过膝关节内侧，再沿大腿内侧上行，最后穿卵圆窝汇入（　）。

6. 大脑皮质躯体运动中枢位于中央前回和（　），躯体感觉中枢位于中央后回和（　），视区位于距状裂浅层皮质，听区位于（　）。

7. 小儿头皮静脉穿刺通常选用（　）静脉、（　）静脉以及（　）静脉等。

8. 正常成人的脊柱由（　）块椎骨、1 块骶骨和（　）块尾骨软骨、韧带和关节连接而成。

9. 食管的第三狭窄位于食管裂孔处，相当于第（　）胸椎平面，距中切牙约（　）cm。

10. 房水由（　）产生，最终汇入巩膜表面的睫状前静脉，回流到血液循环。

11. 肘正中静脉短而粗，通常于肘窝处连接（　）静脉和（　）静脉，临床上常用此穿刺抽血或进行静脉注射。

12. 肝外胆道包括左右肝管、肝总管、胆囊、胆囊管和（　）。

〔答 案〕

一、选择题

【A 型题】

1. A　2. D　3. B　4. D　5. E　6. A　7. A　8. A　9. A　10. E

11. C　12. B　13. D　14. B　15. D　16. C　17. C　18. E　19. D

20. D　21. E　22. B

【B 型题】

1. A　2. D　3. C　4. E　5. D　6. C　7. B　8. D　9. A　10. C　11. B

12. D　13. E　14. C　15. A　16. E　17. A　18. D　19. B　20. C

21. C　22. A　23. B

【C 型题】

1. A　2. C　3. C　4. C　5. A　6. C　7. A　8. C　9. C　10. A　11. A

【X 型题】

1. ABCDE　2. ABC　3. BE　4. BE　5. ADE

二、判断题

1. 错误　2. 正确　3. 错误　4. 错误　5. 错误　6. 正确

7. 错误　8. 错误　9. 错误　10. 错误　11. 正确　12. 错误

13. 正确　14. 正确　15. 错误

三、填空题

1. 耻骨下弯　耻骨前弯　尿道内口　膜部　尿道外口

2. 副交感　交感

3. 子宫部　峡部　壶腹部　漏斗部

4. 关节面　关节囊　关节腔

5. 足背静脉弓　股静脉

6. 中央旁小叶前部　中央旁小叶后部　颞横回

7. 颞浅　耳后　前额

8. 24　1

9. 10　40

10. 睫状体

11. 贵要　头

12. 胆总管

第二节 生理学

〔基础知识〕

1. 人体的主要产热器官有哪些？皮肤是通过哪些方式散热的？

人体的主要产热器官是肝和骨骼肌。肝是人体代谢最旺盛的器官，产热量最大。而运动和劳动时，骨骼肌为产热的主要器官。

皮肤是通过辐射散热、传导散热、对流散热、蒸发散热4种方式散热的。

2. 正常人体主要通过哪种反射使血压维持稳定？

正常人体主要通过颈动脉窦和主动脉弓压力感受性反射使血压维持稳定。

3. 什么是交叉配血？试述输血前要做交叉配血试验的原因。

输血前不仅要鉴定 ABO 血型，还必须进行交叉配血试验，即把供血者的红细胞与受血者的血清进行配合试验，称交叉配血主侧；而且要把受血者的红细胞与供血者的血做配合试验，称为交叉配血次侧。只有主、次两侧均无凝集反应时才能输血。

其目的包括：①复查血型，避免原来血型检查错误；②发现亚型，如 A 型有 A1 和 A2 型，B 型有 B1、B2、Bx 等型。

4. 何谓血型？ABO 血型的分型依据是什么？Rh 血型的含义是什么？

血型就是血细胞表面特异抗原的类型。

ABO 血型系统是根据红细胞膜上抗原的种类而分型。红细胞膜上只有 A 抗原者为 A 型；只有 B 抗原者为 B 型；有 A、B 两种抗原者为 AB 型；既没有 A 抗原也没有 B 抗原者为 O 型。

Rh 血型的抗原物质最初发现于恒河猴红细胞上，并由此而得名。后发现大多数人的红细胞上亦存在此类抗原物质，并将此种血型命名为 Rh 血型。在我国各族人民中，汉族和其他大部分民族的人，属 Rh 阳性的约占99%，Rh 阴性的占1%左右。但是在某些少数民族中，Rh 阴性的人较多，可达5%左右。

5. 为什么 Rh 阴性母亲再次怀有 Rh 阳性胎儿时，才会出现新生儿溶血？

在人血清中不存在抗 Rh 的天然抗体，只有当 Rh 阴性的人接受 Rh 阳性的血液后，通过体液性免疫才产生抗 Rh 的抗体。

由于 Rh 血型系统的抗体主要是不完全抗体 IgG，其分子较小，能透过胎盘。因此，一个 Rh 阴性的母亲怀有 Rh 阳性的胎儿时，阳性胎儿的少量红细胞或 D 抗原进入母体，通过免疫反应，产生免疫抗体，主要是抗 D 抗体。这种抗体可以通过胎盘进入胎儿的血液，使胎儿的红细胞发生凝集和溶血，造成新生儿溶血性贫血，严重时可致胎儿死亡。但胎儿的红细胞或 D 抗原进入母体一般只发生在分娩导致的胎盘绒毛损伤破裂的情况下。所以，Rh 阴性母亲第一次妊娠时不发生新生儿溶血，只有在 Rh 阴性母亲再次怀有 Rh 阳性胎儿时，才会出现新生儿溶血。

6. 正常成年人的血量占体重的多少？何谓循环血量和贮存血量？

正常成年人的血量占体重的 7% ~ 8%，或相当于每千克体重有 60 ~ 80ml 血液。

安静时，绝大部分血液在心血管中流动，这部分血液称为循环血量。还有一部分滞留于肝、肺、腹腔静脉以及皮下静脉丛等处，流动缓慢，红细胞比容比较高，称为贮存血量。

7. 何谓窦性心律和异位节律？期前收缩（早搏）是怎样产生的？

以窦房结为起搏点的心脏节律性活动，临床上称为窦性心律。以窦房结以外的部位为起搏点的心脏活动则称为异位节律。

在正常情况下，整个心脏是按照窦房结的节律进行跳动的。如果在有效不应期之后到下一次窦房结兴奋传来之前，受到一次人工刺激或由异位起搏点传来的刺激，则可引起心室肌提前产生一次兴奋和收缩，称为期前收缩。

8. 何谓血压？形成血压的基本因素是什么？

血压是指血管内的血液对于单位面积血管壁的侧压力，也即压强。通常用 kPa 或 mmHg 来表示。1 mmHg = 0.133 kPa。

动脉血压的形成，首先必须有足够的血量充盈，在心血管系统中，这是形成动脉血压的前提。同时还必须有心室射血的动力和外周阻力的相互作用，这是形成血压的两个决定因素。

9. 何谓呼吸？呼吸是由哪几个环节来完成的？

机体与环境之间的气体交换过程称为呼吸。

呼吸是由 3 个连续环节来完成的：外呼吸（包括肺通气和肺换气）、气体（O_2 和 CO_2）在血液中的运输和内呼吸（即组织换气过程）。

10. 胸膜腔是怎样构成的？胸膜腔负压是怎样形成的？其生理意义有哪些？

胸膜腔是由胸膜壁层与胸膜脏层围成的密闭的、潜在的腔隙。胸膜腔内有少量浆液，将胸膜的脏层与壁层粘连在一起。

胸膜腔负压是肺的回缩力造成的。吸气时，肺扩张，肺的回缩力增大，胸膜腔负压加大；呼气时，肺缩小，肺的回缩力减小，胸膜腔负压也减小。

胸膜腔负压的生理意义：①维持肺的扩张状态，保证肺通气和肺换气；②降低中心静脉压，促进血液和淋巴的回流。

11. 胃液中的主要成分有哪些？其中胃酸有什么作用？

胃液中的主要成分包括：盐酸、胃蛋白酶原、黏液和碳酸氢盐及内因子等。

胃酸的主要成分是盐酸，是由壁细胞分泌的。其主要作用有：①能激活胃蛋白酶原变成有活性的胃蛋白酶；②提供胃蛋白酶分解蛋白质所需的酸性环境；③促使食物中的蛋白质变性；④杀灭随食物进入的细菌；⑤与十二指肠黏膜接触后，可引起某些激素如促胰液素、缩胆囊素的释放，以调节胃、肠、胰和肝胆的活动；⑥盐酸进入十二指肠后有利于小肠黏膜对 Fe^{2+} 和 Ca^{2+} 的吸收。

12. 何谓等渗溶液、高渗溶液和低渗溶液？临床上大量输液时为什么只能输等渗溶液？

与血浆渗透压相等的溶液称为等渗溶液。高于血浆渗透压的溶液称为高渗溶液。低于血浆渗透压的溶液称为低渗溶液。

由于正常人红细胞的渗透压与血浆渗透压相等，红细胞只有在等渗溶液中才能保持其正常的形态、大小和功能。如果把红细胞放在低渗溶液中，则由于渗透作用，水分将进入红细胞内，使其体积增大，甚至破裂造成溶血。如果把红细胞放在高渗溶液中，红细胞中的水分将渗出而发生皱缩，影响其功能。所以，大量输液时，只能输入等渗溶液。

13. 胆汁中的主要成分有哪些？胆汁的主要作用是什么？

胆汁的主要成分有胆盐、胆固醇、胆色素及其他无机物等。

胆汁的作用主要是胆盐的作用：①促进脂肪的消化和脂肪酸的吸收；②促进脂溶性维生素的吸收；③在十二指肠内可中和胃酸，通过胆盐的肠－肝循环，可促进胆汁的合成和分泌。

14. 输同型血还要做交叉配血试验的目的是什么？

交叉配血试验的目的是为了避免由 ABO 血型系统中的亚型（如 A 型中的 A1 型和 A2 型）和 ABO 血型系统以外的其他血型系统不合引起的凝集反应。

15. 何谓渗透性利尿？何谓水利尿？

渗透性利尿：由于肾小管中溶质浓度高，渗透压大，妨碍了肾小管对水的重吸收，使尿量增多的现象称为渗透性利尿。如临床上常见于糖尿病患者、用甘露醇脱水的患者等。

水利尿：大量饮清水后引起的尿量增多现象，称为水利尿（由于血液被稀释，血浆晶体渗透压降低，引起 ADH 释放减少所致）。

16. 大失血时尿量有何变化？为什么？

大失血时尿量减少。这是因为大失血使循环血量减少时，左心房内膜下的容量感受器受到的牵张刺激减弱，经迷走神经传入的冲动减少，下丘脑－神经垂体系统合成和释放 ADH 增多，远曲小管和集合管对水的通透性增加，水的重吸收增加，导致尿液浓缩和尿量减少，有利于血量恢复。

17. 近视眼、远视眼和老视眼是怎样形成的？如何矫正？

近视眼是由于眼球前后径过长（轴性近视）或折光系统的折光能力过强（屈光性近视），故由远物发出的平行光线被聚焦在视网膜的前方，而在视网膜上形成模糊的图像。可戴适当的凹透镜矫正。

远视眼是由于眼球前后径过短（轴性远视）或折光系统的折光能力过弱（屈光性远视），故来自远物的平行光线聚焦在视网膜的后方，故视网膜上物像不清。可戴适当的凸透镜矫正。

老视眼是由于年龄的增长，晶状体弹性减弱，看近物时调节能力减弱而视物不清。可戴适宜的凸透镜矫正。

18. 何谓脊髓休克？其主要表现有哪些？

当脊髓与高位中枢断离时，脊髓暂时丧失反射活动的能力而进入无反应状态，这种现象称为脊髓休克。

脊髓休克主要表现为：在离断水平以下的脊髓所支配范围的感觉和随意运动功能丧失，骨骼肌紧张性降低甚至消失，外周血管扩张，血压下降，发汗反射停止，直肠和膀胱中粪尿潴留。此后，脊髓的反射功能可逐渐恢复。

19. 何谓牵张反射？

牵张反射是指有神经支配的骨骼肌在受到外力牵拉时能引起受牵拉时的同一肌肉收缩的反射活动。分为腱反射和肌紧张两种类型。

20. 何谓牵涉痛？

内脏疾患往往引起体表部位发生疼痛或痛觉过敏的现象称为牵涉痛。例如，心肌缺血或梗死时，可有心前区、左肩和左上臂尺侧疼痛；胆囊病变时，可有肩胛部疼痛；胃溃疡时，可有上腹部疼痛；患阑尾炎时，早期可有脐周围或上腹部的疼痛。

21. 血压受哪些因素的影响？

血压影响因素有：①心输出量（心排血量），主要影响收缩压；②外周阻力，主要影响舒张压；③大动脉弹性，主要影响脉压；④心率；⑤血量/血管容量比值。

22. 为什么小肠是吸收的主要部位？

因为小肠具备如下条件。

（1）吸收面积大。人的小肠约6 m，它的黏膜具有环状皱襞，并拥有大量绒毛和微绒毛，估计总面积达200 m²。

（2）小肠内的食物经过多种消化酶的作用后成为结构简单的可溶性的小分子物质，适于吸收。

（3）食物在小肠内停留时间长（3~8小时），有充分的吸收时间。

（4）小肠绒毛上的平滑肌纤维、毛细血管和毛细淋巴管均有助于吸收。

23. 血液由哪些成分组成？血浆和血清有何区别？

血液由血浆和血细胞两部分组成。血浆是血液的无定形成分。血细胞是血液的有形成分，包括红细胞、白细胞和血小板三类。

如从血管内抽取一定量的血液与一定量的抗凝剂混匀，置于特制的玻璃管（分血计）中，离心沉淀后，上段淡黄色的液体为血浆，下段是暗红色的血细胞。如果抽取的血液不加抗凝置于试管中，血液将发生凝固，血清则是血液凝固后分离出来的液体。血浆和血清的区别在于血清中缺乏纤维蛋白原和少量参与血液凝固的其他血浆蛋白质，只增加了少量血液凝固时由血小板释放出来的物质。

24. 何谓血浆渗透压？分别说明血浆晶体渗透压与胶体渗透压的临床意义。

血浆渗透压是指血浆中溶质颗粒吸水力量的总和。

由晶体物质（特别是电解质）形成的渗透压称为晶体渗透压。

它是血浆渗透压的主要来源（约占血浆总渗透压的99%以上），其相对稳定对于维持细胞内外的水平衡、保持细胞的正常形态有重要作用。当细胞外液晶体渗透压升高时，细胞将会脱水；反之，会导致细胞水肿。

由胶体物质形成的渗透压称为胶体渗透压。它的相对稳定对维持血管内外水平衡及正常血容量起重要作用。当血浆胶体渗透压升高时，血容量增加；反之，水潴留在组织间隙则形成水肿。

25. 为什么窦房结是正常的心搏起点？何谓异位起搏点？

在正常情况下，心脏始终依照自律性最高的部位所发出的兴奋来进行活动。而窦房结的自律性最高，它主导了整个心脏的兴奋和跳动，故称之为正常起搏点。

在某些情况下，如窦房结起搏功能不全、冲动下传受阻或某些心肌组织兴奋性异常升高时，则窦房结以外的自律细胞的自律性有机会表现出来，成为起搏点，称之为异位起搏点。

26. 为什么长期卧床患者不能突然站起？

因为长期卧床患者，静脉壁的紧张性较低，可扩张性较高，加之腹壁和下肢肌肉的收缩力量减弱，对静脉的挤压作用减小，由平卧位突然站起来时，可因大量血液积滞在下肢，回心血量过少而发生晕厥。

27. 何谓肺活量？何谓时间肺活量？

尽力吸气后，从肺内所能呼出的最大气量称为肺活量。尽力最大吸气后，尽力尽快呼气所能呼出的最大气量，称为时间肺活量，又称用力肺活量，它是评价肺通气功能的较好指标，比肺活量更能反映肺通气状况。

28. 潮式呼吸的特点是什么？常见于何种情况？

潮式呼吸的特点是呼吸逐渐增强增快再逐渐减弱减慢与呼吸暂停交替出现，每个周期45秒至3分钟。潮式呼吸常见于：①肺-脑循环时间延长，如心力衰竭；②低 O_2 或某种脑干损伤使呼吸中枢反馈增加。

29. 毕奥呼吸的特点是什么？常见于何种情况？

毕奥呼吸的特点是一次或多次强呼吸后，继以长时间呼吸停止，之后又再次出现数次强的呼吸。毕奥呼吸常见于脑损伤、脑脊液压力升高、脑膜炎等疾病，常是死亡前的危急症状。

30. 胆汁有哪些作用？

乳化脂肪，促进脂肪消化；促进脂肪消化产物的吸收；促进脂溶性维生素（维生素 A、D、E、K）的吸收；中和胃酸；促进胆汁自身分泌。

〔测试题〕

一、选择题

【A 型题】

1. 某人的红细胞与 B 型血的血清凝集，而其血清与 B 型血红细胞不凝，此人血型应该是（ ）

    A. AB 型　　　　　　　B. B 型　　　　　　　C. O 型

    D. A 型　　　　　　　E. 无法确定

2. 大量饮清水后尿量增多，主要是由于（ ）

    A. 血浆胶体渗透压降低　　　B. 肾小球滤过率增高

    C. 血管加压素分泌降低　　　D. 醛固酮分泌降低

    E. 循环血量增加，血压升高

3. 左心室的后负荷是指（ ）

    A. 等容收缩期心室内压　　　B. 收缩期心室内压

    C. 射血期心室内压　　　　　D. 心室舒张末期压

    E. 主动脉血压

4. 肾脏生成的激素有（ ）

    A. 肾上腺素　　　B. 血管加压素　　　C. 红细胞生成素

    D. 去甲肾上腺素　　E. 醛固酮

5. 第一心音开始于心动周期中（　）

    A. 等容舒张期　　　　B. 心房收缩期　　　　C. 等容收缩期

    D. 快速射血期　　　　E. 减慢射血期

6. 下述哪种药物可引起渗透性利尿（　）

    A. 葡萄糖　　　　　　　　　　B. 呋塞米（速尿）

    C. 氢氯噻嗪（双氢克尿塞）　　D. 血管加压素

    E. 氨苯蝶啶

7. B 型血者红细胞膜外表面有（　）

    A. D 抗原　　B. E 抗原　　C. A 抗原　　D. B 抗原　　E. C 抗原

8. 血清与血浆最重要的区别是（　）

    A. 血清中缺乏纤维蛋白原

    B. 血清中含有大量的清蛋白

    C. 血浆中缺乏某些凝血因子

    D. 血浆中缺乏球蛋白

    E. 血浆中含有血小板释放物

9. 健康成人体液约占体重的（　）

    A. 70%　　　　B. 80%　　　　C. 60%　　　　D. 50%　　　　E. 40%

10. 50 kg 正常成人的血液总量有（　）

    A. 2500 ~ 3000ml　　　　B. 2000 ~ 2500ml　　　　C. 3000 ~ 3500ml

    D. 3500 ~ 4000ml　　　　E. 4000 ~ 5000ml

11. 血液凝固的发生是由于（　）

    A. 血小板聚集与红细胞叠连　　　　B. 因子Ⅷ激活

    C. 纤维蛋白溶解　　　　　　　　　D. 纤维蛋白的激活

    E. 纤维蛋白原变为纤维蛋白

12. 胃泌素的生理作用中，哪项是错的（　）

    A. 刺激胃黏膜细胞分泌盐酸与胃蛋白酶原

    B. 刺激胃黏膜细胞增殖

    C. 刺激胃窦与肠运动

    D. 刺激胰液、胆汁分泌

    E. 刺激幽门括约肌收缩

13. 尿液中 17 - 羟类固醇含量增高，提示患者有（　）

    A. 肾上腺皮质功能亢进　　B. 肾上腺皮质功能低下

C. 肾上腺髓质功能低下　　D. 肾上腺髓质功能亢进

E. 腺垂体分泌功能低下

14. 平静呼吸时每分钟内吸入或呼出肺的气体量称为（　　）

    A. 肺活量　　　　　　B. 肺泡通气量　　　　C. 肺通气量

    D. 时间肺活量　　　　E. 有效通气量

15. 平静呼吸时，每分钟进入肺泡参与气体交换的气量称为（　　）

    A. 肺通气量　　　　　B. 肺泡通气量　　　　C. 潮气量

    D. 肺活量　　　　　　E. 肺总量

16. 影响血压的主要因素为（　　）

    A. 心排血量和大动脉弹性　B. 心排血量和外周阻力

    C. 外周阻力和心率　　　　D. 外周阻力和大动脉弹性

    E. 大动脉弹性和心率

17. 消化道平滑肌的一般特性为（　　）

    A. 对机械牵拉不敏感　B. 对电刺激敏感　　　C. 无紧张性

    D. 伸展性很小　　　　E. 有自动节律性

18. 正常人心动周期为0.8秒，左心室搏量为80ml，左心室输出量为（　　）

    A. 5000ml　　　　　　B. 4000ml　　　　　　C. 6000ml

    D. 7000ml　　　　　　E. 8000ml

19. 维持血浆胶体渗透压的主要蛋白质是（　　）

    A. 清蛋白　　　　　　B. 脂蛋白　　　　　　C. 免疫球蛋白

    D. 糖蛋白　　　　　　E. 金属结合蛋白

20. 使瞳孔缩小的原因是（　　）

    A. 有机磷农药中毒　B. 暗光刺激　　　　　C. 去氧肾上腺素

    D. 交感神经兴奋　　E. 动眼神经麻痹

21. 卵巢分泌的激素是（　　）

    A. 雌激素、孕激素、雄激素　　B. LH　　　C. 催乳素

    D. FSH　　　　　　　　　　　E. 催产素

22. 决定中心静脉压高低的因素是（　　）

    A. 血管容量和循环血量

    B. 心脏射血能力和静脉回心血量

    C. 心脏射血能力和外周阻力

D. 动脉血压和静脉血压

E. 外周静脉压和静脉血流阻力

【B 型题】

A. 搏（出）量 B. 余血量 C. 静脉回心血量

D. 心率   E. 外周静脉压

1. 心室充盈量受上述哪一项影响最大（ ）

2. 静脉回流速度受上述哪一项影响最大（ ）

A. 生长素 B. 胰岛素 C. 生长抑素

D. 促胰液素 E. 胰高血糖素

3. 胰岛 B 细胞产生（ ）

4. 胰岛 A 细胞产生（ ）

A. 潮气量 B. 肺活量 C. 时间肺活量

D. 通气/血流比值 E. 肺扩散容量

5. 测定肺换气效率的较好指标是（ ）

6. 测定肺通气功能的较好指标是（ ）

A. 每搏量 B. 心率 C. 外周阻力

D. 大动脉弹性 E. 循环血量/血管容量比例

7. 一般情况下，主要影响舒张压高低的是（ ）

8. 一般情况下，主要影响脉压高低的是（ ）

9. 一般情况下，主要影响收缩压高低的是（ ）

A. 糖尿病 B. 呆小症 C. 侏儒症

D. 巨人症 E. 肢端肥大症

10. 胰岛素分泌不足可引起（ ）

11. 幼年期生长激素不足可导致（ ）

12. 幼年期甲状腺功能减退可导致（ ）

A. 维生素 A B. 维生素 B_1 C. 维生素 B_2

D. 维生素 C E. 维生素 D

13. 小儿佝偻病的原因通常是缺乏（ ）

14. 脚气病的原因通常是缺乏（ ）

15. 坏血病的原因通常是缺乏（ ）

16. 夜盲症的原因通常是缺乏（ ）

【C 型题】

    A. 血磷升高   B. 血钙降低

    C. 两者都有   D. 两者都无

1. 维生素 D_3 代谢障碍时可致（   ）

2. 甲状腺手术中误切除甲状旁腺时可致（   ）

    A. 糖皮质激素   B. 盐皮质激素

    C. 两者都是   D. 两者都不是

3. 可增强血管对儿茶酚胺敏感性的是（   ）

4. 可使血液中红细胞和血小板数目增多的是（   ）

    A. 游离型药物   B. 血浆蛋白结合型药物

    C. 两者均是   D. 两者均否

5. 暂无活性的药物是（   ）

6. 有活性的药物是（   ）

    A. 血清中酯型胆红素增多   B. 血清中非酯型胆红素增多

    C. 两者均有   D. 两者均无

7. 溶血性黄疸患者（   ）

8. 肝细胞性黄疸患者（   ）

9. 阻塞性黄疸患者早期（   ）

【X 型题】

1. 影响血钙水平的激素为（   ）

    A. 1，25 -(OH)$_2$D$_3$ B. 降钙素

    C. 胰岛素   D. 11 - 去氧皮质酮

    E. 甲状旁腺激素

2. 用已知 A 型血与待测者血做交叉配血，若主侧凝聚，次侧不凝聚，待测者血型可能为（   ）

    A. A 型   B. O 型   C. AB 型

    D. B 型   E. A2 型

3. 使瞳孔缩小的因素是（   ）

    A. 肾上腺素   B. 副交感神经兴奋   C. 视近物

    D. 阿托品   E. 有机磷农药

4. 血浆蛋白的主要功能有（   ）

A. 维持血浆胶体渗透压　　B. 对酸碱有缓冲作用

C. 免疫作用　　　　　　　D. 参与多种物质的运输

E. 凝血与抗凝血作用

5. 体动脉压持续升高可能由下列哪些因素引起（　　）

A. 心钠素分泌过多　　　　B. 肾素分泌过多

C. 醛固酮分泌过多　　　　D. 左心室肥大

E. 慢性呼吸衰竭引起的低氧

6. 心室充盈期包括（　　）

A. 快速充盈期　　　　B. 等容舒张期　　　　C. 减慢充盈期

D. 心房舒张期　　　　E. 心房收缩期

二、判断题

1. 肾上腺皮质能分泌性激素，包括雄激素和少量雌激素。（　　）

2. 心脏疾病牵涉心前区、左臂尺侧、左肩痛；肝胆疾病牵涉右肩胛区痛。（　　）

3. 机体内环境相对恒定是指细胞内液的化学成分与理化性质经常在一定范围内变动（　　）

4. 体重 50kg 的正常人的血液总量为 3.5～4.0L。（　　）

5. 由于胆汁中含有脂肪酶，故胆汁促进脂肪的消化和吸收（　　）

6. 甲状旁腺分泌的降钙素，有使血钙降低的作用。（　　）

7. 睾丸不能分泌雌激素，卵巢不能分泌雄激素。（　　）

8. 毛细血管内外，胶体颗粒促使水移动的力量称为胶体渗透压，它主要影响毛细血管内外水的移动。（　　）

9. 呼吸的频率与深浅对肺通气量影响很大。（　　）

10. ABO 血型是根据血清中所含抗体的不同而命名的。（　　）

11. 基础代谢率不是机体最低水平的代谢率。（　　）

12. 体内只有心肌才有自动节律性。（　　）

13. 测定 24 小时尿中 17 - 酮类固醇的含量，可了解糖皮质激素的代谢。（　　）

14. 可兴奋的组织细胞对刺激产生兴奋反应（动作电位）的能力或特性称为兴奋性。（　　）

15. 使红细胞沉降率加快的决定性因素是红细胞本身，而不是血浆。（　　）

16. 内脏疾病引起同一神经节段支配的体表皮肤疼痛或痛觉过敏称为牵涉痛或放射痛。（　）

17. 暗光刺激、看远物、交感神经兴奋等因素可使瞳孔缩小。（　）

18. 胆汁有乳化脂肪和激活胰脂肪酶等多种作用。（　）

19. 妇女月经血不易形成凝块是因为血中血小板含量低。（　）

三、填空题

1. 肾上腺皮质分泌三大激素，即糖皮质激素（或氢化可的松）、盐皮质激素（或醛固酮）和（　　）。

2. 看近物时，（　　）神经兴奋，睫状体（　　）肌收缩，睫状体向前移动，悬韧带松弛，晶状体（　　），曲率增加，分散光线聚焦于视网膜。

3. 调节机体钙、磷代谢的激素主要有甲状旁腺激素、降钙素和（　　）

4. 测定 24 小时尿中的（　　）含量，可了解糖皮质激素的代谢。

5. 甲状旁腺激素对钙磷代谢的作用是（　　），$1,25-(OH)_2D_3$ 的作用是（　　），降钙素的作用是（　　）

6. 眼的调节反应包括（　　）、（　　）、（　　）。

7. 影响血压的主要因素是（　　）、（　　）。

8. 无 ABO 标准血清时，可将（　　）型人的血与待测者的血做交叉合血判断血型。

9. 将红细胞沉降率增高患者的红细胞放入正常人血浆中，红细胞沉降率（　　），将正常人的红细胞放入红细胞沉降率增高患者的血浆中，红细胞沉降率（　　）。

10. 缺铁可使（　　）形成减少，缺乏叶酸和（　　）将影响 DNA 合成。

11. 晶体渗透压影响（　　）内外水的移动，胶体渗透压影响（　　）内外水的移动。

12. 微循环的三条通路是（　　）、（　　）、（　　）。

13. 大动脉弹性主要影响脉压，老年人大动脉弹性（　　），脉压（　　）。

14. 细胞外液包括（　　）和（　　），这些细胞外液统称机体的内环境。

15. 动脉血流经组织时，接受（　　）放出（　　），转变为静脉血的过程称为组织换气。

〔答　案〕

一、选择题

【A型题】

1. A　2. C　3. E　4. C　5. C　6. A　7. D　8. A　9. C　10. D
11. E　12. E　13. A　14. C　15. B　16. B　17. E　18. C　19. A
20. A　21. A　22. B

【B型题】

1. C　2. E　3. B　4. E　5. D　6. C　7. C　8. D　9. A　10. A　11. C
12. B　13. E　14. B　15. D　16. A

【C型题】

1. B　2. C　3. C　4. A　5. B　6. A　7. B　8. C　9. A

【X型题】

1. ABE　2. BE　3. BCE　4. ABCDE　5. BC　6. ABCE

二、判断题

1. 正确　2. 正确　3. 错误　4. 正确　5. 错误　6. 错误　7. 错误
8. 正确　9. 错误　10. 错误　11. 正确　12. 错误　13. 错误
14. 正确　15. 错误　16. 正确　17. 错误　18. 正确　19. 错误

三、填空题

1. 性激素

2. 副交感　环状　前凸

3. 维生素 D_3

4. 17 - 羟类固醇

5. 保钙排磷　保钙保磷　排钙排磷

6. 晶状体前凸　瞳孔缩小　视轴会聚

7. 心排血量　外周阻力

8. B

9. 正常　增高

10. 血红蛋白　维生素 B_{12}

11. 细胞　毛细血管

12. 迂回通路　直捷通路　动静脉短路

13. 降低　增大

14. 组织间液　血浆

15. CO_2　O_2

第三节　微生物学和免疫学

〔基础知识〕

1. 什么是抗原？试述医学上有哪些重要的抗原物质。

凡有刺激机体免疫系统使之产生免疫应答，产生抗体或致敏的淋巴细胞，并能与相应的抗体或致敏的淋巴细胞在体内或体外发生特异性结合的物质称为抗原。医学上重要的抗原物质有：病原微生物、细菌外毒素和类毒素、动物血清、不同个体间的血细胞抗原及组织相容性抗原等。

2. 细菌性食物中毒分为哪两大类？引起食物中毒的细菌有哪些？怎样进行诊断？

细菌性食物中毒可分为感染型和毒素型。感染型食物中毒的细菌有：沙门菌、变形杆菌、副溶血性弧菌。毒素型食物中毒的细菌有：产肠毒素的金黄色葡萄球菌和肉毒杆菌。根据以下几点诊断：①发病有群体性；②发病与进食有关；③有急性胃肠炎症状；④从剩余的食物中、患者的呕吐物或粪便中分离出同一细菌。

3. 什么是单克隆抗体？试述其优越性和具体应用。

单克隆抗体是指从一株单细胞克隆所产生、针对复合抗原分子上某一种抗原决定簇的特异性抗体。其优越性为纯度高、专一性强、效价高。表现在：①大大提高了血清学试验在诊断某些疾病上的特异性和敏感性；②用来区分T细胞亚群；③获得纯化的抗体或使用针对肿瘤特异性抗原决定簇的单克隆抗体携带抗肿瘤药来治疗肿瘤。

4. 柯萨奇病毒感染可引起哪些临床疾病？

柯萨奇病毒感染可引起：①疱疹性咽峡炎；②流行性胸痛；③无

菌性脑膜炎；④心肌损害；⑤普通感冒；⑥先天性心脏病。

5. 何谓人工自动免疫和人工被动免疫？它们各包括哪些常用制剂？

人工自动免疫是给机体输入疫苗或类毒素等抗原物质，刺激机体产生特异性免疫力。经人工自动免疫产生的免疫力出现较慢，但免疫力较持久，故临床上多用于预防。常用制剂有：①死疫苗，如伤寒、乙脑、百日咳、狂犬病及钩端螺旋体等疫苗；②活疫苗，如卡介苗，麻疹、风疹、脊髓灰质炎等疫苗；③类毒素，如白喉、破伤风类毒素；④新型疫苗，如亚单位疫苗、合成疫苗、基因工程疫苗等。

人工被动免疫是给机体输入抗体，使机体获得特异性免疫力。输入抗体后立即获得免疫力，但维持时间短，一般为 2～3 周，临床上主要用于治疗或紧急预防。常用制剂有：①抗毒素，如白喉抗毒素、破伤风抗毒素等；②人丙种球蛋白；③特异性免疫球蛋白。

6. 什么是病毒？病毒传播的方式及侵入人体的途径如何？

病毒是一类体积微小、结构简单、只含一种类型核酸（RNA 或 DNA），必须在活的易感细胞内以复制的方式进行繁殖的非细胞型微生物。

病毒传播方式有水平传播和垂直传播两类。

（1）病毒通过水平传播而侵入机体的途径有：①通过黏膜表面。多数病毒从呼吸道、消化道黏膜侵入机体，还有少数病毒可经接触引起眼结膜、生殖道黏膜感染。②通过皮肤表面。病毒经注射、输血、动物咬伤、昆虫叮咬或机械性损伤等方式侵入宿主体内而导致的感染。

（2）病毒通过胎盘或产道，由亲代直接传给子代的方式称为 垂直传播。这种传播方式是病毒感染的特点之一，其他微生物少见。

7. 何谓体液免疫、细胞免疫？它们各有哪些作用？

体液免疫是指 B 细胞介导的免疫应答。它主要通过抗体发挥以下作用：①以中和作用降低或消除外毒素的毒性和病毒的传染性；②以调理作用加强吞噬细胞对抗原的吞噬作用；③通过激活补体，发挥补体溶菌、溶解靶细胞等效应；④通过抗体依赖的细胞介导的细胞毒作用（ADCC）杀伤靶细胞；⑤某些情况下，抗体还可参与超敏反应，引起病理损伤。

细胞免疫是指 T 细胞介导的免疫应答。其生物学效应是：①抗感染作用；②抗肿瘤免疫；③免疫损伤。

8. 何谓免疫应答？可分为哪三个阶段？

免疫应答是指免疫活性细胞对抗原的识别、自身活化、增殖、分化及产生特异性免疫效应的过程。

免疫应答可分为三个阶段：①抗原识别阶段；②免疫细胞的活化和分化阶段；③免疫效应阶段。

9. 主要组织相容性复合体分子的功能是什么？

主要组织相容性复合体（MHC）分子的功能是：①引起移植排斥反应；②参与对抗原的处理和提呈；③约束免疫细胞间相互作用；④参与对免疫应答的遗传控制；⑤参与T细胞分化过程。

10. 我国主要的虫媒病毒有哪些？它们各通过什么媒介传播哪些疾病？

我国主要的虫媒病毒有流行性乙型脑炎病毒、森林脑炎病毒和登革热病毒等。

流行性乙型脑炎病毒主要通过蚊虫传播流行性乙型脑炎，森林脑炎病毒通过蜱传播森林脑炎，登革热病毒通过伊蚊传播登革热。

11. 病毒持续性感染有什么特点？根据疾病过程可分为哪三类？

病毒持续性感染的特点：①病毒在体内持续存在，潜伏期长；②发病慢；③恢复慢；④可出现明显症状；⑤也可不出现症状，但可长期携带病毒，成为重要传染源。

持续性病毒感染的疾病过程分为三类：①慢性感染；②潜伏感染；③慢发病病毒感染。

12. 微生物可分为哪几型？

微生物可分为三型：①非细胞型微生物，如病毒；②原核细胞型微生物，包括细菌、放线菌、支原体、衣原体、立克次体和螺旋体；③真核细胞型微生物，如真菌。

13. 革兰染色法具有哪些重要的临床意义？

①鉴别细菌：它将细菌分为革兰阳性与阴性两大类，便于初步识别细菌，缩小鉴定范围。②选择药物：革兰阳性菌与阴性菌对药物敏感性不同，大多数革兰阳性菌对青霉素、红霉素、头孢菌素等抗生素敏感；而大多数革兰阴性菌对链霉素等抗生素敏感，根据细菌的染色性可指导临床选择用药。③分析致病性：细菌的外毒素主要来自革兰阳性菌及部分革兰阴性菌，内毒素来自革兰阴性菌，且两种毒素发病

机制和临床表现也不同。

14. 细菌的哪些合成代谢产物与致病有关？什么叫热原质？

与致病有关的细菌合成代谢产物有：毒素、侵袭性酶类、热原质。

热原质是大多数革兰阴性菌和少数革兰阳性菌合成的多糖，极微量注入人或动物体内即可引起发热，所以称为热原质。革兰阴性菌的热原质就是细胞壁中的脂多糖，即内毒素。

15. 抗体有哪些生物学作用？

抗体的生物学作用有：①特异性结合抗原作用；②活化补体作用；③与 Fc 受体结合作用（包括调理吞噬作用、抗体依赖性细胞介导的细胞毒作用和介导 I 型变态反应）；④IgA 介导的黏膜免疫作用；⑤母体 IgG 在新生儿免疫中的作用。

16. 常见的呼吸道病毒有哪些？感染时有什么特点？

常见的呼吸道病毒有：流感病毒、麻疹病毒、腮腺炎病毒、风疹病毒等。

大多数呼吸道病毒具有感染力强、传播快、潜伏期短、发病急等特点。

17. 免疫功能主要表现在哪三个方面？

免疫功能主要表现在：①免疫防御，是指阻止病原微生物侵入机体，抑制其在体内繁殖、扩散，从体内清除病原微生物及其产物，保护机体免受损害的功能。该功能若有缺陷，可发生反复感染，若反应过于强烈，则会造成自身组织损害，引起超敏反应。②免疫稳定：是指清除体内变性、损伤及衰老的细胞，防止形成自身免疫性疾病的能力。若该功能紊乱，可引起自身免疫性疾病。③免疫监视：是指识别、杀伤与清除体内的突变细胞，防止发展为肿瘤的能力。若该功能失调，突变细胞可逃避免疫，引起恶性肿瘤。

18. 论述病毒的主要特性。

病毒是一类体积微小、结构简单的非细胞型微生物，是微生物中最小的种。其主要特性为：①体积微小，必须在电镜下才能观察到；②结构简单，由蛋白质外壳和核酸（只含 RNA 或 DNA）组成；③缺乏酶系统，只能在相应的活细胞内增殖；④以复制的方式增殖；⑤对抗生素类药物不敏感，目前无特效药物防治。

19. 何谓免疫？何谓免疫系统？

免疫是指机体免疫系统识别自身与异己物质，并通过免疫应答排除抗原性异物，以维持机体生理平衡的功能。通常免疫对机体是有利的，但在某些情况下也能对机体造成损伤，引起免疫性疾病。

免疫系统是人和高等动物识别自我和非己，引发免疫应答、执行免疫效应和维持自身稳定的组织系统。由具有免疫功能的器官、细胞和分子组成，是机体免疫机制发生的物质基础。

20. 什么是非特异性免疫和特异性免疫？

非特异性免疫是由先天性遗传而获得的免疫力，主要由机体的屏障作用，如皮肤－黏膜屏障、胎盘屏障、血－脑屏障、吞噬细胞的吞噬作用、自然杀伤细胞的杀伤作用及多种体液成分（如补体、溶菌酶等）的溶细胞作用等构成。它们能非特异地阻挡或清除入侵体内的微生物及体内突变、死亡的细胞，故称为非特异性免疫。

特异性免疫是指个体出生后（非遗传的），由于机体感染了某种病原微生物或接触了异种、异体抗原而获得的针对某种微生物或抗原的免疫力。

21. 细菌有哪些基本结构和特殊结构？细菌芽孢形成有什么临床意义？

细菌的基本结构是各种细菌所共有的，包括细胞壁、细胞膜、细胞质和核质等；特殊结构是某些细菌在一定条件下所特有的结构，包括荚膜、鞭毛、菌毛和芽孢等。

细菌芽孢形成的临床意义是：①芽孢的大小、形状和在菌体中的位置随细菌种类而异，借此可以鉴别细菌；②芽孢对高温、干燥、化学消毒剂和辐射等有较强的抵抗力，在自然界分布广泛并可存活几年至数十年，一旦进入机体后可转为繁殖体，故防止芽孢污染环境具有重要的临床意义；③由于芽孢抵抗力强，故对医疗器械、敷料、培养基等进行灭菌时，要以杀灭芽孢为标准。

22. 人体寄生虫常通过什么途径或方式传播给易感宿主？

人体寄生虫的传播途径有：①经口感染；②经皮肤感染；③经媒介节肢动物传播；④接触感染；⑤自体感染；⑥其他途径，如呼吸道感染、输血感染、垂直感染。

23. 何谓菌血症、脓毒血症、毒血症？

菌血症：病原菌由原发部位进入血液，但不在血液中繁殖，只是短暂地出现在血中，有可能经血到体内有关部位再进行繁殖而致病，如伤寒早期的菌血症。

脓毒血症：化脓性细菌侵入血流并在其中大量繁殖，并通过血液扩散到机体其他组织器官，产生新的化脓性病灶，如金黄色葡萄球菌引起的脓毒血症，常导致多发性肝脓肿、皮下脓肿或肾脓肿等。

毒血症：病原菌在局部生长繁殖而不入血，只有其产生的毒素入血，到达易感组织和细胞，引起独特的临床中毒症状，如白喉、破伤风等。

24. 论述高热昏迷患者口腔护理的重要性。

对高热昏迷患者要特别注意口腔护理的原因为：高热时唾液生成和分泌减少，可出现口腔黏膜干燥，黏膜上皮脱落，有利于细菌生长，如不注意口腔清洁，很容易发生口炎，甚至口腔溃疡。特别是高热昏迷患者，患者自己不会清洁口腔，更要注意口腔护理。

25. 医学上重要的抗原有哪些？

①异种抗原：病原微生物、细菌外毒素和类毒素、动物血清和抗毒素、异嗜性抗原；②同种异型抗原；③自身抗原；④变应原；⑤肿瘤抗原。

26. 论述免疫球蛋白的类型，各类有哪些主要特点与功能。

免疫球蛋白分为 5 类：IgG、IgM、IgA、IgD、IgE。各类特点与功能如下。①IgG：是血清中主要的免疫球蛋白，是惟一能通过胎盘的抗体，它还可分为 IeG、、IgG2、IgG3、IgG4 4 个亚类。主要有抗菌、抗毒素、抗病毒及固定补体等功能。②IgM：是分子质量最大的 Ig，又称巨球蛋白，包括 IgM1 和 IgM2 两个亚类。具有溶菌、溶血、固定补体等作用，且在 B 细胞上起受体作用，能识别抗原并与之结合。③IgA：有血清型 IgA 和分泌型 IgA（SIgA）两种。前者在血清中无明显免疫功能；后者存在于唾液、泪液、初乳、鼻及支气管分泌物、胃肠液、尿液、汗液等分泌液中，具有抑制黏附、调理吞噬、溶菌及中和病毒等作用，在黏膜局部抗感染中起重要作用。④IgD：血清中含量极低，其功能尚不清楚，可能与超敏反应及自身免疫性疾病有关。⑤IgE：正常人血清中含量极微，又称反应素或亲细胞性抗体，参与 I 型超敏反应。

27. 何谓条件致病菌、菌群失调及菌群失调症？

寄居在人体一定部位的正常菌群相对稳定，正常情况下不表现致病作用，只有当机体免疫力降低、寄居部位发生改变或菌群失调时方可致病。这些在特定条件下能够引起疾病的细菌称为条件致病菌或机会致病菌。

由于某种原因使正常菌群的种类、数量和比例发生较大幅度的改变，导致微生态失去平衡，称为菌群失调。

由于严重菌群失调而使宿主发生一系列临床症状，则称为菌群失调症。

28. 何谓革兰阳性和革兰阴性细菌？

细菌涂片后经革兰（Gram）染色镜检为紫蓝色细菌，即为革兰阳性（G^+）细菌；镜检为红色细菌，即为革兰阴性（G^-）细菌。

29. 脑膜炎球菌的抵抗力有何特点根据这些特点，在医疗实践中应注意什么

脑膜炎双球菌的抵抗力很弱。对干燥、寒冷、热等极为敏感，55℃ 5 分钟内即被破坏。由于本菌能产生自溶酶，在室温下 3 小时内即可死亡。因此，临床上采取的标本应保温保湿，并立即送检；接种于预温的适宜的培养基中，以免细菌死亡。为了提高检出率，最好采用床旁接种。

30. 破伤风杆菌的致病因素是什么？其防治原则如何？

破伤风杆菌的致病因素主要为破伤风外毒素，即破伤风痉挛毒素。

破伤风的防治原则：

（1）人工自动免疫：平时对容易受外伤的人员用破伤风类毒素进行预防注射，使其产生免疫力，一旦伤后感染破伤风杆菌，体内抗毒素可以中和破伤风外毒素，保护机体不发病。

（2）人工被动免疫：受伤后除对伤口清洗处理外，应立即给受伤者注射破伤风抗毒素（TAT），注射 TAT 前必须做皮试，皮试阴性者可注射，皮试阳性者应采取脱敏疗法（少量多次）注射。

（3）其他处理：除特异性防治外，还必须使用青霉素，以抑制伤口局部破伤风杆菌的繁殖，并对混合感染的细菌起抑制和杀灭作用。为了减轻患者的痛苦和防止患者因呼吸肌痉挛而窒息死亡，适当的镇静剂和肌肉解痉药物亦应使用。

31. 口服脊髓灰质炎减毒活疫苗应注意什么？

（1）目前使用疫苗为 OPV 三价混合疫苗，婴儿从 2 月龄开始服

用，连服 3 次，每次间隔一个月，4 岁时加强服用一次。

（2）冬季服用，连续 2 年，免疫力可维持 3 年以上，学龄前儿童再重复一次。

（3）运输及保存均应冷藏，服用时应用冷开水送服，禁用开水浸溶服用。

32. 什么叫超敏反应？

某些抗原或半抗原物质再次进入致敏的机体，在体内引起特异性体液免疫或细胞免疫反应，由此导致组织损伤或生理功能紊乱，称为超敏反应，人们习惯称过敏反应。

33. 青霉素过敏性休克的防治原则。

青霉素系半抗原，无变应原作用，因此大多数人用青霉素无不良反应，但极少数人用青霉素后可发生过敏性休克，甚至死亡。其机制是属 I 型超敏反应的全身表现。

防止该现象的发生，首先应仔细询问青霉素过敏史。在使用青霉素前必须做皮试，皮试阳性者禁用。注射青霉素时还必须准备抗过敏性休克的药物肾上腺素及抢救设施，以防万一。个别人在皮试时亦可发生过敏性休克，因此要做好各种抢救准备工作，以便及时抢救患者。

〔测试题〕

一、选择题

【A 型题】

1. 免疫活性细胞是指（　　）

A. T 细胞、K 细胞 　　　　　　　　B. T 细胞、B 细胞

C. T 细胞、单核细胞 　　　　　　　D. B 细胞、K 细胞

E. B 细胞、巨噬细胞

2. 杀灭物体上病原微生物（不包括细菌的芽孢）的方法称为（　　）

A. 无菌操作 　　　B. 消毒 　　　C. 无菌

D. 灭菌 　　　　　E. 防腐

3. 无菌操作是（　　）

A. 杀灭物体所有微生物的操作技术

B. 杀灭病原微生物的操作技术

C. 杀灭活的微生物的操作技术

D. 防止微生物进入机体或物体的操作技术

E. 防止或抑制微生物生长繁殖的操作技术

4. 结核菌素（OT）试验的原理是（　）

A. Ⅱ型超敏反应在机体局部的表现

B. Ⅰ型超敏反应在机体局部的表现

C. Ⅲ型超敏反应在机体局部的表现

D. Ⅳ型超敏反应在机体局部的表现

E. 混合型超敏反应在机体局部的表现

5. 能高亲和抗体 IgE 的细胞是（　）

A. 嗜酸粒细胞和嗜碱粒细胞

B. 肥大细胞和嗜碱粒细胞

C. 单核细胞和淋巴细胞

D. 中性粒细胞和嗜碱粒细胞

E. 单核细胞和巨噬细胞

6. 有关病毒的叙述，错误的是（　）

A. 结构简单，由蛋白质外壳和核酸组成，其核酸只含 RNA
或 DNA

B. 体积微小，绝大多数病毒必须在电镜下才能观察

C. 缺乏酶系统，只能在相应的活细胞内增殖

D. 病毒以分裂的方式增殖

E. 病毒对抗生素类药物不敏感

7. 热原质是（　）

A. 由革兰阴性细菌产生的一种脂多糖

B. 由革兰阳性细菌产生的一种脂多糖

C. 由革兰阳性细菌产生的一种脂蛋白

D. 由革兰阴性细菌产生的一种脂蛋白

E. 由革兰阴性细菌产生的一种糖蛋白

8. 在同种不同个体组织和细胞中存在的不同抗原被认为是（　）

A. 同种异型抗原　　　B. 异种抗原　　　　C. 相容性抗原

D. 异嗜性抗原　　　　E. 共同抗原

9. 关于补体的生物学活性，下列哪一项是错误的（　）

A. 具有免疫调理作用　　　　B. 具有溶菌、杀菌作用

C. 具有免疫黏附作用　　　D. 具有趋化功能

E. 能促进抗体大量合成

10. 关于"流脑"的叙述，下列哪一项是错误的（　　）

　　A. 主要通过飞沫传播　　　B. 主要致病因素为内毒素

　　C. 人为唯一的传染源　　　D. 暴发型以儿童罹患为主

　　E. 95% 以上由 B 群脑膜炎球菌引起

11. 化验结果：HBsAg（＋）、HBeAg（＋）、抗－HBc（＋）、抗－
HBe（－）、抗－HBs（－），该患者为（　　）

　　A. 乙型肝炎病毒感染潜伏期　　B. 急性乙型病毒性肝炎

　　C. 急性甲型病毒性肝炎　　　　D. 乙型病毒性肝炎恢复期

　　E. 乙肝疫苗接种后的反应

12. B 细胞能识别特异性抗原，是因其表面有（　　）

　　A. C3b 受体　　　　B. Fc 受体　　　　C. E 受体

　　D. SmIg　　　　　E. SIgA

13. 甲型流感病毒中最易发生变异的结构是（　　）

　　A. 核蛋白　　　　B. 衣壳抗原　　　　C. 膜蛋白

　　D. NA、HA　　　　E. 核酸

14. 下述哪种结构是病毒体（　　）

　　A. 衣壳　　　　　B. 壳里　　　　　C. 核衣壳

　　D. 包膜　　　　　E. 核酸

15. 杀灭物体上所有的微生物的方法称为（　　）

　　A. 无菌　　　　　B. 防腐　　　　　C. 消毒

　　D. 无菌操作　　　　E. 灭菌

16. 在人血清中含量最高的 Ig 是（　　）

　　A. IgA　　　　　B. IgM　　　　　C. IgE

　　D. IgG　　　　　E. IgD

17. 病原菌不入血，只有其产生的毒素进入血液而引起全身中毒症
状，称为（　　）

　　A. 脓毒血症　　　　B. 病毒血症　　　　C. 败血症

　　D. 毒血症　　　　　E. 菌血症

18. 免疫系统包括（　　）

　　A. T 细胞、B 细胞　　　　　　B. 胸腺、骨髓

C. 免疫器官、免疫细胞　　　　D. 免疫器官、免疫分子

　　E. 免疫组织、免疫器官、免疫细胞、免疫分子

19. 能在无生命培养基上生长的最小微生物是（　　）

　　A. 真菌　　　　　　B. 细菌　　　　　　C. 衣原体

　　D. 支原体　　　　　E. 立克次体

20. 病原菌侵入血流并在其中大量繁殖，造成机体严重损伤，引起严重的症状称为（　　）

　　A. 菌血症　　　　　B. 毒血症　　　　　C. 败血症

　　D. 脓毒血症　　　　E. 病毒血症

21. 关于外毒素的叙述，下列哪项是错误的（　　）

　　A. 主要由革兰阳性菌产生，少数革兰阴性菌也能产生

　　B. 是活菌释放至菌体外的一种蛋白质

　　C. 性质稳定，耐热

　　D. 毒性强，引起特殊病变

　　E. 抗原性强

22. 质粒是（　　）

　　A. 染色体外的遗传物质，存在于核质中

　　B. 染色体外的遗传物质，存在于胞浆中

　　C. 细菌的基本结构，存在于核质中

　　D. 细菌的一种特殊结构

　　E. 细菌生命活动所必需的物质

23. 分子质量最大的免疫球蛋白是（　　）

　　A. IgA　　　　　　B. IgG　　　　　　C. IgD

　　D. IgE　　　　　　E. IgM

24. 下述抗原与抗体中，哪种一般不能从标本检测到（　　）

　　A. HBeAg　　　　　B. HBsAg　　　　　C. HBcAg

　　D. 抗 - HBs　　　　E. 抗 - HBc

25. 下述细菌编组中，哪一组细菌可引起食物中毒（　　）

　　A. 蜡样芽孢杆菌、变形杆菌、金黄色葡萄球菌

　　B. 肉毒杆菌、结核分歧杆菌、伤寒沙门菌

　　C. 产气荚膜杆菌、肺炎链球菌

　　D. 鼠伤寒沙门菌、破伤风杆菌

E. 副溶血弧菌、布氏杆菌

26. 对热抵抗力最强的病毒是（　）

　　A. 甲型肝炎病毒　　　B. 乙型肝炎病毒　　　C. 艾滋病毒

　　D. 狂犬病毒　　　　　E. 麻疹病毒

27. 有关发热概念的叙述，正确的是（　）

　　A. 由体温调节中枢调定点上移引起

　　B. 由体温调节中枢调节功能障碍所致

　　C. 是临床上常见的一种疾病

　　D. 产热过程超过散热过程

　　E. 体温超过正常值 0.5℃

28. 关于干扰素的描述，错误的是（　）

　　A. 产生后对邻近的细胞可发生作用

　　B. 其作用发生早于抗体

　　C. 不能由病毒寄生的宿主细胞产生

　　D. 可由病毒及其他干扰素诱生剂诱生

　　E. 是一组具有高活性的多功能糖蛋白

【B 型题】

　　A. 菌血症　　　　　　B. 毒血症　　　　　　C. 败血症

　　D. 脓毒血症　　　　　E. 病毒血症

1. 化脓性细菌引起的败血症称为（　）

2. 病原菌进入血液循环，并在其中大量生长繁殖，引起明显的全身中毒症状，称为（　）

3. 细菌进入血流，但未在血液中生长繁殖，也不出现中毒症状，称为（　）

　　A. IgG　　　　　　　B. IgM　　　　　　　C. IgE

　　D. IgA　　　　　　　E. IgD

4. 局部抗感染的免疫球蛋白是（　）

5. 参与Ⅰ型变态反应主要免疫球蛋白是（　）

【C 型题】

　　A. 内毒素　　　　　　　　　　　　B. 外毒素

　　C. 两者均有　　　　　　　　　　　D. 两者均无

1. 破伤风杆菌致病的因素是（　）

2. 白喉杆菌致病的因素是（　　）

　　A. 外毒素　　　　　　　　　　　B. 内毒素
　　C. 两者均有　　　　　　　　　　D. 两者均无

3. 伤寒沙门菌的致病因素是（　　）

4. 结核分枝杆菌的致病因素是（　　）

【X 型题】

1. 下述哪些病原体可引起食物中毒（　　）

　　A. 霍乱弧菌　　　　B. 蜡样芽孢杆菌　　　C. 肉毒杆菌
　　D. 黄曲霉　　　　　E. 产气荚膜梭菌

2. 引起非典型肺炎的病原体有（　　）

　　A. SARS 冠状病毒　　B. 肺炎支原体　　　C. 肺炎双球菌
　　D. 肺炎衣原体　　　　E. 结核分枝杆菌

3. 内生致热原有（　　）

　　A. 干扰素　　　　　B. 体内代谢产物　　　C. 白细胞介素 - 1
　　D. 肿瘤坏死因子　　E. 细菌产生的毒素

4. 立克次体的特点是（　　）

　　A. 节肢动物常为传播媒介
　　B. 大多是人畜共患病原体
　　C. 在活细胞内以二分裂方式繁殖
　　D. 所致疾病多为自然疫原性疾病
　　E. 对所有抗生素及磺胺类药物敏感

5. 引起性病的病原体有（　　）

　　A. 梅毒螺旋体　　　B. 淋球菌　　　　　C. 衣原体
　　D. HIV　　　　　　 E. HAV

6. 乙型肝炎传播的途径有（　　）

　　A. 呼吸道传播　　　B. 消化道传播　　　C. 母婴传播
　　D. 性接触传播　　　E. 血行传播

7. 病毒灭活的概念是（　　）

　　A. 保留抗原性　　　B. 失去感染性　　　C. 保留血凝特性
　　D. 保留细胞融合特性　E. 保留遗传特性

8. 自然疫原性疾病的特点有（　　）

　　A. 节肢动物为传播媒介　　B. 自然界长期有病原体存在

C. 发病有地方性　　　　　D. 发病有季节性

E. 局部地区突发性烈性传染病

9. 食物中毒的诊断标准是（　　）

A. 发病有群体性　　　　B. 发病与进食有关

C. 有急性胃肠炎症状　　D. 发病患者数超过 50%

E. 从呕吐物、粪便及剩余食物中分离出同一病原体

10. 毒素型食物中毒的细菌有（　　）

A. 变形杆菌　　　　　B. 沙门菌　　　　　C. 副溶血性弧菌

D. 金黄色葡萄球菌　E. 肉毒杆菌

11. R 质粒包括（　　）

A. RTF　　　　　　　B. r 决定因子　　　　C. F 质粒

D. 异染颗粒　　　　E. 中介体

12. 引起脑膜炎的病原体有（　　）

A. 结核分枝杆菌　　B. 脑膜炎奈瑟菌　　C. 新型隐球菌

D. 钩端螺旋体　　　E. 白喉棒状杆菌

13. 引起间质性肺炎的病原体有（　　）

A. 肺炎双球菌　　　B. 肺炎支原体　　　C. 呼吸道合胞病毒

D. 肺炎衣原体　　　E. ECHO 病毒

14. 免疫活性细胞包括（　　）

A. NK 细胞　　　　　B. 单核细胞　　　　C. T 细胞

D. B 细胞　　　　　E. K 细胞

15. 甲型流感病毒中抗原漂移的概念是指（　　）

A. 可引起中小型流行　　　　B. 形成新的亚型

C. HA 和 NA 变异幅度小　　D. HA 和 NA 发生量变

E. HA 和 NA 发生质变

二、判断题

1. 湿热灭菌的效果比干热灭菌好。（　　）

2. 为了防止结核病发生，所有的人都应接种卡介苗。（　　）

3. 乙型病毒性肝炎主要通过血行传播，其次为消化道传播和密切
接触传播。（　　）

4. 消毒是指杀灭物体上所有的微生物（包括病原体和非病原体、
繁殖体和芽孢）的方法。（　　）

5. 艾滋病的病原体是人类免疫缺陷病毒。（　）

6. 引起沙眼的病原体是沙眼衣原体。（　）

7. 衣原体、立克次体及支原体均能在无生命培养基上生长。（　）

8. 初次血清病发生的机制属于Ⅰ型变态反应。（　）

9. 抗毒素进入人体，它既是抗体又具有抗原性。（　）

10. 接种 BCG，能预防结核病。（　）

11. 类毒素是外毒素经甲醛处理去其毒性而保留抗原性的生物制剂。（　）

12. 凡被狗咬后的人都必须接种狂犬疫苗。（　）

13. 用高压蒸汽灭菌法即可破坏溶液中的热原质。（　）

14. 病毒的核酸由 RNA 和 DNA 组成。（　）

15. 细菌的基本形态有球形、杆形、螺旋形。（　）

16. 霍乱是由霍乱弧菌所引起的一种烈性消化道传染病。（　）

17. 致病性葡萄球菌都能产生血浆凝固剂。（　）

18. ABO 血型不合的输血反应属于Ⅱ型超敏反应。（　）

19. 青霉素过敏反应是属于Ⅰ型超敏反应。（　）

20. 补体的激活途径有经典途径、MBL 途径和旁路途径。（　）

21. 内毒素与外毒素的毒性完全一样。（　）

22. 消毒剂浓度越高，消毒效果越好，因此 95% 乙醇比 75% 乙醇消毒效果好。（　）

23. 半抗原只有免疫原性而无抗原性。（　）

24. 芽孢抵抗力强，只有彻底消毒才能达到杀死芽孢的目的。（　）

25. 革兰阳性菌和革兰阴性菌细胞壁的结构和组成完全相同。（　）

26. 乙型脑炎病毒是流行性脑膜炎的病原体。（　）

27. 免疫系统由免疫组织、免疫器官、免疫细胞、免疫分子组成。（　）

28. 无菌是指防止或抑制微生物生长繁殖的方法。（　）

29. 人工自动免疫是用人工方法将含有特异性抗体的免疫血清或淋巴因子等免疫物质注入人体内，使之获得免疫的方法。（　）

30. 脑膜炎奈瑟菌的抵抗力很弱，对干燥、寒冷、热等极为敏感，

55℃ 5 分钟内即被破坏。（　）

31. 单克隆抗体是指从一株单细胞克隆所产生的、针对复合抗原分子上某一种抗原决定簇的特异性抗体。（　）

三、填空题

1. 革兰阳性细菌镜下观察为（　　），而革兰阴性细菌镜下观察为（　　）。

2. 病毒传播方式有（　　）、（　　）两种。

3. 细菌的基因转移可通过（　　）、（　　）、（　　）、（　　）进行。

4. 免疫的基本功能是（　　）、（　　）、（　　）。

5. 补体的激活途径有（　　）、（　　）、（　　）。

6. 抗原与抗体结合要有（　　）。

7. 免疫球蛋白根据其重链上抗原不同分为（　　）、（　　）、（　　）、（　　）5 类。

8. 人工自动免疫进入人体的物质是（　　）。

9. 脓毒血症是指（　　）侵入血流，并在其中大量繁殖，通过血流到达全身各组织或脏器而引起新的（　　）。

10. 结核菌素试验是应用结核菌素进行皮试来测定机体对（　　）是否有免疫力的一种试验，其原理是（　　）型超敏反应在局部的表现。

11. 免疫活性细胞是指特异性免疫应答的细胞，（　　）执行细胞免疫，（　　）执行体液免疫。

12. 分离病毒常用的方法有（　　）、（　　）、（　　）。

13. 艾滋病传播途径有（　　）、（　　）、（　　）。

14. 灭菌是指杀灭病原微生物的繁殖体和（　　）的方法。

15. 炎症介质是指一组在致炎因子作用下，由（　　）或（　　）产生和释放的，参与炎症反应并具有致炎作用的化学活性物质。

16. 我国卫生标准规定，每 1000ml 饮用水中不得超过（　　）个大肠菌群数。

17. 细菌繁殖的方式是二分裂，而病毒增殖的方式是以（　　）进行。

18. 甲型病毒性肝炎主要通过（　　）途径传播，乙型病毒性肝炎主要通过（　　　）传播。

19. OT 试验阳性说明人体对结核分枝杆菌有（　　　）。

〔答　案〕

一、选择题

【A 型题】

1. B　2. B　3. D　4. D　5. B　6. D　7. A　8. A　9. E　10. E　11. B

12. D　13. D　14. C　15. E　16. D　17. D　18. E　19. D　20. C

21. C　22. A　23. E　24. C　25. A　26. B　27. D　28. C

【B 型题】

1. D　2. C　3. A　4. D　5. C

【C 型题】

1. B　2. B　3. B　4. D

【X 型题】

1. BCDE　2. ABD　3. ACD　4. ABCD　5. ABCD　6. CDE　7. ABC

8. ABCD　9. ABCE　10. DE　11. AB　12. ABCD　13. BCD　14. CD

15. ACD

二、判断题

1. 正确　2. 错误　3. 正确　4. 错误　5. 正确　6. 正确　7. 错误

8. 正确　9. 正确　10. 正确　11. 正确　12. 错误　13. 错误

14. 错误　15. 正确　16. 正确　17. 正确　18. 正确　19. 正确

20. 正确　21. 错误　22. 错误　23. 错误　24. 错误　25. 错误

26. 错误　27. 正确　28. 错误　29. 错误　30. 正确　31. 正确

三、填空题

1. 蓝色　红色

2. 水平传播　垂直传播

3. 转化　转导　溶源性转换　接合方式

4. 免疫防御　免疫稳定　免疫监视

5. 经典途径　MBL　旁路途径

6. 特异性

7. IgG　IgM　IgA　IgD　IgE　8. 抗原

9. 化脓性细菌　化脓性病灶

10. 结核分枝杆菌　IV

11. T 细胞　B 细胞

12. 动物接种　鸡胚接种　组织细胞培养

13. 血液传播　垂直传播　性传播

14. 芽孢

15. 局部组织　血浆

16. 3

17. 自我复制

18. 粪口　血行

19. 免疫力

第四节　病理生理学

〔基础知识〕

1. 什么是呼吸衰竭？

呼吸衰竭是指由于外呼吸功能严重障碍，以致在静息时动脉血氧分压低于正常范围，伴有或不伴有二氧化碳分压增高的病理过程。

2. 论述大量快速放腹水可诱发肝性脑病的原因。

促进肝性脑病发病的原因为：①引起腹内压突然下降，使氨和其他含毒物质由肠道吸收增多；②引起门脉血管床扩张，导致脑和肾脏血液灌流量减少；③引起低钾血症和脱水，促进肝性脑病发生。

3. 缺氧有哪些类型？

缺氧可分为低张性缺氧、血液性缺氧、循环性缺氧和组织性缺氧四类。

4. 何谓不典型增生、癌前病变、原位癌？

不典型增生：又称异型增生，指细胞增生活跃并伴有一定程度异型性的病变，但尚不够癌的诊断标准。

癌前病变：指一类具有癌变倾向，但不一定都会转变为癌的良性病变。

原位癌：指局限于上皮质内，未突破基底膜侵犯到间质的恶性上皮性肿瘤。

5. 论述正确监护休克患者补液量的方法。

正确监护休克患者补液量的方法如下：应动态监测中心静脉压，有条件的话还可测定肺动脉楔压。若中心静脉压或肺动脉楔压低于正常，说明补液不足，若超过正常值，说明补液过多。如果没有条件测上述两个指标，应动态观察颈静脉充盈程度、尿量、血压等，特别是尿量是很实用的指标。

6. 常见的炎症类型有哪些？

常见的炎症类型有：①浆液性炎，如感冒初期的鼻炎等；②纤维素性炎，如白喉、细菌性痢疾等；③化脓性炎，如疖、痈等；④出血性炎，如流行性出血热等；⑤肉芽肿性炎，如风湿病、结核病等。

7. 何谓梗死？梗死的类型及其常见的器官有哪些？

因血管阻塞造成血供减少或停止而引起的局部组织缺血性坏死，称为梗死。

梗死的类型有：①贫血性梗死，常见有肾梗死、脾梗死、脑梗死、心肌梗死；②出血性梗死，常见有肺出血性梗死、肠出血性梗死。

8. 血栓形成的条件主要有哪些？血栓的结局是什么？

血栓形成的条件主要有：①心血管内膜损伤；②血流状态的改变；③血液凝固性增高。

血栓的结局有：①软化、溶解、吸收；②脱落成为栓子；③机化、再通；④钙化。

9. 论述引起呼吸衰竭的原因。

呼吸衰竭由肺通气障碍与肺换气功能障碍所致。

（1）通气功能障碍的类型与原因：①限制性通气不足，如呼吸肌活动障碍、胸廓和肺的顺应性降低以及胸腔积液和气胸等原因均可引起吸气时肺泡扩张受限；②阻塞性通气不足，常因呼吸道狭窄或阻塞引起通气不足。

（2）换气功能障碍：①弥散障碍，因肺泡膜面积减少或厚度增加所致；②肺泡通气与血流比例失调，可因部分肺泡通气不足或部分肺泡血流不足所致。

10. 何谓低渗性脱水？

低渗性脱水是指失钠多于失水，血清 Na^+ 浓度 130mmol/L，血浆渗透压 280mmol/L，伴有细胞外液量的减少。

11. 何谓高渗性脱水？

高渗性脱水是指失水多于失钠，血清 Na^+ 浓度 150mmol/L，血浆渗透压 310mmol/L，细胞外液量和细胞内液量均减少。

12. 正常人血清钾浓度范围为多少？

正常人血清钾浓度范围为 3.5~5.5mmol/L。

13. 为何输入库存血可导致高血钾？

库存血虽含有血液的各种成分，但白细胞、血小板、凝血酶等成分破坏较多，钾离子含量增多，酸性增高。因此大量输注时，可引起高钾血症和酸中毒。

14. 何谓代谢性酸中毒？

代谢性酸中毒是指细胞外液中 H^+ 增加和（或） HCO_3^- 丢失而引起的以血浆 HCO_3^- 减少为特征的酸碱平衡紊乱。

15. 代谢性酸中毒患者的呼吸特点有哪些？

呼吸加深加快是代谢性酸中毒的主要临床表现，其代偿意义是使血液中 H_2CO_3 浓度继发性降低，维持 HCO_3^-/H_2CO_3 的比值接近正常，使血液 pH 趋向正常。

16. 何谓缺氧？

缺氧是指因供氧减少或利用氧障碍引起细胞发生代谢、功能和形态结构异常的病理过程。

17. 何谓血红蛋白氧饱和度正常动脉血氧饱和度为多少？

血红蛋白氧饱和度（SO_2）是指血红蛋白与氧结合的百分数，简称血氧饱和度。正常动脉血氧饱和度为 95%~97%。

18. 何谓发绀？

当毛细血管血液中脱氧血红蛋白的平均浓度超过 5g/L 时，皮肤和黏膜呈青紫色，称为发绀。

19. 体温升高时，基础代谢率如何变化？

一般认为：体温每升高 1℃，基础代谢率提高 13%。

20. 体温升高时，心率如何变化？

发热时心率加快，体温每升高 1℃，心率约增加 18 次/分，儿童可增加得更快。

21. 高热患者为何要注意口腔护理？

发热时由于唾液分泌减少，口腔黏膜干燥，抵抗力下降，有利于病原体生长、繁殖，易出现口腔感染。因此应在晨起、餐后、睡前协助患者漱口，保持口腔清洁。

22. 何谓 DIC？

弥散性血管内凝血（DIC）是由多种致病因素激活机体的凝血系统，导致机体弥漫性微血栓形成、凝血因子大量消耗并继发纤溶亢进，从而引起全身性出血、微循环障碍乃至多器官衰竭的一种临床综合征。

23. 典型的 DIC 可分为哪几期？

典型的 DIC 可分为三期：①高凝期；②消耗性低凝期；③继发性纤溶亢进期。

24. 何谓低血容量性休克？

由于血容量减少引起的休克称为低血容量性休克。常见于失血、失液、烧伤等。

25. 何谓心源性休克？

心脏泵血功能衰竭，心排血量急剧减少，有效循环血量下降所引起的休克，称为心源性休克。

26. 休克的发展过程可分为哪几期？

休克的发展过程可分为：①微循环缺血性缺氧期；②微循环淤血性缺氧期；③微循环衰竭期。

27. 休克早期主要的临床表现是什么？

休克早期患者可表现为：脸色苍白、四肢湿冷、脉搏细弱、尿量减少。

28. 如何正确监控休克患者的补液量？

休克患者的补液总量是量需而入，遵循"需多少，补多少"的原则。动态观察静脉充盈程度、尿量、血压和脉搏等指标，作为监控输液量多少的依据。

29. 何谓心力衰竭？

在各种致病因素的作用下心脏的收缩和/或舒张功能发生障碍，使心排血量绝对或相对下降，即心泵功能减弱，以致不能满足机体代谢需要的病理生理过程的综合征称为心力衰竭。

30. 导致心力衰竭常见的诱因有哪些？

全身感染；酸碱平衡及电解质代谢紊乱；心律失常；妊娠与分娩。

31. 何谓夜间阵发性呼吸困难？

患者夜间入睡后突感气闷被惊醒，在端坐咳喘后缓解，称为夜间阵发性呼吸困难，这是左心衰竭的典型表现。

32. 过量输液导致肺水肿的直接机制是什么？

短时间输入过多液体，导致肺血容量急剧增加，毛细血管静水压升高，血管内皮间隙增大，通透性增加，血浆渗入肺泡形成肺水肿。

33. 为什么肝性脑病患者禁用肥皂水灌肠？

肥皂水为碱性溶液，灌入肠腔后，使肠腔内 pH 升高，可增加氨的吸收，从而加重病情。

34. 何谓急性肾衰？

急性肾衰是指各种原因在短期内引起肾脏泌尿功能急剧障碍，以致机体内环境出现严重紊乱的病理过程，临床表现有水中毒、氮质血症、高钾血症和代谢性酸中毒等。

〔测试题〕

一、选择题

【A 型题】

1. 下述哪项不是代谢性酸中毒的血气特点（　　）

    A. AB 降低　　　　　　B. SB 降低　　　　　　C. BB 降低

    D. BE 正值增大　　　　E. $PaCO_2$ 代偿性降低

2. 严重低钾血症患者导致死亡的主要原因是（　　）

    A. 肠麻痹　　　　　　　　　　　　B. 肾衰竭

    C. 心肌收缩性减弱　　　　　　　　D. 心肌自律性增高

    E. 呼吸肌麻痹

3. 所谓水肿是指（　　）

    A. 淋巴管内液过多　　　　　　　　B. 细胞内液过多

    C. 组织间隙液体过多　　　　　　　D. 血管内液体过多

    E. 水在体内潴留

4. 最容易出现皮肤弹性下降和眼窝凹陷的水、电解质代谢紊乱是（　　）

    A. 低渗性脱水　　　B. 高渗性脱水　　　C. 水中毒

    D. 等渗性脱水　　　E. 高钾血症

5. 低钾血症是指血清钾浓度低于（　　）

   A. 2.5 mmol/L　　　　B. 1.5 mmol/L　　　　C. 3.5 mmol/L

   D. 4.5 mmol/L　　　　E. 5.5 mmol/L

6. 某患者有高血压病史 5 年，蛋白尿 3 年，1 年前医师告诉她有肾损害，近 1 周来因恶心、呕吐和厌食就诊。血气分析：pH 7.30，HCO_3 9 mmol/L，$PaCO_2$ 20mmHg。该患者应诊断为（　　）

   A. 代谢性酸中毒　　　　　　　　　　　B. 呼吸性酸中毒

   C. 呼吸性碱中毒　　　　　　　　　　　D. 代谢性碱中毒

   E. 混合性酸中毒

7. 血清氨基转移酶升高可反应（　　）

   A. 肝细胞代谢障碍　　　　　　　　　　B. 肝细胞受损状况

   C. 肝细胞合成酶增多　　　　　　　　　D. 肝细胞功能增强

   E. 肝细胞再生修复

8. 高钾血症是指血清钾浓度大于（　　）

   A. 4.5 mmol/L　　　　B. 5.5 mmol/L　　　　C. 7.5 mmol/L

   D. 6.5 mmol/L　　　　E. 8.5 mmol/L

9. 下述水、电解质紊乱中最容易发生低血容量性休克的是（　　）

   A. 高渗性脱水　　　B. 低渗性脱水　　　C. 水中毒

   D. 等渗性脱水　　　E. 低钾血症

10. 肾性水肿首先出现的部位是（　　）

    A. 下肢　　　　　　B. 上肢　　　　　　C. 腹腔

    D. 眼睑　　　　　　E. 下垂部位

11. 输入大量库存过久的血液可导致（　　）

    A. 低钠血症　　　　B. 高钠血症　　　　C. 低钾血症

    D. 高钾血症　　　　E. 低镁血症

12. 从动脉抽取血标本，如不与大气隔绝，将会直接影响检测指标准确性的是（　　）

    A. AG　　　　　　　B. BB　　　　　　　C. BE

    D. AB　　　　　　　E. SB

13. 低张性缺氧患者主要血气特点是（　　）

    A. 动脉血氧分压低于正常

    B. 动脉血氧含量低于正常

C. 血液氧含量低于正常

D. 血液氧容量低于正常

E. 血液氧分压低于正常

14. 下述哪一项不是代谢性酸中毒的原因（　　）

A. 肾脏排酸功能障碍　　　　　　B. 酸性物质产生过多

C. 体内碱丢失过多　　　　　　　D. 血清钾浓度降低

E. 含氯制剂的过量使用

15. 癌起源于（　　）

A. 腺体组织　　　　B. 上皮组织　　　　C. 脂肪组织

D. 肌肉组织　　　　E. 结缔组织

16. 引起呼吸衰竭的原因通常是（　　）

A. 二氧化碳排出功能障碍

B. 组织换气严重障碍

C. 血液携带、运输氧障碍

D. 外呼吸功能障碍

E. 内呼吸功能障碍

17. AG 增高提示体内有（　　）

A. 低氯血性呼吸性酸中毒

B. 高氯血性呼吸性碱中毒

C. 低氯血性代谢性碱中毒

D. 正常氯血性代谢性酸中毒

E. 高氯血性代谢性酸中毒

18. 体温每升高 1℃，心率平均每分钟约增加（　　）

A. 5 次　　　　　　B. 10 次　　　　　　C. 20 次

D. 18 次　　　　　　E. 25 次

19. 少尿是指 24 小时尿量少于（　　）

A. 1000ml　　　　　B. 2000ml　　　　　C. 800ml

D. 400ml　　　　　E. 100ml

【B 型题】

A. 低张性缺氧　　　　　　　　　B. 循环性缺氧

C. 血液性缺氧　　　　　　　　　D. 组织性缺氧

E. 细胞缺氧

1. 以动脉血氧分压降低为特点的缺氧属于（　）
2. 贫血患者常出现（　）

【C 型题】

    A. 动脉血氧分压降低

    B. 动脉血二氧化碳分压升高

    C. 两者均有

    D. 两者均无

1. Ⅱ型呼吸衰竭患者（　）
2. Ⅰ型呼吸衰竭患者（　）
3. 通气功能障碍引起的呼吸衰竭患者（　）

    A. 动脉血氧分压降低

    B. 动脉血二氧化碳分压升高

    C. 两者均有

    D. 两者均无

4. Ⅱ型呼吸衰竭可出现（　）
5. Ⅰ型呼吸衰竭可出现（　）

【X 型题】

1. 高钾血症可见于（　）

    A. 慢性肾衰竭　　　　　　　　　B. 急性肾衰竭

    C. Addison 病　　　　　　　　　D. 糖尿病

    E. 经胃肠摄钾过多

2. 急性肾衰竭少尿期代谢紊乱常表现（　）

    A. 代谢性酸中毒　　B. 氮质血症　　　C. 水中毒

    D. 高钠血症　　　　E. 高钾血症

3. 氧中毒患者主要损伤（　）

    A. 消化系统　　　　B. 泌尿系统　　　C. 呼吸系统

    D. 造血系统　　　　E. 中枢神经系统

4. DIC 患者发生出血的机制有（　）

    A. 各种凝血因子大量消耗

    B. 纤溶系统被抑制

    C. 大量血小板被消耗

D. 维生素 K 严重缺乏

E. 大量 FDP 产生，它有抗凝作用

5. 导致血浆清蛋白下降的原因有（　　）

A. 严重营养不良　　　B. 肝硬化　　　　　C. 肾病综合征

D. 慢性感染　　　　　E. 恶性肿瘤

6. 内生致热源有（　　）

A. 内毒素　　　　　　B. 干扰素　　　　　　C. 代谢产物

D. 白介素　　　　　　E. 肿瘤坏死因子

二、判断题

1. 炎症的基本病理变化为局部组织的变性、渗出和增生，可出现红、肿、热、痛和功能障碍。（　　）

2. 肝性脑病患者若有便秘，可用肥皂水灌肠。（　　）

3. 成人 24 小时尿量少于 400 ml 或每小时尿量少于 17 ml，称为少尿。（　　）

4. 从间叶组织（包括结缔组织、脂肪、肌肉、骨、淋巴等）发生的肿瘤称为肉瘤。（　　）

5. Ⅰ型呼吸衰竭患者既有动脉血氧分压降低，又伴有动脉血二氧化碳分压升高。（　　）

6. 组织严重破坏时，大量组织因子进入血液，可启动外源性凝血系统。（　　）

7. 低渗性脱水患者早期就易发生周围循环衰竭。（　　）

8. 长期输入 0.9% 氯化钠注射液可导致高钾血症。（　　）

9. 输入库存血可引起血清钾浓度降低。（　　）

10. 输液过多过快可导致肺水肿。（　　）

11. 代谢性酸中毒最基本的特征是血浆中 HCO_3^- 浓度原发性减少。（　　）

12. 临床上应用含芳香族氨基酸多而含支链氨基酸少的特制的复方氨基酸液治疗肝性脑病。（　　）

13. 高热昏迷患者易发生口腔溃疡。（　　）

三、填空题

1. 由于病因和致病条件的认识发生了改变，使医学模式已从过去的（　　）医学模式转变为（　　）医学模式。

2. 恶性肿瘤包括（　　）、（　　）。

3. 引起慢性肾衰竭的原因很多，但以（　　）为最常见。

4. 血清钾浓度低于（　　）mnmol/L，称为低钾血症；血清钾浓度高于（　　）mmol/L，称为高钾血症。

5. 疾病是机体在体内外环境中一定的致病因素作用下，因机体（　　）调节紊乱而发生的（　　）活动过程。

6. 根据缺氧的原因和血氧的变化，可将缺氧分为（　　）、（　　）、（　　）、（　　）四种类型。

7. 肝细胞性黄疸患者血清中酯型胆红素和非酯型胆红素含量均（　　）。尿中尿胆原增多和尿胆红素（　　）。

8. 急性肾衰竭是指各种原因在短时间内引起（　　）。

9. 成人 24 小时尿量少于 400ml，成为（　　），24 小时尿量超过 2000ml，成为（　　）。

10. 肝性脑病患者（　　）用肥皂液灌肠。

11. 代谢性碱中毒时 BE 正值（　　）。

12. 前列腺素 E 是发病中枢的（　　）。

13. 当肝功能受损时，血浆芳香族氨基酸明显（　　），而支链氨基酸则明显（　　）。

〔答　案〕

一、选择题

【A 型题】

1. D　2. E　3. C　4. A　5. C　6. A　7. B　8. B　9. B　10. D　11. D　12. D　13. A　14. D　15. B　16. D　17. D　18. B　19. D

【B 型题】

1. A　2. C

【C 型题】

1. C　2. A　3. C　4. C　5. A

【X 型题】

1. ABCD　2. ABCE　3. CE　4. ACE　5. ABCDE　6. BDE

二、判断题

1. 错误　2. 错误　3. 正确　4. 错误　5. 错误　6. 正确　7. 正确

8. 错误　9. 错误　10. 正确　11. 正确　12. 错误　13. 正确

三、填空题

1. 生物　生物－心理－社会

2. 癌　肉瘤

3. 慢性肾　球肾炎

4. 3.5　5.5

5. 自稳　异常生命

6. 低张性　循环性　血液性　组织性

7. 升高

8. 肾小球滤过率急剧减少

9. 少尿　多尿

10. 切忌

11. 增加

12. 正调节介质

13. 升高　减少

第五节　药理学

〔基础知识〕

1. 何谓首过效应？何种给药途径可避免首过效应？

某些药物在通过肠黏膜和肝时，可被该处的一些酶代谢灭活，使进入体循环的药量减少，疗效下降，称为首过效应或第一关卡效应。

舌下和直肠给药可避免首过效应。

2. 论述钙拮抗药能治疗心绞痛的原理。

钙拮抗药能治疗心绞痛的原理有：钙拮抗药为钙通道阻断药，能使心肌细胞及血管平滑肌细胞内钙离子浓度降低。其结果可出现：①心肌收缩性下降，心率减慢，血管舒张，血压下降，减轻心脏负荷，从而降低心肌耗氧量；②舒张冠脉血管，解除痉挛，增加冠脉血流量，改善缺血区的供血和供氧。

3. 何谓血浆半衰期？

血浆半衰期是指血药浓度降低一半所需的时间。它反映了药物消除的速度，是给药间隔时间的依据。

4. 巴比妥类药的主要作用有哪些?

巴比妥类药的主要作用有：镇静、催眠、抗惊厥、抗癫痫以及麻醉作用。大剂量可抑制心血管中枢，中毒量可致呼吸中枢麻痹而死亡。另外，由于巴比妥类药的镇静催眠作用有"宿睡"现象及不良反应较大，因此现已很少用于镇静催眠。

5. 在临床上，多巴胺常用于哪些患者? 其剂量对机体有哪些影响?

多巴胺既激动 α 受体和 β 受体，也激动多巴胺受体。

临床上常用于治疗各种休克，尤其适用于伴有心收缩性减弱及尿量减少而血容量已补足的休克患者。此外，可与利尿药合并应用于急性肾衰竭、急性心功能不全的患者。

小剂量多巴胺静滴主要激动多巴胺受体及 $β_1$ 受体，使收缩压增高，舒张压变化不大。大剂量静滴可显著激动 $β_1$ 受体和 α 受体，兴奋心脏以及使皮肤黏膜血管收缩，外周阻力增加，血压增高。另外，小剂量多巴胺可激动肾多巴胺受体，使肾血管扩张，肾血流量及肾滤过率均增加，还能直接抑制肾小管对钠的重吸收，有排钠利尿作用。

6. 长期使用肾上腺皮质激素类药物，为何不能突然停药?

长期使用肾上腺皮质激素类药物，会对脑垂体前叶产生强烈的反馈性抑制，使促肾上腺皮质激素（ACTH）分泌减少，从而引起肾上腺皮质萎缩和皮质激素释放减少。此时如果突然停药，易发生肾上腺皮质功能不全；另外，因患者对激素产生了依赖性，或病情尚未完全控制，突然停药或减量过快，可致原病复发或恶化。

7. 药物的不良反应有哪些? 其含义是什么?

凡不符合用药目的并给患者带来不适或痛苦的反应统称为药物的不良反应。

药物的不良反应有：

（1）副作用：指药物在治疗量时，机体出现的与防治疾病无关的不适反应。

（2）毒性反应：一般是指药物在用药剂量过大或用药时间过长时，引起机体生理生化功能异常或形态结构方面的病理变化。

（3）后遗效应：指停药后机体血药浓度降低到最低有效浓度以下

时所残存的生物效应。

（4）继发反应：指药物治疗作用所产生的不良后果，又称为治疗矛盾。如长期应用广谱抗生素后，肠道内菌群失调，引起真菌或一些抗药菌继发性感染，称为二重感染。

（5）变态反应：指机体受药物刺激后，引起组织损伤或功能紊乱的异常免疫反应。

（6）特异质反应：指少数患者对某些药物特别敏感，发生反应性质可能与常人不同，但与药理效应基本一致的有害反应，反应严重程度与剂量有关，不属变态反应性质，是一类遗传异常所致的反应。

（7）药物依赖性：是指长期持续使用或周期性地使用某种麻醉或精神药物所产生的一种精神状态和躯体状态，对药物表现出一种强迫性地连续或定期应用该药的行为或其他反应。

8. 药物的依赖性是怎样分类的？

《国际禁毒公约》将依赖药物分为两大类：

（1）麻醉药品：包括阿片类、可卡因、左柯叶、左柯糊、大麻等。

（2）精神药物：包括镇静催眠药、中枢兴奋药（苯丙胺、甲基苯丙胺等）、致幻剂（如麦角二乙胺）。其他如烟草、乙醇、挥发性有机溶剂等。

9. 论述阿司匹林的基本药理作用。

阿司匹林的基本药理作用如下：①解热作用；②镇痛作用；③消炎抗风湿作用；④防止血栓形成。

10. 肾上腺素受体激动药分为哪几类？各类代表药有哪些？

肾上腺素受体激动药分为三类：

（1）主要激动 β 受体的药：如去甲肾上腺素。可兴奋心脏、收缩血管、升高血压，临床用于某些休克和上消化道出血。

（2）α 受体和 β 受体激动药：如肾上腺素。临床用于心脏骤停、过敏反应和支气管哮喘急性发作等。

（3）主要激动 β 受体的药：如异丙肾上腺素。临床主要用于支气管哮喘、心脏骤停及房室传导阻滞。

11. 甘露醇在临床上的作用是什么？用药须知有哪些？

临床上常用20%甘露醇高渗液静脉给药。

（1）甘露醇在临床上的作用：①脱水作用。甘露醇常作为因脑瘤、颅脑外伤或组织缺氧等引起的颅内压升高和脑水肿的首选药。亦可短期用于急性青光眼或术前应用以降低眼内压。②利尿作用。可用于预防急性肾衰竭,通过其脱水作用,可减轻肾间质水肿。同时具有保护肾小管作用。

(2) 用药须知:①注射过快可引起一过性头痛、眩晕和视力模糊等不良反应。②可使血容量迅速增加,心功能不全及急性肺水肿患者禁用。③在应用脱水剂的过程中,应密切观察出入量,做好记录。避免药液外漏而引起皮下水肿或组织坏死。④密切观察血压、脉搏、呼吸,以防出现心功能不全。尤其对心脏病患者、老年患者及小儿,更需注意体征变化。⑤静滴时,宜用大号针头,250ml 液体应在 20～30 分钟内静滴完毕,若静滴速度过慢则会影响治疗效果。⑥不能与其他药物混合静滴。⑦严禁做肌内或皮下注射。

12. 常用的抗心绞痛药物分哪几类? 常用的药物有哪些?

(1) 硝酸酯类:最常用的有硝酸甘油,其次是硝酸异山梨酯(消心痛)等。

(2) 肾上腺素 β 受体阻断药:如普萘洛尔(心得安)。

(3) 钙拮抗药:如硝苯地平(心痛定)、维拉帕米(异搏定)。

13. 地西泮(安定)的作用有哪些?

地西泮的作用有:①抗焦虑;②镇静催眠;③抗惊厥、抗癫痫;④中枢性肌肉松弛作用;⑤增加其他中枢抑制药的作用。

14. 硫酸镁不同的给药途径有哪些不同作用?

硫酸镁在临床应用中,不同给药途径的作用不同:

(1) 口服硫酸镁不易吸收,因而具有泻下和利胆作用。

(2) 注射给药可引起中枢抑制和骨骼肌松弛,故可用于各种原因所致的惊厥,对子痫和破伤风等惊厥有良好的缓解作用。

(3) 外用热敷硫酸镁还有消炎去肿的作用。

15. 常用的抗癫痫药有哪些? 治疗癫痫大发作的首选药是什么? 常用的抗惊厥药有哪些?

常用的抗癫痫药有苯妥英钠、卡马西平、乙琥胺、苯二氮䓬类等。

治疗癫痫大发作的首选药是苯妥英钠。

常用的抗惊厥药有地西泮、硫酸镁等。

16. 氨基糖苷类的主要毒性反应是什么? 代表药有哪些?

氨基糖苷类的主要毒性反应有：①耳毒性：引起前庭功能失调和耳蜗神经损害；②肾毒性：主要损害近曲小管上皮细胞；③神经－肌肉阻滞作用，可引起心肌抑制、周围血管性血压下降和呼吸衰竭等。

代表药有：链霉素、庆大霉素、卡那霉素、妥布霉素等。

17. 何谓耐受性？何谓耐药性？

耐受性是指在多次连续用药后，机体对药物的反应性逐渐降低，需增加剂量才能保持药效。

耐药性是指病原微生物长期反复与化疗药物接触后，对药物的敏感性降低。

18. 乙酰水杨酸（阿司匹林）的不良反应有哪些？

（1）胃肠道反应：主要表现为上腹部不适，恶心呕吐，诱发或加重胃溃疡，有时可引起溃疡出血。

（2）凝血障碍：一般治疗量即可抑制血小板聚集而延长出血时间。

（3）过敏反应：少数患者可出现皮疹、血管神经性水肿、阿司匹林哮喘，甚至过敏性休克。所以一般哮喘、鼻息肉及慢性荨麻疹患者禁用乙酰水杨酸。

（4）水杨酸反应：长期应用或大量误服可引起头痛、眩晕、恶心、呕吐、耳鸣、视力减退等中毒症状。

（5）瑞夷综合征：极少数病毒感染伴发热的儿童或青年应用乙酰水杨酸后出现严重肝功能损害合并脑病，严重者可致死。

19. 何谓戒断症状？

机体长期反复使用依赖性药物后，出现了身体依赖性，如果突然停药，即可产生严重的生理功能紊乱，导致一系列的异常反应，称为戒断症状。

20. 合理用药的原则是什么？

合理用药的原则是：充分发挥药物的疗效，避免或减少不良反应。

21. 有机磷农药中毒时怎样解救？

有机磷农药中毒时可用解磷定解救的原因为：有机磷农药是胆碱酯酶抑制药，中毒时乙酰胆碱不被分解而大量蓄积，产生全身中毒症状，常用解磷定等药解救。因为解磷定是胆碱酯酶复活剂，能将中毒酶的磷酰基解脱下来，使胆碱酯酶重新恢复活性，发挥水解乙酰胆碱的作用。此外，解磷定也能直接与体内游离的有机磷酸酯类结合，使之成为无毒的化合物排出体外。

22. 常用利尿药依其效应力强弱分为哪几大类？各类代表药有哪些？

（1）高效利尿药：如呋塞米（呋塞米）、布美他尼（丁尿胺）。

（2）中效利尿药：如噻嗪类利尿药，氢氯噻嗪（双氢克尿噻）。

（3）低效利尿药：如螺内酯（安体舒通）、氨苯蝶啶、阿米洛利。

23. 临床常用的抗心律失常药分哪几类？各类代表药是什么？

临床常用的抗心律失常药分四类：

（1）钠通道阻滞药：如奎尼丁、利多卡因、普罗帕酮（心律平）。

（2）β受体阻断药：如普萘洛尔（心得安）。

（3）延长动作电位时程药：如胺碘酮。

（4）钙拮抗药：如维拉帕米（异搏定）等。

24. 强心苷发生中毒反应的临床表现是什么？如何预防？

强心苷安全范围小，个体差异大，一般治疗量已接近60%的中毒剂量，故易引起中毒。中毒主要表现在以下3个方面。

（1）胃肠反应：常见也较早出现。表现有厌食、呕吐、腹泻。

（2）神经系统反应及视觉障碍：有疲倦、头痛、眩晕、谵妄、视物模糊、黄视或绿视等视色障碍。

（3）心脏毒性：临床各种类型心律失常均可发生，其中最常见的是室性早搏和房室传导阻滞，也可发生窦性心动过缓、窦性停搏等。如果发生室性心动过速和心室纤颤则有生命危险。

预防措施：①警惕中毒先兆和及时发现停药指征；②监测强心苷血药浓度；③及时纠正影响强心苷毒性的因素。

25. 生物利用度的定义是什么？

指药物经过肝脏首关消除过程后能被吸收进入体循环的药物相对量和速度。口服难吸收的药物及首关消除大的药物生物利用度均低。

26. 吗啡治疗心源性哮喘的机制是什么？

吗啡可解除心源性哮喘患者的气促与窒息感，并可促进肺水肿液的吸收。其机制如下。

（1）舒张外周血管，降低外周血管阻力，从而降低心脏后负荷；同时由于周围静脉舒张，回心血量减少，从而亦降低了心脏的前负荷。

吗啡亦降低肺动静脉压，有利于肺水肿的消除。

（2）吗啡的中枢镇静作用，可消除患者的恐惧、濒危感与抑郁情绪。

（3）降低呼吸中枢对肺部传入刺激与二氧化碳的敏感性，因而减低了反射性的呼吸兴奋作用。

〔测试题〕

一、选择题

【A 型题】

1. 青霉素过敏性休克属于（　　）

　　A. Ⅰ型超敏反应　　　B. Ⅱ型超敏反应　　　C. Ⅳ型超敏反应

　　D. Ⅲ型超敏反应　　　E. 以上都不是

2. 硫喷妥钠维持时间短主要是由于（　　）

　　A. 由肾脏排泄快　　　　B. 在肝脏代谢快　　C. 无肝－肠循环

　　D. 与血浆蛋白结合率低　　E. 重新分布于肌肉、脂肪

3. 出生后 1～3 个月内母乳喂养的婴儿不做预防注射的原因之一是（　　）

　　A. 婴儿因疫苗的注射而患病

　　B. 此时注射疫苗只诱导产生细胞免疫

　　C. 婴儿处于免疫耐受状态

　　D. 抗体的反馈抑制作用

　　E. 婴儿处于免疫抑制状态

4. 下述哪种药物可诱发支气管哮喘（　　）

　　A. 肾上腺素　　　　B. 普萘洛尔　　　　C. 酚苄明

　　D. 酚妥拉明　　　　E. 硝普钠

5. 阿司匹林发挥解热作用，其作用部位是（　　）

　　A. 大脑皮质　　　　B. 下丘脑　　　　C. 丘脑上部

　　D. 丘脑中部　　　　E. 延髓腹侧

6. 药物的血浆半衰期是指（　　）

　　A. 药物作用强度减弱一半所需的时间

　　B. 血浆药物浓度下降一半所需的时间

　　C. 50% 药物生物转化所需的时间

D. 药物从血浆中消失所需时间的一半

E. 50% 药物从体内排出所需的时间

7. 服用某些磺胺药时同服碳酸氢钠的目的是（　　）

    A. 避免影响血液酸碱度

    B. 预防过敏反应

    C. 增加药物疗效

    D. 增加尿中药物溶解度避免析出结晶

    E. 减少消化道反应

8. 下述糖皮质激素药物中，抗炎作用最强的是（　　）

    A. 泼尼松　　　　　B. 氢化可的松　　　　C. 曲安西龙

    D. 氟氢可的松　　　E. 地塞米松

9. 药液漏出血管外，可引起局部缺血坏死的药物是（　　）

    A. 肾上腺素　　　　　B. 普萘洛尔　　　　C. 去甲肾上腺素

    D. 异丙肾上腺素　　　E. 麻黄碱

10. 可诱发变异型心绞痛的药物是（　　）

    A. 维拉帕米　　　　　B. 普萘洛尔　　　　C. 哌唑嗪

    D. 硝苯地平　　　　　E. 利血平

11. 氯丙嗪治疗精神病时最常见的不良反应是（　　）

    A. 过敏反应　　　　B. 直立性低血压　　　C. 内分泌障碍

    D. 消化系统症状　　E. 锥体外系反应

12. 治疗沙眼衣原体感染应选用（　　）

    A. 四环素　　　　　B. 青霉素　　　　C. 庆大霉素

    D. 链霉素　　　　　E. 磺胺药

13. 阿托品不具有的作用是（　　）

    A. 抑制腺体分泌　　B. 扩瞳　　　　C. 解除胃肠平滑肌痉挛

    D. 便秘　　　　　　E. 减慢心率

14. 治疗青霉素所致的过敏性休克应首选（　　）

    A. 氨茶碱　　　　　B. 肾上腺素　　　　C. 地塞米松

    D. 去甲肾上腺素　　E. 氢化可的松

15. 抗肿瘤药最常见的、最严重的不良反应是（　　）

    A. 肝细胞受损　　　B. 大量脱发　　　C. 神经毒性作用

    D. 胃肠道反应　　　E. 抑制骨髓造血

16. 阿司匹林解热镇痛的作用机制主要是（　　）

    A. 抑制前列腺素的生物合成

    B. 抑制环磷酸腺苷的生物合成

    C. 抑制体内缓激肽的生成

    D. 抑制体内内生致热原的产生

    E. 抑制体内 5 - 羟色胺的生物合成

17. 药物产生副作用的剂量是（　　）

    A. LD_{50}　　　　　　B. 中毒量　　　　　　C. 无效剂量

    D. 极量　　　　　　　E. 治疗量

18. 若药液漏出血管外，可导致局部缺血坏死的药物是（　　）

    A. 异丙肾上腺素　　　B. 麻黄碱　　　　　　C. 去甲肾上腺素

    D. 肾上腺素　　　　　E. 普萘洛尔

19. 服用某些磺胺类药时同时加服碳酸氢钠，其目的是（　　）

    A. 使尿液碱化，避免出现结晶

    B. 减少磺胺对胃的刺激作用

    C. 可增加药物的疗效

    D. 避免影响血液酸碱度

    E. 预防超敏反应发生

20. 联苯胺通常可引起（　　）

    A. 膀胱癌　　　　　　B. 皮肤癌　　　　　　C. 鼻咽癌

    D. 肺癌　　　　　　　E. 造血系统肿瘤

21. 阿托品解痉作用最好的是（　　）

    A. 子宫平滑肌　　　　B. 支气管平滑肌　　　C. 胃肠道平滑肌

    D. 胆道平滑肌　　　　E. 输尿管平滑肌

22. 抗癌药物最常见的严重不良反应是（　　）

    A. 神经毒性　　　　　B. 肝脏损害　　　　　C. 胃肠道反应

    D. 抑制骨髓　　　　　E. 脱发

【B 型题】

    A. 心源性哮喘　　　　　　　　　　B. 支气管哮喘

    C. 两者皆可　　　　　　　　　　　D. 两者皆不可

1. 氨茶碱可用于治疗（　　）

2. 吗啡可用于治疗（　　）

【C 型题】

A. 青霉素　　　　　B. 制霉菌素　　　　C. 庆大霉素

D. 利福平　　　　　E. 新霉素

1. 治疗肺结核用（　）

2. 治疗钩端螺旋体病用（　）

【X 型题】

1. 肝素和双香豆素作用的主要区别是（　）

A. 肝素体内、外均抗凝，双香豆素仅体内抗凝

B. 肝素静脉注射，双香豆素口服

C. 肝素起效快，双香豆素起效慢

D. 肝素维持时间短，双香豆素维持时间长

E. 肝素过量用鱼精蛋白对抗，双香豆素过量用大剂量维生素 K

2. 氨基苷类的主要不良反应有（　）

A. 抑制骨髓造血　　　　　　　B. 肾毒性

C. 超敏反应　　　　　　　　　D. 耳毒性

E. 神经 – 肌肉阻断作用

3. 强心苷主要临床应用于（　）

A. 心房颤动　　　　　　　　　B. 慢性心功能不全

C. 心房扑动　　　　　　　　　D. 阵发性室上性心

动过速

E. 室性心动过速

4. 对晕动病所致呕吐有效的药物是（　）

A. 异丙嗪　　　　　B. 苯海拉明　　　　C. 氯丙嗪

D. 东莨菪碱　　　　E. 美克洛嗪

5. 长效的糖皮质激素有（　）

A. 氢化可的松　　　B. 可的松　　　　　C. 地塞米松

D. 倍他米松　　　　E. 泼尼松龙

6. 过敏性休克首选肾上腺素，主要与其下述作用有关（　）

A. 兴奋支气管 β_2 受体，使支气管平滑肌松弛

B. 兴奋心脏 β_1 受体，使心排血量增加

C. 兴奋瞳孔开大肌 α 受体，使瞳孔散大

D. 兴奋血管 α 受体，使外周血管收缩，血压升高，使支气管黏

膜血管收缩，降低毛细血管通透性，有利于消除支气管黏膜
水肿，减少支气管分泌

E. 抑制肥大细胞释放过敏性物质

二、判断题

1. 异烟肼在人体内代谢主要在肝脏乙酰化，代谢产物为乙酰异烟肼、异烟酸等。（ ）

2. 硝酸甘油治疗心绞痛的主要机制是直接扩张冠状动脉。（ ）

3. 吗啡和阿司匹林均可镇痛，但前者作用部位在中枢，后者作用部位主要在外周。（ ）

4. 阿司匹林抗血小板聚集作用宜用大剂量。（ ）

5. 氨基苷类和呋塞米合用可加剧肾功能损害。（ ）

6. 吗啡对心源性哮喘及支气管哮喘均有较好疗效。（ ）

7. 肾上腺素及地高辛均可增强心肌收缩力，故均可用于慢性心功能不全。（ ）

8. 首关消除强的药物，生物利用度高。（ ）

9. 激动药、部分激动药及拮抗药的主要区别在于其内在活性的大小。（ ）

10. 磺胺嘧啶和甲氧苄啶通过不同环节干扰叶酸代谢，两者合用可提高疗效。（ ）

11. 阿司匹林的解热作用主要是影响散热过程，作用于大脑皮质的体温调节中枢，表现为血管扩张和出汗增加等。（ ）

12. 强心苷既能用于治疗慢性心功能不全，也可用于治疗心房颤动和心房扑动。（ ）

13. 氨基苷类的不良反应可出现蛋白尿、管型尿、尿中红细胞、肾小球滤过减少，但不会出现肾衰竭。（ ）

三、填空题

1. 冬眠合剂 I 的主要成分是（ ）、（ ）、（ ）。

2. 卡托普利主要通过抑制（ ），使血管扩张而发挥降压作用。

3. 毛果芸香碱为（ ）受体激动药，使括约肌收缩而缩瞳，使（ ）回流通畅，从而降低眼压而治疗青光眼。

4. 氨基苷类的耳毒性包括（ ）、（ ）两类。

5. 阿司匹林的基本作用有（ ）、（ ）、（ ）、（ ）、

（　　）。

6. 有机磷农药中毒时，常选用来解救（　　）、（　　）。

7. 氨茶碱能抑制（　　），使细胞内（　　）增高，因而使支气管平滑肌（　　），肺通气量增加。

8. 解磷定能使（　　）重新恢复活性，发挥水解（　　）的作用，从而可用于解救有机磷农药中毒。

9. 注射青霉素前必须做（　　），注射时还必须准备抗过敏性休克的药物（　　）。

10. 胃肠道给药在通过（　　）及（　　）时经受灭活代谢，使其进入体循环的药量减少，称为首关消除。

〔答　案〕

一、选择题

【A 型题】

1. A　2. E　3. D　4. B　5. B　6. B　7. D　8. E　9. C　10. B　11. E　12. A　13. E　14. B　15. E　16. A　17. E　18. C　19. D　20. A　21. C　22. D

【B 型题】

1. C　2. A

【C 型题】

1. D　2. A

【X 型题】

1. ABCDE　2. BCDE　3. ABCD　4. ABDE　5. CD　6. ABDE

二、判断题

1. 正确　2. 错误　3. 正确　4. 错误　5. 错误　6. 错误　7. 错误　8. 错误　9. 正确　10. 正确　11. 错误　12. 正确　13. 错误

三、填空题

1. 哌替啶（杜冷丁）　氯丙嗪（可乐静）　异丙嗪（非那根）

2. 血管紧张素 I 转化酶

3. M 胆碱　房水

4. 前庭功能损害　耳蜗神经损害

5. 解热　镇痛　抗炎　抗风湿　抗血小板凝集
6. 阿托品　碘解磷定（或氯解磷定）
7. 磷酸二酯酶　cAMP　松弛
8. 胆碱酯酶　乙酰胆碱
9. 皮试　肾上腺素
10. 肠黏膜　肝脏

第六节　卫生学

〔基础知识〕

1. 环境污染可导致哪几类疾病？

环境污染所导致的疾病主要有以下几类：①感染与传染病；②化学中毒与公害病；③物理因素所致疾病；④癌症与畸胎；⑤其他，如职业病等。

2. 疾病发生的基本条件是什么？

疾病的发生都具备病因、宿主和环境 3 个基本条件。

3. 论述职业病的共同特点及其主要诊断依据。

职业病的共同特点为：①病因明确；②病因大多数可进行定量检测，接触有害因素的水平与发病率及病损程度有明确的剂量－反应关系；③从事同一职业的人群有一定数量的病例发生；④早发现、早诊断、早治疗，愈后良好。

其主要诊断依据为：①详细的职业接触史；②生产环境的劳动卫生调查；②临床表现符合某一职业病的特征；④实验室检查或特殊检查。

4. 卫生标准和卫生立法的概念各指什么？

卫生标准是将人们在日常生活和生产中接触危害因素的程度限制在最低限度内，使其对接触者及其子代的健康不产生危害作用，为改善人类生活环境和生产环境、保障居民健康而制定的标准，通过法规形式公布执行。

卫生立法是由国家权力机关依照立法程序制定或认可并以国家强制力保证实施的各种有关文件的总称。

5. 饮用水的基本卫生要求是什么？我国生活饮用水卫生标准有哪三项细菌学指标？

饮用水的基本卫生要求是：感官性状良好；微生物学安全；化学组成安全；水量充足，取用方便。

我国生活饮用水卫生标准的 3 项细菌学指标是：

（1）细菌总数：每毫升水中可以检测到的细菌不超过 100 个。

（2）总大肠菌群：①大肠菌群数。每升水中可以检测到的大肠埃希菌数不得超过 3 个。②大肠菌群值。能够检测到大肠埃希菌的最低需水量，要求必须大于 333 ml。

（3）游离性余氯：饮用水经氯化消毒接触 30 分钟后，游离性余氯要达到 0.3 mg/L 以上，管网末梢水游离性余氯不低于 0.05 mg/L。

6. 什么是疾病的散发、流行、大流行？疾病的分布形式包括哪三种？

散发：指某病在一定地区的发病率呈历年来一般水平，一般多用于区、县以上范围，不适于小范围的人群。

流行：指一个地区某病发病率明显超过历年的散发发病率水平，是与散发相对而言的。

大流行：指疾病迅速蔓延，往往在较短期间内越过省界、国界、洲界形成大流行。

疾病的分布形式包括：地区分布、时间分布、人群分布。

7. 什么是食物中毒？食物中毒的发病具有哪些临床特点？常见的食物中毒分哪几类？

食物中毒是指健康的人经口摄入了正常数量可食状态的含有生物性、化学性有毒有害物质的食品或将有毒有害物质当作食品摄入后出现的非传染性的急性、亚急性疾病。

食物中毒发病有以下特点：①潜伏期短，发病急，短时间内有多数人同时发病；②所有中毒患者具有相似的临床表现，常出现消化道症状，如呕吐、腹痛、腹泻等；③发病与食物有关，其范围局限在食用同一种中毒食品的人群，发病曲线呈突然上升又迅速下降的尖峰型，一般没有传染病流行时的尾峰。

食物中毒可分成五类：①细菌性食物中毒；②真菌性食物中毒；③动物性食物中毒；④植物性食物中毒；⑤化学性食物中毒。

8. 何谓"三级预防"？疾病"三级预防"的主要措施有哪些？

（1）第一级预防：亦称病因预防，它是针对致病因素或病因的预防措施，主要包括控制有害因素对人体健康的危害和提高机体的抗病能力，如免疫接种、合理营养、健康教育等。

（2）第二级预防：亦称临床前期预防，或称"三早"预防。"三早"即早期发现、早期诊断、早期治疗，如筛检、定期健康检查等。

（3）第三级预防：亦称临床期预防，或称康复治疗，是对已发病者的预防措施，此时主要采取对症治疗，以减少痛苦，延长寿命；并实施各种康复工作，力求病而不残，残而不废，促进健康。

9. 何谓发病率、患病率、某病死亡率、病死率和生存率？

发病率：表示某一时期（年度、季、月）内暴露人口中发生某病新病例的频率。

10. 何谓健康危险因素？可以分为哪几类？它的作用特点有哪些？

健康危险因素是指使疾病或死亡发生的可能性增加的因素。

健康危险因素分为：①环境因素，包括自然环境因素（物理环境、化学环境、生物环境）和社会环境因素；②个人行为因素，如不良的生活习惯、日常生活行为、不良的疾病行为、致病性行为模式；③人类生物学因素，如与遗传基因、性别、年龄、特殊生理状况有关的因素；④卫生保健因素，指与预防保健、医疗保健、康复保健有关的因素，如保健知识缺乏、诊断治疗水平低下等。

健康危险因素的作用有以下特点：①潜伏期长；②特异性弱；③联合作用强；④多因多果；⑤存在广泛。

11. 何谓突发公共卫生事件？

突发公共卫生事件是指突然发生，造成或者可能造成社会公众健康严重损害的重大传染疾病疫情、群体性不明原因疾病、重大食物中毒和职业中毒以及其他严重影响公众健康的事件。

12. 何谓职业性有害因素？何谓职业病？

职业性有害因素是指生产过程、劳动过程和生产环境中存在的可能危害人体健康和劳动能力的因素。

当职业性有害因素作用于人体的强度与时间超过一定限度时，人体不能代偿所造成的功能性或器质性病理改变，出现相应的临床表现，影响劳动能力，这类疾病称为职业病。

一、选择题

【A 型题】

1. 目前确定的最基本必需脂肪酸是（ ）

    A. ω−6 系亚油酸、ω−3 系的 α−亚麻酸

    B. α−亚麻酸、二十碳五烯酸

    C. 亚油酸、花生四烯酸

    D. 亚油酸、二十二碳六烯酸

    E. α−亚麻酸、花生四烯酸

2. 引起水体"富营养化"的主要环境污染物是（ ）

    A. 氟、氮   B. 氟、磷   C. 铅、磷

    D. 氮、磷   E. 汞、氮

3. 有关一级预防的描述哪项是正确的（ ）

    A. 主要是对疾病早发现、早诊断、早治疗

    B. 又称临床前预防，是使疾病不致发生

    C. 又称临床预防，即及时采取治疗措施

    D. 主要是对疾病有效治疗，防止疾病恶化

    E. 又称病因预防，即采取各种措施控制或消除病因与危险因素

4. 卫生学研究的重点是（ ）

    A. 社会环境与健康关系   B. 职业环境与健康关系

    C. 环境与健康关系   D. 原生环境与健康关系

    E. 生活环境与健康关系

5. 初级卫生保健又称（ ）

    A. 基层卫生保健   B. 低级卫生保健   C. 一级卫生保健

    D. 农村卫生保健   E. 综合卫生保健

6. 急性苯中毒主要损害的系统是（ ）

    A. 血液   B. 消化   C. 造血

    D. 循环   E. 神经

7. 某男，33 岁，热水瓶厂喷漆工，近五年来常感头昏乏力，失眠，多梦，牙龈出血，皮下偶可见到紫癜，其可能接触的毒物是（ ）

A. CCl₄ B. CS₂ C. 正己烷

D. 二甲苯 E. 苯

8. 在对某工厂职业人群进行体检时，发现某种常见病的发病率明显高于一般人群，此种疾病很可能是（ ）

A. 传染病 B. 职业病 C. 工作有关疾病

D. 公害病 E. 介水传染病

9. 吸入高浓度可产生"电击样死亡"的有害气体是（ ）

A. 氮氧化物、H_2S B. H_2S、HCN C. NO_2、HCN

D. HCN、光气 E. NO_2、NO

10. 慢性汞中毒的三大主要临床表现是（ ）

A. 脑衰弱综合征、口腔-牙龈炎、腐蚀性胃肠炎

B. 震颤、口腔-牙龈炎、脑衰弱综合征

C. 间质性肺炎、肾炎、皮炎

D. 口腔-牙龈炎、间质性肺炎、皮炎

E. 震颤、肾炎、口腔-牙龈炎、

11. 硅沉着病的特征性病理改变是（ ）

A. 矽结节 B. 肺间质纤维化 C. 肺泡结构破坏

D. 胸膜斑 E. 肺组织炎性改变

12. 慢性铅中毒急性发作的典型症状是（ ）

A. 腹绞痛 B. 垂腕 C. 肌肉震颤

D. 周围神经炎 E. 精神症状

13. 以下不属于膳食纤维的是（ ）

A. 果胶 B. 纤维素 C. 半纤维素

D. 藻类多糖 E. 果糖

14. 为了由样本推断总体，样本应但是总体中（ ）

A. 典型部分 B. 任意一部分 C. 有价值的一部分

D. 有意义的一部分 E. 有代表性的一部分

15. 某医院的资料计算了各种疾病所占的比例，该指标为（ ）

A. 发病率 B. 构成比 C. 标化发病率

D. 标化发病比 E. 相对比

16. 接触生产性粉尘可引起的有关疾病是（ ）

A. 石棉沉着病 B. 胸膜间皮瘤 C. 胸尘埃沉着病

D. 肺癌　　　　　　　E. 慢性气管炎

17. 引起副溶血性弧菌食物中毒的主要食物是（　　）

　　A. 罐头食品　　　B. 海产品及盐渍食品　　C. 家庭自制豆制品

　　D. 奶及奶制品　　E. 剩米饭、凉糕

18. 引起沙门菌食物中毒的主要食物是（　　）

　　A. 豆类及盐渍食品　　　　B. 蔬菜、水果　　　　C. 谷类

　　D. 肉类、奶类及其制品　　E. 海产品

19. 肺结核患者宜用的饮食有（　　）

　　A. 低脂肪　　　　　B. 低蛋白　　　　　　C. 普通膳食

　　D. 高热能　　　　　E. 高脂肪

20. 老年人保证充足的维生素 E 供给量是为了（　　）

　　A. 增进食欲　　　B. 抗疲劳　　C. 增强机体的抗氧化功能

　　D. 降低胆固醇　　E. 防止便秘

21. 米面加工精度过高会导致何种维生素严重损失（　　）

　　A. 维生素 A　　　　B. 维生素 C　　　　　C. 维生素 E

　　D. B 族维生素　　　E. 维生素 D

22. 氰化物中毒的特效解毒剂是（　　）

　　A. $NaNO_2$　　　　　　　　　　　　B. $Na_2S_2O_3$

　　C. 细胞色素 C　　　　　　　　　　D. 小剂量的亚甲蓝

　　E. 亚硝酸钠 – 硫代硫酸钠

【B 型题】

　　A. 煤焦油　　　　　B. β – 萘胺　　　　　C. 苯

　　D. 黄曲霉毒素　　　E. EB 病毒

1. 与人类皮肤癌发病关系密切的是（　　）

2. 与人类鼻咽癌发病关系密切的是（　　）

3. 与人类膀胱癌发病关系密切的是（　　）

　　A. 坏血病　　　　　B. 癞皮病　　　　　C. 脚气病

　　D. 夜盲症　　　　　E. 佝偻病

4. 维生素 A 缺乏可引起（　　）

5. 维生素 B_1 缺乏可引起（　　）

6. 维生素 PP 缺乏可引起（　　）

　　A. 皮肤黏膜呈鲜红色　　　　　　　B. 病理性骨折

C. 帕金森病　　　　　　　　　　　D. 溶血

E. 中毒性肺水肿

7. HCN 急性中毒可出现（　）

8. 急性苯氨中毒可出现（　）

9. 急性氮氧化物中毒可出现（　）

A. 公害病　　　　　B. 职业病　　　　　C. 传染病

D. 食物中毒　　　　E. 地方病

10. 克山病属于（　）

11. 痛痛病属于（　）

12. 硅沉着病属于（　）

A. 控制和消除环境中的有害因素

B. 定期检测环境中的有害物质的含量

C. 两者都是

D. 两者均不是

13. 二级预防的措施是（　）

14. 一级预防的措施是（　）

A. 肉、禽、蛋、奶等动物性食品

B. 鱼、虾、蟹、贝等海产品

C. 两者俱有

D. 两者俱无

15. 引起木薯中毒的食品主要是（　）

16. 引起沙门菌属食物中毒的食品主要是（　）

【X 型题】

1. 两样本均数差别的显著性检验用 t 检验的条件是（　）

A. 两总体方差（标准差的平方）相等

B. 两总体均数相等

C. 两总体符合正态分布

D. 两样本例数很大

E. 两样本分组一致

2. 以下哪些属于计量资料（　）

A. 脉搏数　　　　　B. 身高　　　　　C. 血压

D. 体重　　　　　　　E. 白细胞数

3. 可引起职业性肿瘤的生产性毒物有（　　）

A. 石棉　　　　　　B. 三硝基甲苯　　　　　C. 联苯胺

D. 二硝基酚　　　　E. 砷

4. 职业病的第一级预防措施是（　　）

A. 加强健康教育

B. 积极治疗患者

C. 加强毒物的安全保护工作

D. 合理使用个体防护用品

E. 控制生产环境有害因素浓度或强度在职业接触限制以下

5. 膳食中不利于钙吸收的因素有（　　）

A. 草酸　　　　　　B. 植酸　　　　　　　C. 脂肪酸

D. 大量磷酸盐　　　E. 蛋白质和维生素 D

二、判断题

1. 计算 124 例链球菌中毒的平均潜伏期，一般宜选择算术均数。（　　）

2. 比较身高和体重两组数据变异度大小宜采用方差。（　　）

3. 长期接触苯可引起造血系统的损伤而导致再生障碍性贫血。（　　）

4. 2000 年人人健康就是指到了 2000 年不再有人生病和病残。（　　）

5. N - 亚硝基化合物在人体内合成的部位是肝脏。（　　）

6. 个体间的变异程度越大，抽样误差越小；样本例数越多，抽样误差越大。（　　）

7. 职业病的原因大多数可以进行定量检测，接触有害因素的水平与发病率及病损程度有明显的剂量 - 反应关系。（　　）

8. 二级预防又称临床前预防，即在临床前期做好早发现、早诊断、早治疗，使疾病及早治愈或不致加重。（　　）

9. 紫外线照射可引起皮肤癌。（　　）

10. 黄曲霉毒素 B_1 是强致癌物。（　　）

11. WHO 提出的健康的定义是："健康不仅是没有疾病和病痛，而且是个体在身体上和社会活动上、精神上完全保持健全的状态。"（　　）

12. 低气压环境中工作可引起潜水病。（　　）

13. 所谓疾病的一级预防又称病因预防。（　　）

14. 初级卫生保健就是低级卫生保健。（　　）

15. 健康的概念是指身体上、精神上的完好状态。（　　）

16. 饮用水的卫生要求是在流行病学上安全，主要是为了确保不发生介水传染病。（　　）

17. 严重的环境污染引起的区域性疾病称为地方病。（　　）

18. 我国人民膳食中蛋白质的主要来源是豆类及其制品。（　　）

19. 某医院的资料计算了各种疾病所占的比例，该指标为构成比。（　　）

三、填空题

1. 噪声对人体的慢性特异性危害主要是对（　　　）的损害。

2. 职业病的健康监护有（　　　）、（　　　）、（　　　）、（　　　）。

3. 职业性损害包括（　　　）、（　　　）、（　　　）。

4. 食物中黄曲霉毒素污染最严重的是花生及其制品，其对人体的危害主要是（　　　）。

5. 营养调查包括（　　　）、（　　　）、（　　　）。

6. 常用的毒物急性致死性毒性指标有（　　　）、（　　　）、（　　　）、（　　　）。

7. 构成环境的因素有（　　　）、（　　　）、（　　　）、（　　　）。

8. 医学统计工作的基本步骤是（　　　）、（　　　）、（　　　）、（　　　）。

9. 蛋白质的生物学价值高低主要取决于食物中必需氨基酸的含量（　　　）。

10. 医学统计中常用的平均数有（　　　）、（　　　）、（　　　）。

11. 我国常见的地方病是（　　　）、（　　　）、（　　　）、（　　　）。

12. 中国居民膳食营养素参考摄入量包括（　　　）、（　　　）、（　　　）、（　　　）。

13. 总体指根据研究目的确定的性质相同的观察单位的（　　　）。样本是指从（　　　）抽取部分观察单位。

14. 常用的相对数有（　　　）、（　　　）、（　　　）。

〔答 案〕

一、选择题

【A 型题】

1. A 2. D 3. E 4. C 5. A 6. E 7. E 8. C 9. B 10. B 11. A
12. A 13. E 14. D 15. B 16. E 17. B 18. D 19. D 20. C
21. D 22. E

【B 型题】

1. A 2. E 3. B 4. D 5. C 6. B 7. A 8. D 9. E 10. E 11. A
12. B 13. D 14. C 15. D 16. A

【X 型题】

1. AC 2. ABCDE 3. ACE 4. ACDE 5. ABCD

二、判断题

1. 正确 2. 错误 3. 正确 4. 错误 5. 错误 6. 错误 7. 正确
8. 正确 9. 正确 10. 正确 11. 正确 12. 错误 13. 正确
14. 错误 15. 错误 16. 正确 17. 错误 18. 错误 19. 正确

三、填空题

1. 听觉系统

2. 上岗前的健康检查 定期体格检查 离岗时的健康检查 应急健康检查

3. 职业病 工作有关的疾病 职业性外伤

4. 致癌

5. 膳食调查 体格检查 生化检查

6. 半数致死剂量或浓度 最大耐受浓度或剂量 最小致死浓度或剂量 最小致死剂量或浓度

7. 生物因素 化学因素 物理因素 社会心理因素

8. 设计 收集资料 整理资料 分析资料

9. 比值。

10. 算术平均数 几何平均数 中位数 百分比数

11. 地方性碘缺乏病 地方性氟中毒 地方性砷中毒 克山病 大骨节病

12. EAR　RNI　AI　UL
13. 全体　总体随机
14. 率　构成比　相对比

〔基础知识〕

1. 有利原则在护理实践中有何含义？

在护理实践中，狭义的有利原则是指护士履行对患者有利的行为；广义的有利原则不仅对患者有利，而且护士的行为有利于护理事业和护理科学的发展，有利于促进人群和人类的健康。

2. 结合我国国情，医护人员应该尊重患者哪些基本权利？

医护人员应该尊重患者以下基本权利：平等医疗权利、疾病认知权、知情同意权、要求保守隐私权、获得休息和免除一定社会责任权、诉讼和要求赔偿权。

3. 护士职业道德权利的内容有哪些？

（1）在合乎护理伦理的范围内，有要求其专业被尊重的权利。

（2）有要求其人格被尊重的权利。

（3）有要求被保护安全执行业务的权利。

（4）有要求合理待遇的权利。

（5）有要求设定护理最高标准的权利。

（6）有要求参与影响护理政策性决定的权利。

（7）有要求参与工作条件决策的权利。

（8）有要求参加护理专业团体、进行学术交流和接受继续教育的权利。

4. 何谓患者自主性？

患者自主性是指患者对有关自己的医护问题，经过深思熟虑所做出的合乎理性的决定并据以采取的行动。

5. 公正原则对护士的要求是什么？

（1）公正分配卫生资源。护士既有宏观分配卫生资源的建议权，也有参与微观分配卫生资源的权利。应根据公正原则，尽力实现患者基本医疗和护理的平等。

（2）态度上公正地对待患者，特别是老年患者、精神患者、残疾患者和年幼患者等。

（3）在护理纠纷的处理中，要坚持实事求是、立场公正。

6. 何谓不伤害原则？

不伤害原则是指在诊治、护理过程中凡是必需的或者是属于适应证范围的，所实施的诊治、护理手段都应保证不使患者身心受到损伤。

7. 道德自律性与他律性的关系是什么？

道德的自律性是指通过自我道德教育、自我道德修养、自我道德评价等方式，将外在的社会性道德原则和规范内化为自己的信念。道德的他律性，则是指通过外部的道德教育或道德影响、客观的道德评价标准，来提高人们素质的过程。在个人道德养成的过程中，道德自律是基础，道德他律是条件，两者之间的关系是统一的。

8. 何谓护理伦理学？

护理伦理学是运用一般伦理学的原理来解决护理实践和护理科学发展中人们相互之间、护理团体与社会之间关系的一门科学。实际上就是研究护理职业道德的一门学问。

9. 何谓伦理？

伦理是指人与人之间关系的道理或规则。它和道德是同义词，但两者之间还是有区别的。道德一般指道德现象，而伦理则是道德现象的系统化和理论化。

10. 何谓职业道德？

职业道德是社会上占主导地位的道德或阶级道德在职业生活中的具体体现，是人们在履行本职工作中所遵循的行为准则和规范的总和。

11. 护士道德教育要求保密的内容有哪些？

（1）保守患者的秘密：包括患者的疾病史，各种特殊检查和化验报告，疾病的诊断名称、治疗方法等和患者不愿向外泄露的其他问题。

（2）对患者保密：包括不宜透露给患者的不良诊断、预后等医疗信息和发生在其他患者身上的医疗、护理差错事故等。此外，医务人员的隐私和秘密也不应向患者透露。

12. 何谓道德？

道德是人们在社会生活实践中形成并由经济基础决定的，用善恶作为评论标准，依靠社会舆论、内心信念和传统习俗为指导的人格完善及调节人与人、人与自然关系的行为规范总和。

〔测试题〕

一、选择题

【A 型题】

1. 下述各项中不属于医师权利的是（ ）
   A. 宣告患者的死亡权　　　B. 诊治患者的疾病权
   C. 对患者的隔离权　　　　D. 对患者实施"安乐死"的权
   E. 医师的干涉权

2. 影响和制约医疗水平的因素不包括（ ）
   A. 医务人员的道德水平　　B. 科技发展水平
   C. 患者的合作程度　　　　D. 卫生政策和制度的合理性
   E. 医务人员的技术水平

3. 诊治伤害现象的划分应不包括（ ）
   A. 可知伤害　　　　B. 有意伤害　　　　C. 免责伤害
   D. 责任伤害　　　　E. 可控伤害

4. 生命伦理学的研究领域不包括（ ）
   A. 理论生命伦理学　B. 临床生命伦理学　C. 心理生命伦理学
   D. 科技生命伦理学　E. 文化生命伦理学

5. 有关生命医学伦理学基本原则的描述，错误的是（ ）
   A. 不伤害　　　　　B. 保护　　　　　C. 公正
   D. 尊重　　　　　　E. 有利

【X 型题】

1. 医患纠纷发生的原因包括（ ）
   A. 患者家属行为的缺陷　　B. 医疗部门自身的缺陷
   C. 社会舆论的缺陷　　　　D. 患者就医行为的缺陷
   E. 医疗纠纷调解行为的缺陷

2. 人类生态环境保护的道德原则包括（ ）
   A. 合理利用资源的道德原则　　B. 尊重自然的道德原则
   C. 系统综合的道德原则　　　　D. 同步效应的道德原则
   E. 面向未来的道德原则

3. 患者的权利包括（ ）

A. 保护隐私权　　　　B. 基本医疗权　　　C. 要求赔偿权

D. 要求"安乐死"权　　E. 知情同意权

4. 医学道德情感包括（　　）

A. 责任感　　　　　B. 同情感　　　　　C. 事业感

D. 成就感　　　　　E. 愧疚感

5. 道德起源的理论有（　　）

A. 天赋道德沦　　　B. 实践道德论　　　C. 人的自然本性论

D. 心理道德论　　　E. "神启论"

6. 道德的特点包括（　　）

A. 规范性　　　　　B. 稳定性　　　　　C. 天赋性

D. 社会性　　　　　E. 层次性

7. 医学伦理学研究的对象包括（　　）

A. 医护人员相互之间的关系

B. 医务人员与患者及其家属的关系

C. 患者与患者之间的关系

D. 医务人员与社会的关系

E. 患者与社会之间的关系

8. 生命伦理学的研究领域包括（　　）

A. 临床生命伦理学　　B. 理论生命伦理学　　C. 道德生命伦理学

D. 文化生命伦理学　　E. 未来生命伦理学

9. 医学人生观、人权观的核心内容包括（　　）

A. 尊重患者的人格　　B. 尊重患者的生命

C. 尊重患者的家属　　D. 尊重患者平等的医疗权利

E. 尊重患者的习惯

10. 根据移植用器官的供者和受者关系，器官移植可分为（　　）

A. 同质移植　　　　B. 自体移植　　　　C. 同种异植

D. 人造器官移植　　E. 异种移植

二、判断题

1. 医学道德是永恒不变的。（　　）

2. 在特殊情况下，为了查清死者的病因，判断诊断治疗的谬误，有利于医学科学的发展，虽未征得死者生前同意或家属的首肯，经有关特定部门的批准，也可以进行尸体解剖。（　　）

3. 生育控制的方法主要包括避孕、人工流产和绝育。（　　）

4. 对确实患有严重遗传性疾病的人，可以强制实施绝育。（　）

5. 确定患者死亡的医师不得同时是实施该死亡患者器官移植的手术者。（　）

6. 在双方自愿的条件下，为实施器官移植挽救患者生命，可以进行器官的买卖。（　）

7. 干细胞研究目标，在于治疗严重的、难治的疾病，这种人类胚胎干细胞研究，应予支持。（　）

8. 医师是医疗工作的主体。（　）

9. 性病患者有权要求医务人员为其保密。（　）

10. 在医学人体实验中，对照实验使用安慰剂和进行双盲法实验，不必征得患者的同意。（　）

11. 医学是没有阶段性的。（　）

12. 医学伦理学与医学道德是相同的概念，两词可以通用。（　）

13. 我国医师法规定，医师进行试验性临床医疗，应经医院批准，但不需经患者本人或家属的同意。（　）

三、填空题

1. 临床患者的心理过程，大致经历 5 个阶段，即（　　）、（　　）、（　　）、（　　）、（　　）。

2. 生命伦理学的四大基本原则是（　　）、（　　）、（　　）、（　　）。

3. 对克隆人问题中国政府态度是（　　）、（　　）、（　　）、（　　）。

4. 现代生殖技术在目前阶段可有以下三类，即（　　）、（　　）、（　　）。

5. 人们使用过的医学科研人体实验，包括（　　）、（　　）、（　　）和（　　）等类型。

6. 干细胞按其来源分类，可以有（　　）、（　　）。

7. 人类行为三要素是（　　）、（　　）、（　　）。

8. 道德除有明显的阶级性外，同时具有其自身的以下特点：（　　）、（　　）、（　　）、（　　）。

9. 医学伦理学的具体原则包括（　　）、（　　）、（　　）和（　　）。

〔答 案〕

一、选择题

【A 型题】

1. D 2. C 3. C 4. C 5. B

【X 型题】

1. BD 2. ABCDE 3. ABCE 4. ABC 5. ABD 6. ABDE 7. ABDE

8. ABD 9. ABD 10. ABCE

二、判断题

1. 错误 2. 正确 3. 正确 4. 错误 5. 正确 6. 错误 7. 正确

8. 正确 9. 正确 10. 正确 11. 正确 12. 正确 13. 错误

三、填空题

1. 否认阶段 愤怒阶段 协议阶段 抑郁阶段 接受阶段

2. 不伤害 有利 尊重 公开

3. 不赞成 不支持 不允许 不接受

4. 人工授精 体外授精 克隆技术

5. 自愿实验自体实验 欺骗实验 强迫实验 自然实验

6. 胚胎干细胞 组织干细胞

7. 行为者 行动 行动后果

8. 稳定性 规范性 社会性 层次性

9. 尊重原则 自主原则 不伤害原则 公正原则

〔基础知识〕

1. 何谓护士职业角色化？护士职业角色化的影响因素有哪些？

在特定的职业环境中，个体形成适应该职业的角色人格，形成较稳定的足以胜任职业的角色行为方式，即为职业角色化。护士的职业角色化，则是特指从事护士这个职业的个体所应具有的与职业相适应的角色人格和行为模式。护士的职业角色化，是通过护士个体与职业环境相互作用而实现的。

护士职业角色化的过程受社会文化、职业教育、人生价值观和角色行为自我调控等因素的影响。

2. 何谓心身疾病？

心身疾病，亦称心理生理疾病。这类疾病的发生、发展和转归都不同程度地受到心理、社会因素的影响，临床上主要表现为躯体症状，并伴有病理生理和病理形态学的改变，其疾病过程的诊断、治疗、护理都需要采用心身统一的观点及注重个体与环境的协调。

常见的心身疾病有冠心病、原发性高血压、消化性溃疡、支气管哮喘等。

3. 患者常见的情境性心理失调有哪些？

情境性心理失调是特指以情境性因素影响为主而导致个体发生心理失调的一类常见心理问题。常见类型有：

（1）相对病情的认知和反应：分疾病认知反应高敏型和疾病认知反应迟滞型。

（2）面临治疗的角色反应：分面对诊疗的依赖、面对诊疗的恐惧两类。

（3）躯体残缺的防卫反应：分攻击型防卫反应、自闭型防卫反应和自怜型防卫反应。

（4）久病不愈的消极反应：分内向型人格的消极反应、外向型人格的消极反应和依赖型人格的消极反应。

4. 何谓疾病行为?

疾病行为通常是指患者显示其病感的行为。"病感"是指个体感到有病的主观体验,它既可由躯体疾病引起,也可由社会心理因素所致。

虽然"病感"是促使个体求医的直接原因,但"病感"并不等于一定患有疾病。因此,疾病行为可分为主动疾病行为和被动疾病行为,前者稍有不适即表现出"病感",后者对所患疾病严重程度认识不足,或不愿表现"病感"。

5. 患者角色模式的基本特征和主要类型是什么?

患者角色模式的基本特征有:原有社会角色退位,自制能力减弱,求助愿望增强,康复动机强烈,人际合作愿望加强。

患者角色模式的主要类型有:

(1) 患者角色强化:指患者对自己所患疾病出现心理反应过度、过度依赖医护人员帮助、过度要求亲友照顾等。

(2) 患者角色淡化:指患者意识不到自己有病,或对自身疾病的严重程度过于忽略。

(3) 患者角色隐瞒:患者因不能或不愿承担疾病所造成的一系列影响及后果而隐瞒病情,回避就医。

(4) 患者角色牵强:某些人为达到某种目的而采取的一种称病方式,利用患者角色的行为特征,获取某些切身利益。

6. 何谓护理心理学?

护理心理学是从护理情境与个体相互作用的观点出发,研究在护理情境这个特定的社会生活条件下个体心理活动发生、发展及其变化规律的学科。其中的"个体"包括护士个体和患者个体。

7. 情绪和情感的功能有哪些?

(1) 适应功能:情绪和情感是人类适应生存的心理工具。

(2) 动机作用:为满足需要而产生的情绪和情感的体验,能激励人的行为,改变人的行为,起重要的动机作用。

(3) 组织作用:正情绪对心理活动起协调、组织作用,负情绪对心理活动起破坏、瓦解作用。

(4) 信号作用:情绪通过其外部表现——表情,在人类交流中传递信息。

8. 应激原有哪些类型？

应激原是指引起应激的各种内外环境刺激，可分为躯体性应激原、社会性应激原、心理性应激原和文化性应激原四种。

9. 心境、激情和应激三种情绪状态有何区别？

心境是具有感染性的，是比较微弱而持久的情绪状态。这种情绪状态一般是弥散性的，而不是针对某一事件的特定体验。

激情是一种强烈的、短暂的、爆发性的情绪状态。这种情绪状态往往是由一个人生活中具有重要意义的事件引起的。

应激是由出乎意料的紧急情况所引起的一种情绪状态。

10. 患者常见的负性情绪状态有哪些？

（1）恐惧：是一种人们在面对危险情境或对自己预期将要受到伤害而产生的较高强度的负性情绪反应。

（2）抑郁：是一种情绪低落状态。主要表现为悲观，郁郁寡欢，不愿与人交往，无兴趣，表情呆板，自责，睡眠及食欲障碍等。

（3）愤怒：是一种较强烈的因个体与挫折或威胁抗争而产生的情绪反应。

（4）焦虑：是人们对即将来临的，可能会给自己造成危险和祸害或需要自己做出极大努力去应对的情况等所产生的情绪反应，程度严重时，可表现为惊恐。

11. 何谓心理护理？

心理护理是指在护理全过程中，护士运用心理学的理论和技能，通过各种方式和途径，积极地影响患者的心理状态，以达到较理想的护理目的。

12. 临床实施心理护理的主要形式有哪些？

心理护理主要的临床实施形式有以下两种分类方法。

（1）个性化心理护理与共性化心理护理

①个性化心理护理：是一种目标比较明确，针对性比较强，用于解决患者特异性、个性化心理问题的心理护理。如针对截肢患者无法接受现实的特殊心理问题，护士应通过个性化心理护理，帮助患者重新树立生活的信心。

②共性化心理护理：是一种特异性与针对性不太强，仅从满足患者需要的规律出发，目的在于解决患者中共性问题的心理护理。如对

手术前患者、急诊患者、新入院患者的规律性心理问题，护士可以进行必要的提前干预，以防止其心理失常的发生。

（2）有意识心理护理与无意识心理护理

①有意识心理护理：是指护士主动运用心理学的理论和技术，通过设计的语言和行为，实现对患者的心理调节、心理支持或心理健康教育的过程。

②无意识心理护理：是指护士在护理患者的过程中，随时可能对患者心理状态产生影响的一切言谈举止和护理活动，无论护士能否主动意识到，都可以产生心理护理的效果。

13. 心理护理的基本要素是什么？

心理护理的基本要素包括以下几个方面。

（1）护士：心理护理的主体。

（2）患者：心理护理的客体。

（3）心理学理论及技术：心理护理过程中问题解决的方法体系。

（4）心理问题：心理护理的具体目标。

14. 影响应激反应的因素有哪些？应激对健康的影响有哪些？

影响应激反应的因素有：应激原的强度和持续时间、个体的因素和生理因素。

适度的应激有益于健康，强烈的或持续时间长的应激才可能有害于个体的身心健康。应激对身心健康的影响主要表现为创伤后应激综合征、消化性溃疡和免疫系统功能降低。

15. 患者需要的基本特点和主要内容是什么？

患者需要的共性化特点有：错综复杂性、不可预料性和不稳定性。

患者需要的主要内容有：健康需要、安全需要、适应需要、归属需要、安抚需要、信息需要、刺激需要和尊重需要。

【X 型题】

1. 下述哪些疾病属心身障碍性疾病（　　）

    A. 消化性溃疡　　　B. 艾滋病　　　　C. 斑秃

    D. 偏头痛　　　　　E. 原发性高血压

2. 衡量记忆力的指标有如下哪些方面（　　）

    A. 记忆的持久性　　B. 记忆的敏捷性　　C. 记忆的完整性

    D. 记忆的准确性　　E. 记忆的备用性

3. 下述何者是抑郁患者的常见表现（　　）

   A. 无助感　　　　　　B. 兴趣减退甚至丧失　　C. 精神疲劳萎靡

   D. 易怒倾向　　　　　E. 自责自罪

4. 在护患关系中护士扮演的角色包括（　　）

   A. 教师角色　　　　　　　B. 关怀和照顾的提供者角色

   C. 咨询师角色　　　　　　D. 患者辩护人角色

   E. 变化促进者角色

5. 以下哪些属于老年患者常见的心理反应（　　）

   A. 否认心理　　　　　B. 自尊心理　　　　　C. 恐惧心理

   D. 幼稚心理　　　　　E. 抑郁心理

6. 下述各项中，哪些是健康的人格特点（　　）

   A. 与他人交往的能力　　　　　　B. 自我扩展的能力

   C. 情绪上的安全感和自我认可　　D. 定向统一的人生观

   E. 感情丰富多彩

7. 作为患者，他们的心理需求包括（　　）

   A. 需要接纳和关心　　B. 需要尊重　　　　　C. 需要信心

   D. 需要安全　　　　　E. 需要和谐环境、适度活动与刺激

8. 人类的社会性需求包括（　　）

   A. 劳动生产　　　　　B. 社会交往　　　　　C. 体育运动

   D. 文化学习　　　　　E. 道德规范

9. 情感按其内容一般分为哪些方面（　　）

   A. 理智感　　　　　　B. 道德感　　　　　　C. 美感

   D. 同情感　　　　　　E. 正义感

10. 按照记忆的分类，下列哪些属于记忆的内容（　　）

   A. 运动记忆　　　　　B. 强迫记忆　　　　　C. 形象记忆

   D. 逻辑记忆　　　　　E. 情绪记忆

11. 下属哪项属于器质分型中的典型心理特征（　　）

   A. 多血质　　　　　　B. 胆汁质　　　　　　C. 偏执质

   D. 黏液质　　　　　　E. 抑郁质

三、填空题

1. 护理心理学的研究对象是人，包括患有各种身心障碍的患者和（　　）的健康人。

2. 躯体器官功能性和器质性病变的客观症状和体征称为（　　）。

3. 患病后常难以履行自己应负的许多社会责任，例如不能正常学习、工作，生活需别人照顾等，称为（　　）。

4. 人的性格类型可分为（　　）和（　　）。

5. 情感按其内容包括（　　）、（　　）、（　　）三个方面。

6. 临床心理评估的主要方法有（　　）、（　　）、（　　）三种。

7. 心理上有主观的不适感觉，称之为（　　）。

8. 错觉和（　　）在健康人和（　　）中均可发生，但错觉多发生于健康人，幻觉则多发生于患者。

9. 记忆可分为（　　）、（　　）、（　　）三个系统。

10. 感觉分析器官包括三个组成部分，即（　　）、（　　）、（　　）。

11. 人类的基本需要包括（　　）、（　　）、（　　）、（　　）和（　　）的需要。

12. 临床常见的人格障碍有（　　）、（　　）、（　　）、（　　）、（　　）和（　　）强迫型人格障碍。

一、选择题

【X 型题】

1. ACDE　2. ABC　3. ABCE　4. ABCDE　5. ABCDE　6. ABCD
7. ABCDE　8. ABDE　9. ABDE　10. ACDE　11. ABDE

二、填空题

1. 受到潜在因素威胁

2. 疾病

3. 病患

4. 理智型　情绪型　意志型

5. 德感　理智感　美感

6. 观察　访谈　心理测验

7. 病感

8. 幻觉　患者

9. 感觉记忆　短时记忆　长时记忆

10. 外周感受器部分　神经传导部分　大脑

11. 生理的需要　安全的需要　社交的需要　自尊的需要　自我实现

12. 偏执型人格障碍、分裂型人格障碍　反社会型人格障碍　冲动型人格障碍　表演型人格障碍

〔基础知识〕

1. 抢救患者时应如何书写护理记录？

抢救患者的病历应及时完成，因抢救未能及时书写病历的，应在抢救结束后 6 小时内据实补记，并注明抢救完成的时间和补记时间，详细记录患者初始生命状态、抢救过程和向患者及其亲属告知的重要事项等有关资料。

2. 热疗的目的是什么？有哪些禁忌证？

热疗的目的是：促进炎症的消散和局限；减轻疼痛；减轻深部充血；促进保暖和舒适。

热疗的禁忌证有：未明确诊断的急性腹痛；面部危险三角区的感染；各种脏器出血；软组织损伤或扭伤的初期（48 小时内）；皮肤湿疹；急性炎症反应，如牙龈炎、中耳炎、结膜炎；金属移植物部位；恶性病变部位。

3. 自然光线下。正常瞳孔直径是多少？何谓瞳孔缩小、瞳孔扩大？各见于何种情况？

在自然光线下，瞳孔直径为 2～5 mm，平均为 3～4 mm。

病理情况下，瞳孔直径小于 2 mm 为瞳孔缩小，小于 1 mm 为针尖样瞳孔。瞳孔缩小见于虹膜炎症或有机磷农药、吗啡等中毒。

瞳孔直径大于 5 mm 为瞳孔散大。见于阿托品药物反应、颅内压增高及濒死状态。

4. 临终关怀的理念是什么？

（1）以治愈为主的治疗转变为以对症为主的照料。

（2）以延长患者的生存时间转变为提高患者的生命质量。

（3）尊重临终患者的尊严和权利。

（4）注重临终患者家属的心理支持。

5. 临终患者通常经历哪些心理反应阶段？如何帮助患者适应这些

反应？

临终患者通常经历 5 个心理反应阶段，即否认期、愤怒期、协议期、忧郁期、接受期。

（1）否认期护理：坦诚温和地回答患者对病情的询问，经常陪伴在患者身旁，协助其满足心理方面的需要，循循善诱，使其逐步面对现实。

（2）愤怒期护理：认真倾听患者的心理感受，允许患者以发怒、抱怨、不合作行为来宣泄内心的不快，但应注意预防意外事件的发生。做好患者家属的工作，给予其宽容、关爱和理解。

（3）协议期护理：给予指导和关心，尽量满足患者的要求，使患者更好地配合治疗，以减轻痛苦，控制症状。

（4）忧郁期护理：多给予同情和照顾，经常陪伴患者，允许其用不同方式宣泄情感，尽量满足患者的合理要求，安排亲朋好友见面、相聚，并尽量让家属陪伴在身旁。注意安全，预防患者的自杀倾向。

（5）接受期护理：尊重患者，提供安静、明亮、单独的环境，减少外界干扰。继续保持对患者的关心、支持，加强生活护理，让其安详、平静地离开人间。

6. 如何帮助临终和死亡患者家属应对失落与悲哀？

（1）尽量满足家属提出的对患者治疗、护理等方面的合理要求。

（2）指导家属间相互扶持，共同分担照顾责任。

（3）做好尸体护理，以体现对死者的尊重、对生者的抚慰。

（4）鼓励家属表达情感，认真倾听其诉说，针对不同心理反应阶段采取相应措施。

（5）提供有关知识，安慰家属面对现实，使其意识到安排好未来的工作和生活是对亲人最好的悼念。

（6）尽力提供生活指导、建议，如经济问题、社会支持系统等，使丧亲者感受到人世间的情谊。

（7）通过信件、电话、访视对死者家属进行追踪随访。

7. 记录护理措施时应注意什么？

记录护理措施时应注意：所记录的措施并不是准备采取的护理措施，而是护士真正实施在患者身上的护理措施，是将已做的事实记录下来。如为促进术后肠蠕动的恢复采取早期活动的措施，可记为：帮助患者翻身××次，床边坐起××次，每次××分钟。

8. 冷疗有哪些禁忌证？

（1）血液循环障碍：大面积受损、全身微循环障碍、休克、周围血管病变、动脉硬化、糖尿病、神经病变、水肿等患者，因循环不良，组织营养不足，如使用冷疗，将进一步使血管收缩，加重血液循环障碍，导致局部组织缺血缺氧而变性坏死。

（2）慢性炎症或深部化脓性病灶：因冷可使局部血流量减少，妨碍炎症的吸收。

（3）组织损伤、破裂：因冷使血液循环障碍加重，增加组织损伤，且影响伤口愈合。尤其是大范围组织损伤，应绝对禁止冷疗。

（4）对冷过敏：因冷疗而出现过敏症状，如红斑、荨麻疹、关节疼痛、肌肉痉挛等。

（5）冷疗的禁忌部位：①枕后、耳郭、阴囊处，以防冻伤。②心前区，以防引起反射性心率减慢、心房或心室纤颤、房室传导阻滞。③腹部，以防腹泻。④足底，以防反射性末梢血管收缩而影响散热或引起一过性冠状动脉收缩。

（6）昏迷、感觉异常、年老体弱者慎用。

9. 护理记录应该体现哪些原则？

（1）及时性：患者发生病情变化，护士采取了护理措施，出现了护理效果，就应该由管床护士或当班护士及时记录。

（2）准确性：数据、药物的量、引流液的色量、生命体征的数据等要准确无误，尽量避免用一些主观判断的词语，如大量、少量、明显等。另外描述也要准确，应将护士要表达的实际情况准确、清楚地表达出来，避免产生歧义。

（3）客观性：是指记录客观存在的事，即做什么记什么，病情是什么记什么，而不对患者的情况进行分析，避免主观内容的记录。

（4）连续性：同一患者的前后记录在内容上要有连续性。患者是一个整体，护理过程是连续的，记录应能体现护理的连续性，并应贯穿于病情记录、治疗效果和指导康复的始终，以体现对患者整体的、持续性的护理过程。

（5）完整性：护理记录内容应当在病情栏内如实记录患者病情变化、观察结果、采取的护理措施和实际效果，避免记录过于简单。

（6）合法性：内容应符合规章制度、护理常规、操作规程等的要求。

（7）层次性和重点性：护理记录应层次清楚，重点突出与患者病情有关的内容。

10. 患者的病情观察主要包括哪些方面？

（1）患者的主诉。

（2）原有及新出现的症状、体征。

（3）对患者目前病情或状况判断有明显意义的资料。

（4）患者的自觉症状、情绪、心理。

（5）有助于病情观察的实验室阳性结果及特殊检查结果。

（6）患者新出现的情况，如入院、手术、出院等情况。

（7）住院期间出现的突发事件，如失踪、患者企图伤人或自杀等情况。

11. 依据其严重程度和侵害深度。压疮可分为哪几期？各期有何特点？

（1）淤血红润期：受压部位出现暂时性血液循环障碍，局部皮肤表现为红、肿、热、麻木或有触痛，解除压力30分钟后，皮肤颜色不能恢复正常。

（2）炎性浸润期：局部红肿向外浸润、扩大、变硬；皮肤颜色转为紫红色，压之不褪色；表皮水泡形成，患者有疼痛感。

（3）浅度溃疡期：表皮水泡破溃，显露出潮湿红润的疮面，有黄色渗出液流出；感染后表面有脓液覆盖，致使浅层组织坏死，溃疡形成，疼痛加剧。

（4）坏死溃疡期：坏死组织发黑，脓性分泌物增多，有臭味；感染向周围及深部组织扩展，侵入真皮下层和肌肉层，可深达骨骼；严重者可引起脓毒败血症而危及生命。

12. 腹泻的护理要点有哪些？

（1）去除病因，如为肠道感染则遵医嘱给予抗生素治疗。

（2）卧床休息，减少肠蠕动，注意腹部保暖。

（3）调理膳食。鼓励饮水，酌情给予清淡的流质或半流质食物，避免油腻、辛辣、高纤维食物。严重腹泻时暂禁食。

（4）防治水和电解质紊乱。按医嘱给予止泻剂、口服补盐液或静脉输液。

（5）保持皮肤完整性。每次便后用软纸轻擦肛门，温水清洗，并在肛门周围涂油膏以保护局部皮肤。

（6）密切观察病情。记录排便的性质、次数等，必要时留取标本送检。病情危重者，注意生命体征的变化。如疑为传染病则按肠道隔离原则护理。

（7）心理支持，促进舒适。

（8）健康教育。讲解腹泻的有关知识，指导患者注意饮食卫生，养成良好的卫生习惯。

13. 长期使用缓泻剂为什么会导致慢性便秘？

使用缓泻剂可暂时解除便秘，但长期使用或滥用又常成为导致慢性便秘的主要原因。其机制是服用缓泻剂后结肠内容物被彻底排空，随后几天无足量粪便刺激正常排便，没有排便又再次使用缓泻剂，如此反复，其结果使结肠的正常排便反射失去作用，反射减少造成结肠扩张弛缓，这样结肠就只能对缓泻剂、栓剂、灌肠等强烈刺激做出反应，产生对缓泻剂的生理依赖，失去正常排便的功能，导致慢性便秘。

14. 如何帮助患者解除便秘？

（1）健康教育：帮助患者及家属认识维持正常排便习惯的意义并获得有关排便的知识。

（2）帮助患者重建正常的排便习惯：指导患者选择适合自身排便的时间，理想的是饭后（早餐后最佳），因此时胃结肠反射最强。

（3）合理安排膳食：多摄取可促进排便的食物和饮料；多饮水，适当食用油脂类的食物。

（4）鼓励患者适当运动：卧床患者可进行床上活动；指导患者进行增强腹肌和盆底部肌肉的运动，以增加肠蠕动和肌张力，促进排便。

（5）提供适当的排便环境：提供患者单独隐蔽的环境及充裕的排便时间。

（6）选取适宜的排便姿势：最好采取坐姿或抬高床头；对手术患者，在手术前有计划地训练其在床上使用便器。

（7）指导进行腹部环形按摩：排便时用手自右沿结肠解剖位置向左环行按摩，以促使降结肠的内容物向下移动，并可增加腹内压，促进排便。

（8）遵医嘱给予口服缓泻药物。

（9）使用简易通便剂：如开塞露、甘油栓等，以软化粪便，润滑肠壁，刺激肠蠕动，促进排便。

（10）以上方法均无效时给予灌肠。

15. 为什么低氧血症伴二氧化碳潴留者需行控制性氧疗？

因为低氧血症伴二氧化碳潴留的患者，如慢性阻塞性肺病患者，呼吸中枢对二氧化碳增高的反应很弱，呼吸的维持主要依靠缺氧刺激外周化学感受器。如果给予高浓度的氧吸入，低氧血症迅速解除，也解除了缺氧兴奋呼吸中枢的作用，使呼吸进一步抑制，加重二氧化碳的潴留，甚至发生二氧化碳麻醉；另外，由于缺氧的消除，通气低下部位的血流反而增加，使已失调的通气/灌注比例障碍更为严重，导致$PaCO_2$进一步增高。所以，这类患者需采用控制性氧疗。

16. 氧疗可分为哪几种类型？各适用于何种情况？

临床上根据吸入氧浓度将氧疗分为低浓度氧疗、中等浓度氧疗、高浓度氧疗、高压氧疗4种类型。

（1）低浓度氧疗：又称控制性氧疗，吸氧浓度低于40%。应用于低氧血症伴二氧化碳潴留的患者，如慢性阻塞性肺病等。

（2）中等浓度氧疗：吸氧浓度为40%～60%。主要用于有明显通气/灌流比例失调或显著弥散障碍的患者，特别是血红蛋白浓度很低或心排血量不足者，如肺水肿、心肌梗死、休克等。

（3）高浓度氧疗：吸氧浓度在60%以上。应用于单纯缺氧而无二氧化碳潴留的患者，如成人呼吸窘迫综合征、心肺复苏后的生命支持阶段。

（4）高压氧疗：指在特殊的加压舱内，以2～3 kg/cm^{2}的压力给予100%的氧吸入。主要适用于一氧化碳中毒、气性坏疽等。

17. 生理情况下血压有哪些变化？

在生理情况下，动脉血压可发生各种变化。影响血压的生理因素有：

（1）年龄：随着年龄的增长，血压会增高，以收缩压增高显著。

（2）性别：成年男子的血压比女子略高约5mmHg；绝经期后的女性血压逐渐升高，与男性相差不多。

（3）昼夜节律：清晨血压最低，白天逐渐升高，到午后或黄昏最高。

（4）运动：运动时，心排血量增加，血压增高。

（5）环境：外界气温高则血管扩张，血压下降；外界气温低则血管收缩，血压升高。

（6）体型：肥胖以及体重过重的人血压较高。

（7）体位：一般情况下，卧位时血压低于坐位，坐位时低于立位，这与重力代偿机制有关。但长期卧床或应用某些降压药物后，由卧位改为立位时，可能会出现直立性低血压。

（8）情绪：情绪激动、紧张、恐惧等可使交感神经兴奋，血管收缩，血压升高。

（9）个体差异：约有 1/4 的健康人两上肢的血压可不相等，右侧高于左侧 10 ~ 20 mmHg。两下肢的血压基本相等。下肢可以高于上肢 20 ~ 40 mmHg，因为股动脉管径较粗，血流大。

（10）其他：吸烟、饮酒、药物都对血压有一定影响。

18. 什么情况下易出现体温不升？如何护理？

由于各种原因引起的产热减少或散热增加导致体温低于正常范围，称为体温过低。体温低于 35℃ 时，称为体温不升。低温环境中，机体由于散热过多过快，而产热不能相应增加，将使体温降低；新生儿尤其是早产儿体温调节中枢发育不完善，产热不足，加上体表面积相对较大，散热较多可导致体温不升；全身衰竭的患者因体温调节中枢障碍导致体温不升；某些休克、极度衰弱、重度营养不良患者在应用退热药后发生急剧降温反应，可导致体温过低。

护理措施

（1）采取保暖措施：①提供合适的环境温度，以 24℃ 为宜；②给予毛毯、棉被、热水袋、电热毯等；③置新生儿于温箱中；④给予温热饮料；⑤摩擦身体表面，增加皮肤内热量。

（2）密切观察病情：监测生命体征，直到体温回复至正常且稳定。

（3）心理护理：及时发现情绪变化，提供心理支持，同时加强健康教育。

19. 发热患者的护理要点有哪些？

（1）收集资料：了解发热程度，评估发热原因，排除影响体温的生理因素。

（2）降低体温：给予头部冷敷或温水擦浴、乙醇擦浴等物理降温；遵医嘱应用退热药。

（3）观察病情：监测生命体征，注意热型及伴随症状，观察降温效果。

（4）饮食调整：鼓励进食营养丰富、易消化的清淡饮食，增加水分摄入。

（5）促进舒适：保持室内空气清新，维持适宜温湿度；及时擦干汗液，更换衣被，保持皮肤清洁，加强口腔护理，保持口腔卫生。

（6）心理护理：注意心理反应，提供心理支持。

（7）健康教育：讲解有关知识，教会患者及其家属测量体温和物理降温的方法。

20. 常见的热型有哪几种？各有何特点？多见于何种情况？

（1）稽留热：体温持续高于正常，24 小时波动不超过 1℃，多见于肺炎、伤寒、儿童肺结核等。

（2）弛张热：体温持续高于正常，24 小时波动在 1℃ 以上，多见于败血症、风湿热等。

（3）间歇热：24 小时内体温波动很大，可突然升高至 39℃ 以上，持续数小时或更长时间，然后很快下降至正常或正常以下，经过一个间歇，又反复发作，多见于疟疾、成人肺结核等。

（4）不规则热：发热无规律，持续时间不定，多见于流行性感冒、癌性发热等。

21. 生理情况下体温有哪些变化？

体温可随昼夜、年龄、性别、活动、药物等影响而出现生理性变化，但变化范围一般不超过 0.5 ~ 1.0℃。

（1）昼夜变化：正常人体温在 24 小时内呈周期性的变化，与机体昼夜活动的节律有关。一般，清晨 2:00 至 6:00 体温较低，下午 14:00 至 20:00 体温较高。

（2）年龄差异：婴幼儿的体温略高于成人；新生儿尤其是早产儿，由于体温调节功能不完善，体温容易受环境温度的影响而变化；老年人体温偏低，与代谢率低及活动量少有关。

（3）性别差异：一般女性体温稍高于男性。成年女性的基础体温随月经周期而出现周期性的变化，即排卵后由于孕激素水平上升，体温会升高约 0.3~0.5℃。

（4）活动影响：剧烈活动使肌肉代谢增强，产热增加，可使体温暂时性升高 1℃左右。

（5）饮食影响：进食的冷热可以暂时性地影响口腔温度，进食后，由于食物的特殊动力作用，可使体温暂时性升高 0.3℃左右。

（6）其他：强烈的情绪反应、冷热的应用、环境温度的变化以及个体的体温调节机制都对体温有影响。

22. 怎样评价机体活动能力？

通过对患者日常活动情况的观察来判断其活动能力。如观察其行走、梳头、穿衣、洗漱等，对其完成情况进行综合评价。一般机体的活动功能可分为 5 度：

0 度：完全能独立，可自由活动。

1 度：需要使用设备或器械（如拐杖、轮椅）。

2 度：需要他人的帮助、监护和教育。

3 度：既需要有人帮助，也需要设备和器械。

4 度：完全不能独立，不能参加活动。

23. 如何判断肌力？

通过机体收缩特定肌肉群的能力来评估肌力。肌力程度一般分为 6 级：

0 级：完全瘫痪，肌力完全丧失。

1 级：可见肌肉轻微收缩但无肢体运动。

2 级：可移动位置但不能抬起。

3 级：肢体能抬离床面但不能对抗阻力。

4 级：能做对抗阻力的运动，但肌力减弱。

5 级：肌力正常。

24. 粪便颜色的变化有何临床意义？

因摄入食物或药物种类的不同，粪便颜色会发生变化，如食用大量绿叶蔬菜，粪便可呈暗绿色；摄入动物血或铁制剂，粪便可呈无光样黑色。如果粪便颜色改变与上述情况无关，提示消化系统有病理变化存在。如柏油样便提示上消化道出血；白陶土色便提示胆道梗阻；暗红色血便提示下消化道出血；果酱样便见于肠套叠、阿米巴痢疾；粪便表面粘有鲜红色血液见于痔疮或肛裂；白色"米泔水"样便见于霍乱、副霍乱。

25. 哪些因素影响疼痛？

（1）年龄：个体对疼痛的敏感程度随年龄而不同，婴幼儿不如成人对疼痛敏感，随着年龄增长，对疼痛的敏感性也随之增加，老年人对疼痛的敏感性又逐步下降。

（2）社会文化背景：患者所处的社会环境和文化背景，患者的文化教养，均可影响患者对疼痛的认知评价，进而影响其对疼痛的反应。

（3）个人经历：过去疼痛经验可影响患者对现存疼痛的反应。

（4）个性心理特征：疼痛的程度和表达方式常常因个体气质、性格的不同而有很大的差别。

（5）情绪：积极的情绪可减轻疼痛，消极的情绪可使疼痛加剧。

（6）注意力：个体对疼痛的注意程度会影响其对疼痛的感受。当个体注意力高度集中于其他事物时，疼痛会减轻或消失。

（7）疲乏：患者疲乏时对疼痛的感觉加剧，忍耐性降低；当得到充足的睡眠、休息时，疼痛感觉减轻。

26. 如何评估疼痛？常用疼痛评估工具有哪些？

（1）评估内容：①疼痛的部位；②疼痛的时间；③疼痛的性质；④疼痛的程度；⑤疼痛的表达方式；⑥影响疼痛的因素；⑦疼痛对患者的影响，有无伴随症状等。

（2）评估方法：①询问病史，认真听取患者的主诉；②观察和体格检查，注意观察疼痛时的生理、行为和情绪反应，检查疼痛的部位；③阅读和回顾既往病史，了解以往疼痛的规律以及使用止痛药物的情况；④使用疼痛评估工具，评定疼痛的程度。

（3）常用工具：①数字式疼痛评定法。将一条直线等分10段，一端"0"代表无痛，另一端"10"代表极度疼痛，患者可选择其中一个能代表自己疼痛感受的数字来表示疼痛程度。②文字描述式评定法。将一直线等分5段，每个点均有相应的描述疼痛程度的文字，其中一端表示"没有疼痛"，另一端表示"无法忍受的疼痛"，患者可选择其中之一表示其疼痛程度。③视觉模拟评定法。用一条直线，不做任何划分，仅在直线的两端分别注明不痛和剧痛，患者根据自己对疼痛的实际感受在线上标记疼痛的程度。④面部表情测量图。6个代表不同疼痛程度的面孔，患者可从中选择一个面孔来代表自己的疼痛感受。

27. 如何预防压疮的发生？

（1）避免局部组织长期受压：①定时翻身，减少组织的压力；②保护骨隆突处和支持身体空隙处；③正确使用石膏、绷带及夹板固定。

（2）避免摩擦力和剪切力的作用：①患者取半卧位时，注意防止身体下滑；②协助患者翻身、更换床单和衣服时，切忌拖、拉、推等动作；③保持床单清洁、平整、无碎屑；④使用便器时防擦伤。

（3）避免局部潮湿等不良刺激：①保持皮肤和床单清洁、干燥；②避免患者直接卧于橡胶单或塑料单上。

（4）促进局部血液循环：①对长期卧床者，每日进行全范围关节运动，促进肢体的血液循环；②经常检查、按摩受压部位。

（5）改善机体营养状况：①对易发生压疮者，在病情允许的情况下，给予高蛋白、高维生素饮食，以增强机体抵抗力和组织修复能力；②不能进食者，由静脉补充营养。

（6）健康教育：介绍压疮发生、发展及治疗护理的一般知识，指导患者及家属学会预防压疮的方法。

28. 如何评估压疮的危险因素？

可通过评分的方式，对患者发生压疮的危险性进行评估（神志、营养、活动、运动、排泄、循环、体温、用药情况）。评分≤16分时，易发生压疮；分数越低，发生压疮的危险性越大。

29. 哪些人群是容易发生压疮的高危人群？

（1）昏迷、瘫痪者：自主活动丧失，长期卧床，身体局部组织长时间受压。

（2）老年人：机体活动减少，皮肤松弛干燥，缺乏弹性，皮下脂肪萎缩、变薄，皮肤易损。

（3）肥胖者：身体过重使承重部位的压力增大。

（4）身体瘦弱、营养不良者：受压处缺乏肌肉和脂肪组织的保护。

（5）水肿患者：水肿降低了皮肤的抵抗力，并增加了承重部位的压力。

（6）疼痛患者：为避免疼痛而处于强迫体位，机体活动减少。

（7）石膏固定的患者：翻身和活动受限。

（8）大小便失禁者：皮肤经常受到潮湿污物的刺激。

（9）发热患者：体温升高可致排汗增多，皮肤经常受潮湿刺激。

（10）使用镇静剂的患者：自身活动减少。

30. 哪些部位好发压疮？

压疮多发生于受压和缺乏脂肪组织保护、无肌肉包裹或肌层较薄的骨隆突处，并与卧位有密切的关系。

仰卧位时：好发于枕骨粗隆、肩胛骨、肘部、骶尾部及足跟处，尤其好发于骶尾部。

侧卧位时：好发于耳郭、肩峰、肋骨、髋骨、股骨粗隆、膝关节的内外侧及内外踝处。

俯卧位时：好发于面颊、耳郭、肩峰、女性乳房、肋缘突出部、男性生殖器、髂前上棘、膝部和足趾等处。

坐位时：好发于坐骨结节、肩胛骨、足跟等处。

31. 影响健康的环境因素有哪些？

（1）自然环境因素：①自然地形、地质、气候的影响，如水中缺碘会导致地方性甲状腺肿，气温过高易致中暑。某些自然灾害，如地震、台风、干旱、洪水等也会对人类健康造成威胁。②环境污染，如大量工业废弃物和生活废弃物的排放、人工合成的化学物质与日俱增等，使空气、水、土壤等自然环境受到破坏并威胁到人类健康。

（2）社会环境因素：人生活在社会群体中，不同的社会制度、经济状况、风俗习惯、文化背景及劳动条件等社会环境因素，均可导致人们产生不同的社会心理反应，从而影响身心健康。

32. 医院环境的总体要求是什么？病室适宜的温、湿度应是多少？过高或过低对患者有何影响？

医院环境的总体要求是安全、舒适、整洁、安静。

病室温度一般以 18～22℃为宜，新生儿室、老年科室以及检查、治疗时室温应略高，以 22～24℃为宜。室温过高不利于体热的散发，干扰消化及呼吸功能，使人烦躁，影响体力恢复；室温过低则使人畏缩、缺乏动力，患者在接受治疗和护理时易受凉。

病室湿度一般以 50%～60%为宜。湿度过高空气潮湿，细菌易于繁殖，同时水分蒸发减少，患者感到气闷不适，对患有心、肾疾病的患者尤为不利；湿度过低，室内空气干燥，人体会蒸发大量水分，引起口干、咽痛、烦渴等，尤其对呼吸道疾患或气管切开的患者不利。

33. 常用卧位有哪几种？

常见卧位有：①仰卧位：包括去枕仰卧位、中凹卧位（休克卧位）、屈膝仰卧位；②侧卧位；③半坐卧位；④端坐位；⑤俯卧位；⑥头低足高位；⑦头高足低位；⑧膝胸卧位；⑨截石位。

34. 去枕仰卧位适用于哪些患者？为什么？

（1）昏迷或全身麻醉未清醒的患者。采用去枕仰卧位，头偏向一侧，避免呕吐物误入呼吸道而引起窒息或肺部并发症。

（2）椎管内麻醉或脊髓腔穿刺后的患者。采用此种卧位，可预防颅内压减低而引起的头痛。因为穿刺后，脑脊液可自穿刺处渗出至脊膜腔外，使脑压过低，牵张颅内静脉窦和脑膜等组织而引起头痛，去枕仰卧位可减轻上述症状。

35. 休克患者应采取何种卧位？为什么？

休克患者应采取中凹卧位，即患者头胸部抬高 10°～20°，下肢抬高 20°～30°。

抬高头胸部，有利于保持气道通畅，增加肺活量，改善缺氧症状；抬高下肢，可促进静脉血回流，增加心排血量而缓解休克症状。

36. 半坐卧位适用于哪些患者？有何临床意义？

（1）心肺疾病所引起呼吸困难的患者。由于重力作用：①使膈肌位置下降，胸腔容量扩大，同时减轻腹内脏器对心肺的压力，使肺活量增加；②使部分血液滞留在下肢和盆腔脏器内，减少静脉回流，减轻肺部淤血和心脏负担，改善呼吸困难。

（2）胸、腹、盆腔手术后或有炎症的患者。①促进引流。②使腹腔渗出物流入盆腔。盆腔腹膜抗感染性较强，而吸收较差，因而可减少炎症的扩散和毒素吸收，促使感染局限化和减少中毒反应，还可防止感染向上蔓延引起膈下脓肿。③松弛腹肌，减轻腹部切口缝合处的张力，避免疼痛，有利于切口愈合。

（3）某些面部及颈部手术后的患者。采取半坐卧位，可减少局部出血。

（4）恢复期体质虚弱的患者。采取半坐卧位，使患者逐渐适应体位改变，有利于向站立过渡。

37. 哪些情况下宜取头低足高位？

（1）肺部分泌物引流，使痰易于咳出。

（2）十二指肠引流术，有利于胆汁引流（需采取右侧卧位）。

（3）妊娠时胎膜早破，防止脐带脱垂。

（4）跟骨、胫骨结节牵引时，利用人体重力作为反牵引力。

38. 使用约束具时应注意哪些事项？

（1）严格掌握应用指征，注意维护患者自尊。

（2）向患者及家属说明使用约束具的目的、操作要领和主要注意事项，以取得理解和配合，并使之获得约束具应用的有关知识。

（3）约束具只能短期使用，并定时松解，协助患者翻身活动。

（4）使用时肢体处于功能位置；约束带下必须垫衬垫，松紧适宜；密切观察约束部位的皮肤颜色，必要时进行局部按摩，促进血液循环，以保证患者的安全和舒适。

（5）记录使用约束具的原因、时间、观察结果、护理措施和解除约束的时间。

39. 冷疗的目的是什么？

（1）减轻局部出血：冷可使局部血管收缩，血流减慢，血液的黏稠度增加，有利于血液凝固而控制出血。适用于扁桃体摘除术后、鼻出血、局部软组织损伤的初期。

（2）减轻组织的肿胀和疼痛：冷可抑制细胞的活动，减慢神经冲动的传导，降低神经末梢的敏感性而减轻疼痛；同时，冷使血管收缩，血管壁的通透性降低，渗出减少，减轻由于组织肿胀压迫神经末梢引起的疼痛。适用于急性损伤初期、牙痛、烫伤等。

（3）控制炎症扩散：冷使局部血流减少，降低细胞的新陈代谢和细菌的活力，限制炎症的扩散。适用于炎症早期。

（4）降低体温：冷直接与皮肤接触，通过传导的物理作用，使体温降低。适用于高热、中暑等。

40. 如何帮助患者减轻或缓解疼痛？

在减少或消除引起疼痛原因的基础上采取下列措施：

（1）药物止痛：遵医嘱应用镇痛药物。为取得最佳用药效果，可根据药物半衰期"按时给药"，使血药浓度长时间维持在一定水平，在镇痛同时起到"预防"作用；提倡口服给药途径；药物剂量应个体化；应用 PCA（patient - controlled analgesia，患者控制止痛）装置，即采用数字电子技术，通过编制一定程序和输液泵来控制止痛剂的用量，缩短给药间隔，减少药物不良反应。

（2）物理止痛：应用冷、热疗法及按摩、推拿等止痛措施，减轻局部疼痛。

（3）针灸止痛：根据疼痛的部位，针刺不同的穴位以达到止痛目的。

（4）经皮神经电刺激疗法：采用电脉冲刺激仪，在疼痛部位或附近置 2～4 个电极，以微量电流对皮肤进行温和的刺激，使患者有刺痛、颤动和蜂鸣的感觉，达到提高痛阈、缓解疼痛的目的。

（5）心理护理：建立信赖关系，尊重患者对疼痛的反应，减轻心理压力；通过选听音乐、有节律的按摩、深呼吸、指导想象等方法来分散患者的注意力。

（6）促进舒适：提供舒适整洁的病室环境，通过简单的技巧，如帮助患者适当活动、改变姿势、变换体位等使患者感到身心舒适。

（7）健康教育：指导患者学会面对疼痛，掌握减轻或解除疼痛的自理技巧。

41. 如何根据药物的不同性质进行分类保管？

（1）遇热易破坏的生物制品、抗生素等，如疫苗、免疫球蛋白、青霉素置于干燥阴凉处或冷藏于 2～10℃处保存。

（2）易挥发、潮解、风化的药物，如乙醇、过氧乙酸、酵母片、糖衣片等需装瓶盖紧。

（3）易燃、易爆的药物，如环氧乙烷、乙醚、乙醇等需密闭，并单独存放于阴凉低温处，远离明火，以防意外。

（4）易氧化和遇光变质的药物，如维生素 C、氨茶碱、盐酸肾上腺素等用深色瓶子盛装，或放在黑纸遮光的纸盒内，置于阴凉处。

（5）各类中药均应置于阴凉干燥处，芳香性药品需密封保存。

42. 临床上如何预防和消除微粒污染？

（1）采用密闭式一次性医用输液器，以减少污染机会。

（2）输液前认真检查液体质量，注意其透明度、有效期及溶液瓶有无裂痕、瓶盖有无松动、瓶签字迹是否清晰等。

（3）净化治疗室空气，有条件者可采用超净工作台，在超净工作台内进行输液前的配液及药物添加。

（4）输液器通气管末端放置空气滤膜，以阻止空气中的微粒进入溶液内。输液管末端使用终端滤器，以阻止溶液中的微粒和异物进入血液循环。

（5）严格执行无菌技术操作，遵守操作规程。药液现用现配，避免污染。

43. 输液中发生空气栓塞时患者应取何种体位？为什么？

输液中发生空气栓塞时立即让患者取左侧卧位并头低足高。该体位有利于气体浮向右心室尖部，避开肺动脉入口，随着心脏舒缩，将空气混成泡沫，分次少量进入肺动脉内，逐渐被吸收。

44. 输液中发生急性肺水肿时如何处理？

（1）立即停止输液并通知医生，进行紧急处理。如病情允许可使患者端坐，双腿下垂，以减少下肢静脉回流，减轻心脏负担。

（2）给予高流量氧气吸入，使肺泡内压力增高，减少肺泡内毛细血管渗出液的产生。同时，湿化瓶内加入 50% 的乙醇湿化氧气，因乙醇能降低肺泡内泡沫的表面张力，使泡沫破裂消散，改善气体交换，减轻缺氧症状。

（3）遵医嘱给予镇静剂，平喘、强心、利尿和扩血管药物，以舒张周围血管，加速体液排出，减少回心血量，减轻心脏负荷。

（4）必要时进行四肢轮扎。用橡胶止血带或血压计袖带适当加压以阻断静脉血流，但动脉血仍可通过，每 5~10 分钟轮流放松一个肢体上的止血带，可有效地减少静脉回心血量。症状缓解后，逐渐解除止血带。此外，静脉放血 200~300ml 也是有效减少回心血量的一种最直接方法，但应慎用，如有贫血则禁忌采用。

45. 常见的输液反应有哪些？常见的原因是什么？

（1）发热反应：输入致热物质引起。多由于输液瓶消毒灭菌不彻底，输入的溶液或药物制品不纯，消毒保存不良，输液器消毒不严或被污染，输液过程中未能严格执行无菌操作等所致。

（2）急性肺水肿：①由于输液速度过快，短时间内输入过多液体，使循环血容量急剧增加，心脏负荷过重引起；②患者原有心肺功能不良。

（3）静脉炎：①长期输注高浓度、刺激性较强的药液，或静脉内放置刺激性大的塑料管时间过长，引起局部静脉壁发生化学炎性反应；②输液过程中未严格执行无菌操作，导致局部静脉感染。

（4）空气栓塞：①输液导管内空气未排尽，导管连接不紧，有漏气；②加压输液、输血时无人守护，液体输完未及时更换药液或拔针。

46. 发生青霉素过敏性休克时如何处理？

（1）立即停药，使患者就地平卧。

（2）立即皮下注射 0.1% 盐酸肾上腺素 0.5～1ml，病儿酌减。如症状不缓解，可每隔 30 分钟皮下或静脉注射该药 0.5 ml。

此药是抢救过敏性休克的首选药物，具有收缩血管、增加外周阻力、兴奋心肌、增加心排血量及松弛支气管平滑肌的作用。

（3）氧气吸入。当呼吸受抑制时，应立即进行口对口人工呼吸，并肌内注射呼吸兴奋剂。喉头水肿影响呼吸时，应立即准备气管插管或配合施行气管切开。

（4）抗过敏。根据医嘱静脉注射地塞米松 5～10mg，或氢化可的松 200 mg 加 5% 或 10% 葡萄糖溶液 500ml 静脉滴注。并根据病情给予升压药物，如多巴胺等。

（5）纠正酸中毒和遵医嘱给予抗组胺类药物。

（6）如发生心搏骤停，立即行心肺复苏。

（7）密切观察患者生命体征、尿量及其他病情变化，注意保暖，并做好病情动态记录。患者未脱离危险期前不宜搬动。

47. 注射时应遵循哪些原则？

（1）严格遵守无菌操作原则：①注射前必须洗手、戴口罩，保持衣帽整洁；②注射部位按要求进行消毒，并保持无菌；③注射器的活塞和针头的针梗必须保持无菌。

（2）严格执行查对制度：做好"三查七对"，仔细检查药液，如发现药液变质、变色、浑浊、沉淀、过期或安瓿有裂痕等现象，则不可应用。

（3）严格执行消毒隔离制度：注射时做到一人一针、一人一止血带、一人一棉垫。所用物品须先浸泡消毒，再处理。对一次性物品应按规定处理，不可随意丢弃。

（4）选择合适的注射器和针头：根据药物剂量、黏稠度和刺激性的强弱选择注射器和针头。注射器应完整无损，不漏气；针头锐利、无钩、不弯曲、型号合适；注射器和针头衔接紧密；一次性注射器须在有效时间内且包装须密封。

（5）选择合适的注射部位：注射部位应避开神经、血管处。不可在炎症、瘢痕、硬结、患皮肤病处进针。对需长期注射的患者，应经常更换注射部位。

（6）现配现用注射药液：药液按规定注射时间临时抽取，即时注射，以防药物效价降低或被污染。

（7）注射前排尽空气：注射前必须排尽注射器内空气，以防气体进入血管形成栓塞。排气时要防止药液浪费。

（8）注药前检查回血：进针后，注射药液前，抽动注射器活塞，检查有无回血。动、静脉注射必须见有回血方可注入药物。皮下、肌内注射如有回血，需拔出针头重新进针，不可将药液注入血管。

（9）应用无痛注射技术：①解除患者思想顾虑，分散其注意力，取合适体位，使肌肉放松，易于进针。②注射时做到"二快一慢"，即进针、拔针快，推药慢。推药速度要均匀。③注射刺激性较强的药物要选用细长针头，进针要深。如需同时注射多种药物，一般先注射刺激性较弱的药物，再注射刺激性强的药物，同时注意药物的配伍禁忌。

48. 输血中出现过敏反应如何处理？

输血中出现过敏反应按反应程度给予对症处理。轻度反应减慢输血速度，给予抗过敏药物，如苯海拉明、异丙嗪或地塞米松，用药后症状可缓解；中、重度反应应立即停止输血，皮下注射 0.1% 肾上腺素 0.5～1ml，静脉注射地塞米松等抗过敏药物；呼吸困难者给予氧气吸入，严重喉头水肿者行气管切开，循环衰竭者给予抗休克治疗。

49. 给药时应遵循哪些原则？

（1）根据医嘱给药：给药中护士必须严格按医嘱执行，不得擅自更改，如对有疑问的医嘱，应了解清楚后方可给药，避免盲目执行。

（2）严格执行查对制度：①三查。操作前、操作中、操作后查（查七对的内容）；②七对。对床号、姓名、药名、浓度、剂量、用法、时间。

（3）安全正确用药：合理掌握给药时间、方法，药物备好后及时分发使用，避免久置引起药物污染或药效降低。给药前向患者解释，以取得合作，并给予相应的用药指导，提高自我合理用药的能力。对易发生过敏反应的药物，使用前应了解过敏史，必要时做过敏试验，使用中加强观察。

（4）密切观察反应：用药后注意观察药物疗效和不良反应，做好记录。

（5）发现给药错误，应及时报告并处理。

50. 如何帮助患者解除尿潴留？

（1）心理护理，安慰患者，消除其焦虑和紧张情绪。

（2）提供隐蔽环境，适当调整治疗和护理时间，使患者安心排尿。

（3）调整体位和姿势，对需绝对卧床休息或某些手术患者，事先有计划地训练其床上排尿。

（4）利用条件反射诱导排尿，如听流水声或用温水冲洗会阴；针刺中极、曲骨、三阴交穴或艾灸关元、中极穴等，刺激排尿。

（5）按摩、热敷，以放松肌肉，促进排尿。如病情允许，可用手按压膀胱协助排尿。切记不可强力按压，以防膀胱破裂。

（6）健康教育，指导患者养成定时排尿的习惯。

（7）经上述处理仍不能解除尿潴留时，可行导尿术。

51. 病理情况下尿液的颜色可有哪些变化？见于何种情况？

（1）血尿：颜色的深浅与尿液中所含红细胞量的多少有关，尿液中含红细胞量多时呈洗肉水色。见于急性肾小球肾炎、输尿管结石、泌尿系统肿瘤、结核及感染。

（2）血红蛋白尿：大量红细胞在血管内破坏，形成血红蛋白尿，呈浓茶色、酱油样色。见于血型不合的输血、恶性疟疾和阵发性睡眠性血红蛋白尿。

（3）胆红素尿：尿呈深黄色或黄褐色，振荡尿液后泡沫也呈黄色。见于阻塞性黄疸和肝细胞性黄疸。

（4）乳糜尿：因尿液中含有淋巴液，故尿呈乳白色。见于丝虫病。

52. 尿失禁患者的护理要点有哪些？

（1）心理护理：尊重和理解患者，给予安慰、开导和鼓励，使其树立信心，积极配合治疗和护理。

（2）皮肤护理：保持皮肤清洁干燥；定时按摩受压部位，防止压疮发生。

（3）外部引流：必要时应用接尿装置引流尿液。

（4）重建正常的排尿功能：①如病情允许，鼓励患者多饮水，以促进排尿反射，预防泌尿系统感染；②观察排尿反应，定时使用便器，建立规则的排尿习惯；③指导患者进行骨盆底部肌肉的锻炼，以增强控制排尿的能力。

（5）对长期尿失禁的患者，行导尿术留置导尿，避免尿液浸渍皮肤。定时放尿锻炼膀胱壁肌肉张力。

53. 留置导尿管患者的护理要点有哪些？

（1）解释留置导尿的目的和护理方法，鼓励其主动参与护理。

（2）鼓励摄取足够的水分和进行适当的活动，以减少尿路感染的机会，预防尿结石的形成。

（3）保持引流通畅，避免导尿管受压、扭曲、堵塞。

（4）防止泌尿系统逆行感染：①保持尿道口清洁，每天 1～2 次用消毒液棉球擦拭外阴及尿道口；②每日定时更换集尿袋，及时排空集尿袋，并记录尿量；③每周更换导尿管。

（5）患者离床活动时，妥善固定导尿管，以防脱出。集尿袋不得超过膀胱高度并避免挤压，以防止尿液反流。

（6）间歇夹管，每 3～4 小时开放一次，训练膀胱反射功能。

（7）观察尿液情况，发现尿液浑浊、沉淀、有结晶时，做膀胱冲洗，每周检查尿常规一次。

54. 青霉素过敏性休克的主要表现有哪些？

青霉素过敏性休克可发生于用药后数秒钟或数分钟内，或半小时后，也有极少数患者发生于连续用药的过程中。主要表现有：

（1）呼吸道阻塞症状：由喉头水肿和肺水肿引起，表现为胸闷、气促伴濒死感。

（2）循环衰竭症状：由于周围血管扩张，导致循环血量不足，表现为面色苍白、冷汗、发绀、脉细弱、血压下降、烦躁不安等。

（3）中枢神经系统症状：因脑组织缺氧所致，表现为头晕眼花、面部及四肢麻木、意识丧失、抽搐、大小便失禁等。

55. 何谓冷热疗法？

冷热疗法是利用低于或高于人体温度的物质作用于人体表面，通过神经传导引起皮肤和内脏器官血管的收缩和舒张，改变机体各系统体液循环和新陈代谢，达到治疗目的的方法。

56. 何谓成分输血？成分输血有何优点？

成分输血是根据血液比重不同，将血液的各种成分加以分离提纯，依据病情需要输注有关的成分。

成分输血的优点：一血多用，节约血源，针对性强，疗效好，不良反应少，便于保存和运输。

57. 何谓护理效果？如何记录？

护理效果是指患者接受治疗或护理后的反应结果。

反应结果包括达到预期效果，没有达到预期效果，甚至出现不良反应，或措施实施后，效果不是很快出现，而是需要护士继续认真观察，所以记录护理效果时不仅仅是记录最后结果，本班实施护理措施后的结果也应该及时记录，记录的原则是只要有护理措施就应有护理效果。

58. 何谓安全环境？医院常见的不安全因素包括哪几方面？

安全环境是指平安而无危险、无伤害的环境。

医院中常见的不安全因素包括：

（1）物理性损伤：①机械性损伤，如跌倒、撞伤等；②温度性损伤，如烫伤、烧伤、灼伤、冻伤等；③压力性损伤，如压疮等；④放射性损伤，如放射性皮炎等。

（2）化学性损伤：由于化学药物剂量过大或浓度过高、用药次数过多、用药配伍不当等引起的损伤。

（3）生物性损伤：微生物及昆虫等造成的伤害。

（4）医源性损伤：医务人员言谈及行为上的不慎而造成的患者生理或心理上的损伤。

59. 何谓主动卧位、被动卧位、被迫卧位？

主动卧位：指患者自己采取的卧位。见于轻症患者，通常患者身体活动自如，能根据自己的意愿和习惯采取舒适卧位，并能随意变换卧床姿势。

被动卧位：指患者卧于他人安置的卧位。通常见于极度衰弱、昏迷、瘫痪者，此时患者自身无变换卧位的能力，由护士帮助采取合适的卧位。

被迫卧位：指患者为了减轻疾病所致的痛苦或因治疗所需而被迫采取的卧位。这类患者通常意识清楚，具有变换卧位的能力，但由于疾病的影响而被迫采取某种卧位。如哮喘急性发作的患者由于呼吸极度困难而被迫采取端坐位。

60. 何谓安乐死？

患不治之症的患者在危重濒死状态时，由于精神和躯体的极端痛苦，在患者及其亲友的要求下，经过医生的认可，停止无望的救治或用人为的方法使患者在无痛苦的状态下度过死亡阶段而终结生命的全过程。

61. 何谓脑死亡？脑死亡的标准是什么？

脑死亡即全脑死亡，包括大脑、中脑、小脑和脑干的不可逆死亡。不可逆的脑死亡是生命活动结束的象征。

脑死亡标准：①对刺激无感受性及反应性；②无运动、无呼吸；③无反射；④脑电波平坦。

上述标准24小时内反复复查无改变，并排除体温过低及中枢神经系统抑制剂的影响，即可做出脑死亡的诊断。

62. 何谓临床死亡？临床死亡期的特征是什么？

临床死亡又称躯体死亡。此期中枢神经系统的抑制过程已由大脑皮质扩散到皮质下部位，延髓处于极度抑制状态。表现为心跳、呼吸完全停止，瞳孔散大，各种反射消失，但各种组织细胞仍有微弱而短暂的代谢活动。此期一般持续5~6分钟，超过这个时间，大脑将发生不可逆的变化。

63. 何谓疼痛？引起疼痛的原因有哪些？

疼痛是伴随现有的或潜在的组织损伤而产生的主观感受，是机体对有害刺激的一种保护性防御反应，具有以下3种特征：疼痛是个体身心受到侵害的危险警告；疼痛是一种身心不舒适的感觉；疼痛常伴有生理、行为和情绪反应。

引起疼痛的原因有以下几方面：

（1）温度刺激：过高或过低的温度作用于体表，引起组织损伤，如灼伤或冻伤。受伤的组织释放组胺等化学物质，刺激神经末梢，导致疼痛。

（2）化学刺激：如强酸、强碱可直接刺激神经末梢，导致疼痛；化学灼伤使受损组织释放化学物质，作用于痛觉感受器，使疼痛加剧。

（3）物理损伤：刀切割、针刺、碰撞、身体组织受牵拉、肌肉受压、肌肉挛缩等，均可使局部组织受损，刺激神经末梢，引起疼痛。

（4）病理改变：疾病造成体内某些管腔堵塞、组织缺血缺氧、空腔脏器过度扩张、平滑肌痉挛、局部炎性浸润等可引起疼痛。

（5）心理因素：心理状态不佳、情绪紧张或低落、愤怒、悲痛、恐惧等都能引起局部血管收缩或扩张而导致疼痛，如神经性偏头痛。此外，疲劳、睡眠不足、用脑过度可导致功能性头痛。

64. 何谓（输血中的）溶血反应？溶血的原因有哪些？

溶血反应是指输入的红细胞或受血者的红细胞发生异常破坏而引起的一系列临床症状，为输血中最严重的反应。

溶血的原因有以下几方面：

（1）输入了异型血：供血者和受血者血型不符而造成血管内溶血，反应发生快，输入 10~15ml 即出现症状，后果严重。

（2）输入了变质血：输血前红细胞即被破坏溶解，如血液贮存过久、保存温度过高、血液被剧烈震荡或被细菌污染、血液内加入高渗或低渗溶液或影响 pH 的药物等，均可导致红细胞破坏溶解。

（3）Rh 因子所致溶血：Rh 阴性者首次输入 Rh 阳性血液时不发生溶血反应，但输血 2~3 周后体内即产生抗 Rh 阳性的抗体。如再次接受 Rh 阳性血液，即可发生溶血反应。Rh 因子不合所引起的溶血反应发生较慢，可在输血后几小时至几天后才发生，并且较少见。

65. 正常人 24 小时尿量是多少？何谓多尿、少尿、无尿？

正常人 24 小时尿量约 1000~2000ml，平均 1500 ml。

多尿：指 24 小时尿量经常超过 2500ml。

少尿：指 24 小时尿量少于 400ml 或每小时尿量少于 17ml。

无尿或尿闭：指 24 小时尿量少于 100ml 或 12 小时内无尿。

66. 何谓临终关怀？

临终关怀，又称善终服务、安宁照顾、安息所等。临终关怀是向临终患者及其家属提供一种全面的照料，包括生理、心理、社会等方面，使临终患者的生命得到尊重，症状得到控制，生命质量得到提高，家属的身心健康得到维护和增强，使患者在临终时能够无痛苦、安宁、舒适地走完人生的最后旅程。

67. 何谓间歇脉和脉搏短绌？产生的机制是什么？多见于何种情况？

间歇脉是指在一系列正常规则的脉搏中，出现一次提前而较弱的脉搏，其后有一个较正常延长的间歇（代偿间歇）。主要是由于心脏异位起搏点过早发生的冲动引起了期前收缩。如果每次或每两次正常脉搏之后出现一次期前收缩，则称为二联律或三联律。间歇脉可以是某些心脏病的严重体征，如心肌病、心肌梗死、洋地黄中毒等；也可以是情绪激动或恐惧引起的暂时征象。

脉搏短绌指脉率少于心率，脉律完全不规则。多见于心房纤颤患者。由于心房内的异位起搏点发生极高频率的冲动使心肌收缩力强弱不等，有些排血量少的心脏搏动不能引起周围血管的搏动，造成脉率低于心率。

68. 何谓输液微粒？何谓输液微粒污染？

输液微粒：指输入液体中含有的非代谢性颗粒杂质，其直径一般为 $1 \sim 15 \mu m$，少数可达 $50 \sim 300 \mu m$，这种小颗粒在溶液中存在的多少决定着液体的透明度，可判断液体的质量。

输液微粒污染：指在输液过程中，输液微粒随液体进入人体，对人体造成严重危害的过程。

69. 何谓尿潴留？引发尿潴留的常见原因有哪些？

尿潴留指尿液大量存留在膀胱内而不能自主排出。

引发尿潴留的常见原因有以下几方面：

（1）机械性梗阻：膀胱颈部或尿道有梗阻性病变，如前列腺肥大或肿瘤压迫尿道，造成排尿受阻。

（2）动力性梗阻：由于排尿功能障碍引起，而膀胱、尿道并无器质性梗阻病变，如外伤、疾病或使用麻醉剂所致脊髓初级排尿中枢活动障碍或抑制，不能形成排尿反射。

（3）其他：各种原因引起的不能用力排尿或不习惯卧床排尿，包括某些心理因素，如焦虑、窘迫使得排尿不能及时进行。由于尿液存留过多，膀胱过度充盈，致使膀胱收缩无力，造成尿潴留。

70. 何谓意识障碍？依据程度的不同。意识障碍可分为哪几种情况？

意识障碍是指个体对外界环境刺激缺乏正常反应的一种精神状态，表现为精神活动的不同程度的改变。

依据程度的不同，意识障碍可分为：

（1）嗜睡：最轻程度的意识障碍。患者持续处于睡眠状态，但可被轻度刺激或言语唤醒，醒后能正确、简单而缓慢地回答问题，但反应迟钝，停止刺激后又可入睡。

（2）意识模糊：意识障碍程度较嗜睡深，表现为定向力障碍，思维和语言不连贯，可有错觉、幻觉、躁动不安、谵语或精神错乱。

（3）昏睡：接近于人事不省的意识状态，患者处于熟睡状态，不易唤醒。虽在压迫眶上神经、摇动身体等强烈刺激下可被唤醒，但醒后答话含糊或答非所问，且很快又再入睡。

（4）浅昏迷：意识大部分丧失，无自主活动，对光、声刺激无反应，对疼痛刺激可有痛苦的表情或肢体退缩等防御反应。角膜反射、瞳孔对光反射、吞咽反射、眼球运动等可存在。呼吸、心跳、血压无明显改变，可有大小便潴留或失禁。

（5）深昏迷：意识完全丧失，对各种刺激甚至是强刺激均无反应。全身肌肉松弛，深、浅反射均消失，偶有深反射亢进与病理反射出现。呼吸不规则，可有血压下降、大小便失禁或潴留。机体仅有维持呼吸与循环的最基本功能。

71. 何谓便秘？便秘的常见原因有哪些？

便秘指正常的排便形态改变，排便次数减少，排出过干、过硬的粪便，且排便不畅、困难。

产生便秘的原因有：某些器质性病变；排便习惯不良；中枢神经系统功能障碍；排便时间或活动受限制；强烈的情绪反应；各类直肠、肛门手术；某些药物的不合理使用；饮食结构不合理，饮水量不足；滥用缓泻剂、栓剂，灌肠；长期卧床或活动减少等。

72. 何谓潮式呼吸、间停呼吸？产生的机制是什么？各有何临床意义？

潮式呼吸：又称 Cheyne - Stokes 呼吸，呼吸由浅慢到深快，然后再由深快到浅慢，经过一段时间的呼吸暂停（5~30 秒），又重复以上的周期性呼吸，周而复始似潮水起伏。产生机制是由于呼吸中枢兴奋性减弱，只有当缺氧严重、$PaCO_2$ 增高到一定程度，才刺激呼吸中枢，使呼吸加强，当积聚的二氧化碳呼出后，呼吸中枢失去有效兴奋，呼吸暂时减弱甚至停止。多见于脑炎、尿毒症等患者。有些老年人在深睡时也可出现潮式呼吸，是脑动脉硬化的表现。

间停呼吸：又称 Biots 呼吸。有规律地呼吸几次后，突然停止呼吸，间隔一个短时期后又开始呼吸，如此反复交替。有的可为不规则的深度及节律改变。产生机制与潮式呼吸一样，但预后更严重，常在呼吸完全停止前发生。

73. 何谓膀胱刺激征?

尿频、尿急、尿痛为膀胱刺激征。单位时间内排尿次数增多称尿频,是由膀胱炎症或机械性刺激引起;患者突然有强烈尿意,不能控制需立即排尿称尿急,是由于膀胱三角或后尿道的刺激,造成排尿反射活动特别强烈;排尿时膀胱区及尿道疼痛为尿痛,为病损处受刺激所致。有膀胱刺激征时常伴有血尿。

74. 何谓全范围关节运动?

全范围关节运动(range－of－motion,ROM)是指根据每一特定关节可活动的范围来对此关节进行屈曲和伸展的运动,是维持关节可动性的有效锻炼方法。ROM 可分为主动性 ROM 和被动性 ROM。主动性 ROM 指个体可以独立开始并完成全范围关节运动;被动性 ROM 指个体依靠护理人员才能开始并完成全范围关节运动。

75. 何谓制动? 制动对机体有何影响?

制动即活动受限,指身体的活动力或任何一部分的活动由于某些原因而受到限制。

制动对机体的影响有以下几方面:

(1)对皮肤的影响:皮肤抵抗力下降,易受损或形成压疮。

(2)对骨骼和肌肉组织的影响:肌肉无力或萎缩,关节僵硬或挛缩,手足下垂,骨质疏松等。

(3)对心血管系统的影响:导致直立性低血压与深静脉血栓形成。

(4)对呼吸系统的影响:导致坠积性肺炎和二氧化碳滞留。

(5)对消化系统的影响:胃肠道的蠕动减慢,出现便秘且常常伴有头痛、眩晕、厌食、腹胀。严重的便秘可导致粪便嵌塞,使排便更加困难。

(6)对泌尿系统的影响:导致排尿困难、尿潴留、结石、感染等。

(7)对心理社会方面的影响:出现焦虑、失眠、有挫折感等。

76. 何谓睡眠型呼吸暂停? 多见于何种情况?

睡眠性呼吸暂停是一种在睡眠中发生自我抑制、没有呼吸的现象,可分为中枢性和阻塞性呼吸暂停两种类型。中枢性呼吸暂停是由于中枢神经系统功能不良造成的,见于颅脑损伤、药物中毒等。阻塞性呼吸暂停则出现在严重的、频繁的、用力地打鼾或喘息之后,由上呼吸道阻塞病变引起；肥胖者脂肪堆积在咽部、舌根部阻塞气道，也可引起。

77. 何谓环境？何谓内环境和外环境？

环境：指围绕着人群的空间及其中可以直接、间接影响人类生活和发展的各种自然因素、社会因素的总和。人类的环境可分为内环境和外环境。

内环境：指人的生理、心理等方面。生理方面指人体的呼吸系统、循环系统、消化系统、泌尿系统、神经系统、内分泌系统等，各系统间通过神经、体液的调节，维持生理稳定状态并与外环境进行着物质、能量、信息的交换，以适应外环境的改变。心理方面则是指一个人的心理状态，它对人的健康也有很大的影响。

外环境：由自然环境和社会文化环境所组成。自然环境是指围绕于人类周围的各种自然因素的总和，如阳光、空气、水、食物、土壤、植物、动物及微生物等。社会文化环境则包括经济条件、劳动条件、生活方式、人际关系、宗教文化、风俗习惯等。

78. 何谓医疗文件中的主观资料、客观资料？

主观资料指医务人员对患者病情发展、治疗过程进行观察、分析、讨论并提出诊治情况的主观认识的记录。

客观资料是指患者的症状、体征、病史、辅助检查结果、医嘱等客观情况以及实施手术、特殊检查前，医生讲明情况后，患者或其亲属签字的文书资料。

〔测试题〕

一、选择题

【A 型题】

1. 护士在护理服用洋地黄药物的患者时，下列哪项不妥（   ）

    A. 给药前先数心率　　　B. 询问患者不适主诉

    C. 观察洋地黄药物浓度　D. 心率＜60 次/min，不能给药

    E. 嘱患者如果一次漏服，下一次要加量补服

2. 行大量不保留灌肠时，成人每次液体用量为（   ）

    A. 100～200ml　　　B. 50～100ml　　　C. 200～500ml

    D. 500～1000ml　　E. 1000～1500ml

3. 外文缩写译意错误的是（ ）

    A. Bid：每天 2 次　B. Qd：每天 1 次　C. Q4h：每 4 小时 1 次

    D. Qid：每天 3 次　E. Qn：每晚 1 次

4. 肥皂水灌肠溶液的浓度是（ ）

    A. 0.5% ~1%　　　B. 0.1% ~0.2%　　C. 0.3% ~0.4%

    D. 1% ~2%　　　　E. 3% ~4%

5. 下述哪类药物服用后应多饮水（ ）

    A. 止咳糖浆　　　B. 铁剂　　　　　C. 助消化药

    D. 健胃药　　　　E. 磺胺类药

6. 服用时应避免与牙齿接触的药物是（ ）

    A. 棕色合剂　　　B. 止咳糖浆　　　C. 硫酸亚铁

    D. 碳酸氢钠　　　E. 颠茄合剂

7. 从上午 10：00 开始输液，液体总量为 1500ml，输液速度为 60 滴 /min，其输液结束的时间应是（ ）

    A. 16：00　　　　B. 16：15　　　　C. 16：45

    D. 16：30　　　　E. 17：00

8. 从上午 8：00 开始输液，要求 5 小时内输入 1000ml 液体，比时，每分钟滴数应调节为（ ）

    A. 40 滴　　　　 B. 50 滴　　　　 C. 70 滴

    D. 60 滴　　　　 E. 80 滴

9. 下述哪项是输液反应中急性肺水肿的特征性症状（ ）

    A. 咳嗽、气促、呼吸困难　　　B. 心悸、呕吐

    C. 发绀、躁动不安　　　　　　D. 胸闷、心悸、气促

    E. 咳嗽、咳粉红色泡沫痰、气促、胸闷

10. 膀胱高度充盈的患者，首次导尿最不得超过（ ）

    A. 100ml　　　　 B. 500ml　　　　 C. 1000ml

    D. 3000ml　　　　E. 1500ml

11. 安乐死在我国（ ）

    A. 属合法行为

    B. 属非法行为

    C. 患者及家属要求，医师同意属合法行为

    D. 患者要求医师同意时属合法行为

E. 家属要求，医师同意属合法行为

12. 穿脱隔离衣应避免污染（　）
    A. 衣领　　　　　　B. 腰带以上部分　　C. 背后
    D. 腰带以下部分　　E. 胸前

13. 鼻导管给氧，下列哪项步骤不妥（　）
    A. 氧气筒放置距暖气 1 米
    B. 导管用液状石蜡润滑
    C. 导管每天更换 1～2 次
    D. 导管插入长度为鼻尖至耳垂长度的 2/3
    E. 停用时先取下鼻导管，再关氧气开关

14. 吞服强酸强碱类腐蚀性物质的病员，切忌（　）
    A. 含漱　　　　　　B. 洗胃　　　　　　C. 灌肠
    D. 导泻　　　　　　E. 输液

15. 输血引起溶血反应，最早出现的主要表现为（　）
    A. 头部胀痛、面部潮红、腰背部剧痛
    B. 寒战、高热
    C. 瘙痒、皮疹
    D. 少尿
    E. 呼吸急促、血压下降

16. 监测高压蒸汽灭菌效果最有效的方法是（　）
    A. 生物监测　　　　B. 工艺监测　　　　C. 温度计监测
    D. 程序监测　　　　E. 化学监测

17. 对缺氧和二氧化碳潴留同时并存者应（　）
    A. 大流量给氧为宜　　　　B. 高浓度给氧为宜
    C. 低浓度持续给氧为宜　　D. 低流量间断给氧为宜
    E. 高浓度间断给氧为宜

18. 输血前后及两袋血之间应输入下列哪种溶液（　）
    A. 5% 葡萄糖氯化钠注射液　　　B. 5% 葡萄糖注射液
    C. 0.9% 氯化钠注射液　　　　　D. 复方氯化钠注射液
    E. 碳酸氢钠等渗盐水

19. 下述哪项不属于对医务人员的"四轻"要求（　）
    A. 走路轻　　　　　B. 说话轻　　　　　C. 开窗轻

D. 操作轻　　　　　　E. 关门轻

20. 在不舒适的护理原则中，下列哪项是错误的（　　）
    A. 预防为主　　　　B. 给镇静药　　　　C. 给予心理支持
    D. 去除诱因　　　　E. 采取措施消除或减轻不适

21. 下述属于中效消毒剂的是（　　）
    A. 过氧化氢　　　　B. 过氧乙酸　　　　C. 戊二醛
    D. 聚维酮碘（碘伏）　E. 环氧乙烷

22. 医疗器材属于高度危险性物品的处理方法必须选用（　　）
    A. 灭菌法　　　　　B. 低效消毒法　　　C. 高效消毒法
    D. 中效消毒法　　　E. 清洁法

23. 呼吸和呼吸暂停交替出现称为（　　）
    A. 陈施呼吸　　　　B. 间断呼吸　　　　C. 呼吸困难
    D. 深大呼吸　　　　E. 间歇呼吸

24. 对无保留价值物品和特殊感染的敷料最彻底的灭菌方法是（　　）
    A. 光照法　　　　　B. 高压蒸汽灭菌法　C. 焚烧法
    D. 熏蒸法　　　　　E. 浸泡法

25. 长期留置导尿管后，发生尿液浑浊、沉淀或结晶时应（　　）
    A. 热敷下腹部　　　B. 经常更换卧位　　C. 膀胱内滴药
    D. 进行膀胱冲洗　　E. 经常清洁尿道口

26. 监测灭菌合格率必须达到（　　）
    A. 98%　　　　　　B. 90%　　　　　　C. 99%
    D. 99.9%　　　　　E. 100%

27. 对于狂犬病患者应实行哪种隔离（　　）
    A. 消化道隔离　　　B. 严格隔离　　　　C. 血液体液隔离
    D. 呼吸道隔离　　　E. 接触隔离

28. 测量呼吸时，护士的手仍放在诊脉部位是为了（　　）
    A. 看表计时　　　　B. 表示对患者的关心
    C. 转移患者注意力　D. 脉与呼吸作对照
    E. 测脉率估计呼吸频率

29. 下述有关血压的叙述错误的是（　　）
    A. 血压在傍晚时较高　　B. 运动恐惧时血压升高

C. 下肢血压一般比上肢高　D. 右上肢血压比左上肢高

E. 冬季血压比夏季偏低

30. 某脑外伤患者呼吸由浅慢逐渐加快加深，后又逐渐变浅变慢，然后暂停数秒，如此周而复始，这属于哪种呼吸（　　）

　　A. 浮浅性呼吸　　　　B. 间断呼吸　　　　C. 深大呼吸

　　D. 潮式呼吸　　　　　E. 吸气性呼吸困难

31. 为女患者导尿，尿管插入尿道 4～6cm，见尿后再插深度是（　　）

　　A. 1cm　　　　　　　B. 3cm　　　　　　　C. 7cm

　　D. 5cm　　　　　　　E. 9cm

32. 帮助留置导尿管患者锻炼膀胱反射功能，护理措施是（　　）

　　A. 每周更换导尿管　　　　　B. 间隙性夹管

　　C. 定时给患者翻身　　　　　D. 温水冲洗外阴 2 次/d

　　E. 鼓励患者多饮水

33. 穿过皮肤或黏膜而进入无菌的组织或器官内部的器材为（　　）

　　A. 低度危险性物品　　B. 无危险性物品　　C. 中度危险性物品

　　D. 高度危险性物品　　E. 中低度危险性物品

34. 输液中发现溶液不滴经检查为针头阻塞，正确的处理方法是（　　）

　　A. 静脉内推注等渗盐水冲开　　B. 调整针头位置

　　C. 用手挤压胶管　　　　　　　D. 输液局部热敷

　　E. 更换针头重新穿刺

【X 型题】

1. 患者因咳嗽无力而造成排痰不畅，易导致（　　）

　　A. 肺水肿　　　　　　B. 心力衰竭　　　　　C. 肺不张

　　D. 呼吸困难　　　　　E. 窒息

2. 若患者不慎咬破体温计，正确的做法是（　　）

　　A. 饮大量清水　　　　　　B. 立即洗胃

　　C. 立即清除口腔玻璃碎屑　　D. 饮大量蛋清水或牛奶

　　E. 病情允许时服用高纤维素食物

3. 临床死亡期的特征为（　　）

　　A. 体温异常　　　　B. 心跳、呼吸停止　　C. 神志不清

D. 反射性反应消失　　E. 大小便失禁

4. 使用吸引器吸痰时，操作者应注意（　　）

　　A. 为小儿吸痰时负压要小

　　B. 吸痰管每天更换一次

　　C. 检查电压、管道连接和吸引性能

　　D. 储液瓶内的吸出液要及时倾倒

　　E. 每个部位吸痰不得超过 15 秒

5. 发生溶血反应可能的原因是（　　）

　　A. 血液内加入高渗或低渗的溶液

　　B. 血液储存过久

　　C. 血液被细菌污染

　　D. Rh 因子不合

　　E. 输入异型血液

6. 输液时如药物溢出血管外可以引起组织坏死的药物是（　　）

　　A. 5% 葡萄糖氯化钠注射液　　B. 25% 山梨醇溶液

　　C. 能量合剂　　　　　　　　　D. 青霉素

　　E. 去甲肾上腺素

7. 雾化吸疗法的目的是（　　）

　　A. 解除支气管痉挛　　　　　　B. 消炎、镇咳、祛痰

　　C. 预防呼吸道感染　　　　　　D. 湿化呼吸道

　　E. 治疗肺癌

8. 应实行血液、体液隔离的患者包括（　　）

　　A. 疟疾　　　　　　B. 艾滋病　　　　　　C. 肝炎

　　D. 甲型 H1N1 流感　　E. 水痘

9. 保留灌肠的目的是（　　）

　　A. 镇静、催眠

　　B. 清洁肠道

　　C. 使用肠道抗菌药，抗感染治疗

　　D. 稀释肠道内有毒物质

　　E. 排出积气

10. 关于排尿的影响因素，正确的选项是（　　）

　　A. 前列腺增生引起排尿困难　　B. 气温高尿量增多

C. 饮酒、茶后尿量增多　　　D. 情绪紧张引起尿频、尿急

E. 含钠多的食物可导致尿量减少

11. 测量血压的注意事项包括（　　）

A. 袖带宽度适宜

B. 测量前血压计汞柱在零点

C. 血压计零点和心脏位置在同一水平

D. 血压计定期检查和校对

E. 卧位时肱动脉平腋中线

12. 接急诊患者将要入院的通知后，应完成下列哪些护理工作（　　）

A. 准备急救器材及药物　　B. 通知医师　　C. 安置患者

D. 配合抢救　　　　　　　E. 询问病史

13. 正确的取药方法是（　　）

A. 水剂药摇匀后用量杯取　　　B. 取固定药物时用药匙取

C. 药量不足 1ml 时用滴管吸取　D. 油剂用温开水稀释后取

E. 专用药单独存放单独取用

14. 不宜测口温的患者是（　　）

A. 昏迷　　　　　　B. 口腔手术　　　　C. 婴幼儿

D. 脱水　　　　　　E. 循环衰竭

15. 濒死期患者可出现（　　）

A. 张口呼吸　　　　B. 潮式呼吸　　　　C. 点头呼吸

D. 蝉鸣音呼吸　　　E. 呼吸浅表

二、判断题

1. 进行氧气雾化吸入操作时，严禁接触烟火和易燃品。（　　）

2. 进行小儿头皮静脉注射时，针头应沿静脉离心方向平行刺入。（　　）

3. 最理想的扩容剂是全血或血浆。（　　）

4. 晶体结合胶体液扩容是治疗失血性休克的主要选择。（　　）

5. 安乐死已为多数国家立法认可。（　　）

6. 服用铁剂药物时，禁忌饮茶。（　　）

7. 无痛注射技术要求注射时做到"两快一慢"，即进针快、推药快、拔针慢。（　　）

8. 在成分输血中，输注血浆和清蛋白时，不必进行交叉配血实验。（　　）

9. 呼吸道隔离的同种患者可同住一室，可以互相借用物品或传阅书籍。（　　）

10. 正常人在安静状态下呼吸频率为 20~24 次/min。（　　）

11. 患者单位的设备中应设床旁桌，但不应设置床旁椅。（　　）

12. 高血压是指 25 岁以上成年人收缩压大于或者等于 140mmHg 和（或）舒张压大于或者等于 90mmHg。（　　）

13. 体温低于 35℃ 称为体温过低。（　　）

14. 我国多数医院采用的隔离系统是以保护易感人群作为制定措施的主要依据。（　　）

15. 我国多数医院采用的隔离系统是以切断传播途径作为制定措施的主要依据。（　　）

16. 同住一室的消化道隔离患者，两床相距不应少于 1m。（　　）

17. 静脉输血仅指将全血通过静脉输入体内。（　　）

18. 给药的次数和时间取决于人体的生理节奏。（　　）

三、填空题

1. 测量血压，一般以（　　）血压为 标准。

2. 给药的次数和（　　）取决于药物的半衰期。

3. 进行药物过敏试验皮内注射时，针头斜面应向上，并与皮肤呈 5°角刺皮内，注入药液（　　）ml 成皮丘。

4. 两岁以下婴幼儿不宜选用（　　）部位做肌内注射。

5. 正常成人在安静状态下呼吸频率为（　　）次/min。呼吸频率超过 24 次/min 称呼吸过速，也称气促。

6. 使用干燥血浆时，可用适量的等渗盐水，（　　）枸橼酸钠溶解。

7. 人体主要的散热部位是（　　），呼吸 排尿 排粪也能散发部分热量。

8. 在静脉输液过程中，每毫升溶液的滴数称为（　　）（gtt/ml）。

9. 高血压是指 18 岁以上成年人收缩压大于或等于（　　）和（　　）/或舒张压大于或等于

10. 人体的散热方式有辐射、传导、（　　）、（　　）四种。

11. 昆虫传播的疾病有（　　）、（　　）、（　　）、（　　）等。

12. 在护士站的患者一览表上和患者床头（尾）卡上，应采用不同颜色的标志来表示患者的护理级别。特级和一级护理采用（　　）标志，二级护理采用（　　）标志，三级护理采用（　　）标志。

13. 在医院物理环境的调控中，每张病床之间的距离不得少于（　　）米。病室温度一般应控制在较为（　　）适宜。病室的湿度应控制在（　　）。

14. 噪声的单位是分贝（dB），根据世界卫生组织规定的噪声标准，白天病室较理想的噪声强度是（　　）。

15. 辐射的污染源包括（　　）、（　　）、（　　）、（　　）等。

16. 发热患者常见的热型包括（　　）、（　　）、（　　）、（　　）等类型。

〔答　案〕

一、选择题

【A 型题】

1. E　2. D　3. D　4. B　5. E　6. C　7. B　8. B　9. E　10. C　11. B
12. A　13. B　14. B　15. A　16. A　17. C　18. C　19. C　20. B
21. D　22. A　23. B　24. C　25. D　26. E　27. E　28. C　29. E
30. D　31. A　32. B　33. D　34. E

【X 型题】

1. CDE　2. CDE　3. BD　4. ACDE　5. ABCDE　6. BE　7. ABCDE
8. BC　9. AC　10. ACDE　11. ABCDE　12. ABCDE　13. ABCE
14. ABC　15. ABCE

二、判断题

1. 正确　2. 错误　3. 错误　4. 正确　5. 错误　6. 正确　7. 错误
8. 正确　9. 错误　10. 错误　11. 错误　12. 错误　13. 错误
14. 错误　15. 正确　16. 错误　17. 错误　18. 错误

三、填空题

1. 肱动脉

2. 时间

3. 0. 1

4. 臀大肌

5. 16~18

6. 0.1%

7. 皮肤

8. 该输液器的点滴系数

9. 140mmHg 90mmHg

10. 对流 蒸发

11. 乙型脑炎 疟疾 斑疹伤寒 回归热

12. 红色 黄色 绿色

13. 18~22℃ 50%~60%

14. 35~40dB

15. 日光 医用X线 放射治疗 工业辐射

16. 稽留热 弛张热 间歇热 不规则热

第五章 医疗与护理文件记录

〔基础知识〕

1. 论述怎样处理电脑医嘱。

由医师直接输入电脑的医嘱称为"电脑医嘱"。其大致的处理程序是：①医师在医师工作站将医嘱内容输入电脑后，提交给护士工作站，护士在护士工作站提取、转抄医嘱，并打印成"医嘱本"；②护士逐条校对医嘱无误后，将临时医嘱打印在"临时医嘱单"上，将长期医嘱打印在"长期医嘱单"上，长期医嘱单和临时医嘱单入病案内保存；③将医嘱打印成分类执行单，如"注射单"、"服药单"、"输液单"、"小治疗单"，护士根据分类执行单执行医嘱。

2. 论述怎样转抄"手工医嘱"。

由医生直接书写在医嘱本上的医嘱称为"手工医嘱"。其转抄程序是：①由护士按医嘱性质分别转抄在长期和临时医嘱单上，并分别在医嘱本的"蓝"标记行内画一蓝勾，表示此条医嘱已转抄；②转抄时应紧靠日期线书写，1行不够，下一行缩进1个字后再写；③药物名称、剂量、用法、时间及第1个字的排列应分别成4条线；日期、时间、医师和转抄护士姓名均写在第1横格内，核对者签名于医嘱最后1行护士签名横格内。

3. 论述特别护理记录单包括哪些内容。

特别护理记录单包括：①一般项目。姓名、科室、床号、住院号、页码、日期、时间、签名；②记录内容。意识、颅内病变指征、生命体征、入量、各种管道、皮肤、病情及护理措施实施情况。

4. 论述怎样停止"手工医嘱"。

医师开出停止医嘱后，护士用蓝钢笔在长期医嘱单上停止栏内写明日期、时间并签名，同时将有关执行单上的该医嘱注销。如更改医嘱，应同时停止原医嘱。

5. 论述怎样书写出院记录单。

出院记录单是用于小结患者在住院期间的病情变化和护理过程的护理文件。书写出院记录单时注意：①出院记录单应记录患者在住院期间出现的护理问题，并写明已解决了哪些护理问题，出院时仍存在或潜在的护理问题有哪些；②在出院指导栏内书写出院后患者在饮食、活动、休息、用药、复诊 5 个方面的注意事项；③简单小结出院时患者的一般状况。

〔测试题〕

一、选择题

【A 型题】

1. 患者的出入水量除记录在护理记录单上以外，还应记录于（ ）

　　A. 护理计划单　　　　B. 入院评估单　　　　C. 护理措施实施单

　　D. 三测单　　　　　　E. 医嘱记录单

2. 书写危重患者交班报告时，要用红笔在"诊断"的下一行居中标记（ ）

　　A. △　　　　　　　　B. #　　　　　　　　C. ○

　　D. 口　　　　　　　　E. ※

3. 转抄医嘱时如为免试药物，护士应用蓝钢笔在医嘱单上该条医嘱标志（ ）

　　A. 阴性　　　　　　　B. 续用　　　　　　　C. 不试

　　D. 免试　　　　　　　E. 可不做标志

4. 护理记录单上记录 24 小时总出入水量用（ ）

　　A. 红钢笔　　　　　　B. 蓝钢笔　　　　　　C. 圆珠笔

　　D. 黑钢笔　　　　　　E. 铅笔

5. 书写交班报告时，首先书写的是（ ）

　　A. 新进入病室的患者　B. 危重患者　　　　　C. 手术患者

　　D. 分娩患者　　　　　E. 离开病室的患者

6. 立即执行的医嘱，在处方开出后多少时间内执行（ ）

　　A. 15 分钟内　　　　　B. 5 分钟内　　　　　C. 60 分钟内

　　D. 30 分钟内　　　　　E. 12 小时内

7. 由护士书写的文件不包括（ ）

　　A. 医嘱记录单　　　　B. 体温单　　　　　　C. 医嘱本

D. 病室交班报告　　E. 护理记录单

8. 评估视力时，不规范的描述语是（　　）

A. 模糊　　　　　B. 正常　　　　　C. 减退

D. 失明　　　　　E. 看不见

9. 表示药物过敏试验阴性（　　）

A. 蓝色"√"　　　　　　　　　B. 红色"√"

C. 红色"（－）"　　　　　　　D. 红色"（＋）"

E. 红色"※"

10. 危重患者用护理记录单时，不必使用的记录单是（　　）

A. 入院评估单　　B. 三测单　　　C. 护理计划单

D. 护理措施实施单　E. 医嘱单

11. 下述哪一项不属于生命体征观察的内容（　　）

A. 脉搏　　　　　B. 体温　　　　　C. 血压

D. 呼吸　　　　　E. 神志

12. 做完青霉素皮试后，其皮试结果除记录在医嘱本上以外，还应记录于（　　）

A. 三测单　　　　B. 入院评估单　　C. 护理计划单

D. 护理记录单　　E. 医嘱单

13. 夜间备用医嘱的失效时间是（　　）

A. 7pm　　　　　B. 12pm　　　　　C. 次日7am

D. 次日7pm　　　E. 12am

14. 日间备用医嘱的失效时间是（　　）

A. 当日7pm　　　B. 次日7pm　　　C. 7pm

D. 7am　　　　　E. 12am

15. 书写手术患者交班报告时，不要求书写的内容是（　　）

A. 麻醉方式　　　B. 手术名称　　　C. 生命体征

D. 手术者姓名　　E. 伤口情况

16. 评估患者的生活习惯时不包括（　　）

A. 饮酒　　　　　B. 吸烟　　　　　C. 偏食

D. 忌食　　　　　E. 药物

17. 不属患者的生活状况的项目是（　　）

A. 睡眠　　　　　B. 饮食　　　　　C. 排泄

D. 活动　　　　　E. 情绪

18. 书写交班报告时，白班使用的记录笔是（　）

　　A. 红钢笔　　　　B. 蓝钢笔　　　　C. 圆珠笔

　　D. 黑钢笔　　　　E. 铅笔

19. 必须立即执行的医嘱是（　）

　　A. 肠溶阿司匹林 0.6 t. i. d.

　　B. 地高辛 0.25 mg St.

　　C. 去痛片 0.5 s. o. s

　　D. 盐酸哌替啶 50mg i. m. q. 6h. p. r. n.

　　E. 低盐饮食

20. 书写护理记录单时，晚夜班使用的记录笔是（　）

　　A. 红钢笔　　　　B. 蓝钢笔　　　　C. 圆珠笔

　　D. 黑钢笔　　　　E. 铅笔

【B 型题】

　　A. 治疗效果　　　B. 抢救经过　　　C. 方式

　　D. 特殊的检查　　E. 治疗、护理

1. 书写死亡患者交班报告时必须书写（　）

2. 书写出院患者交班报告时必须书写（　）

　　A. 医嘱本上红"√"标志

　　B. 医嘱本上蓝"√"标志

　　C. 医嘱本上红色"（－）"标志

　　D. 医嘱本上红色"（＋）"

　　E. 医嘱本上蓝色直线

3. 表示医嘱已转抄（　）

4. 表示医嘱已执行（　）

5. 表示药物过敏试验阳性（　）

6. 表示药物过敏试验阴性（　）

　　A. 临时医嘱　　　B. 长期医嘱　　　C. 临时备用医嘱

　　D. 长期备用医嘱　E. 重整医嘱

7. 呋塞米 20mg iv. St.（　）

8. 维生素 CO_2 t. i. d.（　）

9. 盐酸哌替啶 50mg i. m. q. 6h p. r. n.（　）

10. 去痛片 0.5 s. o. s.（　）

【C 型题】

A. 护理记录单　　　　　　　　　　B. 三测单

C. 两者均是　　　　　　　　　　　D. 两者均否

1. 患者用药后的反应应记录在（　）

2. 患者的体温、脉搏、呼吸、血压应记录的在（　）

A. 有效期在 24 小时以上　　　　　B. 有效期在 12 小时以内

C. 两者均是　　　　　　　　　　　D. 两者均否

3. p. r. n（　）

4. s. o. s（　）

5. 重整医嘱

【X 型题】

1. 书写产科患者交班报告时，应报告婴儿的情况，包括（　）

A. 体重　　　　　　B. 性别　　　　　　C. 哭声

D. 胎盘　　　　　　E. 特殊情况

2. 记录患者的出入水量时，其出量包括（　）

A. 出汗　　　　　　B. 呕吐物　　　　　C. 大小便

D. 引流液　　　　　E. 渗出液

3. 书写危重患者交班报告时应报告（　）

A. 呕吐　　　　　　B. 生命体征　　　　C. 神志

D. 瞳孔　　　　　　E. 抢救和护理情况

4. 护士处理医嘱时要注意（　）

A. 先执行临时医嘱，再执行长期医嘱

B. 必须严格遵守三查七对，确认无疑问后方可执行

C. 先执行，再转抄

D. 红勾表示已执行，蓝勾表示已转抄

E. 按医嘱的性质分别转抄在病历的长期和临时医嘱单上

5. 书写死亡患者交班报告时，要报告的内容有（　）

A. 姓名　　　　　　B. 床号　　　　　　C. 诊断

D. 简要抢救经过　　E. 死亡时间

二、判断题

1. 负责护士针对患者的某一护理问题在护理计划单的标准栏内打

一"√"时，则表示护士将对此患者执行标准护理计划中的护理记录。（ ）

2. 重整医嘱应按原来的日期顺序书写未停止的医嘱，在两条红线内用红笔写明重整日期、时间即可。（ ）

3. 凡手术、分娩、转科、重整的医嘱，均应在最后一次医嘱下画两条蓝线，以示前面的医嘱一律作废。（ ）

4. 对患者进行入院评估时，针对"疼痛"应描述其性质和部位。（ ）

5. 针对某一护理问题采取护理措施后，其护理问题可能出现的结果是解决、改善、存在。（ ）

6. 使用三联交班报告本，晚夜班如果病情变化大，交班内容多，估计在白班所留空格内不够书写时，可按本班新患者方法书写，不要将上一个患者的交班内容写在下一个患者的格内。（ ）

7. 凡两种以上药物组成一项医嘱时，应在第一和最后一种药物之间画一整齐直线，写明用法、时间。（ ）

8. 总结出入水量时，应用红钢笔画两条红线，再用红钢笔写明"××"小时，具体总数记录在该单的相应栏目内并签全名。（ ）

9. 如果患者的生命体征已记录在护理记录单上，则不需要再记录在三测单上。（ ）

10. 长期医嘱单另起一页时，则将前一页空白处用红笔画一直线，表示空白处已注销。（ ）

三、填空题

1. 入院评估单用于对新患者进行护理评估，并通过评估找出患者的（ ），确立（ ）。

2. 特别护理记录单用于（ ）的护理记录。

3. 书写护理记录单时，（ ）用蓝钢笔记录，（ ）用红钢笔记录。

4. 备用医嘱包括（ ）和（ ）两种，其中（ ）的有效期在12小时内。

5. 常用的入院评估单根据 Marjory Gordon 的功能健康形态设计，其内容包括以下几项：（ ）、（ ）、（ ）、（ ）、（ ）、（ ）；（ ），（ ）。

6. 护理措施实施单记录的是护士已经给患者实施的（　　　）以及（　　　）内容。

〔答　案〕

一、选择题

【A 型题】

1. D　2. E　3. D　4. A　5. E　6. A　7. C　8. E　9. C　10. D　11. E

12. E　13. C　14. A　15.　D　16. E　17. E　18. B　19. B　20. A

【B 型题】

1. B　2. A　3. B　4. A　5. D　6. C　7. A　8. B　9. D　10. C

【C 型题】

1. A　2. C　3. A　4. B　5. D

【X 型题】

1. ABCE　2. ABCDE　3. ABCDE　4. ABCDE　5. CDE

二、判断题

1. 错误　2. 错误　3. 错误　4. 正确　5. 正确　6. 正确　7. 正确

8. 正确　9. 错误　10. 错误

三、填空题

1. 健康问题　护理诊断

2. 危重患者

3. 7am 以后　7pm 以后

4. 长期备用医嘱　临时备用医嘱　临时备用医嘱

5. 一般情况　生活状况　各系统情况　认识与感觉　心理社会状况

6. 护理　健康宣教

第六章 预防与控制医院感染基本知识

〔基础知识〕

1. 煮沸消毒应注意哪些问题？

（1）煮沸消毒一般不用于灭菌。

（2）消毒时间应从水沸腾后开始计时，一般杀灭细菌繁殖体、真菌、病毒等需 20～30 分钟。

（3）煮沸过程中不应加入新的消毒物品。

（4）消毒前应将待消毒物品清洗干净，消毒时被消毒物品应全部浸入水中。

（5）棉织品煮沸消毒时应适当搅拌，器械应打开关节。

（6）一次消毒物品不宜太多，应少于消毒器容量的 3/4。

（7）玻璃类物品应在冷水时放入以免破裂，橡胶类应在水沸时放入以免橡胶变软，塑料管及易变形的物品应避免重压、打折，不透水的物品应垂直放置以利水的流动。

（8）煮沸消毒后的物品在取出和存放时应防止再污染。

2. 医院感染的 3 个基本条件是什么？

医院感染的基本条件是：感染源、传播途径、易感人群。

3. 超过有效期的一次性医疗用品灭菌后能再使用吗？

超过有效期的一次性医疗用品一般不可再使用，其原因为：

（1）产品原材料老化变脆，易增加微粒。

（2）经环氧乙烷再灭菌后，有增加环氧乙烷残留量问题。

（3）经辐照灭菌可损害某些不耐辐照高分子材料，化学结构发生降解式交连，产生不规则的键分裂现象，改变其机械性能，如强度不够、脆裂等。

（4）物品可能有微生物生长，再灭菌后微生物尸体及其代谢产物易发生热原反应。

4. 空气微生物采样应何时进行？其标准是什么？

空气微生物采样应选择在消毒处理后至医疗活动前进行。

空气微生物采样的标准为：

（1）Ⅰ类环境空气中细菌总数≤10 cfu/m³。

（2）Ⅱ类环境空气中细菌总数≤200 cfu/m³。

（3）Ⅲ类环境空气中细菌总数≤500 cfu/m³。

5. 影响化学消毒剂消毒效果的因素及常见问题有哪些？

影响化学消毒剂消毒效果的因素：①消毒剂的浓度与作用时间；②环境温度与相对湿度；③pH；④有机物；⑤表面活性剂和金属离子；⑥微生物的数量。

影响化学消毒剂消毒效果的常见问题：①过分依赖。认为化学消毒剂保险系数大，用总比不用好。②选药不当。低、中、高效不分，抑菌灭菌不清，有无腐蚀性不知。③浓度不准。配制方法不对，保存不当。④时间不足。达不到杀灭目标微生物的作用。

6. 常见物理消毒灭菌方法有哪些？

常见的物理消毒灭菌方法有：自然净化、机械除菌、紫外线消毒、超声波消毒、热力消毒与灭菌、微波消毒与灭菌、电离辐射灭菌和等离子体灭菌。

7. 清洁有何意义？常用清洁方法有哪些？

清洁可去除大量潜在病原微生物，减少接触感染的机会，是预防医院感染的基本措施。

常用的清洁方法有水洗、机械去污、去污剂去污。

8. 物品采用压力蒸气灭菌时应注意哪些问题？

（1）灭菌器内的冷空气必须排净。

（2）正确掌握灭菌时间。

（3）灭菌物品的包装、摆放合理。

（4）热源充足。

（5）防止蒸气超高热。

（6）待灭菌物品需做预处理。

（7）金属包的重量不超过7kg，敷料包不超过5kg。

（8）预真空物品包体积不超过30cm×30cm×50cm，下排气物品包体积不超过30cm×30 cm×25 cm。

（9）棉布包装层数不少于2层，新棉布应洗涤去浆后再使用；反复使用的包装材料和容器应经清洗后才可再次使用。

（10）盘、盆、碗等器皿类物品，尽量单个包装；包装时应将盖打开；若必须多个包装在一起时，器皿的开口应朝一个方向；摞放时，器皿间用吸湿毛巾或纱布隔开，有筛孔的容器应将筛孔打开，以利蒸气渗入。

（11）物品捆扎不宜过紧或过松，外用化学指示胶带贴封，物品包的中央放化学指示卡。

（12）装载：下排气灭菌器的装载量不超过柜室容积的80%；预真空灭菌器的装载量不超过柜室容积的90%，预真空灭菌器和脉动真空灭菌器的装载量分别不小于柜室容积的10%和5%，防止小装量效应影响灭菌效果。

9. 常见医院空气消毒的方法有哪些？

常见医院空气消毒的方法有：①循环风紫外线空气消毒器消毒；②静电吸附式空气消毒器消毒；③紫外线消毒；④臭氧消毒；⑤熏蒸或喷雾消毒。

10. 应用紫外线消毒时需注意什么？

（1）在使用过程中，应保持紫外线灯管表面的清洁，一般每2周用乙醇擦拭一次，有灰尘、油污时随时擦拭。

（2）消毒室内空气时，室内安装紫外线消毒灯（30W 紫外灯在100cm 处的强度 >70μW）的数量为每立方米不少于1.5W、时间不少于30分钟。房间内应保持清洁干燥，减少尘埃和水雾，温度低于20℃或高于40℃、相对湿度大于60%应适当延长照射时间。

（3）消毒物品表面时，应使表面受到紫外线的直接照射，并达到足够的照射剂量。

（4）紫外线光源不得直接照射到人体表面，以免引起损伤。

（5）新出厂的紫外线灯管，辐照强度不得低于 $90\mu W/cm^2$；使用中的紫外线灯管，辐照强度不得低于 $70\mu W/cm^2$。

11. 医院污物处理的原则是什么？

（1）分类收集原则：减少有害有毒废物和传染性废物的数量，有利于废物的回收利用和处理。

（2）回收利用原则：避免资源浪费，有利于资源再利用。

（3）减量化原则：通过重复利用、破碎、压缩、焚烧等手段，减少固体废物的体积和数量。

（4）无公害原则：废物处理必须遵守环保及卫生法规标准要求。

（5）分散与集中处理相结合的原则：分类收集的废物分别进行处理。

12. 化学消毒剂的种类和应用原则是什么？

化学消毒剂按其成分为：①卤素类消毒剂；②过氧化物类消毒剂；③醛类消毒剂；④烷基化气体消毒剂；⑤酚类消毒剂；⑥醇类消毒剂；⑦胍类消毒剂；⑧季铵盐类消毒剂；⑨其他类消毒剂。

化学消毒剂的应用原则：①坚持必须、合理、少用的原则；②能用物理方法的不用化学法；③效果不肯定的消毒剂不用；④作用相同的消毒剂应以价格－效果作为选择依据；⑤了解消毒剂的性质，随配随用，切忌中途添加。

13. 应用过氧乙酸时需注意哪些事项？

（1）因过氧乙酸不稳定，稀释液应在临用前现配现用，常温下使用不宜超过 2 天，容器应加盖。

（2）二元剂型的过氧乙酸使用前需将 A、B 液按比例混匀静置 24 ~48 小时，然后再稀释成所需浓度。不得将 A、B 液直接倒入水中稀释使用。

（3）过氧乙酸是强氧化剂，不宜使用金属容器及脱瓷的搪瓷容器，以免腐蚀。应盛于有盖塑料容器内，装量不超过 4/5，避免因分解使氧压增高，造成瓶塞顶开或使玻璃瓶爆裂。

（4）一元剂型包装的过氧乙酸在配制应用液前应先测定原液的实际浓度，根据实际浓度计算用量。

（5）高浓度过氧乙酸具有强腐蚀性和刺激性，因此在配制消毒液时应注意防护，若不慎溅入眼内或皮肤上应立即用水清洗，以避免造成损伤。

（6）过氧乙酸溶液切勿与其他药品或有机物随意混合，以免剧烈分解发生爆炸等危险。

（7）有机物对过氧乙酸影响较大，被血液、脓液污染的物品，消毒时应延长作用时间。

（8）配液时应选择灭菌蒸馏水作为稀释液。

14. 何谓医院感染？医院感染的特点是什么？

医院感染亦称医院获得性感染。广义的医院感染是指任何人员在医院活动期间，遭受病原体侵袭而引起的任何诊断明确的感染或疾病。狭义的医院感染是指患者在入院时不存在亦非已处于潜伏期，而是在住院期间获得的显性或隐性感染，症状可出现在住院期间，也可能发生在出院后。

15. 何谓内源性感染、外源性感染？

内源性感染也称自身感染，引起感染的病原体来自患者本身；外源性感染也称交叉感染，引起感染的病原体来自患者体外。

16. 何谓卫生洗手？医院工作中卫生洗手指征有哪些？

卫生洗手是通过机械去污染的方法清除大部分暂居菌来降低手的污染程度。

医院工作中洗手指征：诊间；处理干净与污染物品前、后；戴手套前、脱手套后；如厕前、后；诊疗操作前、后；进入和离开病区前。

17. 何谓清洁、消毒、灭菌？

清洁是用物理方法清除物体表面的污物，减少微生物的过程。

消毒是指杀灭或清除传播媒介上的病原微生物，使其达到无害化的处理。

灭菌是指杀灭或清除传播媒介上的一切微生物的处理。

18. 何谓高水平、中水平、低水平消毒法？

高水平消毒法：可以杀灭各种微生物，对细菌芽孢杀灭达到消毒效果的方法。这类消毒方法应能杀灭一切细菌繁殖体（包括结核分枝杆菌）、病毒、真菌及其孢子和绝大多数细菌芽孢。

中水平消毒法：可以杀灭和去除细菌芽孢以外的各种病原微生物的消毒方法。

低水平消毒法：只能杀灭细菌繁殖体（分枝杆菌除外）和亲脂病毒的消毒方法。

19. 何谓酸性氧化电位水？使用时应注意什么？

酸性氧化电位水是一种具有高氧化还原电位、低 pH、含低浓度有效氯的水，具有较强氧化能力和快速杀灭微生物的作用。

使用酸性氧化电位水消毒时应注意：

（1）由于酸性氧化电位水在一定程度上受有机物的影响，故待消毒物品应清洗干净。

（2）由于酸性氧化电位水稳定性较差（遇光、空气、有机物可还原成普通水），最好现生产现用。

（3）对金属有一定的腐蚀性，浸泡器械时间不宜过长。

（4）储存宜选用深色、非金属容器避光保存。

20. 何谓等离子体？等离子体的杀菌作用是什么？

等离子体是指高度电离的气体云，是气体在加热或强电磁场作用下电离而产生的，主要有电子、原子、分子、活性自由基及射线等。其中活性自由基及射线对微生物具有很强的杀灭作用。

21. 何谓随时消毒？何谓终末消毒？

有传染源存在时对其排出的病原体可能污染的环境和物品及时进行的消毒称随时消毒。

传染源离开疫源地后进行的彻底消毒称终末消毒。

22. 何谓消毒剂？何谓灭菌剂？

用于杀灭传播媒介上的微生物，使其达到消毒或灭菌要求的制剂称为消毒剂。

可杀灭一切微生物（包括细菌芽孢），使其达到灭菌要求的制剂称为灭菌剂。

〔测试题〕

一、选择题

【A 型题】

1. 预防免疫功能低下患者发生医院感染不正确的是（　　）

　A. 注射相关疫苗

　B. 全身使用广谱抗生素预防感染

　C. 保护性隔离

　D. 治疗局部感染病灶

　E. 保护皮肤黏膜的完整性

2. 传染病房医院感染控制措施中错误的是（　　）

　A. 严格执行消毒隔离制度

　B. 不同传染病可安排在同一房间

　C. 患者的排泄物、分泌物、病房污水必须经过消毒处理后方可排放，固体污物应进行无害化处理或焚烧

D. 病房内污染区、半污染区、相对清洁区分区明确

E. 严格探视、陪住制度

3. 下述概念中不正确的是（　　）

    A. 医院感染暴发是指在某医院、某科室的住院患者中短时间内、突然发生许多医院感染病例的现象

    B. 医院感染发病率是指一定时间内住院患者中发生医院感染新发病例的频率

    C. 医院感染流行是指某医院、某科室医院感染发病率显著超过历年散发发病率水平

    D. 医院感染散发是指医院感染在某医院或某地区住院患者中历年的一般发病率水平

    E. 医院感染的流行趋势是指医院感染持续流行

4. 我国医院感染最常发生的部位是（　　）

    A. 外科切口　　　　B. 泌尿道　　　　　C. 血液

    D. 呼吸道　　　　　E. 胃肠道

5. 下述有关护理工作的描述，不正确的是（　　）

    A. 各种治疗、护理、换药操作应按清洁伤口、感染伤口、隔离伤口依次进行

    B. 起封抽吸的各种溶媒超过 36 小时不得使用，最好采用大包装

    C. 灭菌物品提倡使用小包装，无菌棉球或纱布罐一经打开，使用时间不得超过 24 小时

    D. 无菌物品必须一人一用一灭菌

    E. 治疗室、处置室布局合理，清洁区、污染区分区明确

6. 关于消毒灭菌方法的选择，错误的是（　　）

    A. 手术器具与物品首选压力蒸气灭菌法灭菌

    B. 耐热耐湿的物品首选压力蒸气灭菌法灭菌

    C. 消毒首选物理方法，不能用物理方法消毒时选择化学消毒方法消毒

    D. 不耐热的物品如各种导管、精密仪器、人工移植物可以选择化学灭菌方法，如环氧乙烷灭菌

    E. 化学灭菌剂浸泡灭菌方便实用，应加以推广

7. 除灭菌速度快、灭菌效果好、经济、环境污染小的压力蒸气灭菌法外，目前最常用的低温灭菌方法是（　　）

   A. 环氧乙烷灭菌法

   B. 戊二醛浸泡灭菌法

   C. 过氧乙酸浸泡灭菌法

   D. 辐射灭菌法

   E. 微波灭菌法

8. 经血液、体液传播的病原体不包括（　　）

   A. 丙型肝炎病毒　　　　　　　　B. 乙型肝炎病毒

   C. 人类免疫缺陷病毒　　　　　　D. 麻疹病毒

   E. 疟原虫

9. 关于消毒因子对人体的危害，错误的是（　　）

   A. 微波对人体无害

   B. 紫外线直接照射可伤害人体皮肤和角膜

   C. 环氧乙烷泄漏不仅对人体直接有毒，还可以发生爆炸

   D. 液体消毒剂可以造成人体过敏

   E. 吸入戊二醛气体对人体有害

10. 传染性非典型肺炎的最主要传播途径是（　　）

    A. 经呼吸道飞沫传播　　　　　　B. 经消化道传播

    C. 接触传播　　　　　　　　　　D. 经粪－口途径传播

    E. 虫媒传播

11. 细菌耐药最常见的机制是（　　）

    A. 产生抗生素灭活酶

    B. 抗生素作用靶位改变

    C. 细菌细胞膜渗透性改变，使抗生素不易进入细菌细胞

    D. 细菌改变代谢途径

    E. 细菌细胞将抗生素排除细菌

12. 属于低水平消毒剂的是（　　）

    A. 过氧乙酸　　　B. 戊二醛　　　C. 碘伏

    D. 洗必泰　　　　E. 异丙醇

13. 关于医院感染预防与控制的概念，错误的是（　　）

    A. 洗手是预防医院感染的重要措施

B. 部分医院感染是可以预防的

C. 医院感染一定是由于消毒隔离缺陷所致

D. 内源性医院感染是医院感染的重要原因

E. 滥用抗生素可至二重感染

14. 目前引起输血后肝炎的主要肝炎病毒为（　　）

    A. 乙型肝炎病毒   B. 甲型肝炎病毒

    C. 丙型肝炎病毒   D. 戊型肝炎病毒

    E. 庚型肝炎病毒

15. 下述内镜需灭菌，但除外（　　）

    A. 支气管纤维镜   B. 腹腔镜

    C. 关节镜   D. 脑室镜

    E. 胸腔镜

16. 输液反应中属于医院感染的有（　　）

    A. 由液体或输液通路中的毒素引起的发热

    B. 由于液体被细菌污染引起的发热

    C. 由于输液管中的内毒素引起的发热

    D. 由于输注液体中的药物引起的发热

    E. 由于输注的液体中含有热源物质引起的发热

17. 下述细菌是目前医院感染常见的细菌，但除外（　　）

    A. 大肠埃希菌

    B. 葡萄球菌特别是金黄色葡萄球菌和凝固酶阴性葡萄球菌

    C. 沙门菌

    D. 铜绿假单胞菌

    E. 肺炎杆菌

18. 病房的医院感染管理措施中错误的是（　　）

    A. 同类感染患者相对集中

    B. 感染患者与非感染患者分开

    C. 特殊感染患者单独安置

    D. 室内应定时通风换气，必要时进行空气消毒

    E. 地面应常规使用含氯消毒剂消毒

19. 关于血液净化室的医院感染管理，下列哪项不正确（　　）

    A. 工作人员定期体格检查，加强个人防护

B. 应对患者常规进行血液净化前肝功能、肝炎病原体等检查

C. 透析器、管路应一次性使用

D. 传染病患者在隔离净化室进行血液净化，专机透析

E. 急诊患者不需固定透析机

20. 15%过氧乙酸原液配制 0.3%过氧乙酸 100 ml，下列方法中正确的是（　　）

A. 原液 30 ml 加水 70 ml

B. 原液稀释 200 倍

C. 原液 20ml 加水 80 ml

D. 原液 15 ml 加水 85 ml

E. 原液 2 ml 加水 98 ml

21. 下述消毒剂中属中效消毒剂的是（　　）

A. 过氧乙酸　　　　B. 戊二醛　　　　　C. 氯己定

D. 臭氧　　　　　　E. 碘伏

22. 发生医院内尿路感染最常见的诱因是（　　）

A. 长期卧床　　　　B. 留置导尿管　　　C. 膀胱内注药

D. 膀胱冲洗　　　　E. 膀胱镜检查

23. 对怀疑医院感染的病例取标本进行病原体检查，错误的是（　　）

A. 在使用抗生素前送标本

B. 为节约经费，应该在抗感染治疗效果不佳时取标本做病原体检查

C. 采集标本时防止污染

D. 采集标本后及时送检

E. 接到临床标本后及时正确接种

24. 下述监测不合格的有（　　）

A. 重症监护室医护人员手≤5cfu/cm^2

B. 层流洁净手术室空气细菌数≤10cfu/m^3

C. 供应室无菌区物体表面细菌数≤5cfu/cm^2

D. 次性注射器和输液器细菌培养阴性，鲎试验阳性

E. 传染病病房物体表面≤15cfu/cm^2

25. 关于锐器伤的预防，错误的是（　　）

A. 对发生锐器伤者进行血源性疾病的检查和随访

B. 如不慎发生锐器伤，应立即采取相应的保护措施，清创，对创面进行严格消毒处理

C. 被 HBV 阳性患者血液、体液污染了的锐器刺伤，应在 1 周内注射乙型肝炎高效价免疫球蛋白

D. 被 HBV 阳性患者血液、体液污染的锐器刺伤，应进行血液乙型肝炎标志物检查

E. 被 HBV 阳性患者血液、体液污染了的锐器刺伤，血液乙型肝炎标志物阴性者按规定接种乙型肝炎疫苗

26. 医院感染主要发生在（　　）

A. 探视者　　　　B. 门诊、急诊患者　C. 医务人员

D. 住院患者　　　E. 陪护人员

27. 关于洗手指征错误的是（　　）

A. 进行无菌技术操作前后

B. 接触患者前后

C. 戴口罩和穿脱隔离衣前后

D. 接触血液、体液和被污染的物品前后

E. 脱手套后

28. 下述哪项不属于微生物（　　）

A. 支原体　　　　B. 病毒　　　　　C. 细菌

D. 衣原体　　　　E. 钩虫

29. 下述不符合环境卫生学标准的是（　　）

A. 层流洁净手术寄物体表晰细菌数≤5 cfu/cm^2

B. 普通手术室空气细菌数≤500 cfu/m^3

C. 传染病病房物体表面细菌数≤15 cfu/cm^2

D. 治疗室医务人员手细菌数≤10 cfu/cm^2

E. 婴儿室空气细菌数≤200 cfu/m^3

30. 通过空调冷却水传播最常见的细菌是（　　）

A. 沙门菌　　　　B. 金黄色葡萄球菌　C. 大肠埃希菌

D. 军团菌　　　　E. 棒状杆菌

31. 下述不属于灭菌剂是（　　）

A. 过氧乙酸　　　B. 20% 戊二醛　　　C. 环氧乙烷

D. 甲醛　　　　　　E. 含氯消毒剂

32. 妊娠妇女不宜用的抗生素是（　　）

    A. 磷霉素　　　　B. 青霉素　　　　C. 林可霉素

    D. 四环素　　　　E. 头孢菌素

33. 不属于高度危险物品的是（　　）

    A. 导尿管　　　　B. 腹腔镜　　　　C. 体温表

    D. 穿刺针　　　　E. 手术器材

34. 下述各项中错误的是（　　）

    A. 小儿呼吸道感染不需要隔离

    B. 医院污物应分类收集、分别处理，以防污染扩散

    C. 洗手是预防医院感染的重要措施

    D. 大面积烧伤或多重耐药菌感染应进行接触隔离

    E. 传染病区应严格划分清洁区、半污染区、污染区

35. 下述消毒剂中属高水平消毒剂的是（　　）

    A. 戊二醛　　　　　　B. 聚维酮（络合碘）

    C. 乙醇　　　　　　　D. 苯扎溴铵（新洁尔灭）

    E. 碘酊

36. 对传染性非典型肺炎无效的公众预防措施是（　　）

    A. 在通风不好或人群密集的场所戴口鼻罩

    B. 注射丙种球蛋白

    C. 勤洗手

    D. 讲究个人卫生

    E. 不接触传染性非典型患者或临床诊断患者

37. 关于医院感染的概念错误的是（　　）

    A. 医院感染是指在医院内获得的感染

    B. 入院时处于潜伏期的感染不是医院感染

    C. 慢性感染急性发作是医院感染

    D. 与上次住院有关的感染是医院感染

    E. 婴幼儿经胎盘获得的感染不是医院感染

38. 关于输血科预防医院感染的措施，下列哪项是错误的（　　）

    A. 保持环境清洁，每天清洁桌面

    B. 被血液污染的台面可用新洁尔灭消毒处理

C. 工作人员上岗前应注射乙型肝炎疫苗，并定期检查抗体水平

D. 血浆置换术应在Ⅱ类环境中进行并注意消毒隔离

E. 每月对储血冰箱的内壁进行生物学监测，不得检出致病性微生物和真菌

39. 治疗室的管理中，下列哪项是错误的（　　）

A. 治疗室中开启的各种溶酶超过 24 个小时不能使用，最好采用小包装

B. 注射治疗时要铺无菌盘，抽出的药液存放不能超过 2 小时

C. 治疗室中开启的无菌溶液需在 2 小时内使用

D. 碘酒、酒精瓶应保持密闭，每周更换并对容器灭菌 1～2 次

E. 经灭菌后的棉球、纱布包一经打开，使用时间不能超过 48 小时

40. 关于地面和拖洗工具的消毒，下列哪项是正确的（　　）

A. 因为 2% 戊二醛是高水平消毒剂，有条件时最好用戊二醛拖地，消毒效果好

B. 地面应经常用含氯消毒剂拖洗，既能消毒，又能增白

C. 地面应湿式清扫，保持清洁，局部有血迹等污染时局部用消毒剂处理

D. 拖洗工具使用后先洗净，再消毒，然后晾干

E. 检验科的地面每天均需用消毒剂拖洗

【B 型题】

（说明）针对下列血清 HBV 标志物检测结果回答问题。HbsAg、HbeAg、抗－HBc、抗－HBc IgM、抗－Hbe、抗－HBs

A. ＋ ＋ － － － －　　　　　　B. ＋ ＋ ＋ ＋ － －

C. ＋ － ＋ － ＋ －　　　　　　D. ＋ － － － ＋ ＋

E. － － － － － ＋

1. 急性或慢性乙型病毒性肝炎，HBV 复制活跃（　　）

2. 急性 HBV 感染早期，HBV 复制活跃（　　）

3. HBV 复制停止（　　）

4. 接种乙型肝炎疫苗后（　　）

5. HBsAg、HBeAg 变异（　　）

A. 国家卫生和计划生育委员会医院感染管理咨询专家委员会

B. 省医院感染管理专家咨询委员会

C. 各级医院的医院感染管理委员会

D. 医院感染管理科

E. 临床科室医院感染管理小组

6. 对医院发生的医院感染流行、暴发流行进行调查分析，提出控制措施，并组织实施（ ）

7. 根据《综合医院建筑标准》有关的卫生学标准及预防医院感染的要求，对医院的改建、扩建和新建提出建设性意见（ ）

8. 监督、指导医师和医技人员严格执行无菌技术操作规程，合理应用抗感染药物，实施对一次性医疗用品的管理等有关医院感染管理的制度（ ）

9. 对本地区的医院感染管理进行技术指导（ ）

10. 进行医院感染管理的策略研究，为国家卫生和计划生育委员会提供咨询意见（ ）

（说明：根据我国卫生标准回答）

A. 必须无菌

B. 细菌菌落总数应 $\leqslant 20$ cfu/g 或 $\leqslant 20$ cfu/100cm^2，致病性微生物不得检出

C. 细菌菌落总数应 $\leqslant 200$ cfu/g 或 $\leqslant 200$ cfu/100cm^2，致病性微生物不得检出

D. 细菌菌落总数应 $\leqslant 100$ cfu/ml，致病性微生物不得检出

E. 细菌菌落总数应 $\leqslant 300$ cfu/ml，致病性微生物不得检出

11. 接触黏膜的医疗用品（ ）

12. 进入组织、器官或接触破损皮肤、黏膜的医疗用品（ ）

13. 接触皮肤的医疗用品（ ）

14. 使用中的消毒剂（ ）

【C 型题】

A. 使用过的注射针头　　　　　B. 带血的敷料

C. 两者均是　　　　　　　　　D. 两者均否

1. 损伤性废物（ ）

2. 医疗废物（ ）

3. 生活垃圾（　　）

　　A. 醋酸氯己定　B. 新洁尔灭　C. 两者均是　D. 两者均否

4. 高效消毒剂（　　）

5. 低效消毒剂（　　）

　　A. 留置导尿管　B. 气管切开　C. 两者均是　D. 两者均否

6. 医院内下呼吸道感染的常见诱因（　　）

7. 医院内尿路感染的常见诱因（　　）

8. 手术部位感染的常见诱因（　　）

　　A. 0.5%碘伏　B. 2%戊二醛　C. 两者均是　D. 两者均否

9. 高效消毒剂（　　）

10. 低效消毒剂（　　）

【X 型题】

1. 医院的医院感染管理委员会的主要职责包括（　　）

　　A. 根据《综合医院建筑标准》有关卫生学标准及预防医院感染的要求，对医院的改建、扩建和新建提出建设性意见

　　B. 定期总结、分析细菌学检测监测资料，向有关部门反馈，并向全院公布

　　C. 依据有关政策法规，制定全院控制医院感染规划、管理制度，并组织实施

　　D. 对医院感染管理科拟定的全院医院感染管理工作计划进行审定，对其工作进行考评

　　E. 建立会议制度，定期研究、协调和解决有关医院感染管理方面的重大事项，遇有紧急问题随时召开

2. 预防免疫功能低下患者发生医院感染正确的是（　　）

　　A. 广谱抗生素肠道去污染

　　B. 注射相关疫苗

　　C. 治疗潜在性感染病灶

　　D. 保护性隔离

　　E. 保护皮肤黏膜的完整性

3. 有关医院内医疗废物的处置正确的是（　　）

　　A. 由专人定期在各分类收集点收集、转运医疗废物

B. 在废物产生护理单元进行分类收集

C. 放射性废物按放射防护条例的规定处置

D. 医院应设置医疗废物暂存点

E. 混有医疗废物的生活垃圾按医疗废物处置

4. 在医院环境卫生学监测中，对致病性微生物监测的规定正确的是（ ）

A. 空气、医务人员手、物表不得检出金黄色葡萄球菌及其他致病性微生物

B. 空气、医务人员手、物表不得检出乙型溶血性链球菌

C. 空气、医务人员手、物表在可疑污染情况下进行相应指标的检测

D. 空气、物表、医务人员手不得检出铜绿假单胞菌

E. 母婴室、早产儿室、婴儿室、新生儿及儿科病房的物体表面和医护人员手上不得检出沙门菌

5. 医院应每月对下列哪些科室进行环境卫生学监测（ ）

A. 重症监护室（1CU）

B. 手术室、供应室无菌区、治疗室、换药室

C. 产房、母婴室、新生儿病房

D. 骨髓移植病房、血液病房、血液透析室

E. 传染病房

6. 有关外科手术切口感染的危险因素的描述，正确的是（ ）

A. 术前住院时间长，感染危险性低

B. 侵入手术切口的细菌毒力强，感染危险性高

C. 术前使用抗生素时间长，感染危险性高

D. 手术部位剃毛比剪毛的感染危险性低

E. 术前使用抗生素时间短，感染危险性高

7. 关于医疗用品的卫生标准，下列哪些是正确的（ ）

A. 接触黏膜的医疗用品细菌菌落总数应≤20 cfu/g 或 100 cm^2，不得检出致病性微生物

B. 进入人体无菌组织、器官或接触破损皮肤、黏膜的医疗用品必须无菌

C. 接触皮肤的医疗用品细菌菌落总数应≤200 cfu/g 或 100cm^2，

不得检出致病性微生物

    D. 使用中消毒剂细菌菌落总数应≤100 cfu/ml，不得检出致病性微生物

    E. 无菌器械保存液必须无菌

8. 医院感染可以发生在（　　）

    A. 住院患者　　　　B. 门诊患者　　　　C. 医务人员

    D. 探视者　　　　　E. 陪护人员

9. 属于高度危险物品的有（　　）

    A. 心导管　　　　　B. 手术机械　　　　C. 听诊器

    D. 体温表　　　　　E. 压舌板

二、判断题

1. 内镜的消毒须使用高效消毒剂，如2%戊二醛消毒浸泡30分钟，消毒后用无菌蒸馏水充分冲洗。内镜、活检钳的灭菌首选压力蒸气灭菌，也可用环氧乙烷灭菌或2%戊二醛浸泡10小时。（　　）

2. 不论成人或小儿患肺结核均不需隔离。（　　）

3. 消毒能杀灭一切微生物，包括细菌芽孢和真菌孢子。（　　）

4. 在医院出生的新生儿感染属医院感染。（　　）

5. 输液反应属医院感染。（　　）

6. 物理挫伤所致的局部红肿痛热不属医院感染，但在此基础上继发的细菌感染属于医院感染。（　　）

7. 医院感染发病率的计算公式：医院感染发病率（%）×同期新发生医院感染病例（例次）数/观察期间危险人群人数×100%。（　　）

8. 应严格控制抗感染药物的皮肤、黏膜局部用药。（　　）

9. 医院感染管理科必须履行对一次性使用无菌医疗用品的采购、管理和回收处理的监督检查职责。（　　）

10. 口腔科修复技工室的印模、蜡块、石膏模型及各种修复体应使用中效以上消毒方法进行消毒。（　　）

11. 出现医院感染流行趋势时，医院感染管理科应于24h内报告主管院长和医务部门，并通报相关部门。（　　）

12. 慢性肾盂肾炎患者住院期间急性发作属医院感染。（　　）

13. 静脉导管入口局部有脓液，属血管相关性感染。（　　）

14. 母婴一方有感染时，患病母婴必须与其他母婴分开护

理。（　）

15. 使用中的消毒剂每季度监测一次，其细菌含量必须≤100cfu/ml，不得检出致病微生物。（　）

16. 血液净化室工作人员应定期体格检查，操作时必须注意消毒隔离，加强个人防护，必要时注射乙型肝炎疫苗。应对患者常规进行血液净化前肝功能、肝炎病原学等实验室检查。（　）

17. 医院空气消毒可选用过氧乙酸喷雾或甲醛熏蒸。（　）

18. 患者咳嗽、咳痰，痰培养阳性，应诊断为医院感染。（　）

19. 发生在入院 12h 后的败血症或化脓性脑膜炎属医院感染。（　）

20. 有植入物的手术患者，手术后 1 年以内的手术切口感染属医院感染（　）。

21. 医院感染监测的目的是为了预防和控制医院感染。（　）

22. 皮肤、黏膜开放性伤口，无明显红肿痛热，但从渗出物中培养出金黄色葡萄球菌应列为医院切口感染。（　）

23. 患者咳痰，痰培养阳性，应诊断为医院内肺炎。（　）

24. 抽出的药液、开启的静脉输入用无菌液体须注明时间，超过 2 小时后不得使用；启封抽吸的各种溶媒超过 24 小时不得使用，最好采用小包装。（　）

25. 厌氧菌是消化道的常居菌，对机体有利，治疗过程中应注意保护。（　）

26. 医院感染就是交叉感染。（　）

27. 住院期间阑尾炎穿孔性腹膜炎或肝脓肿穿破性肺脓肿属于医院感染。（　）

28. 医院环境监测中的致病性微生物的检测是指乙型溶血性链球菌、金黄色葡萄球菌及其他致病性微生物，并在可疑污染情况下进行相应指标的检测。母婴室、早产儿室、婴儿室、新生儿及儿科病房的物体表面和医护人员的手还不得检出沙门菌。（　）

29. 传染性非典型肺炎是我国法定管理的传染病，属乙类传染病。（　）

30. 少量的医疗废物可以丢弃在生活垃圾中与生活垃圾一起处理。（　）

31. 医院感染称医院获得性感染或交叉感染。（　　）

32. 新生儿病房入口处应设置洗手设备及更衣室，工作人员入室前应严格洗手、更衣。（　　）

33. 对于有明显潜伏期的感染，患者入院至发病时间超过其平均潜伏期者属于医院感染。（　　）

34. 不论有无症状的菌尿症发生在入院 48h 后均属医院感染。（　　）

35. 在条件不够如时间紧时，高度危险物品可以只高水平消毒即可使用。（　　）

36. 没有明确潜伏期的感染，发生在入院 48 小时以后的就是医院感染。（　　）

37. 在口腔科凡接触患者伤口和血液的器械（如手机、车针、扩大针、拔牙钳、凿子、手术刀、牙周刮治器、洁牙器等）和敷料每人用后均应消毒；常用的口腔科检查器、充填器、托盘等每人用后均应消毒。（　　）

38. 医院使用的锐器（针头、穿刺针等）用后应放入防渗漏、耐刺的容器内，无害化处理。（　　）

39. 住院患者只要尿培养出细菌，就可诊断为医院内尿路感染。（　　）

40. 出院后 1 个月内的手术切口感染属医院感染。（　　）

41. 传染病房应严格执行各病种消毒隔离制度。医务人员在诊查不同病种的患者时，应严格洗手与手消毒。教育患者食品、物品不混用，不互串病房。患者用过的医疗器械、用品等均应先消毒、后清洗，然后根据要求消毒或灭菌，患者出院后严格执行终末消毒。（　　）

42. 导管介入治疗室的一次性使用导管可以重复使用，传染病患者用过的导管不得重复使用。（　　）

43. 重复使用的医疗器械，用完后应立即送中心供应室灭菌处理（　　）

44. 输血科的储血冰箱应专用于储存血液及血液成分，不定期清洁和消毒，防止污染。每季度对冰箱的内壁进行生物学监测，不得检出致病性微生物和真菌。（　　）

45. 碘酊、乙醇应密闭保存，每周更换 2 次，容器每周灭菌 2 次。

无菌敷料罐应每天更换并灭菌；置于无菌储槽中的灭菌物品（棉球、纱布等）一经打开，使用时间不得超过 24 小时，提倡使用小包装。（　　）

46. 治疗室、配餐室、病室、厕所等应分别设置专用拖布，标记明确，分开清洗，悬挂晾干，定期消毒。（　　）

三、填空题

1. 耐高温、耐湿热的物品和器材，应首选（　　　）。

2. MRSA 是（　　　）。

3. 按病原体来源不同，医院感染可分为（　　　）、（　　　）

4. 目前医院感染研究的主要对象是（　　　）、（　　　）。

5. （　　　）系指去除或杀灭外环境中的病原微生物，（　　　）系指去除或杀灭外环境中的一切微生物

6. 按《医院消毒技术规范》要求，婴儿室的物表细菌数 ≤ 5 cfu/cm^2，空气 ≤ 200cfu/m^3，手 ≤（　　　）cfu/cm^2。

7. 进入人体组织、无菌器官的医疗器械、器具和物品必须达到无菌水平，接触皮肤、黏膜的医疗器械、器具和物品必须达到消毒水平，各种用于注射、穿刺、采血等有创操作的医疗器具必须（　　　）。

8. CFU 是指（　　　）。

9. PRP 系指耐青霉素的肺炎球菌，耐万古霉素肠球菌英文代码是（　　　）

10. 无菌棉签、棉球、纱布开启后，应用时间不得超过（　　　）h。

11. 表浅切口感染和（　　　）感染同时存在时，报告深部感染。

12. 按《医院消毒技术规范》要求，血液透析用水细菌总数 ≤（　　　）cfu/ml，透析液细菌总数 ≤（　　　）cfu/ml。

13. 对压力蒸气灭菌锅必须进行工艺监测、化学监测和（　　　），工艺监测每锅进行，化学监测每包进行，生物监测每月进行。

〔答　案〕

一、选择题

【A 型题】

1. B　2. B　3. E　4. D　5. B　6. E　7. A　8. D　9. A　10. A

11. A　12. D　13. C　14. C　15. A　16. B　17. C　18. E　19. E

20. E　21. E　22. B　23. B　24. D　25. C　26. D　27. E　28. E

29. B 30. D 31. E 32. D 33. C 34. A 35. A 36. B 37. C
38. B 39. E 40. C

【B型题】
1. B 2. A 3. C 4. E 5. D 6. D 7. C 8. E 9. B 10. A 11. B
12. A 13. C 14. D

【C型题】
1. A 2. C 3. D 4. D 5. C 6. B 7. A 8. D 9. B 10. D

【X型题】
1. ACDE 2. ABCDE 3. ABCDE 4. ABCE 5. ABCD 6. BC
7. ABCDE 8. ABCDE 9. AB

二、判断题

1. 正确 2. 错误 3. 错误 4. 错误 5. 错误 6. 正确 7. 错误
8. 正确 9. 正确 10. 正确 11. 正确 12. 错误 13. 错误
14. 正确 15. 正确 16. 正确 17. 错误 18. 错误 19. 错误
20. 正确 21. 正确 22. 错误 23. 错误 24. 正确 25. 正确
26. 错误 27. 错误 28. 正确 29. 正确 30. 错误 31. 错误
32. 正确 33. 正确 34. 错误 35. 错误 36. 正确 37. 错误
38. 正确 39. 错误 40. 错误 41. 正确 42. 错误 43. 错误
44. 错误 45. 正确 46. 正确

三、填空题

1. 压力蒸汽灭菌

2. 指耐甲氧西林金黄色葡萄球菌

3. 内源性感染 外源性感染

4. 住院患者 医务人员

5. 消毒 灭菌

6. 5

7. 一用一灭菌

8. 菌落形成单位

9. VRE 10. 24

11. 深部切口

12. 200

13. 生物监测

第七章 基本护理技能训练

第一单元 基础护理操作

第一节 无菌技术

1. 无菌持物钳及无菌容器的使用

目的 （5分）	1. 无菌持物钳用于取放和传递无菌物品。 2. 无菌容器用于盛放无菌物品并保持其无菌状态。
评估 （10分）	1. 操作目的。 2. 需要夹取的物品种类。 3. 操作环境是否整洁、宽敞。
准备 （5分）	1. 护士：见无菌技术操作原则。 2. 环境：见无菌技术操作原则。 3. 用物：放置于有盖的无菌干燥罐内的无菌持物钳、无菌容器、放置无菌物品的容器（必要时）。
流程 （60分）	1. 检查有效期、无菌容器的密封性及内装物品名称。（10分） 2. 取出无菌持物钳（15分） 打开无菌罐的上半盖；钳端闭合，垂直取出。 3. 取出无菌物品（20分） 打开容器盖，无菌面向上；取出无菌物品。 4. 盖好容器盖。（5分） 5. 放回无菌持物钳（10分） 钳端闭合，垂直放入无菌罐内；盖好罐盖。
注意事项 （5分）	1. 无菌持物钳不能用于换药、消毒皮肤及夹取纱布。 2. 远处取物时，将无菌持物钳及无菌罐一起移至取物处使用。 3. 打开或关闭容器盖时，手不可触及容器边缘及内面。 4. 手持无菌容器时，应托住容器底部，不可触及容器边缘及内面。 5. 无菌持物钳及无菌罐定期更换，无菌容器定期消毒。
评价 （15分）	1. 遵守无菌技术操作原则。 2. 无菌持物钳、无菌容器及无菌物品未被污染。

2. 取无菌溶液

评估 （10 分）	1. 无菌溶液的种类、使用目的及瓶身的清洁度。 2. 操作环境是否整洁、宽敞。
准备 （5 分）	1. 护士：见无菌技术操作原则。 2. 环境：见无菌技术操作原则。 3. 用物：无菌溶液、开瓶器、弯盘、盛无菌溶液的无菌容器、棉签、消毒溶液、笔、纱布。
流程 （60 分）	1. 检查无菌溶液（20 分） ·检查瓶签：溶液名称、剂量、浓度、有效期。 ·检查瓶盖有无松动。 ·检查瓶身有无裂痕。 ·检查溶液有无沉淀、浑浊、变质、变色。 2. 准备无菌容器。（5 分） 3. 倾倒无菌溶液（30 分） ·撬开铝盖。 ·打开瓶塞。 ·手持溶液瓶，瓶签向手心。 ·旋转冲洗瓶口。 ·由冲洗处倒出溶液。 ·塞进瓶塞。 ·自瓶口分别向上、向下消毒瓶塞上翻部分和瓶口。 ·盖好瓶塞。 4. 注明开瓶日期和时间。（5 分）
注意事项 （5 分）	1. 瓶口不可触及手或其他物品。 2. 不可将物品伸入无菌溶液瓶内蘸取溶液，已倒出的溶液不可再倒回瓶内。
评价 （15 分）	1. 遵守无菌技术操作原则。 2. 无菌溶液未被污染，取液量准确。 3. 瓶签未浸湿，液体未溅湿桌面。

3. 打开一次性无菌包

目的 （5 分）	取出并使用无菌物品。
评估 （10 分）	1. 无菌包内物品名称及使用目的。 2. 操作环境是否整洁、宽敞；操作台面是否干燥。
准备 （5 分）	1. 护士：见无菌技术操作原则。 2. 环境：见无菌技术操作原则。 3. 用物：无菌包、无菌持物钳、无菌容器或区域、纸、笔。

流程 (60分)	1. 检查无菌包名称、有效期、是否包裹完好、有无潮湿或破损。 (15分) 2. 打开无菌包 (30分) 解开系带卷起；一手托住无菌包，在包布外抓住包内物品，系带夹 于指缝中；另一手逐层打开无菌包，并抓住布包四角。 3. 递送无菌物品 (15分) 双手将无菌物品递送至无菌区；包布折叠放妥。
注意事项 (5分)	1. 手不可触及包布内面。 2. 无菌物品递送时，无菌面应朝向无菌区域。
评价 (15分)	1. 遵守无菌技术操作原则。 2. 无菌物品及无菌包布的内面被污染。

4. 铺无菌盘

目的 (5分)	提供无菌区，放置无菌物品。
评估 (10分)	1. 操作目的。 2. 操作环境是否整洁、宽敞；操作台面是否干燥。 3. 治疗盘和无菌巾大小是否合适，治疗盘是否干燥、清洁。
准备 (5分)	1. 护士：见无菌技术操作原则。 2. 环境：见无菌技术操作原则。 3. 用物：治疗盘、无菌巾包、无菌持物钳、无菌物品、纸、笔。
流程 (60分)	1. 检查无菌巾有效期，是否包裹完好、有无潮湿或破损。(10分) 2. 打开无菌巾包 (10分) ·解开系带，卷放于包下。 ·逐层打开无菌巾包。 3. 取出无菌包 (5分) 4. 关闭无菌巾包 (10分) ·按原折痕包好无菌巾包，系带横形缠绕。 ·注明开包时间。 5. 铺盘 (20分) ·双手持无菌巾上层两角外面抖开（横折法双手持无菌巾横中线 外面）。 ·对折铺于治疗盘上； ·折叠上层无菌巾，边缘对齐。 ·开口处向上两折，两侧边缘向下一折。 6. 注明铺盘时间 (5分)
注意事项 (5分)	1. 手不可触及包布内面。 2. 如包内物品被污染或包布受潮，须重新灭菌。 3. 无菌巾无菌面不可触及衣袖和其他有菌物品。 4. 无菌盘在4小时内有效。

| 评价
（15 分） | 1. 遵守无菌技术操作原则。
2. 无菌物品、无菌巾包布的内面及无菌巾的无菌面未被污染。
3. 无菌巾内的物品放置合理，无菌巾折叠的大小适宜。 |

5. 戴、脱无菌手套

评估 （10 分）	1. 操作目的。 2. 无菌手套的大小。 3. 是否需要修剪指甲。 4. 操作环境是否整洁、宽敞；操作台面是否干燥。
准备 （5 分）	1. 护士：见无菌技术操作原则。 2. 环境：见无菌技术操作原则。 3. 用物：无菌手套包（内有无菌滑石粉）、弯盘。
流程 （60 分）	1. 检查无菌手套有效期及手套尺码。（10 分） 2. 打开手套袋，滑石粉润滑双手。（5 分） 3. 戴手套（30 分） 一次性提取法 ·两只手套同时取出。 ·对准五指戴上一只手套。 ·戴手套的手指插入另一只手套的反折部内面。 ·戴上另一只手套。 ·将手套的反折部翻套在工作服衣袖外面。 分次提取法 ·一手拎起手套袋开口处，另一手取出手套。 ·对准五指戴上。 ·掀开另一只手套袋口，戴好手套的手指插入另一只手套的反折面，取出手套。 ·戴上另一只手套。 ·将手套的反折部翻套在工作服衣袖外面。 4. 脱手套（10 分） ·手套翻转脱下。 5. 终末处理（5 分）
注意事项 （5 分）	1. 手套袋系带及滑石粉不能污染手套袋内面。 2. 未戴手套的手不可触及手套外面；戴手套的手不可触及未戴手套的手或另一手套的内面。 3. 脱手套时，不可用力强拉手套边缘或手指部分。
评价 （15 分）	1. 遵守无菌技术操作原则。 2. 系带、滑石粉未污染手套及无菌区。 3. 手套未被污染或破损。

附：无菌技术操作原则

1. 环境准备：无菌操作室及操作台面清洁、宽敞、定期消毒，台面保持干燥、平坦；操作前半小时停止清扫工作，减少人员走动，避免尘埃飞扬；物品布局合理。

2. 个人准备：戴好帽子和口罩，洗手，必要时修剪指甲，取下手表，穿无菌衣，戴无菌手套。

3. 明确无菌物品及非无菌物品：无菌物品必须与非无菌物品分开放置，并且有明显标志；无菌物品不可暴露于空气中，应保存于无菌包或无菌容器中，无菌包外需标明物品名称、灭菌日期，并按失效期先后顺序摆放；无菌包的有效期一般为 7 天，过期或受潮应重新灭菌；无菌物品一经取出，即使未用，也不可放回无菌容器内；如用物疑有污染或已被污染，应予更换并重新灭菌。

4. 明确无菌区及非无菌区：进行无菌操作时，操作者身体应与无菌区保持一定距离；取放无菌物品时，应面向无菌区；手臂应保持在腰部或治疗台面以上，不可跨越无菌区，手不可接触无菌物品；避免面对无菌区谈笑、咳嗽、打喷嚏；非无菌物品应远离无菌区。

第二节　铺　床

一、铺床

1. 备用床

目的 （5分）	保持病室整洁、美观，准备接收新患者。
评估 （10分）	1. 检查床部件有无损坏、松动。 2. 选择大小合适的床单、被套。 3. 根据季节增减被褥。
准备 （5分）	1. 环境：病室内无患者进行治疗或进餐。 2. 用物：床垫、棉胎或毛毯、枕芯、大单、被套、枕套、护理车。

流程 (60分)	1. 移开床旁桌、床旁椅，必要时翻转床垫。（3分） 2. 铺床基（25分） ·将大单中缝对齐床中线后散开。 ·铺近侧床头、床尾大单。 ·中部拉紧塞于床垫下。 ·同法铺对侧床基。 3. 套被套（"S"形）（25分） ·将被套中缝对齐床中线后散开。 ·打开被套上层至1/3处。 ·放入"S"形折叠的棉胎。 ·展开棉胎，平铺于被套内。 ·盖被上缘平床头，两侧边缘内折平床沿，尾端塞于床垫下或内折平床尾。 4. 套枕套（5分） ·拍松枕芯，套上枕套。 ·放置于床头。 5. 移回床旁桌、椅。（2分）
注意事项 (5分)	操作中要注意节力原则。
评价 (15分)	1. 床单平紧。 2. 棉胎与被套吻合好，被头充实，盖被平整，两边内折对称。 3. 枕头平整充实。 4. 注意节力原则。

2. 麻醉床

目的 (5分)	1. 便于接收手术后的患者。 2. 患者安全、舒适，预防并发症。 3. 避免床上用物被污染，便于更换。
评估 (10分)	1. 患者的病情、手术部位和麻醉方式。 2. 术后可能需要的抢救或治疗物品等。 3. 检查床部件有无损坏、松动；床单、被套大小是否合适；是否需要增减被褥或调节室温。
准备 (5分)	1. 环境：病室内无患者进行治疗或进餐；拆除原有大单、被套、枕套。 2. 用物 ·同备用床，另加橡胶单、中单、别针、热水袋（必要时）。 ·麻醉护理盘：无菌巾内放开口器、压舌板、舌钳、牙垫、通气导管、治疗碗、镊子、氧气导管或鼻塞管、吸痰管、纱布数块，无菌巾外放血压计、听诊器、护理记录单、笔、治疗巾、弯盘、胶布、剪刀、棉签、电筒等。 ·床边用物：输液架、吸痰器、氧气筒或中心供氧装置、胃肠减压器等。

流程 (60 分)	1. 移开床旁桌、床旁椅，必要时翻转床垫。(3 分) 2. 铺床基 (25 分) ·按铺备用床法铺好近侧床基； ·铺橡胶单及中单，边缘塞入床垫下； ·齐床头铺另一块橡胶单和中单； ·同法铺好对侧床基、橡胶单和中单。 3. 套被套 （"S"形）(20 分) ·同铺备用床法套被套，但尾端向内或向外反折平床尾； ·盖被扇形三折于一侧床沿，开口对门。 4. 套枕套 (5 分) ·套上枕套； ·立于床头，别针固定。 5. 移回床旁桌，床旁椅放于背门床侧。(2 分) 6. 放妥麻醉护理盘及床边用物。(3 分) 7. 终末处理。(2 分)
注意事项 (5 分)	1. 操作中要注意节力原则。 2. 第一块橡胶单和中单应根据患者的麻醉方式和手术部位放置。 3. 中单要遮盖橡胶单，避免橡胶单与患者皮肤直接接触。 4. 视季节及室温增减盖被或调节室温，必要时给予热水袋。
评价 (15 分)	1. 备用床。 2. 床单元舒适、安全。 3. 麻醉护理盘用物齐全。

3. 卧有患者床更换床单

目的 (5 分)	1. 保持病床清洁、干燥；保持病房整洁、美观。 2. 促进患者舒适，预防压疮等并发症。
评估 (10 分)	1. 患者的病情，有无活动限制，是否需要便器及更换衣裤。 2. 床单元的清洁程度，床支架是否支撑，环境是否安全以及室内温度等。 3. 评估患者的心理反应及理解程度，解释操作目的。
准备 (5 分)	1. 护士：必要时戴手套。 2. 患者：必要时协助排便。 3. 环境：病室内无患者进行治疗或进餐，酌情关门窗、调节室温；必要时遮挡患者。 4. 用物：大单、中单、被套、枕套、床刷及套、衣裤（必要时）、护理车。

流程 (60 分)	1. 移开床旁桌椅，放平床头、床尾支架。(2 分) 2. 铺近侧床基。(13 分) · 移枕于对侧，协助患者翻身，背对护士。 · 松近侧各单。 · 中单卷起塞入患者身下，橡胶单去尘后搭在患者身上。 · 大单卷起塞入患者身下，床垫去尘。 · 清洁大单中线与床中线对齐，对侧 1/2 塞于污大单下。 · 铺近侧床基。 · 放平橡胶单，铺中单，对侧 1/2 塞于患者身下。 3. 铺对侧床基。(12 分) · 移枕于近侧，协助患者翻身，面对护士。 · 撤污中单，橡胶单去尘后搭在患者身上，撤污大单，床垫去尘。 · 依次将大单、橡胶单、中单拉平铺好。 4. 套被套。(22 分) · 移枕至床头中央，帮助患者仰卧。 · 清洁被套正面在外铺于盖被上，打开下 1/3。 · 棉胎在污被套内折成"S"形。 · 取出棉胎置于清洁被套下 1/3 处。 · 棉胎与被套吻合。 · 撤出污被套。 · 盖被折成被筒，尾端塞于床垫下或内折平床尾。 5. 套枕套。(5 分) · 一手托起患者头颈部，另一手取出枕头。 · 撤去污枕套，套上清洁枕套。 6. 枕头置于患者头下。安置患者。(2 分) 7. 移回床旁桌椅，开窗通风。(2 分) 8. 终末处理。(2 分)
注意事项 (5 分)	1. 协助患者翻身时，不得有拖、拉、推等动作，应运用力学原理。 2. 操作中要注意节力原则；动作轻柔、幅度小，避免灰尘飞扬。 3. 中单要遮盖橡胶单，避免橡胶单与患者皮肤直接接触。 4. 操作中注意观察患者病情、保暖以及保护患者隐私。
评价 (15 分)	1. 注意患者保暖、安全、舒适，观察患者病情变化。 2. 患者理解操作目的，配合操作。 3. 同备用床。

第三节　口腔护理

目的 (5 分)	1. 保持口腔清洁、湿润，预防口腔感染。 2. 去除口臭，增进食欲。 3. 观察口腔病情变化。

评估 (10分)	1. 患者的病情、口腔卫生状况及自理能力。 2. 检查患者的黏膜、牙龈、舌苔、义齿、口腔酸碱度、口唇、气味等。 3. 评估患者的心理反应及理解程度，讲解操作目的。
准备 (5分)	1. 护士：戴手套（必要时）。 2. 患者：取出义齿。 3. 用物：治疗盘内放治疗碗、足量无菌棉球、漱口液、血管钳、弯盘、压舌板、纱布、治疗巾、pH试纸、手电筒、漱口杯内备温开水及吸水管，必要时备石蜡油、开口器、外用药、棉签、吸引器、吸痰管等。
流程 (60分)	1. 取侧卧或仰卧位，头偏向一侧，治疗巾围于颈下，弯盘置口角旁。(5分) 2. 清洁口腔 (46分) (1) 漱口：协助患者自含或用吸水管吸水，含漱后，吐至弯盘，数次。 (2) 棉签擦拭：清醒患者协助其用棉签清洗口腔各部位。 (3) 擦洗 ·血管钳（镊）持棉球擦洗。 ·顺序可为：外面、内面、咬合面、颊部、硬颚及舌面。 3. 观察口腔，遵医嘱使用外用药。(5分) 4. 安置患者。(2分) 5. 终末处理。(2分)
注意事项 (5分)	1. 根据口腔情况选择合适的漱口液。 2. 义齿用冷开水刷净，佩带或放在清水中备用，每日更换清水一次。 3. 口唇干裂者，先用温水湿润，再张口检查，防止出血；擦洗后，涂上石蜡油。 4. 擦洗动作轻柔，勿损伤黏膜及牙龈；擦洗牙齿内、外面时，应纵向擦洗，由内而外；弧形擦洗颊黏膜；擦洗硬腭及舌面时勿伸入过深，以免引起恶心；每次擦洗只用一个棉球，且棉球不宜过湿。 5. 长期应用抗生素者应注意观察有无真菌感染。 6. 昏迷患者禁忌漱口，开口器应从臼齿处放入；如痰液过多应及时吸出。
评价 (15分)	1. 未损伤牙龈、黏膜，未引起恶心，棉球湿度适宜。 2. 患者口腔清洁、湿润、无异味，感觉舒适。 3. 掌握患者目前口腔病情。 4. 患者和家属获得口腔卫生知识及技能，患者理解、配合操作。

第四节　床上擦浴

目的 (5分)	1. 维持皮肤清洁。 2. 促进血液循环，活动肢体，预防并发症。 3. 观察患者的皮肤情况。
评估 (10分)	1. 患者的病情、自理能力、皮肤卫生状况等。 2. 患者的清洁习惯、水温、护肤用品等，对清洁知识的了解程度。 3. 患者的心理反应及理解程度，讲解操作的目的。
准备 (5分)	1. 护士：戴手套（必要时）。 2. 患者：必要时协助排便。 3. 环境：关闭门窗，调节室温，遮挡患者。 4. 用物：脸盆、水桶、热水、浴巾、毛巾、肥皂、梳子、护肤用品、清洁衣裤，必要时备小剪刀、外用药、松节油、石蜡油、棉签、纱布、弯盘、被服、50%乙醇。
流程 (60分)	1. 洗脸及颈部（4分） ·头颈下垫浴巾，清水洗脸（先洗眼）及颈部。 2. 洗上身（30分） ·脱近侧衣袖，下垫浴巾，擦洗上肢。 ·同法擦洗对侧上肢。 ·擦洗胸腹、后项、背等。 ·必要时，50%乙醇按摩受压部位。 ·穿清洁上衣。 ·浸泡双手并擦干。 3. 换水、盆及毛巾，擦洗会阴或会阴冲洗。（5分） 4. 换水、盆及毛巾，洗下肢（15分） ·脱裤，肢体下垫浴巾，先近侧后对侧擦洗。 ·穿清洁裤。 ·浸泡双脚并擦干。 5. 梳头，酌情修剪指甲，更换床单及被套等。（2分） 6. 安置患者。（2分） 7. 终末处理。（2分）
注意事项 (5分)	1. 掌握毛巾使用的步骤（湿毛巾→涂肥皂湿毛巾→湿毛巾→拧干毛巾→浴巾）和手法。 2. 注意观察患者病情、皮肤，注意患者保暖，擦洗动作敏捷、轻柔，翻动和暴露患者少。如患者出现意外，立即停止擦浴，给予处理。 3. 注意耳后、皮肤皱褶处擦洗干净。 4. 四肢有外伤时，先脱健侧衣裤后脱患侧，穿时反之。 5. 操作中应用节力原则。
评价 (15分)	1. 擦洗干净，注意患者保暖，翻动和暴露患者少。 2. 注意观察患者病情变化及皮肤情况，患者感觉舒适。 3. 未沾湿被褥。 4. 运用节力原则。

第五节 床上洗头

目的 （5分）	1. 保持头发清洁。 2. 刺激头部血液循环。 3. 使患者舒适、美观，促进身心健康。
评估 （10分）	1. 患者的病情、自理能力、头发卫生状况，有无虱、虮及头皮损伤情况。 2. 患者习惯使用的水温、洗发液等。 3. 患者的心理反应及理解程度，讲解操作的目的。
准备 （5分）	1. 护士：修剪指甲。 2. 环境：移开床旁桌椅，关闭门窗，调节室温。 3. 用物：洗头车上热水桶中备热水、连接热水桶、橡皮管、莲蓬头，正确放置接水盘、污水桶，另备大毛巾、小毛巾、橡胶单、棉球、纱布、梳子、洗发液、别针、电吹风等。如无洗头车，可用马蹄形枕法或叩杯法，另备量杯。
流程（60分）	1. 准备（15分） ·解领扣，向内反折衣领，小毛巾围于颈部，别针固定。 ·患者斜角卧于床上，铺橡胶单、大毛巾于枕头上，并置于肩颈下。 （1）洗头车法 ·头枕于头托上。 （2）马蹄形枕法 ·将橡胶单包裹的马蹄形枕突起处置于患者颈部，下端置于污水桶中。 （3）叩杯法 ·叩杯上置毛巾，头枕于毛巾上，橡皮管连接脸盆和污水桶。 2. 洗发（20分） ·棉球塞两耳，纱布遮盖双眼。 ·湿润头发。 ·涂洗发液。 ·反复揉搓。 ·冲洗干净。 3. 洗发后处理（16分） ·用颈部毛巾包裹头发，取出棉球，去掉纱布。 ·移枕于床头，协助患者卧于床中央，擦干面部，吹干头发（如为马蹄形枕法，先撤去马蹄形枕）。 ·撤橡胶单、大毛巾。 ·梳理头发。 4. 安置患者。（5分） 5. 移回床旁桌椅。（2分） 6. 终末处理。（2分）

注意事项 (5 分)	1. 密切观察病情变化，出现异常立即停止；衰弱患者不宜洗发。 2. 注意室温和水温，及时擦干头发，防止受凉。 3. 洗发时，用指腹按摩头皮，避免指甲接触头皮。 4. 避免沾湿衣服和床铺。 5. 操作中应用节力原则，避免疲劳。
评价 (15 分)	1. 患者安全，感觉舒适。 2. 未沾湿衣服和床铺。 3. 运用节力原则。

第六节 鼻 饲

目的 (5 分)	对不能由口进食或拒绝进食的患者补充营养、进行治疗。
评估 (10 分)	1. 患者的病情、治疗及合作程度。 2. 解释操作目的及配合方法。 3. 鼻腔情况：鼻黏膜有无肿胀、炎症，有无鼻息肉及鼻中隔弯曲等。
准备 (5 分)	1. 患者：取坐位或半坐位或根据病情安置体位。 2. 护士：洗手，戴口罩，必要时戴手套，查对、确认患者。 3. 用物：治疗盘内放治疗碗、消毒胃管、镊子、弯盘、50ml 注射器、纱布数块、石蜡油、汽油或乙醚、棉签、胶布、治疗巾、夹子、别针、压舌板、听诊器、温开水、鼻饲液（温度 38~40℃）。
流程 (60 分)	1. 清洗鼻腔。（2 分） 2. 插胃管（15 分） ·颌下铺治疗巾。 ·润滑胃管前端。 ·测量胃管插入的长度（自发际至剑突的距离）。 ·自鼻孔轻轻插入。 ·插入 10~15cm，嘱患者做吞咽，继续插入至预定长度。 ·检查口腔内有无胃管盘曲。 3. 验证胃管是否在胃内（9 分） ·用注射器抽吸，抽出胃液。 ·注入 10ml 空气，用听诊器在胃部能听到气过水声。 ·将胃管末端放入盛水的碗中，无气体逸出。 4. 固定胃臂。（4 分） 5. 注入鼻饲液（10 分） ·注入温开水→鼻饲液→温开水。 ·纱布包好胃管末端，反折、夹紧、固定。 6. 安置患者。（2 分）

流程 (60分)	7. 清理用物。(2分) 8. 拔管（10分） ・颏下置弯盘。 ・夹紧胃管末端迅速拔出。 9. 安置患者。(2分) 10. 终末处理。(2分) 11. 记录。(2分)
注意事项 (5分)	1. 每次鼻饲前应检查胃管是否在胃内。 2. 鼻饲后保持半卧位20~30分钟。 3. 长期鼻饲者每日做口腔护理2次。 4. 昏迷患者插管时先将头后仰，插入10~15cm后将头前倾，下颌尽量靠近胸骨，再插入胃管。 5. 拔管后注意观察患者进食情况。
评价 (15分)	1. 患者理解插管的目的，主动配合。 2. 操作达到预期的治疗目的，患者安全。

第七节　氧气吸入

目的 (5分)	提高血氧含量及动脉血氧饱和度，纠正机体缺氧
评估 (10分)	1. 患者的病情、意识状况、缺氧程度、鼻腔黏膜及有无分泌物堵塞等。 2. 患者的心理状态、合作程度。 3. 解释目的、过程及配合方法等。
准备 (5分)	1. 环境：周围无烟火及易燃品。 2. 氧气装置一套，湿化瓶内放湿化液。治疗盘内放盛水容器（内盛冷开水）、弯盘、橡胶管、玻璃接管、鼻导管（鼻塞或面罩）、纱布、棉签、胶布。
流程 (60分)	1. 装表（10分） ・氧气筒供氧。 ・检查氧气筒及各部件。 ・打开总开关，清洁气门，迅速关好总开关。 ・氧气表略后倾接于气门上，初步旋紧，扳手加固使表直立。 ・接湿化瓶、橡胶管、玻璃接管。 ・查流量表是否关好→开总开关→开流量表，检查各衔接部位是否漏气，氧气流出是否通畅。 ・关总开关，关流量表，将氧气筒推至床边。 2. 给氧（15分） ・鼻导管给氧

流程 (60分)	·清洁鼻腔。 ·连接鼻导管，打开氧气，调节氧流量。 ·湿润鼻导管前端。 ·将导管插入鼻腔，长度适宜。 ·胶布将鼻导管固定于鼻翼及面颊部。 3. 观察、记录。(5分) 4. 停止用氧 (15分) ·用纱布包裹导管拔出。 ·关氧气。 ·分离鼻导管。 5. 安置患者。(3分) 6. 将氧气筒推至指定地点，"空"桶必须挂标志。(5分) 7. 终末处理。(5分) 8. 记录。(2分)
注意事项 (5分)	1. 注意用氧安全，切实做好四防：防火、防油、防热、防震。 2. 使用及停用氧气时严格执行操作程序，使用氧气时，先调后用，停用氧气时，先拔后关。 3. 使用过程中，观察患者缺氧改善情况。排除影响用氧效果的因素，按需调节流量。 4. 氧气筒内氧气不可用尽，压力表降至 $5kg/cm^2$ 即不可再用。
评价 (15分)	1. 熟练安装、使用氧气表及各附件。 2. 湿化液配制及氧流量调节符合病情需要。 3. 插入鼻塞时患者无不适，鼻塞固定良好。 4. 用氧效果好，各缺氧症状有所改善。 5. 标准时间4分钟完成

第八节　雾化吸入

目的 (5分)	1. 使药液吸入呼吸道，达到解痉、祛痰、消除炎症等治疗效果。 2. 湿化呼吸道。
评估 (10分)	1. 患者的病情、治疗情况、口腔黏膜及呼吸道通畅情况。 2. 患者的心理状态、合作程度。 3. 解释目的、时间及配合方法。
准备 (5分)	1. 患者：取舒适体位。 2. 环境：有电源。 3. 用物：超声雾化吸入器一套、水温计、弯盘、冷开水、治疗巾、药液。

第七章　基本护理技能训练

流程 (60分)	1. 安装雾化器、加药（15分） ·水槽内加冷开水至所需刻度。 ·配制药液，加入雾化罐内，加盖。 ·连接雾化器主件及螺纹管。 2. 用物带至床边，治疗巾围患者颌下。（2分） 3. 接通电源，打开电源开关。（5分） 4. 调整定时开关，一般每次15～20分钟。（5分） 5. 打开雾化开关，调节雾量。（5分） 6. 将口含嘴放入患者口中，指导患者呼吸。（10分） 7. 治疗毕，取口含嘴，关雾化开关，再关电源开关。（5分） 8. 擦干患者面部，安置患者。（5分） 9. 终末处理。（5分） 10. 记录。（3分）
注意事项 (5分)	1. 使用前检查雾化器性能。 2. 操作中注意不要损坏水槽底部的晶体换能器和雾化罐底部的透声膜。 3. 水槽内切忌加入热水，水槽内水温超过60℃或水量不足时，应关闭雾化器，调换或加冷开水。 4. 连续使用雾化器时，中间需间隔30分钟。
评价 (15分)	1. 各部件及管道衔接好，无漏气。 2. 患者配合，了解目的。 3. 患者感觉舒适，达到治疗目的。

第九节　生命体征测量

1. 体温、脉搏、呼吸测量

目的 (5分)	观察体温、脉搏、呼吸的变化，为疾病的诊断、治疗和护理提供依据。
评估 (10分)	1. 患者的年龄、病情、意识状况及治疗情况。 2. 患者的心理状态，合作程度。 3. 解释目的、注意事项及配合方法。
准备 (5分)	1. 患者：30分钟内无进食，活动，冷、热敷，洗澡，坐浴，灌肠及情绪激动等。 2. 用物：体温计、纱布、弯盘、秒表、听诊器。

流程 (60 分)	**测体温** 1. 检查体温计刻度是否在 35℃以下。(5 分) 2. 根据病情选择测量体温的方法。(10 分) (1) 口腔测量 ·口表水银端斜放于舌下热窝处。 ·嘱患者闭口，勿用牙咬体温表。 ·3~5 分钟取出。 (2) 腋下测量 ·解开衣袖，用纱布擦干一侧腋下。 ·将体温表水银端放于腋窝深处，紧贴皮肤。 ·曲臂过胸，夹紧体温表。 ·8~10 分钟取出。 (3) 直肠测量 ·暴露肛门。 ·润滑肛表。 ·将体温表水银端轻轻插入肛门 3~4cm 固定。 ·3 分钟取出，擦净肛门。 3. 擦净体温表。(2 分) 4. 看明度数，体温表甩至 35℃以下。(3 分) **测脉搏、呼吸** 1. 患者近侧手臂腕部伸展，置舒适位置。(5 分) 2. 将示指、中指、无名指的指端按在患者桡动脉表面。(5 分) 3. 计脉搏次数。(5 分) 4. 手仍按在患者腕上，观察患者胸部或腹部起伏，计呼吸次数。 (5 分) 5. 记录。(5 分) 6. 安置患者。(5 分) 7. 终末处理。(5 分) 8. 将测量结果绘制在体温单上。(5 分)
注意事项 (5 分)	1. 根据病情选择合适的测量体温的方法。发现体温与病情不相符时，可重新测量，必要时肛温、口温对照。 2. 若不慎咬破体温计而吞下水银时，可立即口服大量蛋白水和牛奶，在不影响病情的情况下，给服大量韭菜等粗纤维食物。 3. 异常呼吸、脉搏需测 1 分钟，脉搏短绌的患者应由 2 名护士同时测量，一人听心率，一人测脉率，同时开始记数 1 分钟，记录方式：心率/脉率/分。 4. 给小儿及神志不清患者测体温时，要注意固定体温表，防止意外。
评价 (15 分)	1. 患者配合，了解测量的注意事项。 2. 体温表放置位置正确，固定良好。 3. 测量结果正确。

第七章 基本护理技能训练

2. 测血压

目的 （5分）	观察血压的变化，为疾病的诊断、治疗和护理提供依据。
评估 （10分）	1. 患者的病情、治疗情况、肢体活动度、功能障碍等。 患者的心理状态、合作程度。 2. 解释目的、配合方法及血压的正常范围。
准备 （5分）	1. 患者：30分钟内无活动、情绪波动等。 2. 用物：治疗盘内备血压计、听诊器、笔、记录纸。
流程 （60分）	1. 检查血压计。（10分） 2. 测量血压（30分） ·取合适体位，暴露一臂，手掌向上伸直肘部。 ·袖带缠绕，使袖带下缘距肘窝上约2cm，松紧合适。 ·血压计"0"点和肱动脉、心脏处于同一水平。 ·听诊器置于肱动脉搏动处，一手稍加固定。 ·打开水银槽开关，关闭输气球气门。 ·打气至肱动脉搏动音消失，再升高20~30mmHg。 ·缓慢放气，听到第一声搏动时汞柱所指刻度为收缩压。 ·搏动声突然变弱或消失时汞柱所指刻度为舒张压。 ·取下袖带，驱尽袖带内空气。 3. 安置患者。（3分） 4. 整理血压计（10分） ·卷平袖带放入血压计盒内，右倾45度关闭水银槽开关，关闭血压计盒盖。 5. 记录。（2分） 6. 终末处理。（5分）
注意事项 （5分）	1. 需密切观察或长期观察血压的患者应做到四定：定部位、定体位、定血压计、定时间。 2. 偏瘫患者应在健侧手臂测血压。 3. 发现血压听不清或异常时应重新测量，驱尽袖带内气体，汞柱降至"0"，稍待片刻再测量。 4. 血压计应定期检查。
评价 （15分）	1. 患者配合。 2. 上卷衣袖松紧适宜，注意患者保暖。 3. 放气均匀，测量结果正确。

第十节　口服给药

目的
(5分)
协助患者安全、正确地服下药物，以达到用药效果。

评估
(10分)
1. 患者的年龄、病情及治疗情况，是否适合口服给药等。
2. 患者的心理状态、合作程度。
3. 解释药物的名称、药理作用及注意事项。

准备
(5分)
1. 护士：洗手。
2. 患者：洗手。
3. 用物：发药车、药盘、服药本、小药卡、药杯、药匙、量杯、滴管、研钵、湿纱布、包药纸、饮水管、水壶、温开水。

流程
(60分)
备药
1. 核对药卡与服药本，按床号顺序将小药卡插入药盘内，放好药杯。(5分)
2. 对照服药本配药。(5分)
3. 根据药物剂型不同采取不同的取药方法。(10分)
(1) 固体药
·一手取药瓶，瓶签朝向自己；另一手用药匙取出所需药量，放入药杯。
(2) 液体药
·摇匀药液。
·一手持量杯，拇指置于所需刻度，使其刻度与视线平；另一手将药瓶有瓶签的一面朝上，倒药液至所需刻度。
·将药液倒入药杯。
·用湿纱布擦净瓶口，放药瓶回原处。
·油剂、按滴计算的药液或药量不足1ml时，于药杯内倒入少许温开水，用滴管吸取药液。
4. 摆药完毕，将物品归还原处。(5分)
发药
1. 带服药本、发药车、水壶到患者床边。(3分)
2. 核对床号、姓名、药名、剂量、浓度、时间、方法。(15分)
3. 协助患者取舒适体位，倒温开水，确认患者服下。(10分)
4. 收回药杯，清洁药盘。(2分)
5. 观察药物反应，做必要的记录。(5分)

注意事项
(5分)
1. 为患儿喂药时，应将其抱起，用小匙盛药，从患儿嘴角徐徐喂入。
2. 患者暂时不在或因故未服药者取回药并交接。
3. 危重患者必须喂服。

| 评价
(15分) | 1. 取药方法正确，剂量准确。
2. 严格执行查对制度。
3. 患者了解药物的作用及注意事项，能按时、按量正确服药。 |

附：口服用药注意事项

健胃及增进食欲的药物宜饭前服，对胃黏膜有刺激的药物宜饭后服。

对呼吸道黏膜起安抚作用的止咳糖浆，服后不宜立即饮水。

对牙齿有腐蚀作用或染色的药物，如酸剂、铁剂可用吸水管吸服，以免药物与牙齿接触，服药后及时漱口。

服用磺胺类药物后宜多饮水，以免因尿液不足而致磺胺结晶析出，引起肾小管堵塞。

有相互作用的药物不宜同时或短时间内服用。

服强心苷类药物前应先测脉率及心率，心率低于 60 次/分，应告知医师，遵医嘱发药。

第十一节 注射法

1. 皮内、皮下、肌内注射法

目的 (5分)	1. 将药液注入体内，达到全身疗效。 2. 皮内注射法：用于各种药物过敏试验、预防接种、局部麻醉的先驱步骤等。 3. 皮下注射法：用于预防接种；注入小剂量药物，需在一定时间内发生药效，而不宜口服给药时。 4. 肌内注射法：用于不能或不宜口服的药物；不能或不宜做静脉注射，而需迅速发生疗效或药量大的药物。
评估 (10分)	1. 患者的病情、意识状况、用药史、药物过敏史、局部皮肤情况。 2. 患者的心理状态，合作程度。 3. 解释目的、注意事项。
准备 (5分)	1. 护士：洗手，戴口罩、帽子，必要时戴手套。 2. 患者：取舒适体位。 3. 环境：清洁，遮挡患者 4. 用物：治疗盘内放置注射器、药液、砂轮、弯盘、纱布、棉签、消毒液、治疗本，做过敏试验需备 0.1% 盐酸肾上腺素。

流程 (60分)	1. 抽吸药液（15分） 查对药液，检查注射器、针头。 2. 吸药，排气，放妥。 3. 选择注射部位。（5分） 4. 消毒皮肤。（5分） 5. 注射（25分） 一手固定注射皮肤，另一手持注射器进针。 （1）皮内注射 ·5°刺入，针头斜面完全进入皮内。 ·固定针栓，推药液0.1ml，形成皮丘。 ·拔针；按规定时间观察反应结果。 （2）皮下注射 30°~40°，针头斜面向上，快速将针梗的1/3~2/3刺入皮下；固定针栓，抽动活塞无回血；缓慢注入药液；注射毕，用干棉签按针眼，迅速拔针，按压片刻。 （3）肌内注射 90°将针头迅速刺入针梗的2/3左右；固定针栓，抽动活塞无回血；缓慢注入药液，观察患者反应；注射毕，用干棉签按针眼，迅速拔针，按压片刻。 6. 安置患者。（3分） 7. 终末处理。（5分） 8. 记录。（2分）
注意事项 (5分)	1. 皮试前，仔细询问患者的药物过敏史。 2. 皮试不用碘酊消毒，拔出针头后勿按揉，以免影响观察。 3. 对长期皮下或肌内注射者，应建立轮流交替注射部位的计划，以减少硬结发生，促进药物充分吸收。 4. 对于过于消瘦或腹部皮下注射时，可捏起局部组织进针。 5. 2岁以下婴幼儿不宜选用臀大肌肌内注射。 6. 两种药物同时注射时，注意配伍禁忌。
评价 (15分)	1. 严格执行注射原则。 2. 体现以患者为中心，注意保暖和无痛注射。 3. 注射器型号选择合适，注射部位定位正确，注射剂量准确。

2. 静脉注射法

项目	考核标准
目的 (5分)	1. 药物不宜口服、皮下注射、肌内注射或需迅速发生药效时。 2. 做诊断性检查。
评估 (10分)	1. 患者的病情、意识状况、局部皮肤及血管情况。 2. 患者的心理状态、合作程度。 3. 解释目的、注意事项。

准备 (5分)	1. 护士：洗手，戴口罩、帽子，必要时戴手套。 2. 患者：取合适体位，局部保暖，使静脉充盈。 3. 环境：清洁，温度适宜。 4. 用物：治疗盘内放置注射器、药液、砂轮或启盖器、针头或头皮针、止血带、胶布、棉签、消毒液、小垫枕、治疗本。
流程 (60分)	1. 抽吸药液（10分） 查对药液，检查注射器、针头；吸药，排气，放妥。 2. 选择静脉（10分） 穿刺部位肢体下垫小枕；距穿刺点上方6cm左右处扎止血带；嘱患者握拳。 3. 消毒皮肤。（5分） 4. 进针（12分） 一手固定皮肤，另一手持针；针头斜面向上与皮肤成15°～30°进针；见回血再进针少许；松止血带，嘱患者松拳。 5. 固定针头。（5分） 6. 注入药液。（3分） 7. 注射毕，干棉签放于穿刺点上方，拔出针头，按压片刻。（5分） 8. 安置患者。（3分） 9. 终末处理。（5分） 10. 记录。（2分）
注意事项 (5分)	1. 选择静脉时，避开静脉瓣、关节。 2. 长期注射者要有计划地使用血管，一般先四肢远端后近端，充分保护静脉。 3. 根据病情及药物性质，掌握注药速度并随时听取患者主诉。 4. 对刺激性强或特殊药物，需确认针头在血管内方可推药。
评价 (15分)	1. 严格执行无菌技术及查对制度。 2. 体现以患者为中心，注意保暖和减轻病痛。 3. 正确掌握注入药液的速度。

第十二节　静脉输液

目的 (5分)	1. 纠正水、电解质失衡，维持酸碱平衡。 2. 补充营养，维持热量。 3. 输入药物，达到治疗疾病的目的。 4. 增加循环血量，改善微循环，维持血压。

评估 (10分)	1. 患者的年龄、病情、营养状况、穿刺部位的皮肤、血管状况及肢体活动度。 2. 患者的心理状态及合作程度。 3. 解释目的、注意事项。
准备 (5分)	1. 护士：洗手，戴口罩、帽子，必要时戴手套。 2. 患者：排尿，穿刺肢体保暖。 3. 环境：清洁，温度适宜。 4. 用物：治疗盘内放置止血带、棉签、消毒液、一次性输液器、血管钳、胶布、弯盘、液体及药物，输液卡、输液架、可备静脉留置针1套。
流程 (60分)	1. 根据医嘱，抄输液卡。(2分) 2. 核对药液，贴上输液卡。(8分) 3. 加入药液，连接输液器。(10分) (1) 瓶装输液 ·启开铝盖中心部。 ·消毒瓶盖。 ·加入药物。 ·检查并连接输液器。 (2) 袋装输液 ·拉开外层包装袋。 ·消毒加药管封口。 ·加入药物。 ·检查输液器。 ·关闭调节器，拉开输液袋上的输液管封口，将输液器针头螺旋式插入。 4. 用物带至床旁，再次确认患者，输液瓶（袋）挂在输液架上，备好胶布。(3分) 5. 排气 (5分) ·倒置滴管，打开调节器，液体流入滴管内液面达 1/2 ~ 2/3 时，折叠滴管根部的输液管，迅速转正，使液体缓慢排出，至排尽导管和针头内的空气，关闭调节器。 6. 检查输液器无气泡，妥善放置。(2分) 7. 选择静脉，扎止血带。(2分) 8. 消毒皮肤。(3分) 9. 进针、固定：(10分) (1) 普通输液针 ·取下护针帽，确定无气泡，夹闭输液管。 ·一手固定皮肤，一手持针，穿刺见回血，再进针少许。 ·松开止血带，放开输液管，观察溶液点滴是否通畅。 ·固定针柄，覆盖针眼，头皮针软管盘曲固定。 (2) 静脉留置针

流程 (60分)	·取出静脉留置针,去除针套,旋转松动外套管。 ·一手固定皮肤,一手持针,穿刺见回血后,将针芯退出少许,以针芯为支撑,将针顺静脉方向推进,直至将外套管送入静脉内,按住针柄,抽出针芯,末端无肝素帽的留置针在抽出针芯时,应以一手小指按压导管尖端静脉,一手迅速将肝素帽插入导管内。 ·用透明肤贴覆盖针眼的同时固定留置针。 ·消毒留置针肝素帽的橡胶塞,将已备好的输液器针头插入,观察溶液点滴是否通畅,固定头皮针。 10. 调节滴速,观察,记录。(5分) 11. 安置患者。(2分) 12. 输液完毕,拔针 (3分) (1) 普通输液针轻揭胶布,用干棉签轻压穿刺点上方,快速拔针,按压片刻。 (2) 静脉留置针 　　用注射器抽稀释肝素适量,接输液针头,向留置针导管内推注,并以边撤倒注边拔针的方法,退出针头,使留置针内充满肝素。再次输液时,消毒留置针的肝素帽,将静脉输液针插入肝素帽内便可进行输液。 13. 终末处理。(3分) 14. 记录。(2分)
注意事项 (5分)	1. 皮试前,仔细询问患者的药物过敏史。 2. 皮试不用碘酊消毒,拔出针头后勿按揉,以免影响观察。 3. 对长期皮下或肌内注射者,应建立轮流交替注射部位的计划,以减少硬结发生,促进药物充分吸收。 4. 对于过于消瘦或腹部皮下注射时,可捏起局部组织进针。 5. 对小儿、昏迷或不合作者,输液时穿刺处应加强固定。 6. 要根据病情、年龄及药液性质调节滴速,输液时应加强巡视,局部有肿胀、渗漏或其他故障应立即排除。 7. 针穿刺要选择弹性好、走向直的静脉,留置针一般留置 3~5 天,如穿刺部位及静脉走向出现红、肿、热、痛等现象应立即拔管,及时处理。
评价 (15分)	1. 严格执行无菌技术操作原则和查对制度。 2. 体现以患者为中心,注意保暖和减轻疼痛。 3. 正确掌握输液速度。 4. 标准时间4分钟。

第十三节 灌　肠

1. 保留灌肠

目的 （5分）	镇静、催眠和治疗肠道感染。
评估 （10分）	1. 患者的病情、生命体征、肠道病变部位、临床诊断、肛周皮肤及黏膜情况。 2. 患者的意识状态、心理状况及理解程度，解释操作目的。 3. 灌肠药物的作用及不良反应。
准备 （5分）	1. 护士：戴手套。 2. 患者：排便，根据病情选择不同卧位。 3. 环境：关闭门窗，调节室温，遮挡患者。 4. 用物：治疗盘内放治疗碗、肛管、血管钳、注洗器、量杯盛灌肠药液（38℃，<200ml）、温开水、弯盘、橡胶单、治疗巾、小枕、卫生纸、石蜡油、棉签。
流程 （60分）	1. 插管前准备（20分） ·脱裤露臀。 ·垫小枕、橡胶单、治疗巾，抬高臀部10cm，弯盘置臀旁。 ·抽吸药液，连接肛管，润滑肛管前端。 ·排气、夹管。 2. 插管（10分） ·显露肛门，插管15~20cm。 3. 灌肠（20分） ·缓慢注入药液。 ·注入温开水。 4. 拔管。（4分） 5. 安置患者，终末处理，记录。（6分）
注意事项 （5分）	1. 肛门、直肠、结肠等手术后的患者，排便失禁者不宜做保留灌肠。 2. 肠道抗感染药物以睡前灌入为宜。 3. 直肠、乙状结肠病变取左侧或仰卧位；回盲部病变取右侧卧位。 4. 灌肠液量要少，肛管要细，插入要深，压力要低。 5. 拔管后轻揉肛门，尽量保留药液1小时以上。
评价 （15分）	1. 剂量准确，达到预期目的。 2. 关心患者，注意患者保暖，维护患者隐私。 3. 患者理解操作的目的并积极配合操作。

2. 不保留灌肠（大量、少量）

目的 （5分）	减轻腹胀，清洁肠道，清除毒物，降温。

评估
（10分）
1. 患者的病情、生命体征、临床诊断、灌肠的目的，以及排便、肛周皮肤及黏膜情况，腹部有无包块、胀气，有无灌肠禁忌证。
2. 根据患者的意识状态、心理状况及理解程度，讲解操作目的。

准备
（5分）
1. 护士：戴手套。
2. 患者：排便；左侧卧位，双膝屈曲。
3. 环境：关闭门窗，调节室温，遮挡患者。
4. 用物：治疗盘内放灌肠筒、筒内盛灌肠溶液（39~41℃，<1000ml）、量杯、肛管、弯盘、橡胶单、治疗巾、卫生纸、石蜡油、棉签、血管钳、输液架；少量灌肠可用注洗器，另备温开水。

流程
（60分）
1. 插管前准备（20分）
·灌肠筒挂于输液架上，液面距肛门40~60cm（小量不保留灌肠用注洗器抽吸灌肠液）。
·脱裤露臀移至床沿，垫橡胶单、治疗巾，弯盘置臀旁。
·润滑并连接肛管，排气，夹管。
2. 插管（5分）
·显露肛门，插管7~10 cm。
3. 灌肠（20分）
·去夹，固定。
·观察患者反应及灌肠筒内液面下降情况。
4. 拔管。（5分）
5. 灌肠后处理（4分）
·保留灌肠液5~10分钟（少量可保留10~20分钟）。
·协助排便，撤去橡胶单、治疗巾。
6. 安置患者，开窗通风。（2分）
7. 终末处理。（2分）
8. 记录。（2分）

注意事项
（5分）
1. 正确选用灌肠溶液，掌握溶液的温度、浓度、量。肝性脑病患者禁用肥皂液灌肠；充血性心力衰竭和水钠潴留患者禁用生理盐水灌肠；降温用28~32℃、中暑用4℃等渗盐水灌肠，保留30分钟后排出，排便后30分钟测体温并记录。
2. 插管动作轻柔，避免损伤肠黏膜。
3. 保持一定灌注压力和速度。灌肠中，患者感觉腹胀或有便意，嘱患者张口深呼吸，以放松腹部肌肉，并降低灌肠筒的高度或减慢流速；如液面不降，可转动肛管；如出现脉速、面色苍白、出冷汗、剧烈腹痛、心慌气急等应立即停止灌肠，给予处理。
4. 灌肠禁忌证：急腹症、消化道出血、妊娠、严重心血管疾病。

| 评价
(15 分) | 1. 执行查对制度，无差错。
2. 关心患者，注意患者保暖，维护患者隐私。
3. 患者配合操作，达到治疗目的。 |

3. 肛管排气法

目的 (5 分)	排出肠腔积气，减轻腹胀。
评估 (10 分)	1. 患者的病情、意识状态、生命体征、腹胀及肛周皮肤黏膜情况。 2. 根据患者的心理状况及理解程度，讲解操作目的。
准备 (5 分)	1. 护士：戴手套。 2. 患者：排便，左侧卧位或平卧位。 3. 环境：关闭门窗，调节室温，屏风遮挡；盛水 3/4 的无色玻璃瓶系于床旁。 4. 用物：治疗盘内放治疗碗、肛管、玻璃接管、橡胶管、弯盘、卫生纸、石蜡油、棉签、胶布、别针。
流程 (60 分)	1. 插管前准备（14 分） ·脱裤露臀。 ·连接肛管与橡胶管，橡胶管另一端插入水中。 2. 插管（15 分） ·润滑肛管。 ·显露肛门，插管 15～18cm，固定。 3. 保留肛管不超过 20 分钟，观察患者及排气情况。（20 分） 4. 拔管。（5 分） 5. 安置患者，开窗通风。（2 分） 6. 终末处理。（2 分） 7. 记录。（2 分）
注意事项 (5 分)	1. 橡胶管长度应足够长，便于患者更换体位。 2. 如排气不畅，可顺时针按摩腹部或帮助患者更换体位，促进排气。 3. 肛管保留时间不宜过长，如病情需要，2～3 小时后可再次肛管排气。
评价 (15 分)	1. 执行查对制度。 2. 患者感觉腹胀减轻。 3. 注意患者保暖，维护患者隐私。

第七章　基本护理技能训练

185

第十四节　患者搬运

1. 轮椅运送法

目的 （5分）	护送不能行走的患者。
评估 （10分）	1. 患者病情、治疗、肢体活动情况，有无下肢溃疡、浮肿。 2. 患者的合作程度并做好解释。 3. 轮椅各部件的性能是否良好。
准备 （5分）	轮椅，根据季节备保暖用品，必要时备软枕。
流程 （60分）	1. 协助患者下床（5分） ·轮椅背与床尾平齐，面向床头。 ·固定刹车。 ·翻起脚踏板。 ·需用毛毯时，将毛毯平铺在轮椅上，使毛毯上端高过患者肩部约15cm。 ·扶患者坐起，穿衣，穿鞋。 2. 安置患者坐轮椅（20分） ·协助患者坐入轮椅中，扶住椅子的扶手，尽量往后坐并靠椅背。 ·翻下脚踏板，脱鞋后让患者双脚置于其上（必要时垫软枕）。 3. 包裹保暖。（5分） 4. 鞋子装入椅背袋内。（5分） 5. 整理床单元成暂空床。（5分） 6. 推患者去目的地。（10分） 7. 协助患者下轮椅。（10分） ·将轮椅推至床尾，制动，翻起脚踏板。 ·协助患者上床，安置好患者。 8. 终末处理。
注意事项 （5分）	1. 经常检查轮椅，保持各部件完好，随时取用。 2. 推轮椅下坡时速度要慢，妥善安置患者体位，保证安全。 3. 患者如有下肢浮肿、溃疡或关节疼痛，可在轮椅脚踏板上垫一软枕。 4. 注意观察患者面色和脉搏，有无疲劳、头晕等不适。
评价 （15分）	1. 搬运安全、顺利，患者主动配合。 2. 患者舒适，及时发现病情变化。

2. 平车运送法

目的 （5分）	运送不能行走的患者。
评估 （10分）	1. 患者的病情、治疗、体重与躯体活动能力。 2. 患者的合作程度并做好解释。 3. 平车的性能。
准备 （5分）	用物：平车（上置以被单和橡胶单包好的垫子和枕头），带套的毛毯或棉被，必要时备氧气袋、输液架、木板和中单。
流程 （60分）	1. 移开床旁椅。（5分） 2. 将各种导管妥善放置，避免移动中滑脱。（5分） 3. 过床器移动患者：（30分） ·平车移至床边，紧靠，调整平车高度与床同高或稍低。 ·患者平移至床侧，靠近平车。 ·向对侧翻转，将过床器边缘部分插入患者身下。 ·移动患者，让其滑动至平车中央。 ·撤去过床器，安置患者于合适、安全的卧位。 4. 重新检查各种导管。（5分） 5. 盖好盖被。（5分） 6. 整理床位。（5分） 7. 松开平车刹车，推至指定地点。（5分）
注意事项 （5分）	1. 搬运患者时妥善安置导管，避免脱落、受压或液体逆流。 2. 搬运过程中注意节力原则。 3. 上、下坡时患者保持头高位，以减少不适。 4. 搬运过程中注意观察病情变化，颅脑损伤、颌面部外伤及昏迷的患者，应将头偏向一侧。
评价 （15分）	1. 搬运轻、稳、准确，患者安全、舒适、无损伤。 2. 患者的持续性治疗未受影响。

第十五节　女患者导尿

目的 （5分）	1. 为尿潴留患者引流出尿液。 2. 协助临床诊断和治疗。 3. 病情需要保留导尿。
评估 （10分）	1. 患者的病情、治疗、膀胱充盈度、会阴部情况及自理能力。 2. 患者的心理状态，并做好解释。

准备 (5分)	1. 护士：洗手，戴口罩，查对、确认患者。 2. 患者：清洗会阴。 3. 环境：关闭门窗，必要时遮挡患者。 4. 用物：治疗盘内备无菌导尿包（内装治疗碗和弯盘、导尿管、小药杯、内盛棉球、血管钳、镊子、润滑油棉球、标本瓶、洞巾）、治疗碗（内盛消毒液棉球、血管钳或镊子）、弯盘、手套或指套、无菌手套、无菌持物钳和容器、消毒溶液、尿袋、胶布、生理盐水，另备小橡胶单和治疗巾、浴巾、便盆及便盆布。
流程 (60分)	1. 消毒外阴（10分） ・充分暴露外阴。 ・橡胶单、治疗巾垫于臀下。 ・戴上手套或指套。 ・用消毒液棉球分别擦洗以下部位，顺序为：阴部、对侧大阴唇、近侧大阴唇、对侧小阴唇、近侧小阴唇、尿道口、阴道口、肛门。 2. 插管前（10分） ・导尿包置于患者两腿间打开。 ・倒消毒液于小药杯内。 ・戴无菌手套，铺洞巾。 ・若为气囊导尿管，注入3~30 ml生理盐水试充气囊，确保气囊无渗漏再抽出所有生理盐水。 ・润滑导尿管前端，血管钳夹持导尿管置于治疗碗内。 3. 消毒尿道口（5分） ・夹取小药杯内棉球消毒尿道口→对侧小阴唇→近侧小阴唇→尿道口。 4. 插尿管（10分） ・一手暴露尿道口。一手持血管钳夹持尿管轻轻插入尿道4~6 cm。 ・见尿液流出再插入1 cm。 ・用无菌治疗碗接取尿液。 5. 必要时留取尿标本。（2分） 6. 保留导尿：固定导尿管（若为气囊导尿管，见尿后并确认气囊部分已进入膀胱，再插入2~3 cm，根据导尿管上注明的气囊容积向气囊内注入等量的生理盐水，向外轻拉导尿管使之固定在尿道内口）。（8分） 7. 拔管。（2分） 8. 安置患者。（5分） 9. 终末处理。（5分） 10. 记录。（3分）
注意事项 (5分)	1. 膀胱高度膨胀者第一次导尿量不应超过1000ml，以防腹压突然下降引起虚脱，膀胱黏膜充血，发生血尿。 2. 留置导尿时须妥善固定，尿管不扭曲，保持通畅，引流管低于膀胱位，保持会阴部清洁。采用间歇夹管方式训练膀胱反射功能，观察尿液情况，鼓励患者多饮水，每周复查尿常规。 3. 拔管后注意观察患者排尿情况。

| 评价
（15分） | 1. 患者和家属了解导尿的目的，情绪稳定，主动配合。
2. 操作达到预期的诊疗目的，患者安全、舒适。
3. 保护患者隐私，操作过程注意保暖。
4. 严格执行无菌操作原则。 |

第十六节 穿、脱隔离衣（传染病隔离）

目的 （5分）	保护工作人员和患者，避免交叉感染。
评估 （10分）	1. 患者病情，目前采取的隔离种类及措施。 2. 患者及家属对所患疾病防治知识、消毒隔离知识的了解程度。 3. 隔离衣的大小、长短，有无破损、潮湿，放置的区域。
准备 （5分）	1. 护士：取下手表，洗手，戴口罩，卷袖过肘。 2. 环境：宽敞。 3. 用物：衣架、隔离衣、刷手或泡手设备、操作物品。
流程 （60分）	1. 穿隔离衣（24分） ·手持衣领取下隔离衣，内面向自己。 ·一手持衣领，另一手伸入袖内穿好衣袖；同法穿好另一衣袖。 ·扣领扣。 ·分别将两侧衣边捏住，在身后对齐叠紧。 ·腰带背后交叉，回到前面打活结。 2. 脱隔离衣（32分） ·松开腰带，在前面打活结。 ·塞好衣袖，消毒手。 ·解领口。 ·一手伸入另一侧衣袖口内，拉衣袖过手。 ·衣袖遮住的手拉下另一衣袖过手。 ·双臂退出衣袖。 ·持衣领对齐衣边。 3. 挂好备用。（4分）
注意事项 （5分）	1. 传染病隔离时，隔离衣外面为污染面，内面为清洁面；保护性隔离时，内面为污染面，外面为清洁面。 2. 穿衣后，在规定的区域内活动。 3. 消毒手时，不能沾湿隔离衣，隔离衣也不能触及其他物品。 4. 隔离衣挂在半污染区或清洁区，清洁面朝外；挂在污染区，污染面朝外。 5. 隔离衣每日更换；如遇潮湿或污染，立即更换。

第七章 基本护理技能训练

189

| 评价
（15分） | 1. 隔离衣未污染环境及清洁物品。
2. 衣领及清洁面未被污染。
3. 隔离衣保持干燥。
4. 挂隔离衣备用时衣边对齐，如内面朝外衣袖不能露出。 |

第十七节 吸　　痰

目的 （5分）	清除呼吸道分泌物，保持呼吸道通畅。
评估 （10分）	1. 患者的病情、治疗、呼吸情况，听诊有无痰鸣音。 2. 口、鼻腔黏膜是否正常，有无鼻中隔弯曲，是否有义齿。 3. 患者的合作程度，并解释操作目的。 4. 负压吸引器的性能、电源电压与吸引器的电压是否相吻合。
准备（5分）	1. 护士：洗手、戴口罩、手套，查对、确认患者。 2. 用物：电动吸引器或中心吸引器；治疗盘内备无菌碗或盖罐（一只盛无菌等渗盐水，一只盛吸痰管数根）、弯盘、镊子、纱布、压舌板、电筒、棉签、口腔用药、听诊器，必要时备开口器、舌钳等。
流程（60分）	1. 吸痰前（10分） ・打开吸引器，调节压力（若为中心吸引则安装中心吸引器，调节压力）。 ・连接吸痰管并试吸是否通畅。 ・关闭吸引器。 ・检查患者的口腔，取下活动义齿。 ・患者头部转向操作者，昏迷患者协助张口。 2. 吸痰（30分） ・阻断负压，吸痰管插入口或鼻腔。 ・左右旋转，向上吸痰。 ・抽吸无菌等渗盐水。 ・同法吸痰数次。 ・观察患者的面色及呼吸情况。 3. 吸痰后（5分） ・擦净面部及口、鼻分泌物。 ・观察黏膜有无损伤。 4. 安置患者。（5分） 5. 终末处理。（5分） 6. 记录。（5分）

医学临床"新三基"训练（护士分册）

注意事项 （5分）	1. 吸引器贮液瓶吸出液不要过满，及时倾倒。电动吸引器连续使用不得超过2小时。 2. 吸痰时间一般不超过15秒/次，间隔数秒。 3. 压力调节：成人：300～400mmHg（0.04～0.053MPa）小儿：50～300mmHg（0.033～0.04MPa） 4. 痰液黏稠者可配合叩击、雾化吸入等方法，以提高吸痰效果。
评价 （15分）	1. 患者和家属理解吸痰的必要性。 2. 患者呼吸道分泌物被及时吸净，气道通畅，缺氧改善。 3. 及时发现患者病情变化。

第十八节 洗 胃

目的 （5分）	1. 解毒。 2. 减轻胃黏膜水肿。 3. 为某些手术或检查做准备。
评估 （10分）	1. 患者的生命体征、意识状态及瞳孔变化。 2. 患者中毒情况（毒物性质、量、时间、途径等），是否已采取措施（催吐），有无洗胃禁忌证，有无义齿，口鼻腔黏膜情况及口中异味等。 3. 患者对洗胃的心理状态及合作程度，讲解操作目的。
准备 （5分）	1. 患者：取出义齿；昏迷患者取去枕平卧位，头侧向一边；清醒患者取左侧卧位。 2. 环境：宽敞，遮挡患者。 3. 用物：治疗盘内放治疗碗、胃管、无菌镊、压舌板、纱布、弯盘、50ml注射器、听诊器、石蜡油、棉签、橡胶单、治疗巾、胶布、水温计、量杯、电筒、洗胃溶液（25～38℃，按需备量），水桶，洗胃机，必要时备标本容器、开口器、舌钳、牙垫。
流程 （60分）	1. 连接管道，接通电源，检查洗胃机。（10分） 2. 插胃管（20分） ·胸前围橡胶单及治疗巾，弯盘就近放置。 ·润滑胃管前端，测量长度。 ·插管。 ·验证胃管在胃内。 ·固定。 3. 洗胃（20分） ·连接胃管和洗胃机。 ·开动机器，进行洗胃，先吸再冲。 ·观察患者、洗出液及进出液量。

流程 (60分)	·洗至洗出液澄清、无异味。 4. 拔管。(4分) 5. 安置患者。(2分) 6. 终末处理。(2分) 7. 记录。(2分)
注意事项 (5分)	1. 插管时，避免误入气管。 2. 当中毒物质不明时，洗胃液选择温开水或等渗盐水；吸或抽出的胃内容物送检；毒物性质明确后采用高效解毒剂洗胃。 3. 幽门梗阻患者洗胃宜在饭后4~6小时或空腹进行；并记录胃内潴留量。吞咽强腐蚀性毒物者禁忌洗胃，可给予药物或物理性拮抗剂，如牛奶、豆浆、蛋清、米汤等。 4. 洗胃过程中，密切观察患者面色、脉搏、呼吸、血压及洗出液的性质、颜色、气味、量。发现异常，立即停止，进行处理。 5. 洗胃禁忌证：强腐蚀性毒物中毒、肝硬化伴食管胃底静脉曲张、近期内有上消化道出血及穿孔患者。上消化道溃疡、胃癌等不宜洗胃。 6. 洗胃并发症：急性胃扩张，胃穿孔，水、电解质紊乱，酸碱平衡失调，窒息，反射性心脏骤停等。
评价 (15分)	1. 患者配合，未出现并发症。 2. 洗胃效果好。

第十九节　尸体料理

目的 (5分)	1. 维持良好的尸体外观，易于辨认。 2. 安慰家属，减轻哀痛。
评估 (10分)	1. 患者诊断、死亡原因及时间。 2. 尸体清洁程度，有无伤口、引流管等。 3. 死者的宗教信仰、死者家属的要求及对死亡的态度。
准备 (5分)	1. 护士：戴口罩、手套，穿隔离衣。 2. 患者：置于平卧位，头下垫一枕，撤去盖被，留一大单或被套遮盖。 3. 环境：遮挡患者。 4. 用物：尸体鉴别卡、尸单、血管钳、不脱脂棉花少许、绷带、纱布、剪刀、弯盘、棉签、胶布、别针，必要时备擦洗用具、湿棉花。

流程 (60 分)	1. 洗脸，闭合眼睑，有假牙者代为装上。(5 分) 2. 棉花球塞口、鼻、耳、肛门、阴道。(5 分) 3. 擦洗全身（20 分） ·口更换敷料。 ·擦净痕迹。 ·擦洗全身，更衣，梳发。 4. 必要时用四头带托起下颌。(2 分) 5. 尸体鉴别卡别于衣服上或手腕部。(2 分) 6. 尸单覆盖尸体。(3 分) 7. 整理患者遗物交家属。(3 分) 8. 终末处理。(10 分) 9. 记录。(10 分)
注意事项 (5 分)	1. 料理应在确认患者死亡、医师开具死亡诊断书后尽快进行。既可防止尸体僵硬，也可避免对其他患者产生不良影响。 2. 传染病患者的尸体按规定处理。
评价 (15 分)	1. 尸体整洁，姿势良好，易于辨认。 2. 尊重死者，安慰家属，安置好同室患者。

第二十节　保护带的应用

目的 (5 分)	对不合作或自伤、伤人的患者限制其身体或肢体活动。确保患者安全，保证治疗、护理顺利进行。
评估 (10 分)	1. 人的病情、治疗及肢体活动情况。 2. 人有无骨质疏松史或引起骨质疏松的危险因素。 3. 人及家属对保护带的作用及使用方法的了解和配合程度并作好解释。
准备 (5 分)	用物：棉垫数块、保护带。
流程 (60 分)	1. 约束肢体（20 分） ·棉垫包裹手腕或踝部。 ·将保护带打成双套结套在棉垫外，稍拉紧，使之不脱出。 ·将保护带系于床沿。 2. 束肩部（30 分） ·人双侧腋下垫棉垫。 ·保护带置于患者肩下。 ·双侧分别穿过患者腋下及背后的保护带，在背部两侧交叉后分别固定于床头。 3. 记录。(10 分)

注意事项 (5分)	1. 严格掌握应用指征，注意维护患者自尊。 2. 保护带只能短期使用，定时松解并协助患者翻身。 3. 使用时肢体处于功能位，松紧适宜。密切观察约束部位的皮肤颜色，必要时进行局部按摩。
评价 (15分)	1. 人或家属理解使用保护带的重要性、安全性，同意使用并配合。 2. 人处于安全保护之中，无血液循环不良、皮肤破损或骨折。

第二十一节　心肺复苏（成人）

目的 (5分)	对因各种原因引起呼吸、心跳停止的患者进行抢救，保证重要脏器血氧供应，尽快恢复心跳、呼吸。
评估 (10分)	1. 患者心跳、呼吸。 2. 口、咽、鼻有无分泌物、异物。
准备 (5分)	视环境条件准备：听诊器、血压计、心脏按压板、纱布、除颤仪。
流程 (60分)	1. 呼救，同时使患者仰卧于硬板床上，去枕头后仰，解开衣领及裤带。(5分) 2. 心前区叩击2次。(5分) 3. 开放气道（10分） ·清除口腔、气道内分泌物或异物，有义牙取下。 ·手法开放气道：仰面抬颌法、仰面抬颈法、托下颌法。 4. 人工呼吸（15分） ·抢救者用手捏住患者鼻孔，深吸一口气，屏气，双唇包住患者口部（不留空隙），用力吹气，观察胸部上抬，吹气毕，松开口鼻。 ·频率：14～16次/分。 5. 胸外心脏按压（15分） ·按压部位：胸骨中、下1/3交界处。 ·按压手法：抢救者位于患者一侧，左手掌根置于患者按压部位，右手掌压在左手背上，双肘关节伸直，利用身体重量，垂直向下用力按压。 ·按压深度：胸骨下陷4～5 cm。 ·按压频率：80～100次/分。 6. 人工呼吸与胸外心脏按压同时进行，比例为单人操作2∶15，双人操作1∶5。(5分) 7. 观察心、肺复苏是否有效。(5分)

注意事项 （5分）	1. 人工呼吸前需保持气道通畅，吹气时防止气体从口鼻逸出，吹气时间约占每次同期的1/3。 2. 胸外心脏按压部位要准确，压力要适当，过轻则无效，过重易造成损伤。 3. 操作中途换人应在心脏按压、吹气间隙进行，不得使抢救中断时间超过5~7秒。
评价 （15分）	1. 抢救及时，动作准确。 2. 人工呼吸与心脏按压指标显示有效。

第二单元　专科护理基本操作

第一节　呼吸机的使用

目的 （5分）	1. 改善氧合。 2. 改善通气。 3. 减少呼吸作功。
评估 （10分）	1. 患者的年龄、体重、病情。 2. 患者的心理状态及合作程度，解释操作目的、可能带来的不适等。 3. 呼吸机的性能。 4. 病室内有无中心供氧和中心供（空）气，氧气及空气管道的接头是否配套。电源及电源插座是否与呼吸机上的电源插头吻合。呼吸机管道接头是否与人工气道接头相吻合。
准备 （5分）	1. 护士：洗手，戴口罩。 2. 患者：已经建立人工气道。 3. 环境：整洁，有电源及插座。 4. 用物：呼吸机、消毒好的管路、湿化器、滤纸、无菌蒸馏水、50ml注射器、模拟肺、简易呼吸器、连接管、听诊器、氧气筒、氧气减压表（或流量表）、扳手、电源转换器、记录单等。
流程 （60分）	1. 将用物携至床旁，向患者解释。（5分） 2. 使用呼吸机前准备（10分） ·正确安装湿化滤纸，连接呼吸机管道各部件，连接模拟肺。 ·连接电源、氧源、压缩空气（或开压缩机开关），确保气源压力在规定范围。 ·开启呼吸机主机开关及显示器开关。 ·按检测程序进行检测。

流 程（60分）	·如检测通过，调至待机状态。向湿化器内加无菌蒸馏水至刻度。 3. 使用呼吸机（30分） ·遵医嘱调节呼吸机参数：通气模式、潮气量、呼吸频率、吸入氧浓度、触发灵敏度等。 ·再次向患者解释，检查患者的人工气道情况（气囊是否充气）。 ·取下模拟肺，将呼吸机与患者的人工气道相连。 ·听诊两肺呼吸音，检查通气效果，监测有关参数。 ·打开湿化器电源开关，调节湿化器温度。 ·设定有关参数的报警限，打开报警系统。 ·记录有关参数。 ·观察患者的脉搏、血氧饱和度、呼吸同步情况，必要时吸痰或遵医嘱应用镇静剂。 ·30分钟后做血气分析，遵医嘱调整有关参数，记录。 4. 停用呼吸机（10分） ·遵医嘱检查患者是否符合脱机指征。 ·做好解释和指导。 ·准备好合适的给氧装置，充分吸痰，妥善处理患者气道，撤去呼吸机，调至待机状态。 ·观察患者病情，确认病情平稳。 ·先关湿化器开关、呼吸机显示器和主机开关，再关空压机和关氧气，最后切断电源。 ·安置患者。 ·记录。 5. 终末处理（5分） ·确认患者短时间内不再需要使用呼吸机后，消毒呼吸机管路。 ·分离管道、湿化罐，倒去湿化罐内湿化液，去除滤纸，将管道和湿化罐浸泡于消毒液中。 ·消毒完毕，及时捞出，用无菌水冲洗干净后晾干，安装好，使之处于备用状态。
注意事项（5分）	1. 使用呼吸机期间，患者床旁应备有简易呼吸器、吸引器、吸氧装置，并且性能良好。 2. 使用呼吸机期间，应严密观察生命体征的变化，加强气道的管理，保持呼吸道通畅，遵医嘱定时做血气分析，防止机械通气并发症的发生。 3. 及时正确处理呼吸机报警。 4. 加强呼吸机的管理：调节呼吸机悬背（支架）或给患者翻身时，应妥善固定好人工气道，防止因管道牵拉造成气管插管或套管脱出，导致患者窒息；长期使用呼吸机的患者，应每日更换湿化液，每周更换呼吸机管道或按医院感染管理规范执行；呼吸机上的过滤网应每天清洗；及时添加湿化罐内蒸馏水，使之保持在所需刻度处；保持集水杯在管道的最低位，及时倾倒集水杯和管道内的冷凝水。

| 评价
（15 分） | 1. 患者理解使用呼吸机的目的，并能很好配合。
2. 患者的呼吸道通畅。
3. 患者自主呼吸与机械通气同步，无人机对抗。
4. 患者达到呼吸机应用的目的，呼吸功能改善，血气分析结果
满意。
5. 患者安全，无气胸等机械通气并发症发生。 |

第二节　心电监护仪的使用

目的 （5 分）	1. 监测患者的生命体征。 2. 为评估病情及治疗、护理提供依据。
评估 （10 分）	1. 患者的年龄、病情、生命体征、皮肤情况。 2. 患者的心理状态及合作程度，并解释目的、注意事项。 3. 是否有使用监护仪的指征和适应证；所需监测的项目。 4. 监护仪的性能。
准备 （5 分）	1. 护士：洗手，戴口罩。 2. 患者：皮肤准备，体位舒适。 3. 环境：整洁，有电源及插座。 4. 用物：心电监护仪及模块、导联线、配套血压计袖带、SpO_2 传感器、电源转换器、电极片、75% 乙醇棉球、监护记录单等。
流程 （60 分）	1. 核对患者，解释目的。（5 分） 2. 安置舒适体位。（5 分） 3. 连接监护仪电源，打开主机开关。（5 分） 4. 无创血压监测。（5 分） ·选择合适的部位，绑血压计袖带。 ·按测量键（NIBP – START）。 ·设定测量间隔时间（TIME INTERVAL）。 5. 心电监测。（10 分） ·暴露胸部，正确定位（必要时放置电极片处用 75% 乙醇清洁），粘贴电极片。 ·连接心电导联线。 ·选择 P、QRS、T 波显示较清晰的导联。 ·调节振幅。 6. SpO_2 监测。（5 分） ·将 SpO_2 传感器安放在患者身体的合适部位。 7. 其他监测：呼吸、体温等。（2 分） 8. 根据患者情况，设定各报警限（ALARM），打开报警系统。（10 分） 9. 调至主屏。监测异常心电图并记录。（3 分）

流程 （60分）	10. 停止监护（5分） ·向患者解释。 ·关闭监护仪。 ·撤除导联线及电极、血压计袖带等。 ·清洁皮肤，安置患者。 11. 终末处理。（5分）
注意事项 （5分）	1. 正确安放电极位置。 （1）三电极（综合Ⅱ导联） ·负极（红）：右锁骨中点下缘。 ·正极（黄）：左腋前线第四肋间。 ·接地电极（黑）：剑突下偏右。 （2）五电极 ·右上（RA）：胸骨右缘锁骨中线第一肋间。 ·左上（LA）：胸骨左缘锁骨中线第一肋间。 ·右下（RL）：右锁骨中线剑突水平处。 ·左下（LL）：左锁骨中线剑突水平处。 ·胸导（C）：胸骨左缘第四肋间。 2. 定期更换电极片安放位置，防止皮肤过敏和破溃。 3. 报警系统应始终保持打开，出现报警应及时正确处理。 4. 安放监护电极时，必须留出一定范围的心前区，以不影响在除颤时放置电极板。 5. 对需要频繁测量血压的患者应定时松解袖带片刻，以减少因频繁充气对肢体血液循环造成的影响和不适感。必要时应更换测量部位。
评价 （15分）	1. 患者能说出使用监护仪的目的，并能接受。 2. 患者感觉安全：未因报警音量等影响睡眠、引起恐惧。 3. 使用监护仪期间，患者的心律失常能及时被发现和处理。 4. 患者的血压控制在正常范围。 5. 呼吸异常能及时发现和处理。 6. 报警开关始终保持开启状态。 7. 各波形显示良好，无干扰波形。 8. 患者皮肤保持完整，无破溃。

第三节　电除颤

目的 （5分）	通过电除颤，纠正、治疗心律失常，恢复窦性心律。
评估 （10分）	1. 患者的年龄、体重、心律失常类型、意识状态。 2. 除颤器的性能及蓄电池充电情况。

准备 (5分)	1. 患者：去枕平卧于硬板床。 2. 环境：整洁，安全，有电源、电插座及吸氧、吸痰装置。 3. 用物：除颤器、导电胶、心电监测导联线及电极、抢救车、乙醇纱布等。
流程 (60分)	1. 备齐用物至床旁，打开电源。(5分) 2. 暴露患者胸部，必要时建立心电监护。(2分) 3. 判断患者心律失常类型。(2分) 4. 电极板均匀涂抹导电胶。(5分) 5. 选择合适的能量（成人首次200J，第2次200～300J，第3次360J）。(10分) 6. 充电（10分） ·放置电极板于合适位置（胸骨右缘第二肋间——心尖部）。 ·大声嘱其他人员离开患者、病床。 7. 两手同时按下两个电极板上的放电键。(5分) 8. 观察患者的心电图改变。(5分) 9. 如果室颤/室扑（无脉性室速）持续出现，立即重新充电，重复步骤。(5分) 10. 操作完毕，将能量开关回复至零位。(2分) 11. 清洁皮肤，安置患者。(2分) 12. 监测心率、心律，并遵医嘱用药。(2分) 13. 记录。(3分) 14. 终末处理。(2分)
注意事项 (5分)	1. 定时检查除颤器性能，及时充电。 2. 导电胶涂抹要均匀，防止皮肤灼伤。 3. 放电除颤时，注意患者和其他人、物绝缘。 4. 儿童能量选择：首次2 J/kg，第2次2～4 J/kg，第3次4J/kg。 5. 对于能明确区分QRS和T波的室速，应进行同步电复律；无法区分者，采用非同步电除颤。 6. 同步电复律通常遵医嘱选择稍低的起始能量，选择能量前应按下"同步"键。
评价 (15分)	1. 患者的心律失常得到及时发现和有效控制。 2. 根据患者个体情况正确调节能量。 3. 患者安全，无皮肤灼伤等并发症发生。

第四节　输液泵的使用

目的 (5分)	1. 控制静脉输液的速度或量。 2. 药物剂量精确，均匀、持续输入体内，产生最理想的效果。 3. 避免药物浓度波动过大而产生不良反应。

评估 （10分）	1. 患者的病情、年龄、体重、治疗概况、血管情况。 2. 患者的心理状态，并解释使用输液泵的目的。 3. 输液泵的性能、电源插头是否与病室内电源插座相吻合。
准备 （5分）	1. 护士：洗手，戴口罩。 2. 患者：了解治疗目的，并已排尿，做好准备。 3. 环境：整洁，有电源及插座。 4. 用物：输液泵及电源转换器、专用输液器、输液架、拟输入溶液（遵医嘱）、瓶套，必要时备静脉输液用物。
流程 （60分）	1. 检查输液泵，固定输液泵于输液架上。（5分） 2. 备齐用物至床旁，三查七对并解释。（5分） 3. 将拟输入溶液开启消毒后，插入专用输液器，排气，检查有无气泡。关闭专用输液器上调节器（如无静脉输液通路，则依照静脉输液法重新建立）。（5分） 4. 按照输液泵操作指南正确安装专用输液器。（10分） 5. 正确调节、使用输液泵。（20分） ·设定输入容量、速度。 ·再次检查有无气泡。 ·连接患者的静脉通路。 ·打开专用输液器上调节器。 ·按输液泵启动键（START），观察通畅情况。 ·若出现报警声，针对原因处理后，再按启动键。 6. 安置患者，交代注意事项。（5分） 7. 记录。（5分） 8. 停用输液泵。（5分） ·先关机，必要时拔针。 ·安置患者。 ·终末处理。 ·输液泵擦拭备用，充电。
注意事项 （5分）	1. 熟悉报警信号，并能正确、快速地排除。 2. 输液时应加强巡回，密切观察穿刺部位，及时排除异常情况。 3. 输液泵不用时应注意充电。
评价 （15分）	1. 患者能了解使用输液泵的目的，并能配合。 2. 患者输液时输液泵出现的报警能得到及时、正确处理。 3. 患者安全，达到治疗目的，输液处无渗漏发生。

第五节　注射泵的使用

目的
(5 分)
1. 精确输注血管活性药物，调节血压、心率，维护循环功能。
2. 输注镇静、镇痛等药物，微量给药，流速均匀，以维持药物最佳有效浓度。

评估
(10 分)
1. 患者的病情、年龄、体重、治疗概况、血管情况。
2. 患者的心理状态，并解释使用微量注射泵的目的。
3. 微量注射泵的性能、电源插头是否与病室内电源插座吻合。

准备
(5 分)
1. 护士：洗手，戴口罩。
2. 患者：了解治疗目的，并做好准备。
3. 环境：整洁，有电源及插座。
4. 用物：微量注射泵及电源线、专用延长管、输液架、50ml（或20ml）注射器及抽取的拟输入药液（遵医嘱），必要时备静脉输液用物。

流程
(60 分)
1. 使用微量注射泵前（20 分）
· 检查微量注射泵及其专用延长管。
· 备齐用物至床旁，三查七对并解释。
· 固定微量注射泵于输液架上或床架上。
· 将微量注射泵接上电源，打开电源开关。
· 将抽取药液的注射器连接延长管，排去空气，检查有无气泡。
· 将注射器正确安装入注射器座中。
· 将输注执行单贴于微量注射泵上或标于注射器上。
2. 正确调节、使用微量注射泵（30 分）
· 设定输注速率参数。
· 再次检查有无气泡。
· 将延长管与患者的静脉通路连接（如无静脉输液通路，则依照静脉输液法重新建立）。
· 按微量注射泵启动键（START），观察通畅情况。
· 观察患者的生命体征及反应，必要时重新调整输注速率。
· 若出现报警声，针对原因处理后，再按启动键。
· 若出现报警声，针对原因处理后，再按启动键。
· 安置患者，交代注意事项。
· 记录。
3. 停用微量注射泵（10 分）
· 按微量注射泵停止键（STOP）。
· 先关机，必要时拔针。
· 安置患者。
· 终末处理。
· 擦拭微量注射泵，充电备用。

注意事项 (5分)	1. 安装注射器时，注射器圈边必须紧靠注射器座。 2. 及时更换药液，保持使用药物的连续性。 3. 每次调整输注速率后，勿忘再按启动键。 4. 熟悉报警信号，并能正确、快速地排除。 5. 输注时应加强巡回，密切观察生命体征及注射部位，及时排除异常情况。 6. 当出现电池低电压（LOW - BATT）报警时，应及时将泵接通交流电源进行充电或关机。
评价 (15分)	1. 患者能了解使用微量注射泵的目的，并能配合。 2. 患者安全：能根据生命体征及病情变化及时调整输注速率，输注处无渗漏发生。 3. 输注时微量注射泵出现的报警能得到及时、正确处理。

第六节　备　皮

目的 (5分)	去除手术区毛发和污垢，为手术时皮肤消毒做好准备，以达到预防切口感染的目的。
评估 (10分)	1. 患者的手术方式、皮肤准备的范围，以及患者的病情。 2. 皮肤准备范围内的皮肤完整情况（有无痈、疖）。 3. 患者的心理状态和合作程度。 4. 做好解释：目的、注意事项。
准备 (5分)	1. 护士：洗手，戴口罩、帽子。 2. 患者：理解皮肤准备的意义，并配合操作，注意保暖。 3. 环境：温度适宜，注意保护隐私。 4. 用物：治疗盘内放置剃毛刀、弯盘、治疗碗内盛肥皂液、软毛刷（或滑石粉、脱毛剂）、持物钳、橡胶单、纱布、治疗巾、毛巾、棉签、手电筒；脸盆内盛热水，骨科手术应备软毛刷、70%乙醇、无菌巾、绷带。
流程 (60分)	1. 环境准备（10分） ·调节换药室或病房内的温度。 ·调节换药室或病房内的照明。 ·遮挡患者。 2. 皮肤准备（10分） ·再次核对患者。 ·确认手术方式，以确定皮肤准备的范围。 ·铺橡胶单和治疗巾。 ·协助患者摆好体位，充分暴露备皮区域。 3. 剃除毛发（20分）

流程 (60分)	·用持物钳夹取皂球，蘸取少许热水，涂擦备皮区域，或在肥皂液内加入少量热水，用软毛刷蘸取肥皂液，涂擦备皮区域或用持物钳夹取纱布沾取滑石粉，涂擦备皮区域。 ·一手用纱布绷紧皮肤，一手持剃毛刀，分区剃净毛发（注意：剃刀与皮肤保持45°与毛发生长方向顺行，不可逆行剃除毛发，以免损伤毛囊）。 ·或用脱毛剂涂擦备皮区域，作用一定时间。 ·用手电筒照射，仔细检查是否剃净毛发，以及有无刮破皮肤。 ·用毛巾浸热水洗去局部毛发、皂液或滑石粉或脱毛剂。 4. 清除污垢，修剪指（趾）甲（10分） ·腹部手术者需用棉签清除脐部污垢和油脂，用70%乙醇消毒皮肤。 ·四肢手术者，入院后应每日温水浸泡手足20分钟。 ·用肥皂刷洗。 ·剪去指（趾）甲和已浸软的胼胝。 5. 全身皮肤准备（5分） ·协助患者沐浴，洗手，修剪指（趾）甲。 ·更换清洁衣服。 6. 记录。（5分）
注意事项 (5分)	1. 剃毛刀符合要求。 2. 剃毛时间不宜距手术时间太长，一般在手术前日或手术日晨进行，急症手术例外。 3. 操作过程中应具有爱伤观念，动作轻柔、熟练，注意患者保暖。
评价 (15分)	1. 患者和家属了解皮肤准备的目的，并愿意配合。 2. 患者安全，皮肤准备清洁、无损伤。

第七节　换　　药

目的 (5分)	清洁伤口，控制感染，促进愈合。
评估 (10分)	1. 患者的病情。 2. 伤口局部的情况。 3. 患者的心理状态和合作程度。 4. 做好解释：目的、注意事项。
准备 (5分)	1. 护士：洗手，戴口罩、帽子，必要时穿隔离衣及戴手套。 2. 患者：理解换药的意义，消除紧张情绪，配合操作，注意保暖。 3. 环境：温度适宜，相对独立，注意保护隐私。 4. 用物：无菌碗、器械、消毒棉球、引流物、敷料、污物盘、无菌镊子2～3把。

医学临床"新三基"训练（护士分册）

流程 (60 分)	1. 环境准备。(5 分) · 调节换药室或病房内的温度。 · 调节换药室或病房内的照明。 · 接患者到换药室，不能走动的患者在床边换药，注意遮挡患者。 · 协助患者选择舒适体位，伤口下置治疗巾，并注意保暖。 2. 揭除沾染敷料。(10 分) · 再次核对患者，检查伤口敷料外观情况。 · 由外向内先用手取下外层敷料。 · 内层敷料用镊子取下。 · 内层敷料若与创面粘贴，应用生理盐水浸湿后轻柔除去。 3. 清理伤口。(15 分) · 观察伤口。 · 用消毒棉球从伤口中心向周围消毒皮肤。 · 用生理盐水棉球或其他药物棉球沾拭创面。 · 用器械剪除坏死组织、痂皮等。 · 留取标本送细菌培养。 · 观察肉芽组织生长情况。 4. 创面用药。(5 分) · 一般创面不用药。 · 感染创面根据细菌培养药敏试验结果酌情用抗生素或用 3% 过氧化氢溶液冲洗。 5. 置引流物。(5 分) · 根据伤口深度和创面情况置入适宜的引流物。 6. 包扎伤口。(10 分) · 根据伤口分泌物量，加盖纱布 6～8 层以上。 · 外用胶布固定或酌情用绷带包扎。 · 安置患者。 7. 终末处理。(5 分) 8. 记录。(5 分)
注意事项 (5 分)	1. 两把镊子不可混用，一把夹无菌敷料，另一把接触创口敷料。 2. 引流物切勿堵塞创口外口，要保持创口底小口大，不形成死腔或假道而影响创口正常愈合。 3. 肉芽组织有一定的抗感染能力，不需要在创口内应用抗生素。 4. 操作过程中应动作轻柔、熟练，注意患者保暖，保护隐私。 5. 发现伤口异常情况应及时上报医师，进行处理。
评价 (15 分)	1. 患者和家属了解换药的目的，消除紧张情绪，并愿意配合。 2. 操作达到预期目的。

第八节 会阴擦洗

目的 (5 分)	保持会阴及肛门部清洁，促进患者舒适和会阴伤口愈合，防止泌尿、生殖系统的逆行感染。
评估 (10 分)	1. 评估患者病情、会阴部及会阴伤口情况。 2. 解释操作目的、过程及配合方法。
准备 (5 分)	1. 护士：戴手套。 2. 患者：病情允许者排空膀胱，取膀胱截石位。 3. 环境：遮挡患者。 4. 用物：尿垫（或橡胶单、治疗巾）、治疗碗、无菌镊子、无菌脱脂棉球、干纱布、弯盘、消毒手套、消毒液或 1：5000 高锰酸钾溶液。
流程 (60 分)	1. 脱对侧裤腿，以毛毯或盖被遮盖保暖。（5 分） 2. 臀下垫尿垫或橡胶单、治疗巾，放置治疗碗及弯盘于合适位置。（10 分） 3. 会阴擦洗（30 分） ·自上而下、自外向内，初步擦净会阴部的污垢、分泌物和血迹等。 ·自内向外或以伤口为中心向外擦洗。 ·擦洗肛周和肛门。 4. 安置患者，整理床单元。（5 分） 5. 终末处理。（5 分） 6. 记录。（5 分）
注意事项 (5 分)	1. 两把镊子使用时注意区分清洁、污染，严格执行无菌操作原则。 2. 按擦洗顺序擦洗，必要时可根据患者情况增加擦洗次数，直到擦净，最后用纱布擦干。 3. 擦洗时请注意观察会阴部及会阴切口有无红肿、分泌物性质和切口愈合情况。发现异常及时记录并向医师汇报。 4. 注意保暖及保护患者隐私。
评价 (15 分)	操作达到预期治疗目的，患者安全、舒适。

第九节 婴儿抚触

目的 (5 分)	1. 促进婴儿生理和情感的发育，促进识别、行为运动和社交能力的成熟。 2. 促进失调或缺失的生理功能恢复和建立。 3. 促进疾病康复，减少并发症和后遗症。

评估 (10分)	1. 婴儿全身皮肤完整性，脐带是否脱落，健康状态和行为反应。 2. 父母的文化程度以及对抚触知识的认识和参与程度。
准备 (5分)	1. 护士：取下手表，剪短指甲，清洗并温暖双手；保持愉悦的心情。 2. 婴儿：沐浴后、午睡或就寝前、不太饥饿、不烦躁时进行抚触。 3. 用物：尿片、替换的衣物、大毛巾、无刺激性的抚触油和合适的抚触台。 4. 环境：关闭门窗，调节室温于温暖状态，选择中速、轻柔而有节奏的音乐作背景。
流程 (60分)	1. 抚触前。（10分） ·将用物按使用顺序摆放在抚触台上，检查并核对婴儿。 ·在掌心倒一些抚触油，轻轻摩擦以温暖双手；按需要暴露婴儿身体部位。 2. 抚触的顺序：头面部→胸部→腹部→四肢→手足→背部。（35分） ·头面部：两拇指从前额中央向两侧推压滑动，划出一个微笑状。同法抚触眉头、眼窝、人中和下巴；然后双手从前额发际抚向脑后，并停于耳后乳突处，轻轻按压。 ·胸部：两手分别从胸部的外下侧向对侧的外上侧滑动，并交叉循环。 ·腹部：用指尖从左下腹向上腹再向右下腹依次按顺时针方向划半圆按摩；并用右手在婴儿的左腹由上往下画一个英文字母"I"；然后由左上、右上至右下画一个倒写的"L"；再由左下至右下画一个倒写的"U"；用关爱的语调向婴儿说"我爱你"。 ·四肢：双手握住婴儿的胳臂，交替从上到下挤捏扭转至手腕，然后再交替从上到下搓滚至手腕处；同法抚触双下肢。 ·手足：用两拇指指腹从婴儿脚跟处掌面交叉向脚趾推进，并在确保不受伤的前提下捏拉脚趾各关节；同法抚触手部。 ·背部：将婴儿翻过身，双手掌平行放于脊椎两侧，由中央向两侧推压滑动，并从背部上段开始移往臀部再回肩部；然后用指尖从颈部向底部迂回轻轻按摩脊柱两侧肌肉。 3. 抚触后。（5分） ·检查全身各部位，根据婴儿情况进行必要护理。 ·穿好衣服，兜好尿布，视情况修剪指甲，更换衣服。 4. 安置婴儿，清理用物并记录。（5分） 5. 终末处理。（5分）
注意事项 (5分)	1. 注意保暖，有明显体温不稳病史的婴儿应在暖箱或暖床中进行。 2. 新生儿抚触时间可稍短些，力度应轻柔些；有神经系统后遗症者时间可长一点，手法可重一点，尤其有瘫痪的肢体可多做。新生儿约10分钟/次，婴儿约20分钟/次。 3. 动作轻柔，有一定力度，手指不离开婴儿；切勿将润滑油直接倒在婴儿皮肤上或接触眼睛。

注意事项 (5分)	4. 抚触时应密切观察婴儿反应并及时调整抚触方式和力度；若出现哭闹、肌张力增高、神经质、兴奋性增加、肤色变化或呕吐等，应根据情况停止该部位的或完全停止抚触。 5. 婴儿显得疲累、烦躁或脐带未脱落、皮肤破溃、发热、黄疸、腹泻等身体不适和预防接种 48 小时以内不宜抚触；不要强迫病儿保持固定姿势。
评价 (15分)	1. 操作达到预期目的。 2. 父母能了解抚触的重要性并能参与和掌握抚触技术。

第十节　新生儿沐浴

目的 (5分)	1. 清洁皮肤，协助皮肤排泄和散热，预防皮肤感染。 2. 促进血液循环，活动肌肉和肢体，使新生儿舒适。 3. 了解并观察全身情况。
评估 (10分)	全身、四肢活动以及皮肤完整情况，有无感染。
准备 (5分)	1. 护士：取下手表，洗手，更换洗澡衣。 2. 新生儿：沐浴于喂奶前或喂奶后 1 小时进行，以防呕吐和溢奶。 3. 用物：磅秤，必要时备床单、被套、枕套。沐浴类：尿布及衣被、大毛巾、浴（面）巾、婴儿皂、水温计、浴盆内备 2/3 温热水或温流动水。护理篮：指甲刀、棉签、纱布、弯盘以及脐部、臀部和皮肤护理的用物。 4. 环境：调节室温于温暖状态，关闭门窗，但采光要好，以便对新生儿观察；浴台铺上套好布套的台垫，护理篮置于浴台的一侧。
流程 (60分)	1. 沐浴前（12分） ·按使用顺序摆放好用物，调试水温（包括流动水）至所需温度。 ·检查新生儿手圈，核对床号、姓名、性别、日龄。 ·在浴台上脱去新生儿衣服，按护理常规测量体重，检查；全身情况并记录，然后用大毛巾包裹新生儿全身（保留尿布）。 2. 沐浴（30分） ·用单层面巾擦眼（由内→眦外），更换面巾部位以同法擦另一眼、耳和脸部（额头→鼻翼→面部→下颏），禁用肥皂；根据情况用棉签清洁鼻孔。 ·抱起新生儿，用左手掌托住头颈部，左拇指与中指分别将新生儿双耳郭折向前方，并轻轻按住，堵住外耳道口，左臂及腋下夹住新生儿臀部及下肢，将头移近盆边，右手搓皂洗头、颈、耳后，然后用清水冲净，擦干头发。

· 解开大毛巾，平铺于浴台上，去掉尿布，以左手掌、指握住新生儿左肩及腋窝处，使头颈部枕于操作者前臂，用右手握住新生儿左大腿，使其臀部位于操作者右手掌上，轻放水中。

· 松开右手，取浴巾湿水或流动水淋湿新生儿全身，擦肥皂，边洗边冲净，依次为颈下、前胸、腋下、腹、手、臂、后颈、腰背、腿、脚、会阴及臀部，然后将新生儿抱起放于大毛巾中，迅速包裹擦干水分。

3. 沐浴后。（10分）

· 检查全身各部位，根据新生儿情况进行必要的脐部、臀部和皮肤护理，必要时清洁女婴大阴唇及男婴包皮处污垢。

· 穿好衣服，兜好尿布，视情况修剪指甲。

4. 安置新生儿，清理用物，必要时更换床单元。（3分）

5. 终末处理。（5分）

注意事项 （5分）	1. 注意保暖，动作轻快。 2. 沐浴时注意不污染脐带，勿使水或肥皂沫进入耳、眼内。 3. 头顶部有皮脂结痂时，可涂石蜡油浸润，次日轻轻梳去结痂，再予以洗净。 4. 沐浴过程中注意观察新生儿的精神反应和呼吸等情况。 5. 若新生儿有头皮血肿、颅内出血、Apgar 评分 5 分以下以及病情不稳定者暂不沐浴。 6. 严格执行一人一巾一盆，一用一消毒，不得交叉混用。
评价 （15分）	1. 操作达到预期目的，新生儿安全并得到妥善保暖，皮肤清洁、舒适，安静入睡。 2. 脐部、臀部和皮肤护理正确。

第十一节 血糖监测

目的 （5分）	快速、方便地监测血糖，为控制血糖提供依据。
评估 （10分）	1. 患者的双手手指皮肤的颜色、温度、污染及感染情况。 2. 患者的合作程度。 3. 血糖试纸的有效期，没有裂缝和折痕。 4. 血糖试纸的插口处是否干燥。
准备 （5分）	1. 护士：洗手，戴口罩，向患者做好解释工作。 2. 患者：洗手。 3. 环境：清洁、安静。 4. 用物：血糖监测仪、匹配的血糖试纸、穿刺针、乙醇棉签、干棉球。

流程 (60 分)	1. 核对患者床号、姓名。(5 分) 2. 根据要求把采血针头装入采血笔备用。(3 分) 3. 打开血糖仪,屏幕上即显示出一个号码,调试该号码与将要使用的试纸瓶上的号码完全一致。(10 分) 4. 当屏幕上闪现插入试纸提示时,可轻轻插入试纸。(2 分) 5. 采血。(20 分) ·消毒手指,待消毒液完全蒸发。 ·将采血笔固定在手指欲采血部位(采血笔在手指上压得愈重,则采血针将刺得愈深),按下中间钮。 ·轻轻挤压手指,把一大滴血滴入试纸测试孔,测试孔应全部被血滴充满(注意:在第一次滴血后,勿再次把血滴入测试孔)。 ·足够量的血正确滴入后,不要涂抹、移动试纸,等待屏幕上显示血糖的测定值。 6. 把血糖结果记录在护理记录单上。(5 分) 7. 从血糖仪中取下用过的试纸,关闭血糖仪。(5 分) 8. 把用过的针头放入物品收集器中。(5 分) 9. 物归原处,洗手。(5 分)
注意事项 (5 分)	1. 当仪器出现 NOT ENOUGH BLOOD RETEST,表示血量太少或未能在正确位置。此时需要用一片新的试纸重新测试。 2. 手不要接触测试孔,瓶装试纸应盖紧盖。
评价 (15 分)	测试结果与病情是否相符合。

第十二节　滴眼药

目的 (5 分)	用于预防、治疗眼部疾病;散瞳、缩瞳,表面麻醉等。
评估 (10 分)	1. 患者的病情、治疗、眼部状况等。 2. 患者的合作程度,并解释操作目的。
准备 (5 分)	1. 护士:洗手,戴口罩,查对滴眼药及眼别,确认患者。 2. 患者:取坐位或仰卧位,头稍向后仰并向患侧倾斜。 3. 用物:治疗盘内盛眼药水、滴管、棉签、棉球及弯盘。
流程 (60 分)	1. 滴药前(10 分) ·用消毒棉签擦去眼部分泌物。 ·用左手示指或棉签拉开患者下睑。 2. 滴药(20 分) ·右手持滴管或眼药水将药液点入下穹窿结膜囊内。 ·用手指将上睑轻轻提起。

3. 滴药后。(10 分)

·患者闭眼 1 ~ 2 分钟。

4. 安置患者。(10 分)

5. 终末处理。(10 分)

注意事项 (5 分)	1. 点阿托品类剧毒药品时，应压迫内泪囊部 2 ~ 3 分钟，小儿尤应注意。 2. 滴药时滴管向下，勿触及睑缘和睫毛，勿压迫眼球。 3. 眼药如为混悬液，应摇匀后用。
评价 (15 分)	1. 患者或家属能说出滴眼药的必要性并能主动配合。 2. 达到预期目的。 3. 患者安全，眼部未发生机械性损伤。

第十三节 口腔常用调拌材料操作

1. 根管糊剂调拌法

目的 (5 分)	用根管充填剂将根管堵塞、封闭，防止再感染以及促进根尖周病变愈合。
评估 (10 分)	1. 患者的患牙部位及治疗情况。 2. 患者对操作的目的、过程及配合方法的掌握情况。 3. 患者的心理状态及合作程度。
准备 (5 分)	1. 护士：洗手，戴口罩。 2. 患者：取舒适位，围好口围。 3. 环境：整洁，温度适宜。 4. 用物 治疗车上：根管充填粉和液、碘仿、牙胶尖、2% 碘酊、75% 乙醇；消毒干燥的玻璃调和板及黏固粉调刀、吸唾器、酒精灯、火柴。治疗器械盘内：口镜、镊子、探针、无菌棉花及纸捻、口杯、纸巾、光滑髓针（扩大针或侧压针）、剔刮器等。
流程 (60 分)	1. 准备调拌材料。(5 分) ·备齐用物，推治疗车至椅位旁。 ·取适量根管充填粉和液（可加入少量碘仿），分别放置在玻璃调和板上。 2. 调拌材料。(30 分) ·用调刀将根管充填粉分成 2 份。 ·将碘仿与根管充填液充分研磨后，加入 1 份根管充填粉，按同一方向用旋转推开法调匀。 ·将剩余的 1 份根管充填粉分次少量徐徐加入，调匀至稠糊状。

3. 充填材料的配合。(15 分)
·待医师处理完根管后,协助医师做好治疗部位隔湿、消毒工作。
·将调制好的根管糊剂及牙胶尖递给医师取用。
·待医师根管充填完毕,点燃酒精灯,将剔刮器一头烧热递给医师,医师将多余牙胶尖去除。
4. 安置患者。(5 分)
·待医生窝洞垫底或永久性充填完后将椅子复位。
·向患者交代术后注意事项并嘱患者妥善保存好病历及 X 光片等资料。
5. 终末处理。(5 分)

注意事项
(5 分)
1. 如患者有活动义齿,应取下放入漱口杯;如有眼镜,取下妥善放置。
2. 调和板、调刀应干燥、无菌。
3. 调制材料应在 30~60 秒内完成。
4. 操作过程中遵循无菌操作原则。

评价
(15 分)
1. 患者能说出根管治疗的目的、过程并能主动配合。
2. 准备充分,目的明确。
3. 材料比例准确,所调材料达到质量要求。

2. 玻璃离子粘固剂调拌法

目的
(5 分)
1. 用于窝洞充填。
2. 粘接固定修复体或带环等。

评估
(10 分)
1. 患者的患牙部位及患牙治疗情况。
2. 患者对操作的目的、过程及配合方法的掌握情况。
3. 患者的心理状态及合作程度。

准备
(5 分)
1. 护士:洗手,戴口罩。
2. 患者:协助医师做好治疗部位隔湿工作。
3. 环境:整洁,温度适宜。
4. 用物:治疗车上备玻璃离子水门汀粉和液、调拌纸、塑料调刀、匙子、充填器等。

流程
(60 分)
1. 准备调拌材料。(5 分)
·备齐用物,推治疗车至椅位旁。
·取适量玻璃离子水门汀粉和液分别置于调拌纸上。
2. 调拌材料。(30 分)
·将玻璃离子水门汀粉分成 3 份。
·分次将粉混入液体中,用旋转排开法调拌均匀呈拉丝状或面团状。
3. 黏接或充填。(20 分)
·黏接:将拉丝状的材料一部分提供给医师冲入根管内或预备牙体上;另一部分用调刀均匀涂抹在修复体上,粘接固定修复体;或将拉丝状的材料均匀涂抹在带环龈方的内侧面一周,粘接带环。
·充填:将面团状的材料放在调拌纸上递给医师,做窝洞充填。
4. 终末处理。(5 分)

注意事项 (5分)	1. 如患者有活动义齿或戴有眼镜，应取下妥善放置。 2. 调和纸、调刀、修复体、带环均应清洁、干燥。 3. 粉液比适中，参考体积比例充填时约为2∶1，黏接时约为1∶2。 4. 调拌时将粉分次均匀加入液体中，调刀要紧贴调和板，按同一方向调拌，以免渗入气泡。 5. 调拌应在30～60秒内完成。
评价 (15分)	1. 患者能说出治疗的目的、过程并能主动配合。 2. 准备充分，目的明确。 3. 材料比例准确，所调材料达到质量要求。

3. 磷酸锌粘固剂调拌法

目的 (5分)	1. 用于暂时充填或窝洞垫底。 2. 粘接固定修复体。
评估 (10分)	1. 患者的患牙部位及治疗情况。 2. 患者对操作的目的、过程及配合方法的掌握情况。 3. 患者的心理状态及合作程度。
准备 (5分)	1. 护士：洗手，戴口罩。 2. 患者：协助医师做好治疗部位隔湿、消毒工作。 3. 环境：整洁，温度适宜。 4. 用物：治疗车上备磷酸锌黏固粉和正磷酸水溶液、消毒干燥的玻璃调和板、不锈钢调刀。
流程 (60分)	1. 准备调拌材料。(5分) ·备齐用物，推治疗车至椅位旁。 ·取适量磷酸锌黏固粉和正磷酸水溶液分别置于调和板上，盖好瓶盖（以免液体挥发，粉末潮解）。 2. 调拌材料。(30分) ·用调刀将磷酸锌黏固粉分成2份，首先将1份粉剂加入液体中，按同一方向用旋转推开法调匀。 ·剩余的1份粉分次少量徐徐加入，调成稀薄糊状用于粘接修复体，或调匀至稠糊状作暂时充填用，或调匀至面团状作窝洞垫底用。 3. 粘接或充填。(20分) ·见玻璃离子黏固剂调拌法。 4. 终末处理。(5分)
注意事项 (5分)	1. 如患者有活动义齿或戴有眼镜，应取下妥善放置。 2. 调和板、调刀应清洁、干燥。 3. 调制时调刀要紧贴调和板，按同一方向调拌，以免渗入气泡，影响效果。 4. 调拌时，只能将粉逐次加入液体中，而不能加液于粉中。整个调拌过程应在30～60秒内完成。 5. 粉液比适中，参考体积比用于暂时充填或窝洞垫底时约为3∶1，用于粘接固定修复体时约为2∶3。

医学临床"新三基"训练（护士分册）

评价 (15分)	1. 患者能说出治疗的目的、过程并能主动配合。 2. 准备充分，目的明确。 3. 材料比例准确，所调材料达到质量要求。

4. 藻酸钾印模材料调拌法

目的 (5分)	用于牙体缺损、牙列缺失、缺损修复或正畸治疗时取印模。
评估 (10分)	1. 患者的缺牙、修复及口腔卫生情况。 2. 患者对操作的目的、过程及配合方法的掌握情况。 3. 患者的心理状态及合作程度。
准备 (5分)	1. 护士：洗手，戴口罩。 2. 患者：取舒适位，围好口围。 3. 环境：整洁，温度适宜。 4. 用物：治疗车上备藻酸钾印模材料，匙子，量杯，清水，无菌托盘。橡皮碗，石膏调刀。
流程 (60分)	1. 准备印模材料。(5分) ·备齐用物，推治疗车至椅位旁。 ·取适量藻酸钾印模材料粉放入橡皮碗内。 ·按商品要求的水粉比加入清水。 2. 调拌印模材料。(20分) ·用调刀将水粉充分混合。 ·将调刀面贴紧橡皮碗内壁，用旋转法或八字法均匀调拌材料至凝胶状。 3. 排气泡。(10分) ·将调拌好的材料收拢于橡皮碗一侧，用调刀反复挤压排出气泡，使印模材料均匀细腻。 4. 装托盘。(10分) ·取上颌模型：把调好的印模材料聚呈圆球状一次性置于托盘内，递给医师。 ·取下颌模型：把调好的印模材料聚呈条状分两次置于托盘内，递给医师。 5. 安置患者。(5分) ·取印模后，嘱患者漱口，协助患者擦净口周。 ·给患者预约复诊时间，并嘱患者妥善保存好病历、X光片等资料。 6. 将印模和技工单送技工室。(5分) 7. 终末处理。(5分)

注意事项
(5分)

1. 如患者有活动义齿或戴眼镜，应取下妥善放置。
2. 调拌时，调刀与橡皮碗内壁平面接触，开始10~20秒时，轻轻调拌或同时转动橡皮碗，使水粉均匀掺和，然后增加调和速度，调拌应在45秒左右完成。
3. 装上颌托盘时，从托盘远中方向向近中轻轻推入；装下颌托盘时，从托盘的一端向另一端旋转盛入，以免形成气泡。
4. 托盘应干燥、无油脂，否则易脱模。

评价
(15分)

1. 患者能说出取印模过程中的注意事项并能主动配合。
2. 准备充分，目的明确。
3. 材料比例准确，所调材料达到质量要求。

第十四节　口腔冲洗

目的
(5分)

1. 清洁口腔，去除口臭，预防创口感染，促进创口愈合。
2. 观察创口、皮瓣及颌间固定等情况。

评估
(10分)

1. 患者的病情、治疗情况。
2. 检查患者张口度及皮瓣血供情况，检查口腔创口及口角有无裂开。
3. 向患者解释口腔冲洗法的目的、过程及配合方法。
4. 患者的心理状态及合作程度。

准备
(5分)

1. 护士：洗手，戴口罩。
2. 患者：取半卧位，头侧向护士。
3. 环境：整洁，温度适宜。
4. 用物：治疗盘内放无菌治疗碗、50ml注射器及冲洗针头、冲洗液（如1%双氧水、生理盐水等）、口镜、弯盘、治疗巾、一次性吸痰管、棉签、金霉素眼膏、手电筒、床边备吸引器，必要时备开口器等。

流程
(60分)

1. 口腔冲洗前。(10分)
· 打开吸引器，调节压力。
· 连接吸痰管并试吸是否通畅。
· 关闭吸引器。
· 治疗巾垫于颌下，弯盘置于口角旁。
· 检查口角及口腔创口有无裂开、皮瓣血供及固定夹板有无松动等，如有活动义齿，应取下妥善放置。
2. 口腔冲洗：用50ml注射器抽取冲洗液，接上冲洗针头或吸痰管，按以下冲洗顺序进行冲洗，边冲边吸（吸水由另一护士协助完成）。(30分)
· 冲洗口腔前庭：由后向前冲洗对侧上、下颌牙间隙（夹板）及唇颊龈沟内残留物；同法冲洗近侧。

医学临床"新三基"训练（护士分册）

·冲洗固有口腔：如无颌间结扎，嘱患者张口，依次冲洗上、下颌牙间隙，硬腭及舌表面附着物；如有颌间结扎，则从一侧磨牙后区或缺牙间隙内放入吸痰管冲洗固有口腔。

3. 口腔冲洗后。(5 分)

·擦净面部。

·观察口腔黏膜有无损伤，创口有无裂开，口角干裂处涂金霉素眼膏。

4. 安置患者。(5 分)

5. 终末处理。(5 分)

6. 记录。(5 分)

注意事项 (5 分)	1. 吸水时，吸痰管应放在口腔正常组织部位，避免因吸力或移动伤及创口或皮瓣。 2. 冲洗时，勿指向软腭或咽喉部，以免引起恶心或剧烈呛咳。 3. 吸引器贮液瓶吸出液不要过满，并及时倾倒。 4. 压力调节（参考值）：成人：200 ~ 300mmHg（0.027 ~ 0.040MPa）小儿：150 ~ 250mmHg（0.020 ~ 0.033MPa）
评价 (15 分)	1. 患者能说出口腔冲洗的目的、过程，并能主动配合。 2. 患者口腔清洗干净。 3. 患者安全，口腔冲洗过程中未发生口腔组织机械性损伤等。

第十五节　中医传统技术

1. 毫针法

目的 (5 分)	采用不同型号的金属毫针刺激人体一定的腧穴，以调和气血、疏通经络，从而达到扶正祛邪、防治疾病的目的。
评估 (10 分)	1. 患者：一般资料，既往史，病情，治疗，当前的主要症状，发病部位及伴随症状。患者的心理状态、合作态度，针刺局部皮肤情况，解释操作目的。 2. 室温、光线是否合适，是否需要遮挡等。
准备 (5 分)	1. 护士：洗手，戴口罩。 2. 患者：核对、确认，取适宜体位，暴露针刺部位并保暖，适当遮挡患者。 3. 用物：治疗盘、毫针盒、皮肤消毒液、无菌棉签、无菌棉球、清洁弯盘、无菌持物镊，必要时备毛毯、屏风。 4. 环境：安静，整洁，温度适宜，光线充足。

流程 （60分）	1. 定穴：拇、示指循经按压腧穴，询问患者的感觉（酸、胀、痛），以确定穴位。（8分） 2. 消毒：局部皮肤常规消毒，术者消毒手指。（6分） 3. 进针：选用型号适当的毫针，检查针柄、针体及针尖有无质量问题，根据需要选择进针方法（指切法、夹持法、提捏法或舒张法），正确进针。（10分） 4. 行针：运用提插法或捻转法行针，产生酸、麻、重、胀并向远端扩散即为"得气"，根据需要采用补泻手法调整最佳针感，留针10~20分钟。（6分） 5. 观察：有无晕针、弯针、滞针、折针，有无血肿、气胸等，并给予及时正确的处理。（6分） 6. 起针：右手持针柄轻微捻转至针头在皮下时，以左手拇（食）指端按住针孔周围皮肤，同时迅速将针拔出，用无菌干棉球按压针孔片刻。起针时应从上到下，最后核对针数，防止遗漏。（8分） 7. 整理：协助患者穿着衣裤。安置舒适体位，整理床单元。（6分） 8. 终末处理。（5分） 9. 记录。（5分）
注意事项 （5分）	1. 遵医嘱执行或仅在四肢部位针刺。 2. 认真评估，操作前做好充分的准备，尤其要取得患者的信任，消除紧张情绪，选择一次性或质量好的针具，掌握好适应证和禁忌证。 3. 准确选穴，正确掌握进针方法、角度和深度，勿将针身全部刺入，以防折针。刺激强度因人而异，急性病、体质强者宜强刺激；慢性病、体质较弱者刺激强度不宜过大。 4. 操作中密切观察患者的反应，发现异常及时处理。
评价 （15分）	1. 患者和家属理解针刺的目的，主动配合。 2. 定穴准确，进针后患者有"得气"的感觉，体位舒适，并注意保暖。

2. 耳穴埋籽

目的 （5分）	采用王不留行籽（或菜籽）刺激耳郭上的穴位或反应点，通过经络传导，达到防治疾病的目的。
评估 （10分）	1. 患者的性别、年龄、文化层次、病情、主证、发病部位及相关因素。 2. 患者的既往史，女性患者有无流产史，当前是否怀孕。 3. 患者的心理状态，耳郭皮肤情况，解释操作目的。

准备 (5分)	1. 护士：洗手，戴口罩。 2. 患者：核对、确认，取侧卧位或坐位。 3. 用物：治疗盘、皮肤消毒液、棉签、镊子、王不留行籽和胶布、 剪刀、弯盘、探棒。
流程 (60分)	1. 定穴：术者一手持耳轮后上方，另一手持探棒由上而下在选区 内找敏感点。(10分) 2. 皮肤消毒。(10分) 3. 埋籽：将王不留行籽粘于7mm×7mm胶布中间，贴于所选穴位 上，并用拇、示指指腹按压3~5分钟。(10分) 4. 观察：有无酸、胀、痛等"得气"感，根据需要留籽2~3天， 教会患者和（或）家属按压的方法。(10分) 5. 撤籽：撤除胶布和王不留行籽，观察局部皮肤有无红肿、破损， 及时给予处理。(10分) 6. 终末处理。(5分) 7. 记录。(5分)
注意事项 (5分)	1. 耳郭有炎症、冻伤或有习惯性流产史的孕妇禁用。 2. 选穴准确，动作轻巧。按压力度适中，使患者有"得气"的 感觉。 3. 撤籽后，若局部红肿、破损，应及时消毒处理，严防引起软骨 膜炎。
评价 (15分)	1. 患者和家属能理解耳穴埋籽的目的并主动配合。 2. 患者有"得气"感，症状缓解。 3. 患者和家属能演示留籽按压的方法。

3. 艾条灸法

目的 (5分)	用点燃的艾条熏灸穴位或患处，以温通经络，解除或缓解各种虚寒 性病证，如胃脘痛、痛经、泄泻等。
评估 (10分)	1. 患者的性别、年龄、既往病史、当前症状、发病部位及相关 情况。 2. 患者的心理状态、文化层次、合作程度，解释操作目的。 3. 病室温度、光线是否合适，是否需要遮挡等。
准备 (5分)	1. 护士：洗手，戴口罩。 2. 患者：核对、确认，取适体位，暴露艾灸部位，保暖。 3. 用物：治疗盘、艾条、火柴、弯盘、小口玻璃瓶、清洁纱布．必 要时备毛毯。
流程 (60分)	1. 定穴：根据病证选择腧穴或施灸部位。(10分) 2. 施灸：点燃艾条一端，距离皮肤2~3cm进行烘烤，根据病情选 择温和灸、雀啄灸或回旋灸，随时弹去艾灰，以患者感到温热、局 部皮肤稍起红晕为度。(15分)

3. 观察：局部皮肤情况及病情变化，随时询问患者有无灼痛感及不适。（10分）

4. 施灸完毕：将艾条插入小口玻璃瓶中，彻底熄灭艾火，清洁局部皮肤。（10分）

5. 安置患者：协助衣着，安置舒适体位，整理床单元。（5分）

6. 终末处理。（5分）

7. 记录。（5分）

注意事项 （5分）	1. 施灸部位，宜先上后下，先灸头顶、胸背，后灸腹部、四肢。 2. 规范操作，防止艾灰脱落烫伤皮肤或烧坏衣物。 3. 灸后出现皮肤微红灼热，属于正常现象。如出现小水泡，无需处理，可自行吸收；如水泡较大。可用无菌注射器抽出泡内液体，覆盖消毒纱布，保持干燥，防止感染。 4. 熄灭后的艾条应装入小口玻璃瓶内，以防复燃，发生火灾。
评价 （15分）	1. 患者和家属能理解艾条灸的目的，主动配合。 2. 患者感觉温热、舒适，症状缓解。 3. 患者安全，无灼痛或烧伤。

4. 拔火罐法

目的 （5分）	利用燃烧热力，排出罐内空气，形成负压，使罐口吸附在皮肤穴位上，造成局部瘀血，以温经通络、祛风散寒、消肿止痛、吸毒排脓，缓解因风寒湿痹而致的腰背酸痛、虚寒性咳喘等症状，并可用于疮疡及毒蛇咬伤的急救排毒。
评估 （10分）	1. 患者的性别、年龄、病情、主证、发病部位及相关情况。 2. 患者的体质，局部皮肤的情况，有无妊娠等。 3. 患者的心理状态，对操作的认识及合作程度，解释操作的目的。 4. 病室的温度、光线是否合适，是否需要遮挡。
准备 （5分）	1. 护士：洗手、戴口罩。 2. 患者：核对、确认，取合适体位，暴露拔罐部位，注意保暖遮挡患者。 3. 用物：治疗盘、95%乙醇棉球、血管钳、火罐、火柴、酒精灯、弯盘、小口玻璃瓶，必要时备毛毯、屏风、垫枕。
流程 （60分）	1. 定穴：核对部位或穴位，根据部位选择合适的火罐，检查罐口是否光滑、有无损坏。（10分） 2. 拔罐：乙醇棉球干湿适度，用血管钳夹紧棉球点燃后，在罐内中、下段环绕1～3周后迅速抽出，同时立即将火罐扣在选定的部位，使其吸附于皮肤表面。一般留罐10分钟，以皮肤紫红为度。（15分） 3. 灭火：将点燃的乙醇棉球稳妥的放入小口玻璃瓶内灭火。（5分） 4. 观察：罐口吸附情况，局部皮肤的颜色，询问患者有无不适。（5分）

5. 起罐：一手扶住罐体，另一手拇指或示指按压罐口皮肤，使空气进入罐内即可顺利起罐。(10 分)
6. 安置患者：协助衣着，安置舒适体位，整理床单元。(5 分)
7. 终末处理。(5 分)
8. 记录。(5 分)

注意事项 (5 分)	1. 选择肌肉较丰厚的部位，骨骼凹凸不平和毛发较多处不宜拔罐。 2. 操作前要检查罐口周围是否光滑，有无裂痕。 3. 防止烫伤或烧伤。拔罐时动作要稳、准、快，起罐时切勿强拉。 4. 起罐后如局部出现小水泡，可不必处理，待其自行吸收；如水泡较大，可用无菌注射器抽出泡内液体，覆盖消毒敷料并保持干燥，防止感染。 5. 高热、凝血机制障碍、皮肤溃疡、水肿及大血管处、孕妇腹部、腰骶部均不宜拔罐。
评价 (15 分)	1. 患者和家属能理解拔火罐的目的并主动配合。 2. 火罐吸附紧密，无脱落。局部皮肤紫红，无烧伤、烫伤，患者感觉舒适，症状缓解。

5. 刮痧法

目的 (5 分)	应用边缘钝滑的器具，如牛角刮板、瓷匙等，在患者体表一定部位，反复刮动，使局部出现瘀斑，以疏通腠理、调畅气血、逐邪外出，从而达到治疗疾病的目的。
评估 (10 分)	1. 患者的一般情况、既往史、现病史、当前主证、治疗、发病部位及伴随症状等。 2. 患者的体质、局部皮肤情况，解释操作的目的和意义。 3. 患者的心理状态，对本操作的认识、合作态度。 4. 病室的温度、光线是否合适，是否需要遮挡。
准备 (5 分)	1. 护士：洗手，戴口罩。 2. 患者：核对、确认，取合适体位，暴露刮痧部位，保暖，遮挡患者。 3. 用物：治疗盘、刮具、治疗碗内盛少量石蜡油、纱布 2 块、弯盘、浴巾。
流程 (60 分)	1. 定位：再次核对，选择适当的刮治部位。(10 分) 2. 手法：检查刮具边缘是否光滑，有无缺损。用刮具蘸少许石蜡油，在所选部位由内向外、单一方向刮动，每一部位刮 20 下左右，至局部皮肤出现微红或紫色充血瘀点为度。(20 分) 3. 观察：局部皮肤情况及病情变化，询问患者有无不适。(10 分) 4. 刮毕：用纱布清洁局部皮肤。(5 分) 5. 安置患者：协助衣着，安置舒适体位，整理床单元。(5 分) 6. 终末处理。(5 分) 7. 记录。(5 分)

注意事项 (5分)	1. 有出血倾向及局部皮肤有病变者禁用。 2. 病室内空气流通，温湿度适宜，避免对流风，以防复感风寒，加重病情。 3. 刮痧手法正确，用力均匀适度，注意勿损伤皮肤。 4. 刮痧后可饮温开水或温热饮料一杯，保持局部皮肤清洁，忌搔抓。
评价 (15分)	1. 患者和家属能理解刮痧的目的、意义并主动配合。 2. 患者体位合理，感觉舒适，皮肤出现瘀斑，局部无破损。

6. 熏洗法

目的 (5分)	运用中药煎汤，趁热熏蒸、淋洗或浸浴患处，以疏通腠理、祛风除湿、清热解毒，杀虫止痒，缓解疼痛、肿胀、皮肤瘙痒等症状，促进伤口愈合及关节功能康复。
评估 (10分)	1. 患者的一般情况、既往史、现病史、当前症状、发病部位等情况。 2. 患者的文化层次、心理状态，对本操作的认识、合作态度等。 3. 患者的体质、熏洗处皮肤情况，解释操作的目的及配合要点。 4. 病室的温度、光线是否合适，是否需要遮挡。
准备 (5分)	1. 护士：洗手，戴口罩。 2. 患者：核对、确认，取合适体位，暴露熏洗部位，保暖，遮挡患者。 3. 用物：治疗盘、药液、水温计、熏洗盆、橡胶单、中单、治疗巾、镊子、纱布、弯盘、卵圆钳、大浴巾、支架，必要时备屏风。
流程 (60分)	1. 定位：核对熏洗部位，根据需要垫好橡胶单及中单（10分） 2. 熏洗：将药液倒入熏洗盆内，加热水至所需容量，测量水温至所需温度，先熏蒸患处，至水温降至适宜温度时再用药液淋洗患处，熏洗过程中注意水温不可过低，防止受凉。（20分） 3. 观察：药液温度、局部皮肤情况及病情变化，询问患者有无不适。（10分） 4. 熏洗完毕：清洁并擦干局部皮肤。（5分） 5. 安置患者：协助衣着，安置舒适体位，整理床单元。（5分） 6. 终末处理。（5分） 7. 记录。（5分）
注意事项 (5分)	1. 妇女经期、妊娠期禁止坐浴、熏洗。 2. 冬季注意保暖，尽量少暴露肢体，并适当加盖衣被。 3. 熏洗方法正确，药液温度、容量、熏洗时间适宜，药液不宜过热，一般以 50～70℃ 为宜，防止烫伤。 4. 伤口熏洗时，应执行操作规程；包扎部位熏洗前应揭去敷料，熏洗后更换无菌敷料重新包扎。

	5. 依据熏洗部位的不同选用合适的物品。所有用物需清洁消毒，一人一用，避免交叉感染。 6. 熏洗后需休息半小时方可外出，以防感冒。
评价 （15分）	1. 患者和家属能理解熏洗的目的、意义并主动配合。 2. 患者体位合理，感觉舒适，局部无烫伤，被服、床单无潮湿。

7. 敷药法

目的 （5分）	将药物膏剂或新鲜中草药捣烂后，敷布于患处或穴位，从而缓解因各种疮疡、跌打损伤引起的局部肿胀、疼痛及慢性咳喘、腹泻等病证。
评估 （10分）	1. 患者的性别、年龄、病情、当前主证、治疗、发病部位等情况。 2. 患者局部皮肤情况，解释操作的目的和意义。 3. 患者的文化层次、心理状态，对本操作的认识、合作程度。 4. 病室的温度、光线是否合适，是否需要遮挡。
准备 （5分）	1. 护士：仪表大方，鞋帽整洁，洗手，戴口罩。 2. 患者：核对、确认，再次解释，关闭门窗，取合适体位，充分暴露敷药部位，保暖，必要时屏风遮挡。 3. 用物：治疗盘、盐水棉球、药物、油膏刀或压舌板、棉纸、纱布、胶布、绷带等，必要时备毛毯、屏风。
流程 （60分）	1. 清洁皮肤：取下原敷料，方法正确，用盐水棉球擦去原药迹，观察患处情况及敷药效果。（10分） 2. 摊药：摊药方法正确，不污染他物。根据患处的面积，取大小合适的棉纸，用油膏刀或压舌板将药膏均匀的摊于棉纸上，厚薄适中，将棉纸四周反折。（10分） 3. 敷药：将药物敷于患处，敷药面积应稍大于患处。（10分） 4. 包扎：覆盖纱布或棉垫，以胶布或绷带固定。松紧适度，包扎稳妥、美观，并使肢体处于功能位。（10分） 5. 观察：患处局部情况及病情变化，询问患者有无不适。（5分） 6. 安置患者：协助衣着，安置舒适体位，整理床单元。（5分） 7. 终末处理：整理用物，器械清洁、消毒处理后备用，洗手。（5分） 8. 记录：按要求记录签名。（5分）
注意事项 （5分）	1. 皮肤过敏者禁用。 2. 摊药要厚薄均匀、大小适度，以免药量不够或药物受热后溢出，污染衣被。 3. 敷药后若出现红疹、瘙痒、水泡等过敏现象，应暂停使用，并及时汇报医师，配合处理。 4. 对初起有头或成脓阶段的肿疡，敷药时应将药物围敷于四周，中间留出空隙，不应完全敷布，以免阻止脓毒外泄；特殊部位，如乳痈敷药时，应使乳头外露，以免影响乳汁排出而污染敷料。

评价 (15 分)	1. 患者和家属能理解敷药的目的并主动配合。 2. 敷药后肢体处于功能位,所摊药物大小合适、包扎松紧适度, 无药物溢出。

〔测试题〕

一、选择题

【A 型题】

1. 下述皮试液的剂量哪项不正确（ ）

 A. 青霉素皮试剂量 20 ~ 50 U/0.1 ml

 B. 链霉素皮试剂量 25 U/0.1 ml

 C. 细胞色素 C 皮试剂量 0.075 mg/0.1 ml

 D. TAT 皮试剂量 15 U/0.1 ml

 E. 普鲁卡因皮试剂量 0.25 mg/0.1 ml

2. 吸气时脉搏明显减弱或消失称为（ ）

 A. 交替脉   B. 脉搏短绌   C. 水冲脉

 D. 细脉   E. 奇脉

3. 病室湿度过高时,患者表现为（ ）

 A. 闷热、难受

 B. 呼吸道黏膜干燥、咽喉痛

 C. 多汗、面色潮红

 D. 血压升高、头晕

 E. 食欲不振、疲倦

4. 在三测单上用红钢笔纵行在 40 ~ 42℃ 相应时间栏内填写的内容,不包括下列哪项（ ）

 A. 出院   B. 入院   C. 分娩

 D. 抢救   E. 手术

5. 尸冷至与环境温度相同时,一般是在死亡后（ ）

 A. 14 小时   B. 10 小时   C. 18 小时

 D. 20 小时   E. 24 小时

6. 心肺复苏 A、B、C 中的 A 是指（ ）

 A. 胸外心脏按压   B. 开放呼吸道   C. 止血

D. 人工呼吸　　　　E. 转运患者

7. 大便隐血试验，检查前 3 天内禁食（　　）

    A. 豆腐　　　　　　B. 牛奶　　　　　C. 淀粉类食物

    D. 猪肝　　　　　　E. 高热量饮食

8. 下述哪项不是大量快速输血的反应（　　）

    A. 出血倾向　　　　　　　　　　B. 心脏负荷过重

    C. 高血钙　　　　　　　　　　　D. 枸橼酸中毒

    E. 酸碱平衡失调

9. 下述注射进针的角度错误的是（　　）

    A. 皮下注射针头与皮肤呈 $30° \sim 40°$ 角

    B. 皮内注射针头与皮肤呈 $5°$ 角

    C. 肌内注射针头与皮肤呈 $50° \sim 60°$ 角

    D. 静脉注射针头与皮肤呈 $20° \sim 25°$ 角

    E. 动脉注射针头与动脉走向呈 $40°$ 角

10. 口服给药的注意事项下列哪项正确（　　）

    A. 止咳糖浆服后宜多饮水

    B. 铁剂、阿司匹林宜饭前服

    C. 磺胺类药服后应多饮水

    D. 强心苷类药物服药前要先测血压

    E. 镇静安神药宜清晨空腹服用

11. 少尿是指 24 小时尿量（　　）

    A. <200 ml　　　　B. <100 ml　　　　C. <300 ml

    D. <400 ml　　　　E. <500 ml

12. 暂空床的目的是（　　）

    A. 便于接收和管理麻醉后未清醒患者

    B. 保持病室整洁，准备患者住院

    C. 保持床单位整洁、舒适

    D. 供暂时离床活动的患者或新入院的患者使用

    E. 保护被褥不被污染

13. 在无菌技术操作中，启封的无菌溶液在未被污染的情况下限用。（　　）

    A. 4 小时　　　　　B. 2 小时　　　　　C. 12 小时

D. 24 小时　　　　E. 36 小时

14. 乙醇拭浴时足下置热水袋的主要目的是（　　）

    A. 防止感冒　　　　　　　B. 促进舒适并减少头部充血

    C. 防止体温过低　　　　　D. 保暖

    E. 防止腹泻

15. 为右上臂受伤的患者穿脱衣服时正确的是（　　）

    A. 先脱左侧，先穿左侧

    B. 先脱左侧，先穿右侧

    C. 先脱右侧，先穿左侧

    D. 先脱右侧，先穿右侧

    E. 先脱患侧，后穿患侧

16. 清洁口腔、预防感染应选择的漱口液是（　　）

    A. 2%～3%硼酸溶液

    B. 1%～3%过氧化氢溶液

    C. 1%～4%碳酸氢钠溶液

    D. 0.1%醋酸溶液

    E. 复方硼砂溶液

17. 床上擦浴时应将室温调节在（　　）

    A. 20±2℃　　　　B. 18±2℃　　　　　C. 22±2℃

    D. 26±2℃　　　　E. 28±2℃

18. 铜绿假单胞菌感染患者应选择的漱口液是（　　）

    A. 1%～3%过氧化氢溶液

    B. 1%～4%碳酸氢钠溶液

    C. 0.1%醋酸溶液

    D. 2%～3%硼酸溶液

    E. 0.02%呋喃西林溶液

19. 测量血压，被测者坐位或仰卧位时，肱动脉应分别平（　　）

    A. 第3肋软骨，腋中线

    B. 第4肋软骨，腋中线

    C. 第6肋软骨，腋后线

    D. 第5肋软骨，腋前线

    E. 第6肋软骨，腋前线

20. 患者赵某，输血 15 分钟后感觉头胀、四肢麻木、腰背部剧痛，脉细弱，血压下降，下列护理措施错误的是（　　）

    A. 减慢输血速度   B. 立即通知医师

    C. 观察血压、尿量   D. 热水袋敷腰部

    E. 取血标本和余血送检血型鉴定和交叉试验

21. 昏迷患者用热水袋时要求水温不超过 50℃的原因（　　）

    A. 机体对热敏感度增加

    B. 局部感觉迟钝

    C. 血管对热反应过敏

    D. 皮肤抵抗力下降

    E. 可加深患者昏迷程度

22. 对体温过低的老年患者下列护理措施哪项不妥（　　）

    A. 保暖   B. 提高室温

    C. 饮热饮料   D. 持续监测体温变化

    E. 增加患者活动量

23. 临床上需同时测心率和脉率的患者是（　　）

    A. 心动过速   B. 心房颤动   C. 心律不齐

    D. 心动过缓   E. 阵发性心动过速

24. 无菌包被无菌等渗盐水浸湿后应（　　）

    A. 烘干后使用   B. 晾干后再使用

    C. 立即使用完   D. 4 小时内用完

    E. 停止使用，重新灭菌

25. 护理一般传染病患者时，应使用几层纱布口罩（　　）

    A. 4 ~ 6 层   B. 2 ~ 4 层   C. 6 ~ 8 层

    D. 8 ~ 12 层   E. 12 ~ 14 层

26. 某患者颅内压增高症状明显，医嘱静脉滴注甘露醇 250 ml，30 分钟滴完，每分钟应滴（　　）

    A. 80 滴   B. 60 滴   C. 100 滴

    D. 125 滴   E. 140 滴

27. 一 70 岁老年人，测得血压为 150/90 mmHg，应考虑为（　　）

    A. 正常血压   B. 临界高血压   C. 低血压

    D. 高血压   E. 脉压减小

28. 某患者于输血过程中出现畏寒、寒战，体温40℃，伴头痛、恶心、呕吐，首先考虑是（　）
　　A. 发热反应　　　B. 超敏反应　　　C. 急性肺水肿
　　D. 溶血反应　　　E. 枸橼酸钠中毒反应

29. 不保留灌肠时肛管插入的长度为（　）
　　A. 4～6 cm　　　B. 2～3 cm　　　C. 7～10cm
　　D. 10～12 cm　　E. 10～15 cm

30. 关于灌肠的注意事项下列哪项不正确（　）
　　A. 为患者解除便秘时，液体应保留5～10分钟
　　B. 为患者降温时，液体的温度宜为4℃
　　C. 大量不保留灌肠的压力宜为40～60 cmH$_2$O
　　D. 保留灌肠宜保留1小时以上
　　E. 肝性脑病患者不能用肥皂水灌肠

31. 床单位的设备不包括（　）
　　A. 床上用品　　　B. 床　　　　　C. 床旁桌
　　D. 椅子　　　　　E. 输液架

32. 呼吸和呼吸暂停现象交替出现，称为（　）
　　A. 陈－施呼吸　　　　　　　　B. 毕奥呼吸
　　C. 浮浅性呼吸　　　　　　　　D. 库斯莫呼吸
　　E. 鼾声呼吸

33. 体温骤降时，患者最易出现（　）
　　A. 虚脱　　　　　B. 头痛　　　　　C. 昏迷
　　D. 谵妄　　　　　E. 寒战

34. 仰卧屈膝位适用于何种患者（　）
　　A. 胸部检查　　　B. 腰部检查　　　C. 腹部检查
　　D. 会阴检查　　　E. 背部检查

35. 张某，妊娠35周，分娩一女婴，体重2200 g，产妇平安，女婴一般情况稍差。此时女婴应给予（　）
　　A. 昆虫隔离　　　　　　　　　B. 呼吸道隔离
　　C. 保护性隔离　　　　　　　　D. 消化道隔离
　　E. 接触性隔离

36. 肺炎球菌性肺炎患者发热的热型为（　）

A. 弛张热　　　　B. 间歇热　　　　C. 不规则热

D. 稽留热　　　　E. 波状热

37. 酒精拭浴降温的主要机制是（　　）

A. 传导　　　　　B. 蒸发　　　　　C. 对流

D. 辐射　　　　　E. 折射

38. 某患者今晨距小腿关节扭伤，局部青紫，为防止皮下出血与肿胀，早期应选用（　　）

A. 红外线照射　　　　　　　　B. 局部按摩

C. 冷湿敷　　　　　　　　　　D. 热湿敷

E. 热水袋热敷

39. 张某，妊娠32周，产前检查发现为臀先露胎位，护士应指导其采取（　　）

A. 截石位　　　　B. 头低脚高位　　　C. 侧卧位

D. 胸膝卧位　　　E. 俯卧位

40. 铺麻醉床将橡胶单铺于床中部时，上端应距离床头（　　）

A. 33～40 cm　　　B. 30～40 cm　　　C. 40～45 cm

D. 45～50 cm　　　E. 50～60 cm

41. 戴无菌手套过程中，错误的是（　　）

A. 核对手套袋外所注明的手套号码，灭菌日期

B. 戴手套前先将手洗净擦干

C. 取出滑石粉，用后放回袋内

D. 戴好手套后，两手置腰部水平以上

E. 脱手套时，将手套口翻转脱下

42. 对需要进行床上擦浴的患者进行心理状态评估的重点是（　　）

A. 住院后的心理反应

B. 对疾病的态度

C. 对床上擦浴的心理顾虑和心理反应

D. 住院后的情绪状态

E. 对床上擦浴是否感到紧张、恐惧

43. 为昏迷患者实施口腔护理错误的是（　　）

A. 擦洗时棉球不宜过湿

B. 应用开口器时应从磨牙处放入

C. 应夹紧棉球

D. 操作前后应清点棉球数量

E. 注意选择合适的漱口液漱口

44. 尸体料理中，错误的是（   ）

A. 劝慰家属暂时离开病房

B. 根据医师的死亡诊断进行尸体料理

C. 撤去治疗用物，使尸体去枕仰卧

D. 全身抹洗，穿好衣裤，梳理头发

E. 包裹好尸体，系好尸体识别卡

45. 乙醇拭浴时头部置冰袋的目的是（   ）

A. 防止腹泻

B. 防止感冒

C. 防止血管扩张引起出血

D. 防止表皮血管收缩、头部充血

E. 预防血压下降

46. 使用超声雾化器时，水槽中的水温不应超过（   ）

A. 50℃   B. 40℃   C. 60℃

D. 70℃   E. 80℃

47. 患者李某，进行青霉素皮肤试验5分钟后突然晕倒在地，面色苍白，呼吸微弱，脉搏细弱，意识丧失。护士首先应（   ）

A. 立即给予氧气吸入

B. 立即通知医师

C. 立即肌内注射洛贝林

D. 立即皮下注射异丙肾上腺素

E. 立即皮下注射盐酸肾上腺素

48. 患者长期仰卧时，最容易发生压疮的部位是（   ）

A. 足跟   B. 枕部   C. 骶尾部

D. 髂前上棘   E. 肩胛部

49. 人体在安静状态下处于低温环境中的主要散热形式是（   ）

A. 辐射   B. 传导   C. 对流

D. 蒸发   E. 运动

50. 可以上人工呼吸机的患者是（   ）

A. 大量的活动性咯血　　　　B. 心肌梗死

C. 大量胸腔积液　　　　　　D. 严重的气胸

E. 呼吸骤停经各种治疗无效者

51. 开放式输液过程中添加药液错误的操作是（　　）

A. 添加溶液时溶液瓶勿触及输液瓶口

B. 认真查对药液名称与质量

C. 用注射器加药时应拧紧针栓

D. 加药时应距离输液瓶口约 1cm

E. 加药后应轻轻摇匀药液

52. 插胃管时，患者出现呛咳、发绀时，护士应（　　）

A. 嘱患者深呼吸

B. 立即拔出胃管重插

C. 让患者休息一会再插

D. 嘱患者做吞咽动作

E. 请患者坚持一下

53. 急性左心衰患者采取端坐位的主要目的（　　）

A. 减少静脉回心血量，减轻肺淤血和心脏负担

B. 使膈肌下降，减轻对心脏的压迫

C. 扩张冠状动脉，改善心肌血液循环

D. 扩大胸腔容量，增加肺活量

E. 患者舒适，有利于休息

54. 物理降温后半小时测得的体温记录应（　　）

A. 在降温前的同一纵格内用红点红虚线表示

B. 在降温前的同一纵格内用红圈红虚线表示

C. 在降温前的下一纵格用蓝圈蓝虚线表示

D. 在降温前的同一纵格内用蓝点蓝圈表示

E. 在降温前的下一纵格用蓝圈红虚线表示

55. 心室舒张时射血停止，但血液仍在流动，其动力来自（　　）

A. 外周阻力相对减小

B. 心脏收缩力的余波

C. 主动脉的弹性回缩

D. 动脉管口径增大

E. 惯性作用

56. 口腔护理的目的不包括（ ）
    A. 防止口臭、口垢　　　　　　B. 保持口腔清洁
    C. 观察口腔黏膜及舌苔　　　　D. 清除口腔内一切细菌
    E. 预防口腔感染

57. 白念珠菌口炎患者应选择的漱口液是（ ）
    A. 1% ~4% 碳酸氢钠溶液
    B. 1% ~3% 过氧化氢溶液
    C. 2% ~3% 硼酸溶液
    D. 0.1% 醋酸溶液
    E. 0.02% 呋喃西林溶液

58. 床上铺橡皮单，其上端距床头相当于（ ）
    A. 3 横指　　　　　B. 一手掌宽　　　　C. 肘至指端
    D. 腕至指端　　　　E. 肘关节至腕关节

59. 对破伤风抗毒素皮肤试验阳性患者采用脱敏注射的原理
    是（ ）
    A. 抑制肥大细胞吸附 IgE
    B. 促进吞噬细胞对 IgE 的灭活作用
    C. 逐步结合消耗体内的 IgE
    D. 与体内的 IgE 竞争受体
    E. 封闭 IgE，阻断与抗原结合

60. 麻醉护理盘内不需准备的物品是（ ）
    A. 通气导管　　　B. 输氧导管　　　　C. 导尿管
    D. 吸痰导管　　　E. 牙垫

61. 患者张某，在输液过程中突然感到胸部异常不适，随后出现呼
    吸困难，严重发绀，其最大可能及首要处理是（ ）
    A. 肺水肿，停止输液
    B. 空气栓塞，立即左侧卧位
    C. 心脏病发作，立即遵医嘱用强心剂
    D. 过敏，皮下注射地塞米松
    E. 低血容量性休克，立即补充血容量

62. 轻度口腔感染患者应选择的漱口液是（ ）

A. 1%～3%过氧化氢溶液

B. 1%～4%碳酸氢钠溶液

C. 0.1%醋酸溶液

D. 2%～3%硼酸溶液

E. 朵贝液

63. 给长期卧床患者进行按摩，错误的是（　）

A. 先从臀部上方开始沿脊柱两旁向上按摩，至肩部时转向下至臀部

B. 每次翻身时应按摩患者骨隆突处，以促进血液循环

C. 力量要足够刺激肌肉组织

D. 如软组织已有损伤者应加大按摩的力度，以促进组织康复

E. 再用拇指指腹由骶尾部开始沿脊柱按摩至第7颈椎处

64. 使用约束带时，错误的是（　）

A. 严格掌握约束带的适应证

B. 使用约束带前应向家属解释目的和意义，取得配合

C. 带下应垫衬垫，固定时松紧适宜

D. 为便于松解，宽绷带应打活结

E. 注意观察约束部位的血液循环

65. 床上擦浴适宜的水温是（　）

A. 36～40℃　　　B. 32～34℃　　　C. 41～45℃

D. 47～50℃　　　E. 55～60℃

66. 测量血压时导致测得的血压偏高的因素是（　）

A. 袖带过宽　　　　　　　　B. 袖带过窄

C. 袖带缠得过紧　　　　　　D. 手臂位置高于心脏

E. 水银不足

67. 在输血前后和在两瓶血输入之间应输入少量（　）

A. 4%碳酸氢钠溶液　　　　　B. 5%葡萄糖溶液

C. 5%葡萄糖生理盐水　　　　D. 0.9%氯化钠溶液

E. 复方氯化钠溶液

68. 颈外静脉穿刺正确的部位是（　）

A. 下颌角与锁骨上缘中点连线上1/3处

B. 下颌角与锁骨上缘中点连线上1/2处

C. 下颌角与锁骨下缘中点连线下 1/2 处

D. 下颌角与锁骨上缘中点连线下 1/3 处

E. 下颌角与胸骨柄连线上 1/3 处

69. 进行下述哪项检查时，不必通知患者空腹采集血标本（　　）

A. 抽血检查三酰甘油

B. 抽血做交叉配血试验

C. 检查二氧化碳结合力

D. 检查血糖

E. 检查肝功能

70. 下述各类患者不需鼻饲法进食的是（　　）

A. 口腔手术后患者　　　　　　　B. 昏迷患者

C. 早产儿　　　　　　　　　　　D. 破伤风患者

E. 休克患者

71. 穿隔离衣时何时开始手被污染（　　）

A. 扣领扣　　　B. 取隔离衣时　　　C. 扣肩扣时

D. 扣袖扣时　　E. 系腰带时

72. 需要日间用蓝钢笔，夜间用红钢笔书写的是（　　）

A. 病程记录　　B. 医嘱单　　　　C. 入院评估表

D. 住院评估表　E. 病区报告

73. 住院患者病历首页是（　　）

A. 入院记录　　　　　　　　　　B. 住院病历封面

C. 体温单　　　　　　　　　　　D. 长期医嘱单

E. 病程记录

74. 膀胱高度膨胀又极度虚弱的患者，首次导尿量不得超过（　　）

A. 500 ml　　　　B. 100 ml　　　　C. 1000 ml

D. 2000 ml　　　E. 3000ml

75. 铺备用床时下述哪项不必要（　　）

A. 按便于操作的原则折叠好各被单

B. 评估同室病友有无进餐、治疗或换药

C. 按使用先后摆放好各单

D. 核对床号、姓名

E. 扫净床上渣屑

76. 徒手心肺复苏时胸外心脏按压的部位为（　　）

　　A. 胸骨中 1/3 与下 1/3 交界处

　　B. 心尖部

　　C. 胸骨中段

　　D. 剑突下 2 横指处

　　E. 胸骨左缘

77. 口臭患者应选择的漱口液是（　　）

　　A. 1% ~4% 碳酸氢钠溶液

　　B. 1% ~3% 过氧化氢溶液

　　C. 2% ~3% 硼酸溶液

　　D. 0.1% 醋酸溶液

　　E. 0.02% 呋喃西林溶液

78. 接触传染病患者后，关于手消毒错误的叙述是（　　）

　　A. 双手浸泡于消毒液中，并相互揉搓 2 分钟

　　B. 双手浸于消毒液中，并用刷子每只手刷 1 分钟

　　C. 烘干或擦干双手

　　D. 用肥皂水、流动水洗两遍

　　E. 消毒液应每天更换

79. 取用无菌溶液时，先倒出少量溶液的目的是（　　）

　　A. 检查瓶口有无裂缝　　　　　　B. 冲洗瓶口

　　C. 检查溶液有无沉淀　　　　　　D. 查看溶液的颜色

　　E. 嗅察溶液有无异味

80. 男，42 岁，发热 2 周，伴进行性贫血，全身乏力，急诊入院。体温 39.2℃，脉搏 98 次/min，B 超检查提示脾大，初诊为亚急性心内膜炎，需做血培养进一步明确诊断。该患者应取血（　　）

　　A. 4 ~5 ml　　　　B. 2 ~3 ml　　　　C. 6 ~8 ml

　　D. 10 ~15 ml　　　E. 18 ~20 ml

81. 患者王某，静脉补液 1000 ml，50 滴/min，从上午 8 时 20 分开始，估计何时可滴完（　　）

　　A. 中午 12 时 20 分　　　　　　B. 上午 11 时

　　C. 下午 1 时 20 分　　　　　　D. 下午 2 时

E. 下午 2 时 20 分

82. 进行青霉素皮肤试验前应重点评估的内容是（　　）

　　A. 用药史和过敏史　　　　　　　B. 意识状态与合作能力

　　C. 注射局部有无红肿硬结　　　　D. 目前诊断与病情

　　E. 目前心理状态与家庭经济状况

83. 成人通过胃管鼻饲喂食时，其胃管插入的深度为（　　）

　　A. 25～35 cm　　　　B. 15～25 cm　　　　C. 35～45 cm

　　D. 45～55 cm　　　　E. 55～65 cm

84. 尿蛋白定量测定，尿标本中应加入何种防腐剂（　　）

　　A. 甲苯　　　　　　B. 浓盐酸　　　　　　C. 碳酸

　　D. 甲醛　　　　　　E. 高锰酸钾

85. 有关生命体征的概念下列哪项正确（　　）

　　A. 体温、脉搏、呼吸、血压的总称

　　B. 体温、脉搏、呼吸、血压、瞳孔的总称

　　C. 体温、脉搏、呼吸、血压、意识的总称

　　D. 体内一切生命活动的总称

　　E. 体温、脉搏、呼吸、血压和神志的总称

86. 皮内注射的皮肤消毒剂为（　　）

　　A. 2%碘酊和70%乙醇　　　　　　B. 络合碘

　　C. 70%L醇　　　　　　　　　　　D. 0.1%苯扎溴铵

　　E. 2%过氧化氢

87. 毛细血管采血法常用于（　　）

　　A. 血常规检查　　　　　　　　　　B. 血培养

　　C. 肝肾功能检查　　　　　　　　　D. 血中电解质检查

　　E. 血糖测定

88. 下述哪项不是颈外静脉输液法的适应证（　　）

　　A. 长期静脉内滴注高浓度的药物者

　　B. 长期输液，周围静脉不易穿刺者

　　C. 进行静脉高营养治疗患者

　　D. 周围循环衰竭者用来测中心静脉压

　　E. 急腹症患者术前建立静脉通路

89. 高热患者应用冰袋降温时，冰袋不能放置在（　　）

A. 头顶　　　　　B. 前额　　　　　C. 腋下

D. 心前区　　　　E. 腹股沟

90. 用于限制患者坐起的约束方法是（　　）

A. 约束腕部　　　B. 加床栏　　　　C. 约束踝部

D. 固定双膝　　　E. 固定肩部

91. 测体温时患者不慎咬破玻璃水银体温计，首先应（　　）

A. 立即服大量蛋白水或牛奶

B. 立即服大量蛋清

C. 立即服大量的韭菜

D. 立即服泻药

E. 及时清除口腔内玻璃碎屑

92. 盆腔手术前留置导尿管的主要目的是（　　）

A. 防止尿失禁　　　　　　　　B. 解除尿潴留

C. 保持外阴清洁干燥　　　　　D. 避免术中误伤膀胱

E. 促进膀胱功能

93. 实验室检查需采集全血标本的是（　　）

A. HBsAg　　　　　　　　　　B. 血细胞比容测定

C. 血清蛋白酶　　　　　　　　D. 肝功能检查

E. ALT

94. 输液速度过快导致急性肺水肿的特征性症状是（　　）

A. 胸闷气促、烦躁不安

B. 呼吸困难、发绀

C. 心悸、恶心、呕吐

D. 呼吸困难、咳嗽、胸闷、咳粉红色泡沫痰

E. 寒战、高热、呼吸困难

95. 患者的假牙取下后应浸泡在哪种溶液中（　　）

A. 温开水　　　　B. 70%乙醇

C. 冷开水　　　　D. 0.5%过氧乙酸溶液

E. 0.1%苯扎溴铵溶液

96. 静脉输液时，下列哪项不是液体检查的内容（　　）

A. 浓度和剂量　　　　　　　　B. 液体的名称

C. 生产日期和有效期　　　　　D. 开瓶时间

E. 液体的质量

97. 禁忌使用鼻饲法的患者是（　　）

　　A. 破伤风患者　　　　　　　　B. 口腔手术后

　　C. 昏迷患者　　　　　　　　　D. 人工冬眠患者

　　E. 食管静脉曲张出血者

98. 某失血性休克患者快速输入全血 1200 ml 后出现手足搐搦、皮
　　肤黏膜出血、血压下降、心率减慢，可能是（　　）

　　A. 血清病型反应　　　　　　　B. 急性心力衰竭

　　C. 溶血反应　　　　　　　　　D. 枸橼酸中毒

　　E. 超敏反应

99. 患者淋浴时水温不可过高，以免产生（　　）

　　A. 眩晕　　　　　B. 虚脱　　　　　C. 疲劳

　　D. 昏迷　　　　　E. 休克

100. 为脉搏短绌患者测量脉搏的方法正确的是（　　）

　　A. 1 人测脉率，1 人测心率，各测 1 分钟

　　B. 1 人测心率，1 人测脉率，2 人同时开始测 1 分钟

　　C. 先测心率，再测脉率，可 1 人完成

　　D. 2 人均测心率和脉率，然后互相核对

　　E. 2 人不同时间，反复测量，分别记录

101. 需要同时服用下列药物时，应最后服用的是（　　）

　　A. 维生素 B₁　　B. 维生素 C　　C. 止咳糖浆

　　D. 头孢拉定　　　E. 复方阿司匹林

102. 给婴幼儿用热水袋保暖时，水温应不超过（　　）

　　A. 60℃　　　　　B. 70℃　　　　　C. 50℃

　　D. 40℃　　　　　E. 30℃

103. 不适合昏迷患者口腔护理的用物是（　　）

　　A. 压舌板　　　　B. 石蜡油　　　　C. 弯血管钳

　　D. 吸水管　　　　E. 治疗碗

104. 一患者吸氧的流量为 4 L/min，其吸氧的浓度是（　　）

　　A. 40%　　　　　B. 37%　　　　　C. 27%

　　D. 33%　　　　　E. 25%

105. 为患者吸痰时导致缺氧加重，每次抽吸的时间应（　　）

A. <10 秒　　　B. <15 秒　　　　C. <1 分钟

D. <30 秒　　　E. <3 分钟

106. 膀胱冲洗时冲洗液的温度为（　）

A. 33～36℃　　　B. 30～32℃　　　　C. 38～40℃

D. 45～50℃　　　E. 50～60℃

107. 无菌操作中取无菌溶液时不必（　）

A. 检查瓶盖有无松动

B. 核对瓶签上溶液名称、浓度、有效期

C. 检查瓶口有无裂缝

D. 检查无菌溶液有无沉淀、浑浊或变色

E. 注意有无配伍禁忌

108. 肝性脑病患者禁用的饮食是（　）

A. 低脂肪饮食　　　　　　　　　B. 低蛋白饮食

C. 高蛋白饮食　　　　　　　　　D. 高维生素饮食

E. 高热量饮食

109. 药效发挥最快的给药途径是（　）

A. 皮下注射　　　B. 肌内注射　　　　C. 吸入法

D. 静脉注射　　　E. 口服给药

110. 抢救青霉素过敏性休克的首选药物是（　）

A. 盐酸肾上腺素　　　　　　　　B. 去甲肾上腺素

C. 盐酸异丙嗪　　　　　　　　　D. 异丙肾上腺素

E. 多巴胺

111. 静脉输液过程中患者感觉胸部不适，随即发生呼吸困难、严重发绀，心前区听诊闻及持续响亮的"水泡音"，你认为是（　）

A. 急性肺水肿　　　B. 空气栓塞　　　　C. 发热反应

D. 超敏反应　　　E. 溶血反应

112. 急性阑尾炎穿孔患者术后采取半坐卧位的主要目的是（　）

A. 减少静脉回心血，减轻心脏负担

B. 缓解呼吸困难

C. 有利于腹腔引流，使感染局限化

D. 减轻腹壁伤口的疼痛

E. 减少局部出血

113. 输入血制品前不需要进行血型鉴定和交叉配血试验的是（　）
    A. 红细胞悬液　　　　　　　　B. 浓集红细胞
    C. 洗涤红细胞　　　　　　　　D. 血浆
    E. 全血

114. 氧气筒内的氧不可用尽，压力表指针降至下列哪项时不可再用（　）
    A. 0. 3 MPa（3 kg/cm²）
    B. 0. 1 MPa（1 kg/cm²）
    C. 0. 5 MPa（5 kg/cm²）
    D. 0. 7 MPa（7 kg/cm²）
    E. 1 MPa（10 kg/cm²）

115. 胆道 T 型引流管冲洗后注入 33% 硫酸镁 15～20 ml 的目的是（　）
    A. 松弛括约肌，以利引流
    B. 镇静、解痉
    C. 导泻
    D. 降低血压
    E. 消炎、止痛

116. 大量不保留灌肠时灌肠筒的液面应高于肛门（　）
    A. 20～30 cm　　B. 10～20 cm　　C. 30～40 cm
    D. 40～60 cm　　E. 65～80 cm

117. 当外界温度高于人体皮肤温度时，人体惟一的散热方式是（　）
    A. 传导　　　　　B. 辐射　　　　　C. 对流
    D. 蒸发　　　　　E. 反射

118. 三大营养物质在体内氧化日十所释放的能量用来维持体温的能量，占总量的（　）
    A. 40%　　　　　B. 30%　　　　　C. 50%
    D. 60%　　　　　E. 70%

119. 使用人工呼吸机的禁忌证是（　）
    A. 肺通气明显不足者

B. 急性呼吸衰竭呼吸停止者

C. 大量胸腔积液者

D. 慢性重症呼吸衰竭经治疗无效者

E. 急性呼吸衰竭呼吸微弱经积极治疗无改善者

【X 型题】

1. 高蛋白饮食适用于（　）

A. 大面积烧伤患者　　　　　　　B. 恶性肿瘤患者

C. 急性肾炎患者　　　　　　　　D. 肾病综合征患者

E. 甲状腺功能亢进症患者

2. 关于血压的生理性变化正确的是（　）

A. 小儿低于成人

B. 同年龄组的女性低于男性

C. 清晨高于傍晚

D. 左上肢高于右上肢

E. 下肢高于上肢

3. 稀释干燥血浆时可选用（　）

A. 蒸馏水　　　　　　　　　　　B. 0.9%氯化钠溶液

C. 复方氯化钠溶液　　　　　　　D. 0.1%枸橼酸钠溶液

E. 0.5%碳酸氢钠溶液

4. 青霉素过敏试验阳性患者，应将结果醒目地注明在（　）

A. 注射单　　　　B. 医嘱单　　　　C. 床头卡

D. 体温单　　　　E. 门诊卡

5. 幽门梗阻患者洗胃的时间是（　）

A. 饭后 1 小时内　　　　　　　　B. 饭后即刻

C. 空腹　　　　　　　　　　　　D. 饭后 2 小时

E. 饭后 4～6 小时

6. 应用青霉素过程中需要重做过敏试验的是（　）

A. 曾使用青霉素，但已停药 24 小时以上

B. 曾使用青霉素，但已停药 12 小时以上

C. 曾使用青霉素，但已停药 3 天

D. 使用过程中改用不同生产批号的制剂

E. 使用过程中出现皮肤瘙痒等症状

7. 输液过程中溶液不滴的原因有（　　）

    A. 静脉痉挛   B. 针头阻塞

    C. 针头滑出血管外   D. 针头斜面紧贴血管壁

    E. 压力过低

8. 用氧安全"四防"措施是（　　）

    A. 防火   B. 防热   C. 防震

    D. 防水   E. 防油

9. 截石位适用于（　　）

    A. 会阴部检查   B. 导尿

    C. 直肠镜检查   D. 阴道灌洗

    E. 膀胱镜检查

10. 测量呼吸正确的是（　　）

    A. 测脉搏后手仍似诊脉状按在诊脉部位

    B. 评估有无影响呼吸的因素

    C. 观察患者胸腹起伏

    D. 一般成人默数半分钟乘以 2

    E. 呼吸不规则者及婴幼儿默数 1 分钟

11. 胸膝位适用于（　　）

    A. 纠正臀先露胎位   B. 直肠检查

    C. 保留灌肠   D. 结肠镜检

    E. 孕妇胎膜早破

12. "1、2、3"灌肠溶液的组成是（　　）

    A. 甘油 60ml   B. 50% 硫酸镁 30ml

    C. 新霉素溶液 30ml   D. 生理盐水 90 ml

    E. 温开水 90 ml

13. 无菌包外标签应注明（　　）

    A. 灭菌日期   B. 物品名称   C. 打包者姓名

    D. 灭菌效果   E. 失效时间

14. 股静脉穿刺常用于（　　）

    A. 急救加压静脉输血

    B. 急救加压静脉输液

    C. 婴幼儿采集血标本

D. 衰竭患者其他静脉采血困难者

E. 静脉套管针留置输液者

15. 小儿头皮静脉输液正确的是（　　）

A. 剃去局部头发，选择静脉

B. 准备液体，排尽空气

C. 用 70% 乙醇消毒穿刺部位皮肤后待干

D. 固定静脉两端，持针沿静脉离心方向平行刺入

E. 见回血后松开调节器，等点滴通畅后固定

16. 下述哪些情况不宜进行热水坐浴（　　）

A. 产后 10 天　　　　　　　　　　B. 月经期

C. 妇科手术前　　　　　　　　　　D. 急性盆腔炎

E. 会阴部充血水肿

17. 对长期卧床患者应注意局部皮肤受压情况，评估要点包括（　　）

A. 皮肤的温度

B. 皮肤颜色

C. 皮肤的完整性与病灶情况

D. 皮肤感觉

E. 皮肤的清洁度

18. 下述哪些情况不宜选用直肠测体温（　　）

A. 直肠癌手术后　　　　　　　　　B. 腹泻患者

C. 昏迷患者　　　　　　　　　　　D. 婴幼儿

E. 清洁灌肠后 10 分钟

19. 发热程度的划分正确的是（　　）

A. 中等热口温 38.1～39.0℃

B. 低热口温 37.3～38.0℃

C. 高热口温 39.1～41.0℃

D. 超高热口温 42.0℃以上

E. 超高热口温在 41.0℃以上

20. 有关无菌持物钳的使用，正确的是（　　）

A. 干燥无菌持物钳和容器应每 4 小时更换 1 次

B. 无菌持物钳应浸泡在盛有消毒液的大口容器或干燥无菌容

器内

C. 取放无菌持物钳时应钳端闭合，不可触及容器边缘

D. 无菌操作中取物品都须用无菌持物钳

E. 到远处取物时，应将容器一起搬移，就地取出使用

21. 弛张热常见于下列患者（　　）

    A. 疟疾　　　　　　B. 败血症　　　　　C. 伤寒

    D. 化脓性疾病　　　E. 风湿热

22. 下述哪些患者不宜灌肠（　　）

    A. 消化道出血　　　　　　　　B. 急腹症患者

    C. 严重心血管疾病　　　　　　D. 初产妇宫口开大 2 cm

    E. 肠道手术前

23. 高压氧治疗减压过程中应（　　）

    A. 患者的手术伤口应加压包扎，防止出血

    B. 调节滴管中的液平面，防止空气进入静脉

    C. 夹住各种导管、引流管

    D. 嘱患者平稳呼吸，避免屏气和用力咳嗽，防止肺气压伤

    E. 指导患者做吞咽、鼓腮动作，避免气压伤

24. 常用的抗过敏药物有（　　）

    A. 盐酸异丙嗪　　　　　　　　B. 盐酸肾上腺素

    C. 异丙肾上腺素　　　　　　　D. 地塞米松

    E. 解磷定

25. 对芽孢有效的化学消毒剂包括（　　）

    A. 环氧乙烷　　　B. 过氧乙酸　　　C. 碘伏

    D. 碘酊　　　　　E. 乙醇

26. 女，34 岁，风湿性心脏病史 16 年，因感冒、发热住院。医嘱静脉输液，上午 8 点开始输液，每分钟滴速 40 滴，但患者自己嫌滴得太慢，自行调节滴速达 100 滴/min，半小时后患者出现呼吸急促，剧烈咳嗽，痰液呈泡沫血性，不能平卧。护士应采取的正确护理措施是（　　）

    A. 患者端坐，双腿下垂

    B. 立即停止输液

    C. 必要时进行四肢轮扎

D. 给予高流量氧气吸入

E. 遵医嘱给予强心、利尿、扩血管的药物

27. 服药后不宜饮水的口服药是（　　）

A. 硝酸甘油片　　　　　　　　B. 磺胺噻唑

C. 川贝枇杷露　　　　　　　　D. 甘草合剂

E. 阿司匹林

28. 禁忌用冷敷的部位是（　　）

A. 腹部　　　　　B. 胸前区　　　　C. 腹股沟

D. 后颈部　　　　E. 足心

29. 热水坐浴适用于（　　）

A. 肛门部充血　　　　　　　　B. 外阴部炎症

C. 女性月经期　　　　　　　　D. 肛门周围感染

E. 妊娠后期痔疮疼痛

二、判断题

1. 青霉素在医师开医嘱后即可进行注射。（　　）

2. 已戴好手套的手不能接触手套的内面。（　　）

3. 从无菌容器中取出的物品如未使用，可放回无菌容器中，以避免浪费。（　　）

4. 皮下注射时应于针头刺入2/3后迅速推药。（　　）

5. 温水擦浴一般用低于体温2℃的水擦浴。（　　）

6. 为患者进行超声雾化时，应在水槽中加温水或热水，以缩短雾化器的预热时间。（　　）

7. 股静脉穿刺点位于腹股沟股动脉的内侧0.5 cm处。（　　）

8. 每一项护理操作都要以患者为中心，以满足患者需要为原则。（　　）

9. 青霉素过敏性休克的临床表现中常以呼吸道症状或皮肤瘙痒最早出现，应注意倾听患者的主诉。（　　）

10. 一旦发现患者突然意识丧失和大动脉搏动消失就应开始复苏抢救。（　　）

11. 患者处于休克、衰竭或濒危状态时禁忌进行腰椎穿刺。（　　）

12. 心包穿刺抽液时第1次抽液不超过500 ml。（　　）

13. 亚急性细菌性心内膜炎患者做血培养时，为提高阳性率，采血

量应为 5 ~ 8 ml。（　　）

14. 采集咽拭子标本进行真菌培养时，须在口腔溃疡面上采集分泌物。（　　）

15. 肝穿刺前护士应指导患者在穿刺过程中避免咳嗽及深呼吸，以免加重损伤。（　　）

16. 在高压氧治疗过程中如患者出现面肌或口角抽搐、刺激性咳嗽等，应考虑氧中毒，并立即停止吸氧。（　　）

17. 做隐血检查的患者，采集标本前 3 天只能吃绿叶蔬菜和米饭，以免出现假阳性。（　　）

18. 一级护理的患者护士应每 15 ~ 30 分钟观察 1 次。（　　）

19. 需要注射几种药物时，应先注射刺激性大的药物。（　　）

20. 电动吸引器吸痰法利用的原理是空吸原理。（　　）

21. 对于意识障碍的患者约束带应尽量使用以保证安全。（　　）

22. 应用煮沸消毒法时在水中加 1% ~ 2% 的亚硝酸钠，可提高沸点增强杀菌作用。（　　）

23. 软组织损伤初期用热敷可制止皮下出血和血肿形成。（　　）

24. 半坐卧位时抬高床头 30° ~ 45° 角，同时膝部抬高 15° ~ 30° 角，其目的是防止下滑。（　　）

25. 一般左上肢血压高于右上肢。（　　）

26. 为女患者导尿时，如误插入阴道应拔出消毒导尿管后再插。（　　）

27. 体温骤降时，容易引起患者虚脱。（　　）

28. 急性肺水肿是由于在短时间内输入了大量液体，引起了循环血量急剧增加，心脏负担过重所致。（　　）

29. 滴管内液面自行下降原因多为输液胶管太粗，滴速过快。（　　）

30. 被动体位是患者由于疾病的影响，为减轻痛苦而被迫采取的某种姿势。（　　）

31. 进行口腔护理时，应根据患者口腔情况准备漱口液和局部用药。（　　）

32. 在生理情况下，同龄女性体温高于男性。（　　）

33. 进行无菌操作时必须戴无菌手套，手套外面为无菌面，内面为

有菌面，不可相互接触。（　）

34. 腹腔穿刺放液时，初次放液一般不超过 2000ml。（　）

35. 患者出院后，床单位经终末消毒处理后应铺成备用床，以保持病室整洁。（　）

36. 做人工呼吸时应先检查口腔中有无异物堵塞。（　）

37. 需输注两瓶（袋）以上血液时，两瓶（袋）之间，必须加注少量等渗盐水，以防发生反应。（　）

38. 皮内注射进针后回抽无血才能注入药液。（　）

39. 洗胃时每次灌入量一般为 300 ~ 500ml。（　）

40. 正常女性较男性体温略高，但在月经期和孕期体温下降。（　）

41. 磷化锌中毒患者禁忌鸡蛋、牛奶等食物。（　）

42. 为防止长期卧床患者产生压疮，可使用气圈保护受压部位，但气圈应充足气。（　）

43. 利用热疗法缓解疼痛的机制是温热能使神经末梢的敏感性降低。（　）

44. 成人脉率超过 100 次/min 时称为心动过速。（　）

45. 给药次数和间隔时间取决于药物的半衰期。（　）

46. 心肺复苏过程中，胸外心脏按压的力度应使胸骨下陷 4 ~ 5cm。（　）

47. 药液不足 1 ml 时应用滴管取药。为使剂量准确，应滴入干燥的药杯内。（　）

48. 颈椎骨折行颅骨牵引的患者翻身时应先放松牵引。（　）

49. 环氧乙烷为易燃、易爆的气体，应放入冰箱内保存，以防止受热后发生爆炸。（　）

50. 为上臂有伤的患者脱衣服时，应先脱伤侧，后脱对侧。（　）

51. 输血时从血库取回血液后，勿剧烈震荡，必要时加温后输入。（　）

52. 无菌操作中所有物品必须用无菌持物钳夹取。（　）

53. 给 2 岁以下婴幼儿进行肌内注射时宜选择肌肉丰厚的臀大肌。（　）

54. 使用静脉切开持续输液一般不超过 3 天，以免发生静脉

炎。（　　）

55. 需要长期进行静脉给药者，为保护静脉应从远端至近端选择血管进行注射。（　　）

56. 输血潜在并发症溶血反应的主要相关因素是输入异型血。（　　）

57. 长期留置导尿管者，在拔管前做间歇引流夹管的目的是锻炼膀胱的反射功能。（　　）

58. 慢性炎症使用冷疗可促进炎症的消散。（　　）

59. 玻璃类物品煮沸消毒时应待水沸后放入，以防止损坏。（　　）

60. 长期鼻饲的患者每次喂食前必须证实胃管在胃内方可喂食。（　　）

三、填空题

1. 磷化锌中毒的患者禁忌（　　）、（　　）、（　　）及其他油类食物，以免促使磷的溶解、吸收。

2. 青霉素皮试结果可疑阳性或阳性者，需做（　　）对照。确为阳性者，应做好（　　），并通知医师及患者。

3. 氧气筒压力表上指针降至（　　）时即不可再用，以防止（　　）进入筒内，于再次充气时引起（　　）。

4. 气胸患者胸腔穿刺部位常选择锁骨中线第（　　）肋间或腋中线（　　）肋间。

5. 临终患者最早出现的心理反应是（　　）。

6. 为伤寒患者灌肠时压力要低，液面不得高于肛门（　　）cm。

7. 使用简易呼吸器时应按（　　）次/min 有规律地挤压呼吸囊。

8. 为肺水肿患者进行加压给氧的目的是使（　　）增高。

9. 采集粪标本查寄生虫卵时应采取粪便的（　　）送检。

10. 护理诊断 PES 公式中 P 代表（　　）。

11. 门诊护士对前来门诊看病的患者首先应进行（　　）工作。

12. 低盐饮食成人每天进食食盐应少于（　　）g，或酱油（　　）ml/d。

13. 高压氧治疗的患者治疗前应做好安全检查，指导患者不得携带（　　）物品入舱，禁穿（　　）、（　　）、膨体纱等易产生静电的服装、鞋、袜。

14. 呼吸与呼吸暂停交替出现称为（　　　）呼吸。

15. 在给患者吸氧时，应先（　　　），而后（　　　）；停氧时应先（　　　），而后关闭（　　　），以避免一旦开（关）错开关，大量氧气突然冲入呼吸道造成损伤。

16. 小量不保留灌肠液量一般不超过（　　　）ml，灌肠后再保留（　　　）再排泄。

17. 应用氧气雾化吸入疗法时，应调节氧流量至（　　　）L／min。

18. 一般普通病室适宜的温度是（　　　），相对湿度为（　　　）。

19. 世界上第一所正式的护士学校创办于（　　　）年（　　　）国（　　　）医院。

20. 灭菌后的无菌包有效期为（　　　）天。

21. 肺水肿患者给予高流量氧气吸入的主要目的是提高肺泡内（　　　），增加氧的弥散，改善（　　　）。

22. 导尿时，女患者导尿时导尿管应插入（　　　）cm，男患者导尿时导尿管应插（　　　）cm。

23. 同时注射两种以上药物时，配药前应特别注意（　　　）。

24. 少尿是指 24 小时尿量少于（　　　）ml，无尿则是指 24 小时尿液少于（　　　）ml。

25. 敌百虫中毒时不能用（　　　）溶液洗胃，因为敌百虫遇（　　　）药物会分解为毒性更强的敌敌畏。

26. 休克患者体位宜采用（　　　），腹部手术后患者病情稳定后宜采用（　　　）体位。

27. 患者仰卧的时间过久，最容易发生压疮的部位是（　　　）部。

28. 临床上进行尸体护理的依据是医师做出的（　　　）。

29. 发生青霉素超敏反应最早出现的症状是（　　　）和（　　　）。

30. 铺好的无菌盘有效期为（　　　）。

31. 为患者进行床上洗发应注意随时观察病情变化，如果发现（　　　）、（　　　）、（　　　）有异常时应停止操作。

32. 使用干燥无菌持物钳和容器时，应每（　　　）小时更换 1 次。

33. 氧气筒应放于阴凉处，周围严禁烟火和易燃品，至少距火炉（　　　）m，距暖气片（　　　）m，避免引起（　　　）。

34. 股静脉穿刺部位应在股动脉（　　　）侧（　　　）cm 处刺入，

抽血完毕后拔出针头，局部用无菌纱布（　　　）止血。

35. 成人胃管插入的长度为（　　　）cm。

36. 连续输入库存血 1000ml 以上时，必须按医嘱静脉注射 10% 葡萄糖酸钙或氯化钙（　　　）ml，以补充钙离子，防止（　　　）和（　　　）中毒。

37. 绘制体温单时，体温不升者均记于（　　　）℃线上，记录大小便以（　　　）小时为准，大便填写（　　　），小便用（　　　）表示。

38. 一般软组织挫伤后（　　　）小时内禁用热敷。

39. 临床上灭虱常用的灭虱药液是 30%（　　　）。

40. 无菌巾包打开后未用完无污染，可继续使用的有效期为（　　　）。

41. 静脉输液时应根据患者病情调节输液速度，成人一般（　　　）滴/min，小儿（　　　）滴/min。

42. 注射少于 1 ml 的药液时，必须用（　　　）注射器抽吸药液，以保证注入（　　　）准确无误。

43. 每次鼻饲前必须检查胃管确在（　　　）方可饲食。每次喂食量不超过（　　　）ml，间隔时间不少于（　　　）小时。

44. 铺麻醉床时将枕头横立于床头，其目的是保护患者（　　　）。

45. 护理操作前后洗手可避免（　　　）经过操作者的手传播，以达到保护（　　　）和（　　　）的目的。

46. 护士进行铺床操作前应评估同室病友有无（　　　）、（　　　）或（　　　）。

47. 患者死亡后，应在体温单（　　　）用（　　　）笔纵写（　　　）。

〔答　案〕

一、选择题

【A 型题】

1. B　2. E　3. A　4. D　5. E　6. B　7. D　8. C　9. C　10. C　11. D
12. D　13. D　14. B　15. A　16. A　17. C　18. B　19. B　20. A
21. B　22. E　23. B　24. E　25. D　26. D　27. A　28. A　29. C
30. B　31. C　32. B　33. A　34. C　35. B　36. D　37. B　38. C
39. D　40. D　41. C　42. C　43. E　44. B　45. D　46. C　47. E

48. C 49. A 50. E 51. C 52. B 53. A 54. B 55. C 56. D

57. A 58. C 59. C 60. C 61. B 62. E 63. D 64. D 65. D

66. B 67. D 68. A 69. B 70. E 71. D 72. E 73. C 74. C

75. D 76. A 77. B 78. B 79. B 80. D 81. C 82. A 83. D

84. A 85. A 86. C 87. A 88. E 89. D 90. E 91. A 92. D

93. B 94. D 95. C 96. D 97. E 98. D 99. A 100. B 101. C

102. C 103. D 104. B 105. B 106. C 107. E 108. C 109. D

110. A 111. B 112. C 113. D 114. C 115. A 116. D 117. D

118. C 119. C

【X 型题】

1. ABDE 2. ABE 3. BD 4. ABCDE 5. CE 6. CD 7. ABCDE

8. ABCE 9. ABDE 10. ABCDE 11. ABD 12. ABE 13. ABC

14. ABCD 15. ABCE 16. ABD 17. ABCDE 18. ABE 19. ABCE

20. ABCE 21. BDE 22. ABC 23. BD 24. ABD 25. ABD

26. ABCDE 27. ACD 28. ABDE 29. ABD

二、判断题

1. 错误 2. 正确 3. 错误 4. 错误 5. 错误 6. 错误 7. 正确

8. 正确 9. 正确 10. 正确 11. 正确 12. 错误 13. 错误

14. 正确 15. 正确 16. 正确 17. 错误 18. 正确 19. 错误

20. 错误 21. 错误 22. 错误 23. 错误 24. 正确 25. 正确

26. 错误 27. 正确 28. 正确 29. 错误 30. 错误 31. 正确

32. 正确 33. 正确 34. 错误 35. 正确 36. 正确 37. 正确

38. 错误 39. 正确 40. 错误 41. 正确 42. 错误 43. 错误

44. 正确 45. 正确 46. 正确 47. 错误 48. 错误 49. 错误

50. 错误 51. 错误 52. 错误 53. 错误 54. 正确 55. 正确

56. 正确 57. 正确 58. 错误 59. 错误 60. 正确

三、填空题

1. 牛奶　鸡蛋　脂肪

2. 生理盐水　标记

3. 0.5 MPa（5 kg/cm^2）　灰尘　爆炸

4. 2　4～5

5. 否认

6. 30

7. 12～16

8. 肺泡内压力

9. 不同部位

10. 健康问题

11. 预检分诊

12. 2　10

13. 易燃易爆　尼龙　腈纶

14. 比奥（间断）

15. 调节流量　应用　拔出导管　氧气开关

16. 200ml　10～20分钟

17. 6～10

18. 18～22℃　50%～60%

19. 1860　英　圣托马斯

20. 7

21. 氧分压　低氧血症

22. 4～6　20～22

23. 配伍禁忌

24. 400ml　100 ml

25. 碳酸氢钠　碱性溶液

26. 中凹卧位　半坐卧位

27. 骶尾部

28. 死亡诊断

29. 喉头水肿　气促

30. 4 小时

31. 面色　脉搏　呼吸

32. 4

33. 5　1　爆炸

34. 内　0.5　加压

35. 45～55

36. 10　出血倾向　枸橼酸钠中毒

37. 35　24　次数　＋

38. 24

39. 百部含酸酊剂

40. 24 小时

41. 40～60　20～40

42. 1ml　药液的剂量

43. 胃内　200　2

44. 头部避免撞伤

45. 病菌　患者　自身（护士）

46. 进餐　治疗　换药

47. 40～42℃　红　死亡时间

第八章

围手术期、麻醉及疼痛护理基本知识

〔基础知识〕

1. 何谓疼痛？引起疼痛的原因有哪些？

疼痛是伴随现有的或潜在的组织损伤而产生的主观感受，是机体对有害刺激的一种保护性防御反应，具有以下 3 种特征：疼痛是个体身心受到侵害的危险警告；疼痛是一种身心不舒适的感觉；疼痛常伴有生理、行为和情绪反应。

引起疼痛的原因有以下几方面：

(1) 温度刺激：过高或过低的温度作用于体表，引起组织损伤，如灼伤或冻伤。受伤的组织释放组胺等化学物质，刺激神经末梢，导致疼痛。

(2) 化学刺激：如强酸、强碱可直接刺激神经末梢，导致疼痛；化学灼伤使受损组织释放化学物质，作用于痛觉感受器，使疼痛加剧。

(3) 物理损伤：刀切割、针刺、碰撞、身体组织受牵拉、肌肉受压、肌肉挛缩等，均可使局部组织受损，刺激神经末梢，引起疼痛。

(4) 病理改变：疾病造成体内某些管腔堵塞、组织缺血缺氧、空腔脏器过度扩张、平滑肌痉挛、局部炎性浸润等可引起疼痛。

(5) 心理因素：心理状态不佳、情绪紧张或低落、愤怒、悲痛、恐惧等都能引起局部血管收缩或扩张而导致疼痛，如神经性偏头痛。此外，疲劳、睡眠不足、用脑过度可导致功能性头痛。

2. 哪些因素影响疼痛？

(1) 年龄：个体对疼痛的敏感程度随年龄而不同，婴幼儿不如成人对疼痛敏感，随着年龄增长，对疼痛的敏感性也随之增加，老年人对疼痛的敏感性又逐步下降。

(2) 社会文化背景：患者所处的社会环境和文化背景，患者的文化教养，均可影响患者对疼痛的认知评价，进而影响其对疼痛的反应。

（3）个人经历：过去疼痛经验可影响患者对现存疼痛的反应。

（4）个性心理特征：疼痛的程度和表达方式常常因个体气质、性格的不同而有很大的差别。

（5）情绪：积极的情绪可减轻疼痛，消极的情绪可使疼痛加剧。

（6）注意力：个体对疼痛的注意程度会影响其对疼痛的感受。当个体注意力高度集中于其他事物时，疼痛会减轻或消失。

（7）疲乏：患者疲乏时对疼痛的感觉加剧，忍耐性降低；当得到充足的睡眠、休息时，疼痛感觉减轻。

3. 如何评估疼痛？常用疼痛评估工具有哪些？

（1）评估内容：①疼痛的部位；②疼痛的时间；③疼痛的性质；④疼痛的程度；⑤疼痛的表达方式；⑥影响疼痛的因素；⑦疼痛对患者的影响，有无伴随症状等。

（2）评估方法：①询问病史，认真听取患者的主诉；②观察和体格检查，注意观察疼痛时的生理、行为和情绪反应，检查疼痛的部位；③阅读和回顾既往病史，了解以往疼痛的规律以及使用止痛药物的情况；④使用疼痛评估工具，评定疼痛的程度。

（3）常用工具

①数字式疼痛评定法：将一条直线等分10段，一端"0"代表无痛，另一端"10"代表极度疼痛，患者可选择其中一个能代表自己疼痛感受的数字来表示疼痛程度。

②文字描述式评定法：将一直线等分5段，每个点均有相应的描述疼痛程度的文字，其中一端表示"没有疼痛"，另一端表示"无法忍受的疼痛"，患者可选择其中之一表示其疼痛程度。

③视觉模拟评定法：用一条直线，不做任何划分，仅在直线的两端分别注明不痛和剧痛，患者根据自己对疼痛的实际感受在线上标记疼痛的程度。

④面部表情测量图：图示6个代表不同疼痛程度的面孔，患者可从中选择一个面孔来代表自己的疼痛感受。

4. 如何帮助患者减轻或缓解疼痛？

在减少或消除引起疼痛原因的基础上采取下列措施。

（1）药物止痛：遵医嘱应用镇痛药物。为取得最佳用药效果，可根据药物半衰期"按时给药"，使血药浓度长时间维持在一定水平，在镇痛同时起到"预防"作用；提倡口服给药途径；药物剂量应个体化；应用 PCA（患者控制止痛）装置，即采用数字电子技术，通过编制一定程序和输液泵来控制止痛剂的用量，缩短给药间隔，减少药物不良反应。

（2）物理止痛：应用冷、热疗法及按摩、推拿等止痛措施，减轻局部疼痛。

（3）针灸止痛：根据疼痛的部位，针刺不同的穴位以达到止痛目的。

（4）经皮神经电刺激疗法：采用电脉冲刺激仪，在疼痛部位或附近置 2～4 个电极，以微量电流对皮肤进行温和的刺激，使患者有刺痛、颤动和蜂鸣的感觉，达到提高痛阈、缓解疼痛的目的。

（5）心理护理：建立信赖关系，尊重患者对疼痛的反应，减轻心理压力；通过选听音乐、有节律的按摩、深呼吸、指导想象等方法来分散患者的注意力。

（6）促进舒适：提供舒适整洁的病室环境，通过简单的技巧，如帮助患者适当活动、改变姿势、变换体位等使患者感到身心舒适。

（7）健康教育：指导患者学会面对疼痛，掌握减轻或解除疼痛的自理技巧。

5. 急性牙髓炎的疼痛特点有哪些？

（1）自发痛：自发性疼痛，阵发性加剧。

（2）激发痛：冷热刺激可激发疼痛或使疼痛加剧。

（3）放散痛：疼痛可放散至同侧上、下颌牙齿及头部和耳颞部等，患者常不能自行定位。

（4）夜间痛：疼痛常在夜间、平卧位时发作。

6. 麻醉前用药的目的是什么？麻醉前使用的药物有哪些？

麻醉前用药的目的

（1）镇静，缓解焦虑和恐惧，使患者情绪安定而予以合作。

（2）抑制唾液腺、呼吸道腺体的分泌，保持呼吸道通畅。

（3）减少麻醉药的不良反应，消除一些不利的神经反射。

（4）提高痛阈，缓解术前疼痛和增强麻醉镇痛效果。

麻醉前使用的药物

（1）安定镇静药：如地西泮、异丙嗪等，具有镇静催眠、抗惊厥、抗焦虑作用。

（2）催眠药：常用苯巴比妥、戊巴比妥等，起镇静催眠、抗惊厥作用，并能预防局麻药的毒性反应。

（3）镇痛药：常用药物有哌替啶、吗啡等，与全身麻醉药起协同作用，增强麻醉效果，减少麻醉药用量。吗啡的镇痛作用虽强，但有明显抑制呼吸的不良反应。

（4）抗胆碱能药：常用阿托品、东莨菪碱，主要作用为抑制唾液腺、呼吸道腺体分泌。阿托品抑制迷走神经兴奋而使心率增快作用较东莨菪碱明显，因此心动过速、甲状腺功能亢进症及高热等患者可选用东莨菪碱。

（5）其他用药：根据病情给予相应药物，如支气管哮喘患者给予氨茶碱。

7. 麻醉的方法有哪些？

（1）麻醉主要分部位麻醉和全身麻醉两大类。

①部位麻醉又称区域麻醉或局部麻醉，指麻醉药作用于周围神经系统，使相应区域痛觉消失，运动障碍，而患者意识清醒。根据麻醉药阻滞的部位不同，部位麻醉又分为表面麻醉、局部浸润麻醉、区域阻滞、神经阻滞和椎管内麻醉。椎管内麻醉又分为蛛网膜下隙阻滞和硬膜外阻滞。

②全身麻醉指麻醉药作用于中枢神经系统，使之抑制，患者的意识和痛觉消失，肌肉松弛，反射活动减弱。

（2）临床常将几种麻醉药物或（和）几种麻醉方法配合使用，称为复合麻醉。利用某些药物使患者进入类似睡眠（但非麻醉）的状态，称基础麻醉。有意降低患者的体温以提高组织细胞对缺氧的耐受力，称低温麻醉。

8. 如何护理全身麻醉恢复期的患者？其并发症有哪些？

护理措施

（1）接收患者，安置合适卧位，一般患者去枕平卧，头偏向一侧，保持呼吸道通畅。妥善安置各种管道，保证呼吸机及其他监护仪器正常运转。

（2）掌握患者的一般情况，包括麻醉方法、手术方式、术中情况、术中出血量、尿量、输液输血量及用药等。

（3）密切观察，记录生命体征的变化，平稳后同时观察意识、肢体运动及感觉、皮肤与口唇色泽等，观察伤口敷料及引流管引流物的性状。保持静脉输液通畅，监测并记录用药。

（4）注意保暖，给予保温措施，慎防烫伤。保证患者安全，严防坠床、外伤、抓脱敷料及管道等。

（5）评估患者麻醉恢复情况，达以下标准可送回病房：神志清醒，有定向力，呼吸平稳，能深呼吸和咳嗽，$SaO_2 > 95\%$，血压及脉搏平稳30分钟以上，心电图无严重心律失常和ST－T改变。

并发症

（1）呼吸系统并发症，占麻醉总并发症的70%，常见有呼吸暂停、上呼吸道梗阻、急性支气管痉挛、肺炎和肺不张、肺梗死、肺脂肪栓塞。

（2）循环系统并发症，最常见的是高血压，其他有低血压、室性心律失常、心搏停止。

（3）术后恶心、呕吐为最常见的并发症。呕吐物误吸入呼吸道，可发生窒息。

（4）术后苏醒延迟和躁动，多与苏醒不完全和镇痛不足有关。

9. 蛛网膜下隙阻滞和硬膜外阻滞手术后护理有何不同？

蛛网膜下隙阻滞和硬膜外阻滞患者的护理均应按照椎管内麻醉的要求评估患者状态，配合麻醉师摆好麻醉体位，协助其测定麻醉平面。麻醉后去枕平卧6~8小时，密切观察生命体征。术后护理的不同主要在于麻醉后并发症的观察及护理。

（1）蛛网膜下隙阻滞后的并发症

①头痛：多发生在麻醉后1~3天，特点是坐、立时加剧，平卧时减轻，多为胀痛、钝痛，以枕部痛最明显。原因是脑脊液从穿刺孔漏出，致颅内压下降，引起血管性头痛。嘱患者平卧休息，遵医嘱使用镇痛药物。

②尿潴留：由于骶神经阻滞后恢复较慢、下腹部或会阴部术后伤口疼痛及不习惯床上排尿所致。采用穴位针刺、下腹部热敷、诱导排尿等方法，必要时导尿。

（2）硬膜外阻滞术后的并发症

①硬膜外血肿：硬膜外腔内有丰富的静脉丛，如患者有凝血机制

障碍时可因穿刺损伤而形成血肿，压迫脊髓。应加强术后病情观察，如发现患者有下肢感觉和运动障碍，应及时报告，争取早期手术清除。

②硬膜外脓肿：因无菌操作不严格或穿刺经过感染组织，引起硬膜外腔感染，逐步形成脓肿。大脓肿可压迫脊髓。应遵医嘱采用大剂量抗生素治疗，必要时手术排脓。

10. 手术前患者的一般护理措施有哪些？

（1）心理护理：以认真细致的工作作风和热情和蔼的工作态度，取得患者的信任和合作；加强与患者的沟通，观察其心理活动，鼓励患者表达；提供患者需要的信息资料，讲解有关手术、麻醉、术后治疗护理的知识；鼓励亲属参与患者的心理支持。

（2）做好手术前的常规准备

①健康教育：宣传术前戒烟酒、皮肤准备和禁食禁饮的目的和重要性，讲解术后可能留置的导管的目的和意义，解释术后早期活动的意义并指导患者学会进行深呼吸、有效咳嗽、翻身和肢体运动及排便练习的方法。

②胃肠道准备：胃肠道手术患者术前 1 日给予流质饮食，术前常规放置胃管，结直肠手术患者术前口服洗肠液和肠道抑菌剂。其他手术患者，饮食不必限制，但从手术前 12 小时开始都应禁食，4 小时开始禁饮水。

③呼吸道准备：术前戒烟 2 周以上，有肺部感染或咳脓痰的患者，术前 3 日使用抗生素，并做体位引流，痰液黏稠者进行雾化吸入，保持呼吸道通畅。

④手术区皮肤准备：包括剃除毛发、清洁皮肤。根据手术部位、手术种类确定备皮范围，进行皮肤准备，并于术前 1 日协助患者沐浴、修剪指（趾）甲、更换清洁衣服。

⑤其他准备：根据用药方案完成药物过敏试验，根据手术大小备血，术前一晚酌情服用镇静安眠药物。

（3）特殊患者的准备：对于营养不良、体液失衡或患有心脏病、高血压、糖尿病患者及老年患者等，应遵医嘱分别做好特殊准备，积极控制病情。

（4）手术日晨的护理：测量生命体征，如有体温升高或女患者月经来潮，应及时与医生联系；检查术前常规准备工作是否完善，遵医嘱术前用药，置胃管、导尿管等；取下假牙、发夹、首饰、眼镜等，并妥善保管；按手术需要，将摄片、术中特殊用药、用物等随患者带入手术室。

11. 肠梗阻有哪些共同的临床表现？非手术治疗的护理要点有哪些？

肠梗阻共同的临床表现有：腹痛、呕吐、腹胀和停止自肛门排便排气。

护理要点

（1）饮食：肠梗阻患者应禁食，待病情好转、梗阻缓解后遵医嘱给予少量流质，忌甜食和牛奶。

（2）体位：无休克者采取半卧位。

（3）胃肠减压的护理：注意保持胃肠减压的通畅，保持有效负压，做好口腔护理。观察引流液的性质以判断梗阻的部位、程度，记录引流量作为补液的参考。

（4）呕吐的护理：重症患者应将头转向一侧，呕吐后及时清除呕吐物，给予温开水漱口，观察并记录呕吐出现的时间、次数、性质及量。

（5）补液的护理：合理安排输液种类和调节输液速度，保证输液的通畅，并观察输液后的反应。

（6）对症处理：遵医嘱应用抗生素，无肠绞窄者给予阿托品类解痉药，禁用吗啡类止痛药。

（7）病情观察：定时测量并记录体温、脉搏、呼吸、血压，严密观察腹痛、腹胀、呕吐及腹部体征情况。

12. 肠瘘的治疗原则及非手术治疗的护理要点是什么？

肠瘘的治疗原则包括纠正水、电解质紊乱，控制感染，加强瘘口护理，营养支持，预防并发症。

护理要点

（1）心理护理：向患者及家属解释肠瘘的发生、发展过程和治疗方法。

（2）体位：采取低半卧位。

（3）腹腔双套管引流：按腹腔双套管的护理要点护理，并根据引流液的稠度及引流量调节负压大小，避免负压过小致引流不充分或过大造成肠黏膜损伤、出血。肠液稠厚、流出量多、刺激性强时，应加快冲洗速度。

（4）瘘口周围皮肤护理：及时清除溢出的肠液，敞露瘘口，瘘口周围涂氧化锌油膏。

（5）营养支持：包括肠外营养和肠内营养。

13. 结肠手术前肠道准备的意义及措施有哪些？

结肠手术前肠道准备的意义：充分的肠道准备可以减少术中污染腹腔，减少术后并发症，有利于吻合口的愈合。

传统的肠道准备包括三部分：控制饮食、应用肠道抑菌药、清洁肠道。

（1）控制饮食：术前3日进少渣半流质，术前2日起进流质饮食。有梗阻症状者，应禁食补液。

（2）应用肠道抑菌药：术前3日起遵医嘱给予口服抑菌药，如庆大霉素、甲硝唑等。因控制饮食及服用肠道杀菌剂，使维生素K的合成及吸收减少，故需同时补充维生素K。

（3）清洁肠道：①遵医嘱给予缓泻剂，如番泻叶、液体石蜡油或50%硫酸镁等。②手术前晚及术日晨清洁灌肠。也可采用全肠道灌洗法。

14. 肝癌手术前后的护理措施有哪些？

术前护理

（1）一般护理：教会患者做深呼吸、有效咳嗽及翻身的方法，练习卧位排便排尿，帮助患者转移注意力，安排舒适的环境以减轻疼痛。

（2）心理护理：了解患者的心理状态，给予心理支持。

（3）肠道准备：术前遵医嘱给予口服抗生素，生理盐水清洁灌肠，同时补充维生素K。

术后护理

（1）一般护理：严密观察患者神志、血压、脉搏、呼吸、尿量以及伤口有无渗血。

（2）体位：术后第2天取半卧位，鼓励咳嗽，协助翻身，但要避免过早活动，防止术后肝断面出血。

（3）饮食：以富含蛋白质、热量、维生素和膳食纤维为原则，按患者的饮食习惯提供其喜爱的饮食。

（4）引流管护理：保持腹腔引流通畅，密切观察引流量及性状。如血性溶液逐日增加，疑有内出血时，应及时向医师汇报。

（5）肝动脉插管患者的护理：严格无菌操作，每次注药前要消毒，注药后用肝素液封管。拔管后加压迫穿刺点。

15. 门静脉高压症手术患者的护理要点有哪些？

术前护理

（1）一般护理：患者宜多卧床休息，避免过于劳累。

（2）饮食护理：给予高糖、高维生素、高蛋白、低脂肪、易消化的饮食，避免油炸、干硬、粗糙、有骨刺的食物，食物不宜过热。

（3）消化道的准备：灌肠液用生理盐水，禁用肥皂水。

（4）心理护理：调动患者的主观能动性，使其与医护人员配合。

术后护理

（1）病情观察：定时测量体温、脉搏、血压、呼吸，观察患者的神志、面色、肢端毛细血管充盈时间，观察并记录胃肠减压和腹腔引流液的性状、量、色。

（2）卧位与活动：施行分流术者，术后取平卧位或上身抬高成半坐卧位。手术后不宜过早下床活动，一般需卧床 1 周。

（3）饮食：指导患者从流质开始逐步过渡到正常饮食，保证热量供给。分流术后患者应进低蛋白、高热量饮食，忌食粗糙和过热食物，禁烟、酒。

（4）保护肝脏：术后给予吸氧；禁用或少用有损肝脏的药物，继续术前的保肝措施。

（5）观察和预防并发症：观察患者的意识状态，若发现有嗜睡、烦躁、谵妄等，立即通知医生。行脾切除患者，注意血小板计数，观察有无腹痛、腹胀及便血症状。

16. 经腹腔镜胆囊切除手术后的护理措施有哪些？

（1）病情观察：定时测量生命体征，尤其注意心率及心律的变化，观察患者的神志、皮肤颜色；观察并记录腹腔引流和胃肠减压引流液的性状、色泽和量。

（2）体位：回病室后取平卧位，患者清醒、血压平稳后取半卧位。

（3）活动：鼓励患者尽早活动，术后次日可床边活动。

（4）手术后并发症的观察：①出血。术后短时间内腹腔引流液呈鲜红色且骤增,应及时向医生汇报。②胆汁瘘。如腹腔引流管中流出胆汁或出现腹膜炎症状应怀疑胆瘘。

17. 典型的腹外疝由哪几部分组成?手术后护理要点有哪些?

典型的腹外疝由疝囊、疝内容物和疝外被盖等组成。

护理要点

(1)体位:手术当日取平卧位,次日可改为半卧位。

(2)饮食:一般患者手术后6～12小时若无恶心、呕吐可进流质,次日可进软食或普食。行肠切除吻合术者,术后饮食同肠道手术后饮食护理。

(3)活动:一般于术后3～5日考虑离床活动,采用无张力疝修补术的患者可早期离床活动。年老体弱、复发性疝、巨大疝患者可适当延迟下床活动时间。

(4)防止腹内压升高:注意保暖,防止受凉引起咳嗽;咳嗽时用手掌按压切口;保持排便通畅。

(5)并发症预防:①术后出血,切口放置沙袋压迫;②阴囊水肿,可使用阴囊托或"丁"字带托起阴囊;③切口感染,注意保持敷料清洁、干燥,避免大小便污染。

18. 心脏手术后常用的监测项目及并发症有哪些?

常用的监测指标有:心率、心律、动脉血压(直接或间接收缩压)、中心静脉压,通过漂浮导管监测肺动脉压、肺毛细血管楔压、心排血量、混合静脉氧饱和度,了解心功能及机体氧供需平衡;体温,尿量,胸腔,纵隔及心包引流液量及性质,胸部X线,血气分析,红细胞,白细胞,血小板计数,血细胞比容,血红蛋白含量,血清钾、钠、氯,心肌酶谱等。

常见的并发症有:出血、心包填塞、低心排综合征、心律失常、围手术期心肌梗死、胸腔积液、肺水肿、呼吸系统并发症、急性肾功能不全、神经系统并发症等。

19. 心脏手术后康复护理的内容有哪些?

(1)肺部锻炼指导:①深呼吸锻炼:带有气管插管辅助呼吸时,通过调节呼吸机模式及参数鼓励患者主动呼吸。做深吸气运动,拔除气管插管后,嘱其深吸气屏住3秒钟后尽力呼气,胸式与腹式呼吸交替。②有效咳嗽锻炼:拔除气管插管后,嘱患者用一抱枕保护伤口,先轻轻咳嗽 2 次，再深吸一口气后用力咳嗽，吐出分泌物；避免剧烈咳嗽。

（2）运动指导：患者清醒后，嘱其握拳，抬高上肢和双腿，做屈伸脚等动作，以后逐渐增加活动量，早期下床活动。

（3）饮食指导：鼓励自己进食，以高蛋白、低盐、低脂、易消化的食物为宜，不宜饱餐。

（4）用药指导：服用强心药要教会患者数脉搏，注意有无胃肠道不适或黄、绿视现象，观察并记录每天的尿量，防止电解质紊乱；服用华法林的患者出院后每月复查一次凝血酶原时间，以后 3~6 个月复查一次，服药期间注意有无牙龈出血、皮肤紫癜、月经出血增加等异常情况，一旦出现，及时停药，复查凝血酶原时间，调整药量。

20. 胸腔镜手术的适应证有哪些？

（1）诊断性胸腔镜手术适应证：胸膜疾病、肺疾病、纵隔肿瘤、心包疾病、胸部外伤、肿瘤分期等。

（2）治疗性胸腔镜手术适应证：胸膜疾病、肺疾病、心脏疾病、纵隔疾病、食管疾病、胸部外伤、胸部其他疾病等。

21. 胸外科患者手术前后的主要护理措施有哪些？

手术前护理措施

（1）呼吸道护理：①有吸烟史者劝其戒烟。②训练患者做深呼吸运动及腹式呼吸。③指导患者学会有效咳嗽与排痰的方法，即在排痰前先轻轻咳嗽几次，使痰液松动，再深吸一口气后用力咳嗽，使痰液顺利排出。④若术前已有肺部感染或咳脓痰者，术前 3~5 日应用抗生素；痰液黏稠者，行雾化吸入，雾化后拍背帮助患者排痰。

（2）体能锻炼：督促患者每日平地快速步行或爬楼梯，以增强心肺功能。

（3）排便训练：指导患者练习床上排便，可以减少或避免术后尿潴留的发生。

（4）心理护理：了解患者和亲属的心理活动，给予心理支持，使其处于接受手术治疗的最佳心理状态。

手术后护理措施

（1）病情观察：严密监测患者心率、心律、呼吸、血压、脉氧情况；注意有无伤口渗血、出血。

（2）体位及引流：手术后次日患者可取半坐卧位，有利于咳嗽和引流。正确连接各种管道，观察并记录引流液的量、性状。

（3）呼吸道护理：手术后患者一旦清醒，即鼓励其行深呼吸、有效咳嗽，便于排痰、引流、促进余肺复张。雾化吸入每日2~3次。

（4）健康指导：①手术后早期督促患者在床上活动肢体，待拔除引流管后鼓励其下床站立或缓步行走，以防长期卧床血栓形成；注意早期做上肢的外展、上举、爬墙锻炼，避免因手术切口瘢痕挛缩而致上肢活动受限。②加强营养，鼓励患者经口进食。

22. 食管癌的典型临床表现是什么？手术后护理要点有哪些？

食管癌的典型临床表现：进行性吞咽困难。

手术后护理要点

（1）呼吸道的护理：鼓励患者早期行深呼吸和有效咳嗽，促进肺膨胀。

（2）胃肠减压的护理：①保持胃管引流通畅，妥善固定，防止滑脱。若胃管脱出应严密观察病情，不应盲目再插入，以免戳穿吻合口，造成吻合口瘘。②严密观察引流液的量、性状并记录。③持续胃肠减压期间，口腔护理每日2~3次。

（3）饮食护理：①术后3~4日患者禁食、禁饮；术后5~6日可以开始少量饮水，若无异常可进食少量清淡流质；术后6~7日进食流质；术后8~9日进食半流质。②进食时宜采取坐位或半坐位，避免谈话、说笑，以防食物呛咳进入气管。③进食后不要立即平卧，最好散步片刻；术后反流症状严重者，睡眠时最好取半卧位。④进食过程中，如出现突然剧烈胸痛、胸闷，应考虑胸内吻合口瘘。

23. 食管癌手术后的常见严重并发症有哪些？观察内容有哪些？

食管癌手术后常见严重并发症有：吻合口瘘、出血、肺部感染、脓胸、乳糜胸、喉返神经麻痹。

观察与护理

（1）吻合口瘘：是食管癌切除、食管重建术后最严重、死亡率较高的并发症。

①观察：吻合口瘘多发生在术后4~6日。应密切观察，如患者出现胸闷胸痛、呼吸困难、持续发热、脉速无力，X线示胸内液-气平面，胸穿抽出液含食物残渣液时，提示为吻合口瘘。早期胸内吻合口

瘘表现为患者进食后剧烈胸痛。

②处理：早、中期胸内吻合口瘘者，可开胸修补或切除吻合口瘘。中、晚期瘘者，可采取保守治疗，纠正水、电解质紊乱等。

（2）出血：若胸腔引流管管引流出鲜红色血性液体大于 100 ml/h，持续 3～4 小时无减少倾向，患者出现神志淡漠、脉速细弱、血压下降等休克表现时，说明有活动性出血。应立即采取止血、升压措施，必要时开胸止血。

（3）肺部感染：患者可有发热、咳嗽、咳痰。应及时做痰培养，选择敏感抗生素，吸氧，雾化吸入，协助患者咳痰。

（4）脓胸：食管切除是污染性手术，术后发生脓胸者较常见。确诊后做胸腔闭式引流，选择有效抗生素以控制感染，全身营养支持。

（5）乳糜胸：是较严重的并发症。多发生在术后 4～5 日，患者可表现为胸闷、气急、呼吸困难、心悸，甚至出现休克。一旦确诊，立即置胸腔闭式引流，及时排除胸腔内的乳糜液，使肺膨胀。同时采用静脉营养支持治疗，如果保守治疗无效应及时采取手术治疗。

（6）喉返神经麻痹：患者表现为声音嘶哑，进食时常有呛咳，应指导患者缓慢进食，以糊状食物为佳。以后随着健侧声带的代偿作用，症状会逐渐改善。两侧喉返神经损伤可导致严重的呼吸困难，甚至窒息。

24. 胸腺瘤并发重症肌无力患者手术后的护理要点有哪些？

（1）呼吸道管理：麻醉药物可加重肌无力症状。咽肌无力可出现咽分泌物增多；呼吸肌、膈肌受累可引起咳嗽无力、呼吸困难。重症可因呼吸肌麻痹而死亡。

①保持呼吸道通畅，及时吸痰，翻身、叩背以利于清除呼吸道分泌物，必要时留置胃管持续减压，以免胃内容物反流而造成窒息。

②出现呼吸肌无力时，应用抗胆碱酯酶药物。

③出现肌无力危象时，应用抗胆碱酯酶药物，必要时配合医生，行气管切开及人工呼吸机辅助呼吸。

（2）呼吸机使用的护理：密切观察患者呼吸，注意湿化气道，防止痰液结痂，及时吸痰。

（3）肌无力危象与胆碱能危象的观察与鉴别：肌无力危象是由于抗胆碱酯酶药物剂量不足所致；胆碱能危象是由于抗胆碱酯酶药物过

量所致。注射滕喜龙后如症状减轻者为肌无力危象，症状加重者为胆碱能危象。在抢救肌无力危象时，由于应用较多的抗胆碱酯酶药物，应警惕胆碱能危象的发生。护理中要注意观察肌无力危象与胆碱能危象的不同表现，准确判断以便抢救。

25. 肾损伤非手术治疗患者的护理措施有哪些？

（1）休息：绝对卧床休息2~4周，即使血尿消失，仍需继续卧床休息至预定时间。2~3个月内不宜参加体力劳动或竞技运动。

（2）病情观察：①每2~4小时留取尿标本，进行动态观察。②准确测量并记录腰腹部肿块的大小，观察腹膜刺激症状的轻重，以判断渗血、渗尿情况。③定时检测血红蛋白和血细胞比容，以了解出血情况及其变化。④动态观察血压、脉搏。⑤定时观察体温和血白细胞计数，以判断有无继发感染。

（3）维持水、电解质及血容量的平衡，及时输液、止血、补充血容量，保持足够尿量，预防休克发生。

（4）心理护理：主动关心、帮助患者，解说本病基本情况，稳定患者情绪。

（5）对症处理：高热者给予物理或药物降温；腰腹部疼痛明显者，给予止痛、镇静剂，以减轻疼痛，避免躁动而加重出血。

〔测试题〕

一、选择题

【A 型题】

1. 毒蛇咬伤最有效的局部早期处理是（ ）

　　A. 胰蛋白酶局部注射或套封

　　B. 拔除毒牙

　　C. 局部伤口烧灼

　　D. 伤口近心端肢体结扎

　　E. 局部外敷中草药

2. 下述哪项不是近距离后装治疗宫颈癌患者的护理措施（ ）

　　A. 治疗前用1∶1000新洁尔灭溶液冲洗阴道

　　B. 有疼痛者不宜立即处

　　C. 宫颈癌出血者，用无菌纱布填塞

D. 清洁会阴部

E. 治疗后留观 1~2 小时，观察不良反应

3. 关于成人心肺复苏，正确的是（　）

A. 按压部位在胸骨中段

B. 成人心脏按压的力度应使胸骨下陷 4~5cm

C. 心脏按压时应两手手指贴于胸壁

D. 双人复苏时人工呼吸与按压之比为 2∶5

E. 心脏按压 50 次/min

4. 海（水）产品或盐腌渍品常引起下列哪一类食物中毒（　）

A. 沙门菌食物中毒

B. 嗜盐菌食物中毒

C. 葡萄球菌食物中毒

D. 变形杆菌食物中毒

E. 肉毒杆菌食物中毒

5. 抢救溺水时，患者的体位应是（　）

A. 头高脚低位　　　B. 平卧位　　　C. 半卧位

D. 俯卧位　　　　　E. 侧卧位

6. 下述哪项不是处理放射性直肠炎的措施（　）

A. 高蛋白、高维生素、少渣饮食

B. 大剂量使用抗生素

C. 局部使用地塞米松

D. 口服碳酸氢钠

E. 口服复方樟脑酊

7. 表面麻醉常用局部麻醉药为（　）

A. 0.5% 利多卡因　　　　　B. 1% 普鲁卡因

C. 1% 利多卡因　　　　　　D. 0.1% 丁卡因

E. 1% 丁卡因

8. 为预防局麻药毒性反应，常用的术前药是（　）

A. 巴比妥类药物　　B. 吗啡　　　C. 阿托品

D. 哌替啶　　　　　E. 氯丙嗪

9. 骨折现场急救，错误的是（　）

A. 重点检查有无内脏损伤

B. 开放性骨折应现场复位

C. 就地取材，固定伤肢

D. 取清洁布类包扎伤口

E. 平托法搬移脊柱骨折的患者

10. 用止血带止血时，不正确的方法是（　　）

A. 记录扎止血带的时间

B. 止血带不可过细或过窄

C. 止血带松紧以远端动脉搏动微弱为宜

D. 上止血带部位衬软垫

E. 上肢出血应在上臂上 1/3 处扎止血带

11. 开放性气胸抢救的首要措施是（　　）

A. 封闭伤口，变开放性气胸为闭合性气胸

B. 呼救　　　　　　　　　　　C. 嘱深呼吸

D. 快速输液　　　　　　　　　E. 取平卧位

12. 局部浸润麻醉选用普鲁卡因时，其常用浓度为（　　）

A. 0.5%　　　　　B. 1%　　　　　C. 2%

D. 1.5%　　　　　E. 2.5%

13. 下述哪项不是放射治疗的并发症（　　）

A. 膀胱炎　　　　　B. 皮肤炎　　　　C. 直肠炎

D. 血小板增加　　　E. 肺炎

14. 大咯血窒息抢救措施不妥的是（　　）

A. 立即清除口腔内血块

B. 立即置患者于患侧卧位或平卧位

C. 立即应用镇咳镇静药

D. 立即应用呼吸兴奋剂

E. 呼吸道通畅后加压吸氧

15. 放射治疗价值不大的肿瘤为（　　）

A. 神经母细胞瘤　　　　　　　B. 恶性淋巴瘤

C. 鼻咽癌　　　　　　　　　　D. 宫颈癌

E. 脂肪肉瘤

16. 骨盆骨折最危险的并发症是（　　）

A. 骨盆腔内出血　　　　　　　B. 膀胱破裂

C. 骶丛神经损伤　　　　　　　　D. 尿道断裂

E. 直肠损伤

17. 护理近距离后装直肠癌患者时不妥的是（　）

A. 放施源器前应两次清洁灌肠

B. 治疗前 2 天嘱患者进半流质

C. 施源器放入病变部位后须固定好

D. 嘱患者收缩腹部以防施源器下移

E. 治疗结束后嘱患者休息 20 ~ 30 分钟

18. 处理放射治疗引起高热的患者不妥的措施是（　）

A. 流质或半流质饮食

B. 卧床休息

C. 39℃以上暂停放射治疗

D. 多饮水

E. 使用退热药

19. 张力性气胸急救首先是（　）

A. 抗生素治疗　　　B. 手术治疗　　　C. 排气减压

D. 胸带固定　　　　E. 镇静止痛

20. 预防放射性肺炎的重要措施是（　）

A. 少用抗生素

B. 大剂量博来霉素

C. 大剂量联合化学治疗

D. 避免癌细胞扩散，禁用激素

E. 大面积照射时，放射剂量应控制在 30Gy 以下

21. 与食物中毒患者处理无关的是（　）

A. 头低脚高卧位　　　　　　　　B. 洗胃

C. 对症治疗　　　　　　　　　　D. 胃内容物送检

E. 维持生命体征

22. 抢救一氧化碳中毒患者的最首要的措施是（　）

A. 迅速脱离中毒现场

B. 静脉滴注 ATP、辅酶 A 等

C. 吸氧、纠正缺氧

D. 预防脑水肿

E. 休克时纠正休克

23. 下述哪项不是放射性皮肤损伤的临床表现（　　）

    A. 干性脱屑、水疱、瘙痒

    B. 红斑

    C. 湿性脱皮溃疡

    D. 剥脱性皮炎、坏死

    E. 皮疹

24. 处理放射治疗所致的喉源性呼吸困难的方法中，错误的是（　　）

    A. 安静休息

    B. 吸氧

    C. Ⅱ度呼吸困难者先化学治疗后气管切开

    D. 放射量以小剂量开始，逐渐增大

    E. Ⅲ度呼吸困难者紧急气管切开

25. 对放射治疗出现皮肤反应患者的护理方法，下列哪项是错误的（　　）

    A. 用肥皂清洗，保持皮肤清洁

    B. 不用刺激性的药物

    C. 不要强行撕扯皮肤的脱屑

    D. 防止皮肤摩擦

    E. Ⅲ级皮炎停止放射治疗

26. 抢救大咯血窒息时患者的体位应是（　　）

    A. 俯卧位   B. 仰卧位

    C. 俯卧头低脚高位   D. 平卧位

    E. 头高脚低位

27. 下述哪项不是放射性直肠炎的临床表现（　　）

    A. 里急后重   B. 大便次数增多

    C. 排便困难   D. 慢性贫血

    E. 水样腹泻

【B型题】

    A. 对抗局部麻醉药的过敏反应

    B. 延长局部麻醉药的作用时效

C. 升高患者血压

D. 减少麻醉药用量

E. 使患者情绪安定

1. 麻醉前使用镇静药的目的是（　　）

2. 局部麻醉药中加入少量肾上腺素的目的是（　　）

【C 型题】

　　A. 2% 戊二醛浸泡消毒

　　B. 10% 甲醛溶液浸泡消毒

　　C. 两者均可

　　D. 两者均不可

1. 气管导管可用（　　）

2. 硬膜外导管可用（　　）

【X 型题】

1. 溺水的抢救原则是（　　）

　　A. 保持呼吸道通畅

　　B. 呼吸心搏停止者进行心肺复苏

　　C. 注射破伤风抗毒素

　　D. 预防脑水肿

　　E. 立即将患者移至空气新鲜、通风良好之处

2. 放射性膀胱炎的处理措施为（　　）

　　A. 使用抗生素　　　　　　　　　B. 多饮水

　　C. 口服苏打　　　　　　　　　　D. 口服复方樟脑酊

　　E. 使用局部地塞米松乳剂

3. 有机磷中毒的抢救措施是（　　）

　　A. 口服中毒者应洗胃　　　　　　B. 迅速清除毒物

　　C. 应用解磷定、阿托品　　　　　D. 预防肺部感染

　　E. 注射抗生素

4. 放射性肺炎的防治措施是（　　）

　　A. 限制放射面积　　　　　　　　B. 限制放射量

　　C. 避免用大剂量博来霉素　　　　D. 应用大剂量抗生素

　　E. 应用大剂量皮质激素

5. 大咯血窒息抢救措施应包括（　　）

A. 仰卧头低脚高位

B. 防止舌后坠

C. 清除口腔血凝块和血液

D. 低浓度持续给氧

E. 适当用呼吸中枢兴奋剂

6. 胸外心脏按压的有效指征为（　　）

A. 口唇转红

B. 自主呼吸恢复

C. 上肢收缩压维持在 45 mmHg 以上

D. 瞳孔散大

E. 出现躁动

7. 手术切口裂开的主要原因有（　　）

A. 缝合技术缺陷　　　　　　　B. 下床太早

C. 组织愈合能力差　　　　　　D. 伤口感染

E. 腹内压突然增高

8. 手术后非感染性发热的主要原因包括（　　）

A. 广泛组织损伤　　　　　　　B. 手术时间长（＞2h）

C. 术后疼痛　　　　　　　　　D. 药物过敏

E. 麻醉剂引起的肝中毒

9. 慢性疼痛的治疗药物包括（　　）

A. 解热消炎镇痛药　　　　　　B. 麻醉性镇痛药

C. 催眠镇痛药　　　　　　　　D. 抗癫痫药

E. 抗抑郁药

10. 手术体位不当可引起的并发症有（　　）

A. 上呼吸道阻塞　　　　　　　B. 肺通气不足

C. 血压下降　　　　　　　　　D. 肢体动脉搏动消失

E. 头面部充血水肿

11. 现代麻醉学的范畴包括（　　）

A. 急救复苏　　　　　　　　　B. 临床麻醉

C. 重症监测治疗　　　　　　　D. 疼痛治疗

E. 康复治疗

二、判断题

1. 电击伤后易发生大出血和急性肾功能不全。（　）

2. 对有机磷中毒出现惊厥时应予镇静，必要时用吗啡。（　）

3. 生石灰烧伤时应迅速清除石灰颗粒，然后再用大量的流动水冲洗。（　）

4. 有机磷中毒者常用2%高锰酸钾溶液洗胃。（　）

5. 前臂和小腿常采用止血带止血。（　）

6. 放射治疗前拔牙者，需拔牙后1周才能放射治疗。（　）

7. 近距离后装治疗食管癌患者治疗当天及治疗后禁食24小时。（　）

8. 放射治疗时出现Ⅱ级皮炎时，应停止放射治疗。（　）

9. 血压在160～100mmHg以下的患者，手术前不必做特殊的降压处理。（　）

10. 疼痛可引起免疫功能下降，不利于防治感染和控制肿瘤扩散。（　）

11. 表面麻醉最常用的药物是普鲁卡因。（　）

12. 手术室环境温度过高，身体覆盖物过厚，可使小儿体温升高。（　）

13. 有关手术体位安置，只要手术需要，可将患者安置在超过忍受限度的强迫体位上。（　）

14. 硬膜外导管消毒时，常选用甲醛蒸气消毒法。（　）

15. 对于心动过速、高热和甲亢患者，麻醉前用药选择抗胆碱药时，应选用东莨菪碱。（　）

16. 鼻出血在难以控制的情况下需行颈外动脉结扎术。（　）

三、填空题

1. （　　　）是大手术后的重要并发症之一，血栓形成常发生在下肢深动脉，一旦血栓脱落可发生致命的肺动脉栓塞。

2. 手术前的一般准备包括（　　）、（　　）两方面。

3. 目前，手术后镇痛的方法以（　　）、（　　）为好。

4. 麻醉后苏醒期间的护理主要有（　　）、（　　）、（　　）、（　　）、（　　）等。

5. 常用的麻醉前用药主要为（　　）、（　　）、（　　）、（　　）四类。

6. 手术体位不当可引起（　　）、（　　）两大类并发症。

7. 全身麻醉分为（   ）、（   ）、（   ）
8. 成人择期手术术前禁食（   ）小时，禁饮（   ）小时。

〔答　案〕

一、选择题

【A 型题】

1. A　2. B　3. B　4. B　5. D　6. D　7. E　8. A　9. B　10. C　11. A

12. A　13. D　14. C　15. E　16. A　17. D　18. C　19. C　20. E

21. A　22. A　23. E　24. C　25. A　26. C　27. E

【B 型题】

1. E　2. B

【C 型题】

1. D　2. C

【X 型题】

1. ABD　2. ABC　3. ABCD　4. ABCDE　5. BCE　6. ABE　7. ACE

8. ABDE　9. ABCDE　10. ABCDE　11. ABCD

二、判断题

1. 正确　2. 错误　3. 正确　4. 错误　5. 错误　6. 错误　7. 错误

8. 错误　9. 正确　10. 正确　11. 错误　12. 正确　13. 错误

14. 错误　15. 正确　16. 正确

三、填空题

1. 静脉血栓形成

2. 心理准备　生理准备

3. 硬膜外镇痛　患者自控镇痛

4. 保持呼吸道通畅　保持循环系统的稳定　疼痛的处理　体温的观察　一般处理

5. 安定镇静药　催眠药　镇痛药　抗胆碱药

6. 生理　解剖

7. 吸入麻醉　静脉麻醉　肌内注射麻醉

8. 12　4

〔基础知识〕

1. 肿瘤放射治疗的适应证、禁忌证有哪些？

适应证

（1）放射敏感（如恶性淋巴肉瘤、睾丸精原细胞瘤等）或中度敏感的肿瘤（如鼻咽癌、宫颈癌等）都可以接受放射治疗。

（2）手术未能切除的肿瘤，若此肿瘤对放射线敏感，术后应做放疗。

（3）某些部位不宜手术（如高险区中乳房切除术后淋巴水肿综合征、脑桥、皮质运动区）或不适合外科手术（如髓母细胞瘤、小脑肉瘤、松果体瘤）或深部手术困难的肿瘤（如颈段食管癌、中耳癌等），应做放射治疗。

（4）术后复发者应争取再次手术，术后应补充放疗。

（5）放疗与手术均有价值，可以与手术配合治疗（如乳腺癌、直肠癌、食管癌等）肿瘤常行术前、术后放疗。

禁忌证

（1）行大野足量放疗后一些敏感度差的肿瘤近期复发时，不考虑再次放疗。

（2）外科手术切除彻底的良性肿瘤。

（3）晚期肿瘤患者处于恶病质状态或颅内高压严重，而又无有效减压措施者。

（4）肿瘤所在脏器穿孔如食管–气管瘘，或已有远处转移合并大量积液如胸腔积液、腹水者。

（5）重要脏器如心、肺、肝、肾功能不全者。

（6）血象低下的患者或有骨髓再生障碍者、急性感染体温在38.5℃以上者，暂不宜放疗。

2. 放射治疗常见不良反应的观察及护理措施有哪些？

（1）全身反应及护理：放疗引起的全身反应表现为一系列功能紊乱与失调，如精神不振、食欲减退、疲乏、恶心呕吐等。此时护士应给予心理疏导，安慰并鼓励和帮助患者配合治疗。症状轻者可不做处理，重者应及时治疗，调整患者饮食，加强营养，全身给予支持治疗。嘱患者多饮水或输液以增加尿量，排出体内毒素，减轻反应。

（2）局部反应及护理

①皮肤反应：放射性皮肤反应一般分为干性和湿性两种。a. 干性皮肤反应表现为皮肤轻度红斑、瘙痒、色素沉着及脱皮，但无渗出物，并能产生持久性浅褐斑。此时应给予保护性措施，切忌撕剥脱皮，避免理化刺激，一般不做特殊处理。b. 湿性皮肤反应表现为照射野皮肤出现湿疹、水泡，严重者可造成糜烂、破溃。对有少量渗出液的湿性皮肤反应，可采取暴露疗法，局部涂喜疗妥乳膏、冰蚌油，或庆大霉素、维斯克、康复新交替湿敷。对已发生局部溃疡继发感染者应暂停放疗，局部换药，并使用抗生素控制感染，促进愈合。

②黏膜反应：主要是口腔黏膜反应。a. 患者口腔黏膜稍有红、肿、充血，唾液分泌减少，口干稍痛。此时为轻度黏膜反应。护理措施是保持口腔清洁，每次饭后用温开水漱口，以去除食物残渣，早、晚用软毛牙刷及含氟牙膏中防酸牙膏刷牙，以免损伤伤口黏膜。饮食忌过冷、过热、过硬，忌烟、酒及辛辣刺激性食物。b. 如口咽明显充血水肿、斑点状白膜、溃疡形成为中度黏膜反应，有明显的吞咽疼痛，进食困难，须保护黏膜，消炎止痛，促进溃疡愈合。应根据患者口腔 pH 选择适宜的漱口液漱口，用维斯克或康复新行口腔喷雾，每日 4～5 次，以促进炎症消退和溃疡愈合。进食前可用 2% 利多卡因喷雾止痛。c. 如果患者口腔黏膜极度充血、糜烂、出血或融合成片状白膜，溃疡加重并有脓性分泌物，不能进食，并有发热，则为重度黏膜反应，须暂停放疗。给予口腔护理每日 2 次，清除黏性分泌物，可用庆大霉素、维生素 B_{12} 交替含服。

遵医嘱给予静脉输入抗生素，补充氨基酸、脂肪乳、白蛋白等高价营养液，促进溃疡愈合。

③胸部放疗反应：胸部照射如食管癌放疗 1～2 周后可出现食管黏膜充血、水肿，局部疼痛，吞咽困难，黏液增多，嘱患者每次进食后饮适量温开水以冲洗食管，含服维斯克或康复新以减轻炎症和水肿。肺癌放疗可

出现放射性肺炎，表现为咳嗽、咳白色泡沫样痰、呼吸急促、胸痛等。患者应注意保暖，保持病室内空气新鲜，防止呼吸道感染，雾化吸入（药液配制：生理盐水 30～50 ml 内加入庆大霉素 8 万 U，α - 糜蛋白酶 4000 U，地塞米松 5 mg），每日 2 次。遵医嘱给予抗生素、激素等治疗。如患者痰中带血，有咯血情况，要保持镇静，并给予止血药。出现大咯血时应立即通知医生，让患者头偏向一侧，防止窒息，协助医生积极抢救。

④腹部放疗反应：腹部照射，尤其是腹部大面积照射时，可并发放射性肠炎、胃肠功能紊乱、肠黏膜水肿，表现为食欲不振、恶心、呕吐、腹痛、腹泻等。轻者给予清淡的流质、半流质饮食，遵医嘱给予止吐药，严重者需输液，纠正水、电解质紊乱。盆腔照射可引起放射性直肠炎，患者表现为里急后重、肛门坠胀、水样便及便血等。遵医嘱给予消炎、止泻、止血药，可用洗必泰栓、复方普鲁卡因液、维斯克或氢氧化铝胶等保留灌肠。观察记录患者的排便次数、性质、颜色等。如盆腔照射引起膀胱炎，患者可出现尿频、尿急、排尿困难或血尿。应遵医嘱行无菌导尿术，用止血剂加生理盐水、呋喃西林液等进行膀胱冲洗。根据出血程度不同，每日冲洗 2 次或 2 小时一次不等。嘱患者大量饮水，遵医嘱予以消炎对症处理。必要时用 5% 甲醛溶液灌注，使黏膜血管表面蛋白凝固以达到止血的目的。操作时避免药物刺激尿道口，注意观察患者有无腹痛、尿道口痛等不适。

〔测试题〕

一、选择题

【A 型题】

1. 以下哪项不属放射性皮炎的临床表现（　　）

　　A. 干性脱屑、水疱形成、瘙痒

　　B. 红斑

　　C. 湿性脱皮溃疡

　　D. 剥脱性皮炎、坏死

　　E. 荨麻疹

2. 分析头颈肿瘤患者昏迷原因时，不应考虑（　　）

　　A. 颅内并发感染

　　B. 脑肿瘤和脑转移性肿瘤

C. 脑辐射损伤引起昏迷

D. 因天热蚊叮引起乙型脑炎

E. 颅底骨质破坏引起脑膜炎

3. 避免放射性肺炎发生的重要措施是（ ）

  A. 一般不用抗生素

  B. 大剂量博来霉素

  C. 大剂量联合化疗

  D. 防止癌细胞扩散，不用激素

  E. 大面积照射时，放射剂量应控制在 40Gy 以下

4. 处理放射治疗鼻出血时，下列哪项是错误的（ ）

  A. 出血不多可用麻黄碱滴鼻或填入棉花块

  B. 患者取坐位或卧位，为稳定情绪可用镇静药

  C. 出血较多者可做鼻腔、后鼻孔填塞

  D. 难以控制的鼻出血可做颈外动脉结扎

  E. 因放射治疗引起的鼻出血不必做合血准备，输液即可

【B 型题】

  A. X 线治疗机   B. 直线加速器

  C. 模拟定位机   D. ^{60}Co 治疗机

  E. 放疗计划分流

1. 现已普遍使用，但始建于 1951 年的是（ ）

2. 对皮肤损伤较重的外照射治疗机有（ ）

3. 具有能量高、深度量大、皮肤反应低等优点的是（ ）

  A. 食管癌   B. 鼻咽癌   C. 宫颈癌

  D. 乳腺癌   E. 肺癌

4. 放置施源器时嘱患者配合，边插入边做吞咽动作一般是指（ ）

5. 施源器放置前涂液状石蜡，润滑局部组织免受损出血是指（ ）

【X 型题】

1. 电离辐射作用于身体后所引起的反应称放射反应一般分为（ ）

  A. 辐射性白内障   B. 全身反应

  C. 黏膜反应   D. 局部反应

  E. 骨反应

2. 放疗中皮肤护理的要点为（ ）

A. 不用刺激性药物及化妆品

B. 有脱屑应撕去以防细菌生长

C. 维持放射野内应肤清洁、干燥

D. 维持局部清洁可每天用肥皂水清洗

E. 局部皮肤防止衣物摩擦及抓搔

二、判断题

1. 照射盆腔器官时，易发生放射性膀胱炎，症状可见尿急、尿频、血尿、排尿困难。（　）

2. 上颌窦癌放射治疗发热时，不应做上颌窦开窗引流；宫颈癌因宫颈管阻塞性发热，而宫腔积脓者，也不宜做宫腔引流，进行保守疗法即可。（　）

3. 放射治疗患者喉源性呼吸困难Ⅲ度以上者宜做紧急气管切开。（　）

4. 肺癌放射治疗 30GY 以上时可出现放射性肺炎，症状为干咳、活动后呼吸困难、发热、胸痛、白细胞升高（　）

5. 放射性脊髓炎和脑病患者，如有残余癌灶或局部复发，应再次使用放射治疗。（　）

三、填空题

1. 癌症治疗方法有（　）、（　）、（　）、（　）、（　）等。

2. 放射治疗昏迷的原因：（　）和（　），颅脑并发感染，急性和慢性脑辐射损伤。

3. （　）、（　）见于肿瘤坏死及广泛转移病例。

4. 放射治疗按放射治疗方式可分为（　）和（　）。

5. 放射治疗前拔牙者，需拔牙后（　）小时才能放疗，放疗后3 年内不宜拔牙。

〔答　案〕

一、选择题

【A 型题】

1. E　2. D　3. E　4. E

【B 型题】

1. D   2. A   3. B   4. A   5. B

【X 型题】

1. BD   2. ACE

二、判断题

1. 正确   2. 错误   3. 正确   4. 正确   5. 错误

三、填空题

1. 放射治疗   手术治疗   化学治疗   生物治疗   中医中药

2. 脑肿瘤   脑转移性肿瘤

3. 无菌性坏死   放射治疗时高热

4. 远距离治疗   近距离治疗

5. 10 ~ 14

第十章

急症护理基本知识

〔基础知识〕

1. 抢救急性乙醇中毒较理想的有效药物是什么？常用剂量是多少？

盐酸纳络酮是目前抢救急性乙醇中毒较理想的有效药物。

根据患者临床表现，兴奋期用盐酸纳络酮 0.4 mg 肌内注射，共济失调期 0.4 ~ 0.8 mg 肌内注射，昏睡期 0.8 ~ 1.2 mg 静脉注射，根据病情变化，必要时每半小时左右重复用药，至清醒后停药。

2. 院前急救的原则是什么？

院前急救的原则：①先复苏后固定；②先止血后包扎；③先重伤后轻伤；④先救治后运送；⑤急救与呼救并重；⑥搬运与医护的一致性。

3. 急诊分诊的病情级别是如何划分的？

一般将患者病情分为四级。分清患者的轻、重、缓、急，决定就诊次序。

（1）Ⅰ级：如果得不到紧急救治，很快会导致生命危险。如心搏呼吸骤停、剧烈胸痛、持续严重心律失常、严重呼吸困难、重度创伤大出血、中毒、老年复合伤等。

（2）Ⅱ级：有潜在性危及生命的可能，如心、脑血管意外，严重骨折，腹痛持续 36 小时以上，突发而剧烈的头痛，开放性创伤，儿童高热等。

（3）Ⅲ级：急性症状不能缓解的患者，如高热、寒战、呕吐、闭合性骨折等。

（4）Ⅳ级：慢性疾病急性发作的患者，如哮喘持续状态、小面积烧伤感染、轻度变态反应等。

4. 急诊分诊护理体检包括哪些内容？

护士接诊后，首先观察患者的意识、精神状态，查看双侧瞳孔大小、对光反应、敏感度，测量血压、脉搏、呼吸、体温。对患者强调的症状和体征进行分析，但不宜做诊断。除注意患者的主诉外，可通过自己的眼、耳、鼻、口、手等感觉器官感受患者的症状、体征，进行辅助分析判断。

（1）用鼻闻：患者是否有异样的呼吸气味，如乙醇味、呼吸的酸味、化脓性伤口的气味。

（2）用耳听：患者的呼吸、咳嗽，有无异常杂音或短促呼吸。

（3）用眼看：患者主诉的症状表现程度如何，哪些症状未提到。观察患者的面色，有无苍白、发绀，颈静脉有无怒张。

（4）用手摸：测脉搏，了解心率、心律及周围血管充盈度，可以探知皮温、毛细血管充盈度。触摸疼痛部位，了解涉及范围及程度。

5. 心肺脑复苏分为哪三期？

心肺脑复苏分为以下三期：

（1）基础生命支持（basic life support，BLS）：包括心跳、呼吸停止的判断，畅通呼吸道（airway，A），人工呼吸（breathing，B），建立有效循环（circulation，C）和转运等。

（2）进一步生命支持（advanced cardiac life support，ACLS）：在BLS的基础上应用辅助设备及特殊技术，包括建立静脉输液通道、药物治疗、电除颤、气管插管、机械呼吸等一系列维持和监测心肺功能的措施。

（3）延续生命支持（prolonged life support，PLS）：包括脑复苏，监测心、肺、肝、肾、凝血及消化器官的功能，一旦发现异常，立即采取有针对性的治疗。

6. 气管插管的途径有哪两种？气管插管的深度是多少？

气管插管的途径有：经口气管插管和经鼻气管插管。

气管插管的深度为：①经口气管插管：导管尖端至门齿的距离，通常成人为22 cm±2 cm；②经鼻气管插管：导管尖端至鼻尖的距离，通常成人为27 cm±2 cm。

7. 急性中毒的急救原则是什么？

急性中毒的急救原则：①立即终止接触毒物；②清除尚未吸收的毒物；③促进已吸收毒物的排出；④特殊解毒剂的应用；⑤对症治疗。

8. 毒虫（蜜蜂、毒蜘蛛、蜈蚣、蛭类）蜇伤的简易处理方法是什么？

（1）蜜蜂类蜇伤：立即用肥皂水擦洗，局部用3%氨水或5%~10%碳酸氢钠液（小苏打）湿敷伤口。若有蜂刺留在肉内，应及时消毒后用细针挑拨处理。若为黄蜂蜇伤则可用醋酸或食醋洗敷。

（2）毒蜘蛛蜇伤：伤处可看到有两个小红点，局部剧痛。伤员可出现面色青紫、出大汗、呼吸困难、脉搏慢等症状，需及时处理。如伤口在肢端，应立即用带结扎肢端伤口的近心侧，每隔20分钟放松1分钟，局部用1∶5000高锰酸钾溶液洗净，伤口常规消毒后作"十"字形切口，用火罐抽吸毒液，再用苯酚烧灼才能放松结扎带。伤口周围敷以溶化的蛇药片，如蜇伤严重者可口服蛇药片。

（3）蜈蚣咬伤：除局部剧痛外，咬伤处有一对小口，并有瘀点，周围红肿。用3%氨水或5%碳酸氢钠液冷湿敷，伤口周围敷以溶化的蛇药片。如咬伤严重者也应口服蛇药片。

（4）蛭类咬伤：发现蛭类附在皮肤上吸血时切忌用力牵拉蛭体，可用高渗盐水或盐粒洒在蛭体上使其自行脱落。伤口处用5%碳酸氢钠液加0.02%呋喃西林液冲洗后包扎。如伤口流血不止，可在局部应用止血剂。

9. 一氧化碳中毒患者的院前急救与氧疗方法是什么？

院前急救

（1）迅速脱离中毒环境，将患者放置在空气新鲜处。

（2）重度一氧化碳中毒昏迷者，要保持气道开放，持续吸氧。

（3）中、重度一氧化碳中毒患者转送至有高压氧的医院，尽早进行高压氧治疗。

氧疗方法

包括常压吸氧和高压氧治疗。氧气吸入，最好吸纯氧或含5%二氧化碳的混合氧，有条件者应积极采用高压氧治疗。高压氧治疗宜早期应用。无高压氧舱条件者可经鼻导管给予高浓度氧，流量8~10L/min，以后根据具体情况采用持续低浓度氧吸入，清醒后转为间歇给氧。

10. 中暑患者降温的方法有哪几种？

中暑患者降温的方法有物理降温和药物降温两种。

（1）物理降温：包括3种措施。

①环境降温：迅速将患者安置在通风的树荫下；使用电风扇吹风；置于20~25℃的空调室内。

②体表降温：冰水乙醇敷擦：在头、颈、腋窝、腹股沟等大血管走行处放置冰袋。用加入少量乙醇（5％～10％）的冰水或冷水擦拭全身皮肤。冰水浸浴：将患者采取半卧位，浸于含碎冰块、水温在15～16℃的水中，水面不超过患者的乳头平面，浸浴每达10～15分钟应将患者抬离水面，测肛温一次。如肛温下降至38℃时，即停止浸浴；下降的温度若又回升到39℃以上时，可再行浸浴。

③体内降温：用4～10℃的5%葡萄糖氯化钠溶液1000 ml经股静脉向心性注入患者体内，也可给患者灌肠或采用胃管内灌入。

（2）药物降温：必须与物理降温同时使用。

①地塞米松：10～20mg静脉注射。

②氯丙嗪：25～50mg稀释在4℃的葡萄糖氯化钠溶液500ml内，快速静脉滴注，2小时内滴完。

11. 电击伤的急救原则和院内救护措施有哪些？

急救原则：迅速脱离电源，注重现场急救，对心搏、呼吸骤停者施行心肺复苏术。

院内救护措施

（1）保持呼吸道通畅，维持有效呼吸：为使呼吸与心跳恢复，应尽早作气管插管，给予人工呼吸机正压供氧，并注意气道内分泌物的清除。

（2）维持有效循环：一般在人工呼吸和心脏按压开始后仍未听到心音时可使用心脏复苏药物。盐酸肾上腺素为触电后心脏骤停心肺复苏时的首选药物。触电后发生室颤，行胸外电除颤。

（3）脑水肿的防治：可用冰帽，在颈、腋下和腹股沟处放置冰袋，使肛温维持在32℃，以降低脑代谢。并静脉用脱水剂及能量合剂，改善脑细胞代谢。

（4）维持水、电解质平衡：心搏骤停患者血pH明显降低，常用5%碳酸氢钠纠正酸中毒。

（5）创面处理：用消毒无菌液冲洗后无菌敷料包扎。应用抗生素控制感染，注射破伤风抗毒素。

12. 为保持淹溺患者呼吸道通畅。应立即采取哪些措施？

为保持淹溺患者呼吸道通畅，应立即为淹溺者清除口鼻中的污泥、杂草，有义齿者取下义齿，以防坠入气道。将舌头拉出，牙关紧闭者应设法撬开，松解领口和紧裹的内衣。并可采用膝顶法或肩顶法，也可用抱腹法做倒水处理。

13. 有机磷农药中毒临床表现和救治方法是什么？

临床表现

急性有机磷农药中毒发病时间与毒物品种、剂量和侵入途径密切相关。经皮肤吸收中毒一般在2~6小时后发病，大量口服约5~10分钟内出现症状。主要症状分三类。

（1）毒蕈碱样症状：出现最早，主要表现为平滑肌痉挛和腺体分泌增加。如瞳孔缩小、恶心、呕吐、腹痛、腹泻、多汗、流涎、流泪、心率减慢、支气管痉挛、呼吸困难、肺水肿、大小便失禁等。这类症状与毒蕈碱样作用相似，可用阿托品对抗。

（2）烟碱样症状：乙酰胆碱在横纹肌神经－肌肉接头处过度蓄积和刺激，使面、眼睑、舌、四肢和全身横纹肌发生肌纤维颤动，甚至全身肌肉发生强直性痉挛。患者常有肌束颤动、牙关紧闭、抽搐、全身紧束压迫感，而后发生肌力减退和瘫痪，呼吸肌麻痹引起周围性呼吸衰竭。

（3）中枢神经系统症状：主要表现为头痛、头晕、乏力、共济失调、烦躁不安、意识模糊、谵妄、抽搐、昏迷等。

急性中毒可分为三级：①轻度中毒。头晕、头痛、恶心、呕吐、多汗、胸闷、视力模糊、无力、瞳孔缩小，血胆碱酯酶活力为70%~50%。②中度中毒。除上述症状外，还有肌纤维颤动、瞳孔明显缩小、轻度呼吸困难、流涎、腹痛、腹泻、步态蹒跚、意识清楚或模糊，血胆碱酯酶活力为50%~30%。③重度中毒。除上述症状外，并出现昏迷、肺水肿、呼吸麻痹、脑水肿、大小便失禁，血胆碱酯酶活力为30%以下。

救治方法

（1）终止或减少有机磷农药侵入人体：①将中毒者尽快移离被有机磷农药污染的环境，脱掉沾有毒物的衣物，用清水或肥皂液彻底清洗毒物污染的皮肤、头发等；②经消化道中毒者用温水或2%碳酸氢钠溶液洗胃，溅入眼内的毒物也可用清水或2%碳酸氢钠溶液冲洗。

（2）促进毒物排泄：输液、利尿、导泻均有助排泄毒物。

（3）应用解毒剂：选用胆碱酯酶复能剂与抗胆碱药联合救治。常用解磷定、氯磷定、阿托品、山莨菪碱。在应用抗胆碱药时，应注意个体差异，若达到毒蕈碱样症状消失或颜面潮红，皮肤及口腔转为干燥，肺部啰音明显减少或消失，心率 90～110 次/分，瞳孔扩大但对光反应存在，此时表明已达到或接近阿托品化，应逐渐减为维持量，既要防止阿托品类抗胆碱药不足引起病情波动，也要防止阿托品类药物过量或中毒。

（4）全身支持治疗：①加强护理，注意保暖，密切观察血压、脉搏、呼吸及意识变化；②对重度患者应保持呼吸道通畅，防止发生吸入性肺炎或压疮等；③给予营养支持，维持水、电解质及酸碱平衡；④预防和治疗脑水肿，予以脱水剂；⑤早期和及时识别与纠正呼吸衰竭、循环衰竭、心力衰竭或肾功能衰竭，警惕和治疗多器官功能衰竭。

14. 何谓急诊医疗服务体系？

急诊医疗服务体系（emergency medical service system，EMSS）是指及时将医疗措施送到急、危、重、伤患者的身边，进行现场初步急救（院前急救），然后安全护送到就近的医院急诊室进一步诊治，少数危重患者需立即手术，送入监护病房或专科病室救治的过程。这一体系包括院前急救中心（站）、医院急诊科和加强监护病室或专科病房，它们既有独立的职责和任务，又相互紧密联系，是一个有严密组织和统一指挥的急救网。

〔测试题〕

一、选择题

【A 型题】

1. 急性巴比妥类药中毒时最主要的并发症和致死原因是（ ）

　　A. 呼吸和循环衰竭　　　　　　　B. 中毒性休克

　　C. 急性肾衰竭　　　　　　　　　D. 大出血

　　E. 急性肝衰竭

2. 抢救口服有机磷农药中毒患者洗胃时最常用的洗胃液是（ ）

　　A. 0.9% 氯化钠注射液、温开水

　　B. 热开水

　　C. 1:5000 高锰酸钾溶液

　　D. 2% 碳酸氢钠

E. 5% 葡萄糖注射液

3. 抢救溺水患者的第一步是（ ）

    A. 立即进行口对口人工呼吸

    B. 倒出呼吸道内及胃内的积水

    C. 胸外心脏按压

    D. 迅速清除口鼻内泥沙污泥

    E. 应用抗生素预防感染

4. 现场急救电击伤最首要的措施是（ ）

    A. 切断电源   B. 胸外心脏按压

    C. 预防感染   D. 包扎创面

    E. 注射 TAT

5. 误服敌百虫中毒时忌用哪种溶液洗胃（ ）

    A. 温开水   B. 1 : 5000 高锰酸钾溶液

    C. 4% 碳酸氢钠   D. 0.9% 氯化钠注射液

    E. 蒸馏水

6. 单人做胸外心脏按压与人工呼吸次数的比例是（ ）

    A. 5 : 1   B. 2 : 1   C. 4 : 1

    D. 15 : 2   E. 6 : 1

7. 心搏骤停复苏抢救的有效指征不包括（ ）

    A. 上肢收缩压在 8kPa 以上   B. 触到大动脉搏动

    C. 自主呼吸恢复   D. 瞳孔散大

    E. 颜面、口唇转红润

8. 进行口对口人工呼吸时注意事项中不包括（ ）

    A. 吹气时间约占 1 次呼吸周期 1/3

    B. 吹气量应使胸廓抬起

    C. 操作前取下义齿

    D. 牙关紧闭者可做口对鼻吹气

    E. 人工呼吸不应与自主呼吸同步

9. 预防中暑最首要的措施是（ ）

    A. 改善劳动条件   B. 加强高温适应

    C. 补充营养   D. 注意摄入水分

    E. 注意个人卫生

【X 型题】

1. 使用电动洗胃机洗胃时应（　　）

　　A. 严禁灌入过多的洗胃液

　　B. 注意吸引管通畅

　　C. 接妥地线

　　D. 洗胃时正压表不超过 40kPa

　　E. 污水瓶内排出液量应予灌注量相等

2. 急性肺水肿紧急处理时的卧位，下列哪项不正确（　　）

　　A. 半卧位或坐在靠背椅上　　　　B. 头低足高位

　　C. 平卧位　　　　　　　　　　　D. 俯卧位

　　E. 右侧卧位

3. 重症一氧化碳中毒患者纠正缺氧的急救措施是（　　）

　　A. 给予高流量吸氧

　　B. 立即将患者移至新鲜空气处

　　C. 有条件时给予高压氧治疗

　　D. 立即换血

　　E. 气管切开

二、判断题

1. 服用大量的安眠药中毒患者超过 6 小时即不必洗胃。（　　）

2. 抢救电击伤患者首先应尽快切断电源。（　　）

3. 抢救一氧化碳中毒时第一步是将患者脱离中毒现场，移至新鲜空气处。（　　）

4. 做口对口人工呼吸时．通气适当的指征是看到患者胸廓起伏并于呼气时听到及感到有气体逸出。（　　）

5. 抢救心搏骤停并有严重的血气胸者应立即做胸外心脏按压的复苏抢救。（　　）

三、填空题

1. 心搏骤停时，胸外心脏按压复苏抢救的有效指征是（　　　）、（　　）、（　　）。

2. 溺水的现场急救包括（　　　）、（　　　）、（　　）。

3. 急症护理学是研究各类（　　　）、（　　　）、（　　　）及急危重患者及抢救护理的一门专业。

4. 急性有机磷农药中毒的并发症有（　　　）、（　　　）、（　　　）。

5. 用电动洗胃器洗胃时，向胃内注入液体的压力不能超过（　　　）kPa。

〔答　案〕

一、选择题

【A 型题】

1. A　2. A　3. D　4. A　5. C　6. D　7. D　8. E　9. A

【X 型题】

1. ABCD　2. BCD　3. ABC

二、判断题

1. 错误　2. 正确　3. 正确　4. 正确　5. 错误

三、填空题

1. 能触到大动脉搏动　上肢收缩压在 8 kPa 以上　瞳孔缩小自主呼吸恢复。

2. 清除呼吸道内泥沙和污物　倒出呼吸道及胃内积水　心搏骤停时按复苏抢救

3. 急性病　急性创伤　慢性病急性发作

4. 肺水肿　脑水肿　呼吸衰竭

5. 40

第十一章　特殊护理基本知识

〔基础知识〕

1. 使用血管活性药物的注意事项有哪些?

（1）使用血管活性药物需用微量输液泵控制滴速。

（2）严密监测生命体征。根据血压、心率等参数的变化，随时调整血管活性药物的滴速。

（3）血管活性药物应尽量从中心静脉输入。

（4）采用专用通路输入血管活性药物，不要与中心静脉压测量及其他静脉补液在同一条静脉管路。

（5）缩血管药和扩血管药应在不同管路输入。

（6）加强对输注部位的观察，避免药液渗漏至血管外。

2. 帮助危重患者翻身时的注意事项有哪些?

（1）翻身前应评估患者的病情是否允许翻身。

（2）一人协助翻身时不可拖拉，以免擦破皮肤。

（3）两名以上人员协助翻身时动作要协调。

（4）翻身间隔时间，视病情和局部皮肤受压情况而定。

（5）翻身时，若患者身上带有多根管道，应妥善安置好各种管道，防止因牵拉导致移位和脱出；翻身后应及时检查各管道有无扭曲、受压。

（6）为手术患者翻身时，应先检查伤口敷料是否脱落或有无分泌物，必要时先更换敷料再翻身；颅脑手术后，头部翻动过剧可引起脑组织移位，压迫脑干而致突然死亡，翻身时应有人扶头部，防止颈部扭曲引起颅内压增高，只能卧于健侧或平卧；颈椎和颅骨牵引的患者翻身时不可放松牵引；脊柱脊髓手术后，翻身时注意轴线翻身，防止脊柱屈曲或扭转；石膏固定或伤口较大的患者翻身后应注意将伤处放于适当位置，防止受压。

（7）翻身后应注意保持患者的肢体处于功能位。侧卧位时须用垫枕垫好背部和膝下。

（8）翻身后应严密观察患者的生命体征。如生命体征变化较大，必要时应恢复原先的体位。

3. 呼吸机管路的消毒方法有哪几种？

（1）药物浸泡消毒：2%戊二醛溶液，泡腾片。

（2）高温、高压消毒：适用于硅胶气路管道。

（3）气体熏蒸消毒：环氧乙烷。

4. 测量中心静脉压时的注意事项有哪些？

（1）判断导管插入上、下腔静脉或右房无误。

（2）测压前先调节零点：使换能器上与大气相通的三通口与患者右心房在同一水平（平卧时相当于腋中线第四肋间水平），再校正监护仪零点。采用简易法测量时，将测压管零点置于右心房水平。体位改变时应及时校正零点。

（3）保持测压管通畅。确保管道系统内无凝血和空气，管道无扭曲等。

（4）测量中心静脉压不可与使用血管活性药物在同一管路。

（5）CVP的测量应在患者平静状态下进行。机械通气应用PEEP者，病情许可应暂停使用PEEP。

（6）动态观察CVP的趋势比监测cVP的单次数值更重要。

（7）加强管理，严格遵守无菌操作。

5. 老年人常见的心理和精神问题有哪些？

老年人常见的心理和精神问题主要有：脑衰弱综合征、焦虑症、抑郁症、离退休综合征、空巢综合征、高楼住宅综合征、更年期谵妄、老年期痴呆等。

6. 与老年人健康交流应注意的技巧有哪些？

（1）关心并尊重：和他们谈话要耐心、温和、有礼貌，根据不同的年龄和退休前不同的职位给予不同的称呼，根据不同性格分别对待，对老年人一些固有的思维模式和行为习惯给予尊重。

（2）注意讲话方式：语言要简单明了、便于记忆，说话口气缓和、吐字清晰，避免用高频的尖嗓音。

（3）语言要结合表情：利用面部表情和手势等身体语言增强表达力，避免说话时面无表情。

（4）反复交代：需要配合做某些检查及治疗时，要反复详细交代。

（5）经常帮助他们回忆健康教育的内容，以巩固记忆。

（6）交流方式多样化：利用生动形象的教具、图片等增强效果。也可采取训练、小组式宣教等方式。

（7）交流时对性格固执不能接受者不宜勉强。

（8）促进患者间的交流：介绍同类疾病的老人们相互认识，促进彼此之间的交流，只要正确引导，也可起到积极作用。

（9）同时做好对家属的健康宣教。

7. 老年患者的护理特点是什么？

（1）老年人对人性化服务要求高：老年人自我保护能力差，日常生活容易发生意外碰撞、跌倒等，所以老年患者的生活环境要求空间大、光照充足、地面防滑、走廊有扶手、设施布局合理，以方便为主，不强求一致性。当气压、气温等环境变化时老年人容易出现情绪抑郁、胸闷乏力等不适症状，所以应及时提醒增减衣物。饮食、起居尽量符合原有习惯。

（2）病情观察要求细心、耐心、全面、及时：由于老年病常缺乏典型的症状和体征，还有部分老年人把一些疾病症状和体征误认为是老年的正常现象，且老年人理解和表达能力减退，主诉不清或主诉过多，或同时患有多种疾病，重点不突出。因此，观察老年人的病情更要严密、细致，及时做出正确的判断和处理。

（3）个体化用药对老年人尤为重要：由于老年人脏器功能减退与多种慢性病并存，使用多种药物且相互干扰，药物不良反应发生率明显增高。因此，对老年人用药要强调个体化，合理用药，减少不良反应。

（4）健康教育讲技巧、重实效：有些老年人长期形成了不利于健康的生活习惯，加之听力、视力、记忆力、理解力下降，因此要有针对性地做好健康教育，教育形式多样，反复强化，注重效果。

（5）身心护理并重：老年人由于退休、缺乏社会活动、与子女分居、自理能力下降等原因，容易引起身心疾病，因此，要注意加强心理护理。

8. 机械通气患者吸痰时的注意事项有哪些？

（1）吸痰前，应向患者解释，取得患者的配合。

（2）吸痰前，应结合翻身、拍背，使痰液从周边肺野向中心集中。

（3）吸痰前后，应适当提高吸入氧浓度：给予 100% 的氧 2～3 分钟。消除呼吸机报警声。必要时手法过度深呼吸 3～5 次。

（4）严格遵守无菌原则：吸痰时，戴无菌手套（或使用无菌无齿镊），绝对避免用吸引口鼻腔的吸痰管再吸引气道。

（5）调节吸引负压：吸引负压不要超过 19.6kPa（200 cmH$_2$O）。插入吸痰管时不可使用负压。

（6）选择合适的吸痰管：吸痰管外径不应超过气管导管或套管内径的 1/2。

（7）每次吸引时间不超过 15 秒。

（8）吸痰时注意观察患者的心率、心律、血压、SpO$_2$ 及面色、口唇颜色。如出现 SpO$_2$ 下降或心律失常应立即停止吸痰，给予纯氧人工通气。

（9）加强气道湿化：如痰液黏稠，可先向气道内注入无菌蒸馏水或生理盐水，成人每次 2～10ml，小儿每次 0.5～2 ml。

（10）评价吸痰效果：吸痰后应进行肺部听诊，评价吸痰效果。

9. 老年病的临床特点主要有哪些？

（1）症状和体征不典型。

（2）多病性及多脏器病变。

（3）发病急、进展快。

（4）病程长、病情重、恢复慢、容易发生并发症。

（5）药物不良反应大，对治疗反应差。

（6）病史采集困难。

10. 老年人生理功能变化有哪些？

（1）机体器官系统结构、形态及功能出现退行性改变和功能衰退。

（2）机体内环境稳定机制减退，不能使机体的生理、生化指标和体液 pH、离子浓度等保持在相对稳定的水平。

（3）机体各个系统脏器储备功能减退，体力、运动耐力、灵敏性明显降低，对外界和体内环境改变的适应能力下降。

（4）机体抵抗力减弱：衰老时机体防御、自身稳定、监视、免疫功能和承受高温、冷冻、创伤、射线、疲劳等伤害性刺激的能力下降。

11. 危重患者常见的心理反应有哪些？

（1）情绪休克：患者对突如其来的意外伤害毫无心理准备，在经过短暂的应激状态后，其心理防御机制濒临"崩溃"，部分患者持续数天处于"情绪休克期"。表现为异常的平静与冷漠，少言寡语，对各种治疗处置反应平淡。

（2）极度恐惧和紧张：患者多是突然起病，或突然遭受意外，或病情加重，加上特殊的监护与治疗环境，使患者自感面临死亡的威胁，常表现出极度恐惧和紧张。

（3）无效性否认：个体有意或无意地采取一些无效的否认行为，试图减轻因健康状况所产生的焦虑或恐惧。

（4）ICU综合征：指患者在ICU监护过程中出现的以精神障碍为主，兼具其他表现的一组综合征。主要表现为：谵妄、思维紊乱、情感障碍、行为动作异常等。

（5）自我形象紊乱：是个体对自己身体结构、外观、功能的改变，在感受、认知、信念及价值观方面，出现健康危机。

（6）愤怒与敌对：病情危重，使患者心理极不平衡，认为自己受伤或患病是不公平的。加上自己的前途及事业受到影响，使自制力下降，产生愤怒，将怒气向家人和医护人员发泄。

（7）孤独与忧郁：ICU特殊的环境，容易使患者病情好转时产生孤独感。病程长、病情反复时容易产生忧郁情绪。

（8）呼吸机依赖心理和ICU依赖：长期机械通气的患者，多对呼吸机有依赖心理，对脱机有恐惧感。将要转出ICU的患者，担心疾病复发，对ICU产生依赖心理。

12. 使用容量控制通气（VCV）和压力控制通气（PCV）时重点监测的内容是什么？

使用容量控制通气（VCV）时，应重点监测气道压力、呼出潮气量和分钟通气量的变化。

使用压力控制通气（PCV）时，应重点监测潮气量、吸气时间、呼吸频率的变化。

13. 呼吸机应用时出现高压或低压报警的常见原因有哪些？

高压报警的常见原因：呼吸道分泌物过多、气管插管或气管切开导管有痰痂或异物堵塞；患者咳嗽、烦躁不安（人机对抗）；气胸、支气管痉挛、ARDS；呼吸机管道内有积水、管道扭曲、受压；高压报警限设定过低。

低压报警的常见原因：呼吸机管道脱落；气囊漏气、气囊充气不足、气囊破裂；呼吸机管道破裂、断开或接头连接不紧，湿化罐活塞未关闭。

14. 使用呼吸机时如何设置气道压力高限报警范围？

高压报警限设置应在气道峰值压之上 10 cmH_2O。

15. 常用的机械通气模式有哪几种？

常用的机械通气模式有：①机械控制通气（CMV）或间歇正压通气（IPPV）；②辅助控制通气（A/C）；③同步间歇指令通气（SIMV）；④压力支持通气（PSV）；⑤压力调节的容量控制（PRVC）；⑥分钟指令性通气（MMV）；⑦双水平气道正压（BI-PAP）；⑧持续气道正压（CPAP）；⑨容量支持（VS）。

16. 脉搏血氧饱和度的正常值范围是多少？其影响因素有哪些？

脉搏血氧饱和度（SpO_2）的正常值范围在96%～100%。

影响因素有：①温度和血压：当体温低于35℃，平均动脉压小于6.65 kPa（50 mmHg），或者应用血管收缩药使脉搏搏动减弱时，均可影响 SpO_2 的正确性。②此外，不同部位、传感器松动、患者躁动以及外部光源干扰，其精确度均会受到影响。

17. 肺动脉压的正常值是多少？如何准确测定肺动脉压？

肺动脉压的正常值是：（2.0～3.7）/（0.7～1.9）kPa［（15～28）/（5～14）mmHg］。

测定步骤

（1）先调节零点：使换能器上和大气相通的三通口与患者心房在同一水平，再校正监护仪零点。

（2）挤压注水器冲洗肺动脉管腔，确认其是否通畅。

（3）将换能器与通向肺动脉管腔相通测得。

（4）记录呼气末时的肺动脉压值。

18. 肺动脉楔压（PAWP）的正常值是多少？其增高和降低的临床意义是什么？

肺动脉楔压（PAWP）的正常值为0.8～1.6 kPa（6～12 mmHg）。

PAWP升高，见于左心功能不全、心源性休克、二尖瓣狭窄、二尖瓣关闭不全、左室顺应性下降或血容量过多；PAWP大于2.4 kPa

（18 mmHg），表示左心功能下降，出现心源性肺充血或肺水肿。PAWP降低，见于血容量不足。

19. 老年人用药特点有哪些？如何做好老年人的药疗护理？

用药特点

（1）药物剂量宜从小剂量开始。

（2）用药品种宜少而有效，禁忌盲目用药。

（3）药物剂型要考虑安全与方便。

（4）强调个体化用药。

（5）严密观察药物的不良反应，了解不良反应的不典型表现。

（6）注意合理使用抗生素，根据药敏指导用药。

用药护理措施

（1）评估老年人的服药能力，选择正确的给药途径及辅助手段。

（2）详细了解用药史，建立完整的用药记录，尤其注意了解过敏史和不良反应病史。

（3）评估患者各脏器的功能情况，对肾功能不全的患者，应尽量避免使用经肾脏排泄的药物，以防造成药物中毒。

（4）正确指导患者用药的方法、剂量、间隔时间等，对有可能发生的各种药源性危象的药物要做到心中有数，及时发现，积极预防。

（5）训练自我服药能力较差的老年患者，逐渐提高自我服药能力，可利用图片、标签、醒目的颜色、固定的器皿，帮助老年人对服药的记忆。

（6）给药方式尽量简单，给药时间要考虑老年人的作息时间，每日的口服药宜按时分次发给，并协助服下。

（7）对数量多、体积大或形态特殊、质地较硬的药片，应分几次或切成小块后吞服，防止发生哽噎。

（8）口服药和外用药的器皿应严格分开盛装，以免造成老年人误服。

20. 何谓人口老龄化？老龄化社会的划分标准是什么？

老龄化指社会人口结构中老年人口占总人口的比重不断增加的过程。

根据世界卫生组织的规定，老龄化社会划分的标准是：60岁及以上人数占总人口数比例的10%以上，或者65岁及以上人口数占总人口数比例的7%以上，定义为老龄化社会（老龄化国家或地区）。

21. 为什么老年人更易出现直立性低血压？如何预防？

原因

（1）自主（植物）神经功能紊乱。

（2）动脉系统老化或硬化性改变。

（3）肾小球小动脉透明样变，维持血压的代谢机制发生障碍。

（4）心肌老化，心肌应激反应能力减退，窦房结功能减退。

（5）服用药物：硝酸酯类、降血压药、安定药、抗抑郁药等。

（6）长期卧床的老年患者血管张力的调节功能减退。

（7）贫血、脱水、电解质平衡失调等。

预防措施

（1）起床三步曲：体位变换时要缓慢，睡眠时可取高枕卧位，长期卧床患者从卧位到立位时应用"起床三步曲"。①每日1~2次抬高床头10~15 cm，每次5~10分钟。3天后，抬高床头的次数、时间可视患者的耐受情况增加。②患者已耐受，并无不适感后，开始取坐位。每日3次，安排在就餐前，练习时间为1周左右。③患者取坐位后，安排每日的双腿床边下垂，注意保证患者安全坐稳。时间和次数可视患者的具体情况而定。

（2）饮食指导：合理膳食，不过饱，不过量饮酒。

（3）适当运动：避免过度活动和长时间站立，避免长期卧床，应视病因、病情制定活动计划。

（4）服药指导：适当调整服药时间，晚间少饮水，利尿剂不在睡前服，夜间床边放便器，防止夜间起床排尿时发病。

（5）生活指导：频发的患者，白天可穿弹力长袜或紧身腹带。一旦发病，立即平卧，按摩四肢。

22. 现阶段划分老年人的年龄标准是什么？

现阶段世界卫生组织（WHO）对老年人年龄的划分有两个标准：在发达国家将≥65岁的人群称为老年人，在发展中国家则将≥60岁的人群称为老年人。我国将≥60岁的人群称为老年人。

23. 老年人肺炎的临床特点有哪些？其护理要点是什么？

临床特点

（1）临床表现不典型，起病隐匿，常无寒战、高热等症状，体温升高不明显。

（2）主要由细菌感染引起，起病急，有稠厚脓痰，为黄色或铁锈色。病毒性肺炎常逐渐出现临床症状，剧烈干咳，可有少量痰液。

（3）早期症状常为非呼吸道方面的表现和精神症状。

（4）病情变化快，并发症多，如感染性休克、充血性心力衰竭、呼吸衰竭等。

护理要点

（1）一般护理：①卧床休息，定时翻身，室内温度保持在 20 ~ 22℃，湿度60%左右；②保持口腔清洁，鼓励多饮水，每日饮水量 2000 ~ 3000 ml；③宜选用高蛋白、高维生素、高热量、易消化的流质或半流质饮食。

（2）长期低流量吸氧。

（3）病情观察：①观察生命体征和心肺功能；②及时行动脉血气分析；③严密观察咳嗽的性质和程度、痰的颜色和量；④严密观察体温及白细胞的变化，特别注意体温的变化，防止并发症的发生。

（4）健康教育：①劝患者戒烟，教会患者有效咳嗽的技巧，指导呼吸功能锻炼；②积极防治感冒；③积极加强锻炼；④加强营养。

24. 老年人心肌梗死的不典型临床表现有哪些？

（1）疼痛症状不典型：表现为疼痛的发生部位、性质、持续时间、对药物的反应不典型，随着年龄的增长，疼痛者逐渐减少。

（2）以休克、心衰、脑循环衰竭和胃肠道症状为首发症状。

（3）原有的基础疾病症状突出：如肺心病、哮喘等病的咳嗽、心悸症状与心肌梗死的主要症状共存、重叠，从而易忽视心肌梗死的存在。

（4）心脑综合征：不少老年患者心肌梗死与急性脑血管意外并存，因为心肌梗死的低排血量可使脑血管血液减少，脑梗死时低血压亦可促发心肌梗死。

（5）发病早期易发生心律失常、心力衰竭或猝死。

（6）易发生特殊部位如高侧壁或正后壁心肌梗死。

（7）心肌梗死再发率和多部位同时梗死发生率高。

25. 老年骨质疏松症的常见原因有哪些？如何预防？

常见原因

（1）内分泌因素：①雌激素缺乏；②甲状旁腺激素增多；③降钙素减少；④活性维生素 D 降低。

（2）营养因素：①钙缺乏；②长期营养缺乏。

（3）其他：活动少、酗酒、抽烟、喝浓咖啡等。

预防措施

（1）增加钙摄入量：遵医嘱每日摄入钙剂。钙摄入量参考：青少年 1000 mg/d，成人 800 mg/d，绝经妇女 1000～1500 mg/d。

（2）加强体育锻炼和进行适当的体力活动，同时注意提高动作的协调性。

（3）慎用易引起骨质疏松的药物，忌烟酒和饮浓咖啡。

（4）定期检查骨密度。

26. 动脉置管的护理要点有哪些？

（1）保持测压管道通畅：①以肝素生理盐水冲洗测压管道。持续冲洗：冲洗液的肝素浓度为 2～4 U/ml，加压袋的压力为 300 mmHg。间断冲洗：肝素浓度为 12.5 U/ml，每小时注入 1～2 ml。②每次经测压管抽取动脉血后，均应立即用肝素生理盐水进行快速冲洗，以防凝血。

（2）防止动脉内血栓形成：管道内如有血凝块堵塞时应及时抽出，切勿将血凝块推入，以防发生动脉栓塞。

（3）严格执行无菌技术操作：①穿刺部位每 24 小时用碘伏消毒，并用无菌透明敷料覆盖，防止污染；②自测压管内抽血化验时，三通接头处应用碘伏消毒，防止污染；③测压管道系统应始终保持无菌状态。④动脉内置管留置时间一般为 3 天，如需要可延长至 5～7 天，疑有感染，应立即拔除。

（4）严防气栓形成：①使用加压袋之前，应仔细排除测压管道系统内的气体。②调试零点，取血等操作过程中严防气体进入动脉内造成气栓栓塞。

（5）防止穿刺针及测压管脱落：①穿刺针与测压管均应固定牢固，测压管的各个接头应连接紧密。②妥善固定置管肢体，尤其是患者躁动时，应严防管道滑脱或被其自行拔出。

27. 何谓中心静脉压？其正常值是多少？增高和降低的常见原因有哪些？

中心静脉压（CVP）是指胸腔内上、下腔静脉近右心房处的压力。CVP正常值为$0.49 \sim 1.18$ kPa（$5 \sim 12$ cmH$_2$O）。

CVP小于$0.20 \sim 0.49$ kPa（$2 \sim 5$ cmH$_2$O），表示右心房充盈不佳或血容量不足；大于$1.47 \sim 1.96$ kPa（$15 \sim 20$ cmH$_2$O），表示右心功能不全。

中心静脉压升高的原因：①右心功能低下、右心及全心衰竭、心源性休克等；②循环阻力升高：肺动脉高压、右室流出道狭窄、肺水肿等；③心包填塞（积液、缩窄）；④胸腔内压力升高：使用呼气末正压（PEEP）、血气胸；⑤使用较强的收缩血管药物；⑥患者躁动、寒战、咳嗽时。

中心静脉压降低的原因：①血容量不足，大量失血、利尿而未得到及时补充；②应用血管扩张药物；③应用镇静药物。

28. 何谓呼气末正压（PEEP）？其主要作用是什么？应用时的注意事项有哪些？

PEEP是指在控制呼吸或辅助呼吸时，于呼气末期在呼吸道保持一定的正压。

主要作用

PEEP可避免肺泡早期闭合，使肺泡扩张，功能残气量增加，改善通气和氧合，是治疗低氧血症的重要手段之一。

注意事项

（1）严重循环功能衰竭、低血容量、肺气肿、气胸、支气管胸膜瘘等是应用PEEP的禁忌证。

（2）高水平的PEEP可使颅内压增高，有颅内压增高的患者应慎用。

（3）注意观察血压、心率、心排血量、平均气道压的变化。

（4）增加或减低PEEP：都应逐步进行，以免引起循环功能和气道压力的较大波动。

（5）防止呼吸机管路漏气而影响PEEP的效果。

（6）加强胸部物理治疗，防止呼吸道分泌物积聚。

29. 何谓主动湿化？何谓被动湿化？

主动湿化：是指机械通气时，使用加热湿化器，将吸入气体经过一个加热的水罐进行湿化。湿化器温度调节在$36 \sim 37$℃。优点是无附加死腔，不会阻塞，灵活控制温度和湿度，低阻力。适用于长时间行机械通气的患者。

被动湿化：是指机械通气时，使用热湿交换器（HME），又称人工鼻，置于呼吸机环路与患者之间。可回收呼出气的热量和湿度，再转至吸入系统。优点是管道干燥，不会过度湿化，也可减少与呼吸机相关的感染机会。但它会增加吸气和呼气阻力，比主动湿化效果差。适用于短时间行机械通气的患者。

30. 何谓主动脉内气囊反搏？

主动脉内气囊反搏（intra-aortic balloon pumping，IABP）是目前应用最广的机械性辅助循环方法。主要应用于心脏外科术前、术中和术后需要循环支持的患者及心脏内科危重患者心泵衰竭的抢救。方法是经股动脉置入气囊反搏导管，将其送至左锁骨下动脉开口远端的降主动脉处，导管的另一端与反搏机相连接，通过气囊的膨胀与排空，达到辅助循环的目的。IABP的工作原理主要是：在心脏舒张期气囊充气，使主动脉内舒张压升高，从而使冠状动脉血流增加，增加心肌的供血；在心脏收缩期气囊放气，减少左心室的射血阻抗，使后负荷减轻。

31. 维生素不足如何从食物中补充？

维生素不足或缺乏者最初表现为组织中维生素储存量降低，然后出现有关生化指标异常、生理功能降低，继续发展下去引起组织病理改变，出现临床症状和体征。当维生素耗竭至尽时，人的生命终止。维生素缺乏的主要类型及其富含食物如下。

（1）维生素A缺乏。富含维生素A的食物有：动物肝脏、鱼肝油、全奶、禽蛋、深色蔬菜和水果、胡萝卜、玉米等。

（2）维生素D缺乏。富含维生素D的食物有：海水鱼、肝、蛋黄、鱼肝油等。

（3）维生素E缺乏。富含维生素E的食物有：植物油、麦胚、坚果、豆类、谷类、蛋类、鸡（鸭）肉、绿色蔬菜等。

（4）维生素C缺乏。富含维生素C的食物有：蔬菜和水果，尤其是柿椒、番茄、菜花、青菜、菠菜、柑橘、柠檬、鲜枣、山楂、猕猴桃等。

（5）维生素B_1缺乏。富含维生素B_1的食物有：动物肝、肾、心

医学临床"新三基"训练（护士分册）

及瘦肉、全谷、豆类、酵母、坚果等。

（6）维生素 B_2 缺乏。富含维生素 B_2 的食物有：动物肝、肾、心及瘦肉、鳝鱼、蛋黄、乳类、酵母、绿叶蔬菜、口蘑及豆类。

（7）维生素 PP 缺乏。富含维生素 PP 的食物有：动物肝、肾及瘦肉、全谷（除玉米外）、豆类、酵母、乳类、花生、绿叶蔬菜等。

（8）维生素 B_6 缺乏。富含维生素 B_6 的食物有：动物肝及瘦肉、大豆、葵花籽、核桃、酵母等。

（9）维生素 B_{12} 缺乏。富含维生素 B_{12} 的食物有：动物肝、肾、心及瘦肉、蛋黄、乳类、鱼类、贝壳类、腐乳、豆豉等。

（10）叶酸缺乏。富含叶酸的食物有：动物肝、肾及酵母、黄绿叶蔬菜、水果、豆类、麦胚等。

（11）胆碱缺乏。富含胆碱的食物有：豆豉、小米、瘦肉、禽肉、蛋类、带鱼、乌鱼、青鱼、草鱼、对虾、青虾、河蚌等（因胆碱多由食物蛋白质中的甲硫氨酸在体内转变而来）。

32. 营养状况评价的指标有哪些？

（1）人体测量指标：体重、体重指数、三头肌皮褶厚度、上臂肌围、电生理阻抗。

（2）实验室指标：肌酐升高指数、蛋白质质量指标（总蛋白、白蛋白、球蛋白、血红蛋白、转铁蛋白、甲状腺素结合前白蛋白、纤维连接蛋白、视黄醇结合蛋白）、氮平衡及整体蛋白更新率、3-甲基组氨酸、免疫指标（总淋巴细胞计数、迟发性皮肤超敏试验、T细胞亚群和自然杀伤细胞活力）、血脂、维生素（A、B_1、B_2、PP、C）及钙、铁、锌等检验指标。

（3）营养缺乏症的临床症状及体征检查结果。

33. 糖类、膳食纤维有何作用？

糖类（单、双、低聚及多糖）为来源广泛、使用最多、价格最便宜的供能营养素，参与构成机体重要的生命物质及组织细胞多种代谢活动，并为氨基酸、脂肪酸等代谢提供条件，调节血糖，节约蛋白质和防酮血症，在供热量占全天总热能55%~60%时能改善人体葡萄糖耐量。

膳食纤维是指不能被人体胃肠道消化酶类消化且不被人体吸收利用的多糖和木质素等，包括非淀粉多糖、抗性淀粉、抗性低聚糖、细胞壁蛋白、甲壳素等。膳食纤维因具有增加容水量和黏稠度、阳离子交换、结合有机化合物、降低结肠内 pH、被细菌发酵等特性而产生以下主要生理作用：改善大肠功能和肠道代谢，防止便秘和微生态紊乱，预防癌症；调节餐后血糖和胰岛素分泌并改善胰岛素抵抗；抗氧化清除氧自由基；降低胆固醇，防止动脉粥样硬化。

〔测试题〕

一、选择题

【X 型题】

1. 临床思维的基本原则有（　　）

A. 用发病率和疾病谱观点选择诊断的原则

B. 实事求是的原则，"一元论"原则

C. 首先考虑器质性疾病的诊断，然后考虑功能性疾病的原则

D. 首先考虑可治的疾病的原则，简化思维程序的原则

E. 见病见人的原则

2. 综合的临床诊断应包括（　　）

A. 病理解剖诊断 　　　　　　B. 病因诊断

C. 病理生理诊断 　　　　　　D. 疾病的分型与分期

E. 并发症及伴发疾病诊断

3. 常见的误诊、漏诊的原因包括下面哪几种（　　）

A. 观察不细致或检验结果误差

B. 病史资料不完整、不确切

C. 先入为主、主观臆断

D. 医学知识不足、缺乏临床经验

E. 疾病的临床表现不同

二、判断题

1. 临床思维方法是指对疾病现象进行调查研究、分析综合、判断推理等过程中的一系列思维活动，由此认识疾病、判断鉴别，做出决策的一种逻辑方法。（　　）

2. 诊断疾病的步骤包括搜集资料、分析综合资料及形成印象、验证或修正诊断三个步骤。（　　）

3. 疾病诊断过程中，临床思维时应坚持"多元论"原则。（　　）

三、填空题

1. 临床思维的两大要素是（   ）、（   ）。
2. 常用的诊断方法有（   ）、（   ）、（   ）。

〔答案〕

一、选择题

【X 型题】

1. ABCDE　2. ABCDE　3. ABCD

二、判断题

1. 正确　2. 正确　3. 错误

三、填空题

1. 临床实践　科学思维
2. 直接诊断　排除诊断　鉴别诊断

〔基础知识〕

1. 各类营养膳食有哪些原则?

(1) 高蛋白膳食:此膳食是在平衡膳食的基础上增加蛋白质的供给量,达到每日 1.5 g/kg 以上。其中优质蛋白应占蛋白质总量的 50% 以上。膳食应多采用富含优质蛋白质及维生素和矿物质的禽、鱼、乳、瘦肉、豆类及其制品并避免胆固醇及饱和脂肪酸的摄入量过高。

(2) 低蛋白膳食:此膳食热量及维生素供给量应充足,蛋白质供给量每日应低于 0.5 g/kg 或 40 g,并根据疾病的需要分别采用富含优质蛋白质的食物和富含支链氨基酸且产氨量低的食物。酌情采用三粉膳食(麦淀粉、藕粉、粉丝部分或全部替代主食,以保证热量供给充足及减少植物蛋白供给量)或完全无动物蛋白膳食(蛋白质完全来源于植物性食物,如谷类、大豆类及其制品、蔬菜等)。

(3) 低脂肪膳食:此膳食限制各种类型脂肪的摄入量。严格限制时应供给无脂肪膳食;中度限制时每日食物含脂肪量及烹调油用量低于 20g;轻度限制时每日食物含脂肪量及烹调油用量低于 40g。烹制膳食应多采用蒸、煮、炖、烩、氽等方法,禁止用油煎、炸食物。采用此膳食应适当补充必需脂肪酸和脂溶性维生素,避免选用含脂肪高的食物。

(4) 低胆固醇膳食:此膳食是在限制总脂肪量(40~50 g/d)的同时限制胆固醇的供给量为每日低于 300 mg,并要求饱和脂肪酸、单不饱和脂肪酸、多不饱和脂肪酸的比例为 1:1:1。禁用含脂肪及胆固醇高的动物油、肥肉、脑、内脏及鱼籽等食物,多选用富含植物固醇及单不饱和脂肪酸的大豆及其制品、粗粮、粟米油、茶油、橄榄油和富含膳食纤维的蔬菜、水果、菌藻类及降脂食品。

(5) 限钠类膳食:此类膳食根据所供钠量分为:①低盐(供钠2000 mg/d)膳食,每日用盐量 2~3g 或酱油 10~15ml,禁用盐腌制品。②无盐（供钠1000 mg/d）膳食，烹调不用盐及酱油，禁用盐腌制品及加盐食品。③低钠（供钠低于500mg/d）膳食，除烹调不用盐及酱油外还限制含钠量高的食物及加碱制品的摄入。酌情增加富钾、钙食物，膳食可用糖醋汁、番茄汁、山楂汁等调口味。

（6）少渣膳食：为限制食物残渣的膳食。忌用各种粗杂粮及制品、含膳食纤维丰富的蔬菜水果、坚果类及带骨刺的大块鱼肉制品。多选用新鲜细嫩的禽、鱼、肉、蛋、奶、嫩叶菜及花菜、去皮的瓜茄类及未油炸的豆制品等。制成的膳食细软，不油腻，无刺激性，易消化吸收。

（7）无渣膳食：为消化后仅留极少残渣的膳食。除不采用各种少渣膳食禁忌的食物外，亦不采用含少量膳食纤维的蔬菜水果，多采用新鲜细嫩的禽、鱼、肉、蛋、奶及嫩豆制品。制成的膳食应碎烂、细软或呈泥状并清淡易消化。

（8）低嘌呤膳食：此膳食在限制嘌呤的供给量为每日低于 150 mg 的同时亦需限制全天总热能达标准供给量的85%～90%，蛋白质为每日 0.8～1.0 g/kg，脂肪为每日 40～50 g。供给丰富的维生素 B、维生素 C 和矿物质，必要时限钠。禁用含嘌呤高的动物内脏、脑、鲭鱼、大比目鱼、沙丁鱼、小虾、鱼籽、淡菜、凤尾鱼、牡蛎、斑鸡、鹅、干豆类、芦笋、菠菜、蘑菇等及酒类。多采用含嘌呤少的精制米面、乳、蛋、蔬菜水果、坚果（如花生、核桃）类食物。每天饮水或果汁量应达 3000 ml。为减少嘌呤的摄入量，采用动物性食品（除禁用类）经焯水、弃汤后制熟食用。

（9）低铜膳食：此膳食禁用坚果类、干豆类、肝、肾及贝类（尤其是牡蛎），适量采用土豆、蘑菇、香蕉、葡萄、西红柿、大多数肉类、精致谷类、鱼类，多采用绿叶蔬菜及奶类。

（10）低苯丙氨酸膳食：此膳食限制苯丙氨酸的摄入量。患儿苯丙氨酸需要量（按体重计算）：2 个月之内 50 mg/（kg·d）；2～6 个月47 mg/（kg·d）；7～9 个月 32 mg/（kg·d）；10～12 个月 29 mg/（kg·d）；1～2 岁25 mg/（kg·d）；3～6 岁20 mg/（kg·d）。所需蛋白质采用低苯丙氨酸水解蛋白口服粉剂。富含蛋白质的食物如乳类、蛋类、瘦肉类、干豆类和豆制品等都必须忌用或偶尔使用（任何食物蛋白质都含有 4%～6% 的苯丙氨酸），即使米、面等主食也应加以限制。膳食热量必须充足［1 岁之内 95kcal/（kg·d）；1～7 岁 1050～1800 kcal/d］，以提高蛋白质的利用率。患儿蛋白质供给量应能维持生长发育［1 岁之内 1.5～3 g/（kg·d）；1～7 岁 35～60 g/d］。维生素 B、E、C、D 及钙应丰富。膳食应多采用三粉、南瓜、红薯、藕、山药、胡萝卜、肥肉、芝麻酱、甜食及新鲜蔬菜和水果。

2. 肠外、肠内、管饲、经口等营养支持方法适用范围及特点是什么？

（1）肠外营养系通过静脉途径提供人体所需要的所有营养物质，以满足机体的需要。适用于：①肠功能障碍（短肠综合征，小肠疾病合并出血、穿孔需外科手术时，肠瘘，肠梗阻，炎性肠道疾病，放射性肠炎，严重腹泻及顽固性呕吐等）；②重症胰腺炎；③高代谢状态危重患者（严重感染、烧伤、创伤）；④严重营养不良；⑤大剂量放疗、化疗及广泛转移的晚期肿瘤患者；⑥大手术围手术期；⑦重要脏器功能障碍的患者。

肠外营养的特点：凡需要营养治疗但患者消化道结构和功能不存在、不能或不宜接受肠内营养治疗的患者，均可通过此种营养方式来满足机体的营养需要。

（2）肠内营养系在患者胃肠道功能基本正常、不能或不愿经口摄食或经口摄食量不能满足机体营养需要时采用的营养供给方式。适用于：①意识障碍或昏迷；②吞咽、咀嚼困难；③消化道瘘；④高代谢状态、营养不良；⑤炎性肠道疾病、短肠综合征；⑥胰腺炎；⑦脏器功能障碍及脏器移植；⑧口、咽、食管手术。

肠内营养的特点：肠内营养是一种简便、安全、有效的营养治疗方法。营养物质经门静脉吸收有利于内脏蛋白质合成和代谢调节，改善和维持肠黏膜结构和功能的完整性，防止肠道细菌易位。肠内营养符合生理状态，体重增加及氮潴留优于肠外营养，并发症较少。

（3）管饲营养适用于：①吞咽困难、意识障碍或昏迷；②食管、胃癌术后等不能经口进食；③胃肠功能差、食欲不振而又亟须增进营养的患者。

管饲营养的特点：营养全面平衡、卫生安全。

（4）经口营养适用于：①能自主或在帮助下自动进食；②未发生消化吸收障碍；③通过口服营养能满足其机体需要的患者。

经口营养的特点：能较好地满足人的生理和心理上的进食欲望及物质需要，经济、方便、营养素全面平衡，可采用纯天然食品而非配制食品。保护患者食欲和胃肠道消化吸收功能，刺激胃肠蠕动，防止肠道菌群失调，预防肠源性感染和肠衰竭。

3. 营养状况评价的指标有哪些？

（1）人体测量指标：体重、体重指数、三头肌皮褶厚度、上臂肌围、电生理阻抗。

（2）实验室指标：肌酐升高指数、蛋白质质量指标（总蛋白、白蛋白、球蛋白、血红蛋白、转铁蛋白、甲状腺素结合前白蛋白、纤维连接蛋白、视黄醇结合蛋白）、氮平衡及整体蛋白更新率、3-甲基组氨酸、免疫指标（总淋巴细胞计数、迟发性皮肤超敏试验、T细胞亚群和自然杀伤细胞活力）、血脂、维生素（A、B_1、B_2、B_3、C）及钙、铁、锌等检验指标。

（3）营养缺乏症的临床症状及体征检查结果。

4. 肠外营养的并发症有哪些？如何处理？

（1）与静脉穿刺置管有关的主要并发症：如气胸、血管损伤、胸导管损伤、空气栓塞、导管移位或错位、血栓性静脉炎等。一旦发生，立即处理。视气胸的严重程度予以观察、胸腔抽气减压或胸腔闭式引流；穿刺部位出血或血肿形成，应立即退针、局部压迫；若损伤胸导管，立即退针或拔除导管，多数可自愈；一旦疑及空气栓塞，立即置患者于左侧卧位；若发现导管移位致液体渗漏，应予停止输液、拔管和局部处理，外周输注部位的浅静脉炎一般经局部湿热敷、更换输液部位或外涂可经皮肤吸收的具抗凝、消炎作用的软膏后可逐步消退。

（2）感染性并发症：主要是导管性和肠源性感染。若疑有中心静脉导管性感染或脓毒血症，需按无菌操作要求拔管，剪下导管尖端，并采集周围血，分别做细菌培养、抗生素敏感性试验及真菌培养，建立周围通道，更换输液系统和营养液，根据病情选用抗生素，观察12～24小时后可按需要更换部位重新穿刺留置中心静脉导管。若因长期完全胃肠外营养导致肠道内细菌易位和内毒素吸收，并发全身性感染，应在控制感染的基础上，尽可能应用肠内营养或在肠外营养时增加经口饮食的机会。

（3）代谢性并发症：按发生原因可归纳为 3 个方面：补充不足、糖代谢异常及肠外营养本身引起的并发症。注意营养液的配方，及时添加和补充电解质、微量元素、脂肪乳剂，可有效防止缺乏症的发生。若糖代谢紊乱，出现非酮性高渗性高血糖性昏迷，应立即停输葡萄糖溶液或含有大量葡萄糖的营养液，输入低渗或等渗氯化钠溶液，内加胰岛素，使血糖水平逐渐下降；反之，若出现低血糖性休克，一经证实，推注高渗葡萄糖或输注含糖溶液即可缓解。对于肠外营养引起的肝胆系统损害，如肝酶谱异常、肝脂肪变性和淤胆等，一般经采用双能源，以脂肪乳剂替代部分能源，减少葡萄糖用量，以及 TPN 减量或停用，尽早改用肠内营养，可得以逆转。

5. 何谓合理营养和平衡膳食？

合理营养是符合卫生要求及满足人体生理需要的健康营养方式。它提供了种类齐全、数量充足的各种营养素及热能；选择了合适的营养供给途径；采用了最大限度减少营养素损失的加工和烹调方法；制定了适宜的进餐制度；创造了良好的进餐环境；保证了膳食原料新鲜、无毒无害并具有良好的感官性状且能极大地引起食欲；达到了促进生长发育和健康、提高生活质量并延长寿命的目标。

平衡膳食是合理营养的核心，是以膳食供给与机体需要保持平衡为目标的健康膳食。平衡膳食既保证从食物中摄取的热量与各种营养素全面达到营养标准的水平，又保证热量与营养素及营养素相互之间（蛋白质、脂肪与糖类之间；能量消耗与维生素 B_1、维生素 B_2、维生素 B_3 之间；各种必需氨基酸之间；必需脂肪酸及饱和、单不饱和与多不饱和脂肪酸之间；糖类与膳食纤维之间；各种维生素及矿物质各元素之间；呈酸性与呈碱性食品之间）的平衡，也保证具有不同营养特点及营养价值互补作用的各种类食物能在膳食中占有适宜的比重，并避免营养不足与营养过剩及与营养失衡或不当有关的疾病发生。

6. 何谓营养素、功能性食品？

营养素是指来自食物和饮水，用于人类维持生命、促进生长发育、从事劳动活动并保证健康的基本物质，包括蛋白质、脂类、碳水化合物（糖类）、维生素、矿物质、水和膳食纤维。

功能性食品是指除了有适宜的营养作用外，还能对人的一种或几种功能有良好的调节作用，并能改善健康状况和（或）降低疾病危险性的食品。

7. 何谓基本饮食？

基本饮食适用于一般患者，是对营养素的种类、摄入量不做限定性调整的一种饮食。分为普通饮食、软质饮食、半流质饮食、流质饮食4种。

基本饮食

类别	适用范围	饮食原则	用法
普通饮食	消化功能正常者、病情较轻或疾病恢复期患者	营养均衡、易消化、无刺激性的食物	每日3餐 蛋白质约70～90g/d 总热量约9.5～11MJ/d
软质饮食	咀嚼不便者，老年或幼儿患者，口腔疾患或术后恢复期等患者	以软烂、无刺激性、易消化食物为主	每日3～4餐 蛋白质约70g/d 总热量约8.5～9.5MJ/d
半流质饮食	咀嚼不便、发热、体弱、消化道疾患、手术后等患者	食物呈半流体，营养丰富无刺激，易咀嚼吞咽	每日5～6餐，每次300ml 蛋白质约60g/d 总热量约6.5～8.5MJ/d
流质饮食	危重或全身衰竭、高热、口腔疾患、各类大手术后及急性消化道疾患等患者	所有食物呈液体状。由于热量及营养素不足，故只能短期使用	每日6～7餐，每次200～300ml 蛋白质约40g/d 总热量约3.5～5.0MJ/d

8. 何谓治疗饮食？

治疗饮食是指在基本饮食的基础上，根据疾病的状况，调整总热量和营养素，以适应病情需要，达到辅助治疗目的的饮食。

饮食种类	适用范围	饮食原则
高热量饮食	甲状腺功能亢进症、高热、烧伤、结核病、体重不足的患者及产妇等	在基本饮食的基础上加餐2次，普食患者可加牛奶、豆浆、鸡蛋、藕粉、蛋糕等；半流质或流质饮食患者可加奶油、巧克力等。每日供给热量约12.5MJ（3000kcal）
高蛋白饮食	高代谢性、长期消耗性疾病，如结核病、严重贫血、烧伤、肾病综合征、大手术后、癌症晚期及低蛋白血症等患者	饮食中增加肉、鱼、蛋、豆制品等动植物蛋白。每日蛋白质供给量按体重：1.5~2g/kg，成人每日蛋白质总量为90~120g
低蛋白饮食	限制蛋白质摄入者，如急性肾炎、尿毒症、肝性昏迷等患者	根据病情需要，成人蛋白质摄入量可在20~30g/d，总量不超过40g/d
低脂肪饮食	肝、胆、胰疾患，高脂血症，冠心病，肥胖，腹泻等患者	限制动物脂肪的摄入更具有临床意义，摄入量不超过40g/d
低盐饮食	心脏病、急慢性肾炎、肝硬化伴腹水、重度高血压等患者	除食物内自然存在的含钠量外，成人每日食盐量不超过2g/d（含钠0.8g）。禁食一切腌制食品
无盐低钠饮食	同低盐饮食	除食物内自然存在的含钠量外，烹调时不放食盐；除无盐外，还需控制摄入食物中自然存在的含钠量（控制在0.5g/d）；还应禁用含钠食物和药物

9. 何谓试验饮食？

试验饮食亦称诊断饮食，是指在特定的时间内，通过对饮食内容的调整，协助疾病的诊断和提高实验室检查结果正确性的一种饮食。

试验饮食

饮食种类	适用范围	饮食原则
胆囊造影饮食	用于需要进行造影检查的胆囊、胆管、肝胆管等疾病的患者	检查前1日午餐进高脂肪饮食，以刺激胆囊收缩和排空，有助于造影剂进入胆囊。晚餐进无脂肪、低蛋白、高碳水化合物饮食，晚餐后口服造影剂，禁饮食、禁烟；检查当日禁早餐，第1次摄X线片后，如胆囊显影良好，可进食高脂肪餐（脂肪量约25~50g），30分钟后第2次摄片观察
潜血试验饮食	用于大便潜血试验的准备，试验期为3~5日	试验前3日开始禁易造成潜血试验假阳性的食物，如肉类、动物血、绿色蔬菜及含铁丰富的食物和药物。可进食牛奶、豆制品、白菜、土豆、冬瓜、粉丝等食物。第4日起连续留3日大便做潜血检查
吸碘试验饮食（忌碘饮食）	用于甲状腺功能亢进或减退的患者，协助放射性核素检查，以明确诊断	在检查或治疗之前的2个月，禁食含碘高的食物；之前2周禁食海产品。禁用碘做局部消毒

10. 影响饮食的因素有哪些?

生理因素

（1）年龄：年龄不同，对食物的喜好、每日所需的食物量及对特殊营养素的需求均有所差异。

（2）活动量：活动量大的人每日所需的热能及营养素均超过活动量小的人。

（3）身高和体重：一般情况下，体格强壮、高大的人对营养素的需求量较大。

心理因素 不良的情绪状态如焦虑、忧郁、恐惧、悲哀等会使人的食欲降低，进食减少甚至厌食；愉快、轻松的心理状态则会促进食欲。

病理因素 疾病与外伤会影响患者的食欲、食物摄取，以及食物在体内的消化、吸收；在疾病治疗期间服用某些药物亦可促进或抑制食欲，影响食物的消化吸收；某些人对某种特定食物过敏。

经济文化因素 经济能力直接影响人们对食物的选购，从而影响人们的营养状况。不同的文化背景、宗教信仰、饮食习惯、生活方式等均会影响一个人对饮食的选择，从而影响其营养的摄入和吸收，甚至可导致疾病的发生。

11. 饮食护理措施有哪些?

进食前护理

(1) 入院后饮食通知:患者入院后,病区负责医生根据病情开出饮食医嘱,确定患者所需饮食种类,护士填写入院饮食通知单,送交营养室,同时在患者床尾或床头注上相应的标记,作为分发饮食的依据。

(2) 做好饮食教育:应对患者进行解释和指导,说明选用饮食的意义,可选用的食物以及不能选用的食物,每日进餐的次数及时间等,使其理解并执行饮食计划。

(3) 安排舒适的就餐环境:患者的进餐环境,应清洁、整齐、美观、空气新鲜、气氛轻松愉快。能走动的患者尽可能在病室餐厅与病友共同进餐,以促进食欲。如在病室内进餐,餐前去掉床单上不需要的用品,以改善视觉环境;饭前避免不必要的治疗,如病室内有病危或呻吟患者,可用屏风遮蔽。

(4) 保证患者感觉舒适:进餐前询问患者及同室病友是否需要排尿、排便;协助患者洗手、清洁口腔、取舒适的体位及进餐的姿势。如病情许可,可协助患者下床进食;不便下床者可取坐位或半坐位,放床上桌进餐,卧床患者安排侧卧位或仰卧位(头偏向一侧),并给予适当支托。

进食时的护理

(1) 协助配餐员及时、准确分发食物:护士洗净双手,戴手套、衣帽整洁。将热饭、热菜正确无误地发给每位患者。对禁食者应告知原因,以取得合作,并在床尾挂上禁食标记。

(2) 巡视进餐情况:在患者进餐期间,应加强巡视,观察患者的进食情况,鼓励患者进食,必要时向主管医生建议为患者调整饮食。对实施治疗饮食、试验饮食的患者,应注意检查督促;对家属带来的食物必须检查,符合治疗原则方可食用。

(3) 协助患者进食:对能自行进食的患者,可给予必要的帮助,如协助取合适的体位、准备食物、餐具等。对不能自行进食的患者,应耐心喂食,喂食时应根据患者的进食习惯控制速度、温度及每次的量。对双目失明或双眼被遮盖要求自行进食的患者,可按桌面图放置食物，并告知食物的方位和名称，如6点钟放饭、3点钟放汤、9点钟及12点钟放菜；需要喂食的患者，在喂食前应告知食物的名称，以增加其进食的兴趣和食欲。

进食后的护理 保持餐后的清洁和舒适，做好必要的记录和交接班工作。

12. 鼻饲饮食的概念及目的是什么？

概念 鼻饲饮食是将导管经鼻腔插入胃内，从管内灌入流质食物、药物和水分的方法。

目的 为昏迷或不能经口进食者提供食物、药物，以满足营养和治疗需要。适用于不能经口进食如昏迷、口腔疾病患者；某些手术后或肿瘤、食管狭窄、拒绝进食患者；早产儿和病情危重的婴幼儿等。

13. 鼻饲饮食的操作方法是什么？

（1）插管前备齐用物，鼻饲液温度为38~40℃。

（2）核对患者并解释目的，协助患者取坐位或仰卧位，颌下铺治疗巾，清洁鼻腔。

（3）预测插管长度，成人45~55cm，相当于从患者鼻尖至耳垂再到剑突的长度或从前额发际至胸骨剑突处的长度。

（4）用液状石蜡润滑胃管前端，一手持纱布托住胃管，另一手持镊子夹住胃管前端沿一侧鼻腔缓缓插入，到咽喉部时（14~16cm），嘱患者做吞咽动作，同时将胃管送下。如患者出现恶心，应暂停片刻，嘱其做深呼吸，缓解后再插入；如患者出现呛咳、呼吸困难、发绀等情况，表示误入气管，应立即拔出胃管，休息片刻后重新插入；如插入不畅，应检查胃管是否盘在口中。

（5）昏迷患者因吞咽和咳嗽反射消失，不能合作，为提高插管的成功率，插管前使患者去枕仰卧，头后仰，当胃管插至会厌部（约15cm）时，将患者头部托起，使其下颌靠近胸骨柄以增大咽部通道的弧度，便于将胃管插入到预定长度。

（6）检查胃管是否在胃内有三种方法：接注射器能抽出胃液；置听诊器于胃部，同时用注射器快速向胃管注入10ml空气，可闻及气过水声；将胃管末端放入盛水碗内，无气体逸出（如有大量气体逸出，表明误入气管），然后用胶布固定于鼻翼及面颊部。

（7）固定好胃管后先注入少量温开水，再灌入鼻饲液，每次鼻饲量不超过 200ml, 间隔时间不少于 2 小时, 注完后再注入少量温开水冲净胃管, 以免鼻饲液在管内积存变质。

（8）最后将胃管开口端反折并用纱布包好, 固定于枕旁。所有用物应每日消毒 1 次。记录插胃管时间、患者反应、鼻饲液的种类和鼻饲量。

（9）拔管：用于患者停止鼻饲, 或长期鼻饲者每周更换胃管时。

①拔管前核对并解释。

②置弯盘于患者颌下, 开口端夹紧放在弯盘内, 轻轻揭去固定的胶布。

③拔管时用纱布包裹近鼻孔处的胃管, 嘱患者做深呼吸, 待呼气时拔管, 到咽喉处快速拔出, 以免液体滴入气管。

④清洁患者口、鼻、面部, 擦去胶布痕迹, 协助漱口, 取舒适卧位, 清理用物。记录拔管时间及患者反应。

14. 鼻饲饮食有哪些注意事项？

①插管时, 护患之间要进行有效沟通；②操作动作轻稳, 尤其是在通过食管 3 个狭窄部位时防止损伤食管黏膜；③鼻饲须用药物时, 应将药片碾碎, 溶解后再灌入；④每次鼻饲前应检查胃管是否在胃内, 鼻饲液温度为 38～40℃, 每次鼻饲液量不超过 200ml, 间隔时间不少于 2 小时；⑤长期鼻饲者应每日进行口腔护理, 胃管应每周更换 1 次（晚上末次喂食后拔出, 次日晨再从另一侧鼻孔插入）；⑥上消化道出血, 鼻腔手术后, 食管静脉曲张或食管梗阻患者禁用鼻饲。

15. 出入液量的记录的内容和要求是什么？

（1）每日摄入量　包括食物中所含水量、饮水量、输液量、输血量等, 记录要准确, 患者饮水测定容器应固定。对固体食物要记录其单位个数。

（2）每日排出量　包括尿量、粪便量、胃肠减压吸出液量、胸腹腔抽出液量、呕吐量、咯血量、伤口渗出液量及引流的胆汁量等, 应准确测量和记录。

16. 出入液量的记录方法是什么？

（1）用蓝钢笔填写出入液量记录单的眉栏项目。

（2）出入液量的记录, 晨 7 时至晚 7 时用蓝笔, 晚 7 时至次晨 7 时用红笔。

（3）每班护士记录要及时准确，夜班护士按规定时间做 24 小时出入液量总结，并用蓝笔填写在体温单的相应栏目内。

〔测试题〕

一、选择题

【A 型题】

1. 三大营养物质在体内氧化时所释放的能量用来维持体温的能量占总量的（　）

 A. 40%   B. 30%   C. 50%

 D. 60%   E. 70%

2. 完全胃肠外营养是（　）

 A. 通过静脉输入全部营养

 B. 从胃管内补充营养的不足

 C. 补充要素膳

 D. 少量口服

 E. 添加匀浆液

3. 营养不良的主要临床表现是（　）

 A. 精神萎靡 B. 食欲减退 C. 进行性消瘦

 D. 面色苍白 E. 肌肉松弛

4. 引起水体"富营养化"的主要环境污染物是（　）

 A. 氟、氮   B. 氟、磷   C. 铅、磷

 D. 氮、磷   E. 汞、氮

【X 型题】

完全胃肠外营养输入人体的途径有（　）

A. 深静脉   B. 周围静脉   C. 中心静脉

D. 锁骨下动脉 E. 颈内静脉

二、判断题

1. 肝性脑病患者可给予高蛋白饮食，以补充营养。（　）

2. 中度营养不良时体重低于正常均值的 25%。（　）

3. 对营养不良伴腹泻患者静脉补液宜按实际体重计算。（　）

4. 为预防乙型病毒性肝炎在围生期的传播，患有乙型病毒性肝炎的妇女应加强营养，必须避孕；在肝炎痊愈后至少半年，最好 1 年后

再怀孕。（　）

三、填空题

1. 中国居民膳食营养素参考摄入量包括（　　）、（　　　）、（　　）、（　）

2. 营养调查包括（　　）、（　　）、（　　）。

3. 完全胃肠道外营养系指通过静脉途径给予适量的（　　　）、（　　）、（　　）、（　　）、（　　　）、（　　　），以达到营养治疗的一种方法。

〔答　案〕

一、选择题

【A 型题】

1. C　2. A　3. C　4. D

【X 型题】

ABCE

二、判断题

1. 错误　2. 错误　3. 正确　4. 错误

三、填空题

1. EAR　RNI　AI　UL

2. 膳食调查　体格检查　生化检查

3. 蛋白质　脂肪　碳水化合物　电解质　维生素　微量元素

第十三章 疾病诊断步骤和临床思维方法

第一节 诊断疾病的步骤

一、搜集临床资料

1. 病史

（1）症状是病史的主体。

（2）症状的特点及其发生发展与演变情况，对于形成诊断起重要作用。

（3）病史采集要全面系统、真实可靠，病史要反映出疾病的动态变化及个体特征。

2. 体格检查

（1）在病史采集的基础上，应对患者进行全面、有序、重点、规范和正确的体格检查，所发现的阳性体征和阴性表现，都可以成为诊断疾病的重要依据。

（2）体格检查结合病史资料大约可解决半数以上的诊断问题。

（3）在体格检查过程中要注意核实和补充病史资料。

3. 实验室及其他检查

（1）检查的意义。

（2）检查的时机。

（3）检查的敏感性和特异性。

（4）安全性。

（5）成本与效果分析。

二、分析、评价、整理资料

（1）假阴性和假阳性问题。

（2）误差大小。

（3）有无影响检查结果的因素。

（4）结果与其他临床资料是否相符，如何解释。

三、对疾病提出初步诊断

初步诊断只能为疾病进行必要地治疗提供依据，为确立和修正诊断奠定基础。

四、确立及修正诊断

（1）认识常常不是一次就能完成的。

（2）初步诊断是否正确，也需要在临床实践中验证。

（3）提出初步诊断之后给予必要的治疗；客观细致的病情观察；某些检查项目的复查以及选择一些必要的特殊检查等，都将为验证诊断、确立诊断和修正诊断提供可靠依据。

第二节　临床思维的两大要素及应注意问题

（一）临床思维的两大要素

（1）临床实践。

（2）科学思维。

（二）诊断思维中应注意的问题

（1）现象与本质。

（2）主要与次要。

（3）局部与整体。

（4）典型与不典型。

（5）造成临床表现不典型的因素

①年老体弱患者。

②疾病晚期患者。

③治疗的干扰。

④多种疾病的干扰影响。

⑤婴幼儿。

⑥器官移位者。

⑦医生的认识水平等。

第三节　临床思维的基本方法

一、推理

1. 演绎推理

（1）从带有共性或普遍性的原理出发，来推论对个别事物的认识并导出新的结论。

（2）结论是否正确，取决于临床资料的真实性。

（3）演绎推理所推导出的临床初步诊断常常是不全面的，因此有其局限性。

2. 归纳推理

（1）从个别和特殊的临床表现导出一般性或普遍性结论的推理方法。

（2）医生所搜集的每个诊断依据都是个别的，根据这些诊断依据而提出的临床初步诊断，就是由个别上升到一般，由特殊性上升到普遍性的过程和结果。

3. 类比推理

（1）类比推理是根据两个或两个以上疾病在临床表现上有某些相同或相似，但也有不同之处，经过比较、鉴别、推论而确定其中一个疾病的推理方法。

（2）临床上常常应用鉴别诊断来认识疾病的方法就属此例。

二、横向列举

根据所发现的诊断线索和信息去寻找更多的诊断依据。

三、模式识别

根据患者的临床表现去对照疾病的诊断标准和诊断条件。

四、对具体病例的诊断

（1）医生在临床实践过程中积累的知识和技能称为临床经验。

（2）它在临床诊断疾病的各个环节中都起着重要作用。

（3）在临床诊断疾病的过程中，经验再现的例子很多，但应注意"同病异征"和"同征异病"的现象。

第四节　诊断思维的基本原则

（1）首先考虑常见病与多发病。

（2）首先应考虑器质性疾病的存在。

（3）首先应考虑可治性疾病的诊断。

（4）应考虑当地流行和发生的传染病与地方病。

（5）尽可能以一种疾病去解释多种临床表现；若患者的临床表现确实不能用一种疾病解释时，可再考虑有其他疾病的可能性。

（6）医生必须实事求是地对待客观现象，不能仅仅根据自己的知识范围和局限的临床经验任意取舍。

（7）以患者为整体，但要抓准重点、关键的临床现象。

第五节　循证医学在临床诊断思维中的应用

（1）循证医学的核心思想是临床证据、医师经验与患者意愿三者结合起来制订医疗决策包括诊断方法和治疗方案。

（2）循证医学重视当前可得的最佳临床证据。

第六节　临床诊断思维的特点与误诊常见原因

一、临床诊断思维的特点

（1）对象的复杂性。

（2）时间的紧迫性。

（3）资料的不完整性。

（4）诊断的概然性。

（5）诊断的动态性。

二、常见诊断失误的原因

（1）病史资料不完整、不确切，未能反映疾病进程和动态以及个体的特征，因而难以作为诊断的依据。

（2）观察不细致或检查结果误差较大。

（3）医学知识不足，缺乏临床经验。

（4）其他如病情表现不典型，诊断条件不具备以及复杂的社会原因等。

〔测试题〕

一、选择题

【A 型题】

1. 临床诊断思维的特点不包括（　）

    A. 对象的复杂性　　　　　　　　B. 时间的紧迫性

    C. 资料的不完整性　　　　　　　D. 诊断的概然性

    E. 诊断的静态性

2. 症状是病史的（　）

    A. 主体　　　　　B. 客体　　　　　C. 检查所得

    D. 补充　　　　　E. 以上都不对

【X 型题】

1. 常见的误诊、漏诊的原因包括下面哪几种（　）

    A. 观察不细致或检验结果误差

    B. 病史资料不完整、不确切

    C. 先入为主、主观臆断

    D. 医学知识不足、缺乏临床经验

    E. 疾病的临床表现不同

2. 初步诊断为多项时，应当主次分明，写在后面的是（　）

    A. 主要的　　　　　B. 急性的　　　　　C. 慢性的

    D. 本科的　　　　　E. 继发的

3. 临床思维的基本原则有（　）

    A. 用发病率和疾病谱观点选择诊断的原则

    B. 实事求是的原则，"一元论"原则

    C. 首先考虑器质性疾病的诊断，然后考虑功能性疾病的原则

    D. 首先考虑可治的疾病的原则，简化思维程序的原则

    E. 见病见人的原则

4. 诊断思维中应注意的问题包括（　）

    A. 典型与不典型　　　　　　　　B. 主要与次要

    C. 现象与本质　　　　　　　　　D. 局部与整体

E. 造成临床表现不典型的因素

5. 综合的临床诊断应包括（　　）

A. 病理解剖诊断　　　　　　B. 病因诊断

C. 病理生理诊断　　　　　　D. 疾病的分型与分期

E. 并发症及伴发疾病诊断

二、名词解释

1. 归纳推理

2. 类比推理

3. 演绎推理

三、判断题

1. 病史采集要全面系统、真实可靠，病史要反映出疾病的动态变化及个体特征。（　　）

2. 初步诊断是否正确，不需要在临床实践中验证。（　　）

3. 疾病诊断过程中，临床思维时应坚持"多元论"原则。（　　）

4. 临床思维方法是指对疾病现象进行调查研究、分析综合、判断推理等过程中的一系列思维活动，由此认识疾病、判断鉴别，做出决策的一种逻辑方法。（　　）

5. 在体格检查过程中要注意核实和补充病史资料。（　　）

6. 诊断疾病的步骤包括搜集资料、分析综合资料及形成印象、验证或修正诊断三个步骤。（　　）

7. 症状是病史的主体。（　　）

四、填空题

1. （　　）是最重要的、也是最理想的临床诊断内容。

2. 常用的诊断方法有（　　）、（　　）、（　　）。

3. 临床思维的两大要素是（　　）、（　　）。

4. 循证医学的核心思想是（　　）、（　　）、（　　）三者结合起来制订医疗决策包括诊断方法和治疗方案。

5. 造成临床表现不典型的因素有（　　）、（　　）、（　　）、（　　）、（　　）、（　　）。

6. 诊断疾病的步骤是（　　）、（　　）、（　　）、（　　）。

五、问答题

1. 论述诊断思维的基本原则。

2. 叙述常见诊断失误的原因。

3. 叙述临床诊断思维的特点。

4. 叙述诊断书写要求。

〔答 案〕

一、选择题

【A 型题】

1. E 2. A

【X 型题】

1. ABCD 2. CE 3. ABCDE 4. ABCDE 5. ABCDE

二、名词解释

1. 归纳推理是从个别和特殊的临床表现导出一般性或普遍性结论的推理方法。

2. 类比推理是根据两个或两个以上疾病在临床表现上有某些相同或相似，但也有不同之处，经过比较、鉴别、推论而确定其中一个疾病的推理方法。

3. 演绎推理是从带有共性或普遍性的原理出发，来推论对个别事物的认识并导出新的结论。结论是否正确，取决于临床资料的真实性。

三、判断题

1. 正确 2. 错误 3. 错误 4. 正确 5. 正确 6. 正确 7. 正确

四、填空题

1. 病因诊断

2. 直接诊断 排除诊断 鉴别诊断

3. 临床实践 科学思维

4. 临床证据 医师经验 患者意愿

5. 年老体弱患者 疾病晚期患者 治疗的干扰 多种疾病的干扰影响 婴幼儿 器官移位者

6. 搜集临床资料 分析、评价、整理资料 对疾病提出初步诊断 确立及修正诊断

第一节 内科护理学

〔基础知识〕

1. 何谓腹膜透析？腹膜透析患者的护理要点是什么？

腹膜透析是指向患者腹腔输入透析液，利用腹膜作为透析膜，使体内潴留的水、电解质与代谢废物经超滤和渗透作用进入腹腔，而透析液中的某些物质经毛细血管进入血液循环，以补充体内的需要，如此反复更换透析液，以达到清除体内代谢产物和多余水分的目的。

护理要点

（1）严格执行无菌技术操作，防止感染发生。

（2）饮食护理：给予优质高蛋白饮食 [1.2~1.3 g/（kg·d）]，以保证患者营养。

（3）准确记录透析液每次进出腹腔的时间、液量和 24 小时出入液量，监测日透析前后体重和血压，维持水平衡。

（4）常见并发症的观察与处理：观察透析出液的颜色、量、性质，有无引流不畅、腹膜透析管堵管、腹痛、腹膜炎的临床表现，若有应及时处理。

（5）健康教育：有计划地教会患者及家属正确的操作及相关知识。

（6）心理护理：让患者愉快接受腹透治疗，回归社会。

2. 何谓血友病？血友病的护理要点是什么？

血友病是一组最常见的先天性或遗传性凝血因子缺乏引起的 出血性疾病。血友病 A 最常见，是由于凝血因子Ⅷ缺乏所致。

护理要点

（1）心理支持与疏导：鼓励患者积极治疗，预防复发，树立生活信心。

（2）出血观察：皮肤黏膜瘀点、瘀斑，伤口渗血；关节肿胀、活动受限；肢体有疼痛、麻痹、感觉障碍等表现。

（3）出血护理：局部冷敷；固定出血关节，禁止受压，出血停止、肿胀消退后，指导功能锻炼，防止关节变形致永久性残废；加压包扎；无菌技术处理出血伤口。

（4）健康指导：限制活动范围及强度，禁止从事危险作业及重体力劳动；避免外伤；保持口腔清洁，避免拔牙；营养均衡，控制体重，减轻关节负荷；教会处理出血的方法。

3. 何谓恶性淋巴瘤？恶性淋巴瘤的临床表现有哪些？

恶性淋巴瘤是一组起源于淋巴结或其他淋巴组织的恶性肿瘤。

临床表现

（1）局部表现：无痛性、进行性淋巴结肿大。

（2）全身症状：发热、盗汗、消瘦、乏力、食欲下降、皮肤瘙痒。

（3）肿瘤压迫组织器官产生相应的症状和体征：上腔静脉压迫综合征、吞咽和呼吸困难、肠梗阻、黄疸等。

（4）浸润脏器产生相应症状和体征：恶心呕吐、胸闷气促、疼痛、肝脾大等。

4. 何谓多发性骨髓瘤？多发性骨髓瘤的护理要点有哪些？

多发性骨髓瘤是浆细胞异常增生的恶性肿瘤。

护理要点

（1）心理支持与疏导：关心体贴患者，争取社会和家庭的支持，树立战胜疾病的信心。

（2）骨痛的护理：观察骨痛的部位及程度；限制活动，卧硬板床，防止病理性骨折；遵医嘱服用止痛药。

（3）合并症的观察：观察感染、出血、贫血的症状，肾功能不全的患者观察尿色、尿量的变化。

（4）营养支持：多饮水，进食高热量、高蛋白、高维生素、易消化饮食；肾功能不全的患者，给予低钠、优质低蛋白饮食。

（5）健康教育：注意休息，动作轻缓，禁止碰撞，骨质破坏者绝对卧床；加强个人卫生，避免去公共场所，防寒保暖，防止感染；定期复诊。

5. 白血病的主要治疗手段是什么？

（1）一般治疗：防止感染，纠正贫血，控制出血，防治高尿酸血症肾病，维持营养。

（2）化学治疗：目前采用联合化学治疗。分为诱导缓解治疗阶段、巩固强化治疗阶段、维持治疗阶段。

（3）造血干细胞移植：将造血干细胞移植入受者体内，以替代原有的病理性造血干细胞，从而使正常的造血与免疫功能得以重建。

（4）免疫辅助治疗：利用生物反应调节剂，提高机体的免疫功能，治疗白血病。

6. 何谓白血病？

白血病是起源于造血干细胞的克隆性恶性疾病，白血病细胞大量增生，浸润骨髓及全身各组织脏器，使正常造血受抑制而引起一系列临床表现。

7. 何谓粒细胞缺乏症？粒细胞缺乏症的临床表现有哪些？

外周血中性粒细胞绝对值低于 0.5×10^9/L 时称为粒细胞缺乏症。

粒细胞缺乏症的临床表现：①起病急骤，头痛困倦；②畏寒、高热；③咽喉及全身关节疼痛；④黏膜坏死性溃疡；⑤感染。

8. 何谓原发性血小板减少性紫癜？原发性血小板减少性紫癜的主要临床表现及护理要点有哪些？

原发性血小板减少性紫癜又称自身免疫性血小板减少性紫癜，是因免疫因素使血小板破坏增多的临床综合征。

临床表现 原发性血小板减少性紫癜的主要临床表现：①畏寒发热；②皮肤黏膜出血；③脏器出血；④反复发作者可有轻度脾大；⑤出血过多、病程持续过久可出现贫血体征。

护理要点

（1）出血观察：观察颅内出血、皮肤黏膜出血、消化道出血、眼底出血、泌尿道出血、子宫出血的临床表现。

（2）出血预防：限制活动，卧床休息；防止外伤；保持大便通畅，防止颅内压增高；减少穿刺，穿刺后加压按压致出血停止；禁抓挠刺激皮肤黏膜；饮食细软无渣，消化道出血者暂禁食。

（3）用药观察：观察糖皮质激素的不良反应，定时监测血压、血糖、白细胞计数。

（4）健康教育：限制活动，避免创伤；避免使用可能引起血小板数量减少或功能抑制的药物。

9. 何谓过敏性紫癜? 过敏性紫癜的护理要点有哪些?

过敏性紫癜是一种毛细血管变态反应性出血性疾病。

护理要点

（1）心理护理：解释病因及治疗方法，消除患者的紧张和恐惧心理。

（2）病情观察：①紫癜型，观察紫癜的形态、数量、分布及消退情况；②腹型，观察黑便、血便，肠鸣音、腹痛，监测脉搏、血压，警惕肠穿孔发生；③肾型，观察体重、尿色、尿量；④关节型，观察关节红、肿、热、痛情况及关节的活动度。

（3）对症护理：紫癜型的患者，勿抓挠、刺激皮肤；关节型的患者，肢体抬高制动，湿冷敷止痛，禁止热敷肿胀的关节；消化道出血严重者暂禁食；肾功能不全的患者，给予低钠和优质低蛋白饮食。

（4）健康教育：注意休息；防寒保暖；防止感染；避免食用异性蛋白食物；禁止服用致敏的食物和药物，避免接触农药、花粉等致敏原。

10. 何谓再生障碍性贫血? 再生障碍性贫血的临床表现有哪些?

再生障碍性贫血是指一种由于化学、物理、生物因素引起的骨髓造血组织功能衰竭所致的贫血。以造血干细胞损伤、外周全血细胞减少为特征。

临床表现

（1）重型再生障碍性贫血的表现：起病急，进展迅速；贫血进行性加重；出血部位广泛并伴内脏出血；感染严重；病情险恶，常用对症治疗不易奏效。

（2）慢性再生障碍性贫血的表现：起病较缓慢；贫血往往是首发和主要的临床表现；出血少，很少有内脏出血；感染以呼吸道多见，严重感染者少。

11. 缺铁性贫血的护理要点有哪些?

（1）心理护理：解释病因，解除思想顾虑，配合治疗护理。

（2）病情观察：观察贫血的进展程度和各脏器的功能变化。

（3）药物治疗：口服铁剂宜饭后或饭中服用，避免与牙接触，不与茶、乳制品同服；深部肌内注射铁剂时，要交替更换注射部位；静脉注射铁剂时，速度要缓慢。

（4）健康指导：纠正偏食习惯，给予富含铁剂的易消化饮食；按医嘱坚持服药 3~6 个月，定期复诊。

12. 贫血分为哪几类？

（1）按细胞形态学可分为：①大细胞性贫血；②正细胞性贫血；③单纯小细胞性贫血；④小细胞低色素性贫血。

（2）按病因及发病机制可分为：①红细胞生成减少；②红细胞破坏过多；③各种急、慢性失血。

13. 应用双气囊三腔管压迫止血的护理措施有哪些？

（1）气囊充气后应随时观察病情和止血效果。定期抽吸胃腔内的引流液，详细观察和记录引流液的颜色、量和性状，判断出血是否停止。

（2）胃囊、食管囊定时放气，防止黏膜组织坏死，初次压迫可维持 6~12 小时，以后每 4~6 小时放气一次。放气前松开牵引，嘱患者口服液体石蜡 20 ml，放气次序为"先食管囊后胃囊"，放气 20~30 分钟。此时应严密观察有无出血现象，然后充气（先胃囊，后食管囊）。

（3）双气囊三腔管一般留置时间为 24~72 小时。

（4）密切观察牵引装置，防止因胃囊充气不足或破裂致食管囊向上移位造成窒息等并发症，一旦发生，即放松牵引物并抽出食管囊内气体，拔出管道。

（5）定时做好鼻腔、口腔清洁护理，垫油纱布于鼻腔口管子压迫处，防止压疮发生。

（6）拔管护理：①出血停止 24 小时后，在气囊放气情况下，继续置管观察 24 小时，如未再出血，即可拔管；②拔管前口服液体石蜡 20~30ml，10~15 小时后缓慢地拔管；③拔管后清洁口腔。

14. 血液病的主要临床表现有哪些？

血液病的主要临床表现有：贫血、溶血、出血、感染、发热、肝脾淋巴结肿大、骨关节痛。

15. 何谓口服葡萄糖耐量试验（OGTT）？

当血糖高于正常范围而又未达到糖尿病诊断标准者，需进行口服葡萄糖耐量试验（OGTT）。观察空腹及葡萄糖负荷后各时间点血糖的动态变化，了解机体对葡萄糖的利用和耐受情况。方法：过夜空腹 8

小时以上，于清晨 6：00 至 8：00 抽血测定空腹血糖，抽血后即饮用含 75 g 葡萄糖的溶液（将 75 g 葡萄糖溶于 250 ~ 300 ml、20 ~ 30℃温开水中，3 ~ 5 分钟内饮完），服后 30 分钟、60 分钟、120 分钟、180 分钟再抽血测静脉血浆葡萄糖。

16. 慢性肾衰患者饮食治疗的原则是什么？

（1）限制膳食中蛋白质的摄入量，其中优质蛋白质比例为 50% ~ 70%。

（2）热能摄入应充足，每日应摄入 2000 ~ 2500 kcal。

（3）全日提供优质蛋白质食品应尽量均匀分配在三餐，既能减轻肾脏负担，又可保证身体更好地吸收利用。

（4）膳食中无机盐的供给要随病情的变化而及时调整，出现浮肿及高血压时要适当限制食盐入量，一般应低于 3 g。当血钾升高、尿量减少（低于 1000 ml/d）时，要适当限制含钾高的食品，如各种干货（紫菜、蘑菇、干枣、百合等）、多数蔬菜（菜花、油菜等）、各种肉类、薯类、粗粮类。当血钾降低或尿量增多时，就要相应补充钾。

（5）补充钙剂，每天补充 1000 ~ 1500ml 钙，同时限制磷的摄入（如动物内脏、蛋黄、肉类）。

（6）维生素供给要充足。

（7）尿量减少，每天低于 1000ml 时，应适当限制饮水量及食物中的水分。

17. 肾衰竭患者防止水中毒的护理措施有哪些？

（1）严格限制水、钠摄入，维持水平衡：水摄入量 = 前一日出液量 + 500ml（基础补液量）。

钠的摄入根据血压、水肿程度给予低盐、无盐饮食。

（2）病情观察：观察有无头晕、乏力、心悸、胸闷、气促等高血压或急性左心衰竭的征象，有无出现水中毒或稀释性低钠血症的症状，如头痛、嗜睡、意识障碍、共济失调、昏迷、抽搐等。

（3）对症护理：遵医嘱使用利尿剂，观察疗效、不良反应。掌握透析指征，及时解除水过多症状。

（4）健康教育：告诉患者及家属水过多的原因、症状及危害性，限制水、钠摄入的重要性，使其了解并主动配合。

18. 何谓急性肾衰竭？急性肾衰竭患者的护理措施有哪些？

急性肾衰竭（acute renal failure，ARF）是由于各种病因引起的短期内肾功能急剧、进行性减退而出现的临床综合征。临床表现为肾小球滤过率明显降低所致的氮质潴留，以及肾小管重吸收和排泄功能障碍引起的水、电解质和酸碱平衡失调。

护理措施

（1）一般护理：卧床休息，病情好转后适当活动。

（2）病情观察：监测神志、生命体征、尿量、肾功能、电解质、血 pH 等变化。

（3）饮食护理：①维持水平衡：量出为入，补液量＝前一日出液量＋500ml（基础补液量）。②给予充足热量 [> 126 kJ/（kg · d)]、高生物效价的优质低蛋白 [0.5 g/（kg · d)]、低钠、低钾饮食，适当补充必需氨基酸。

接受透析患者给予优质高蛋白饮食；血液透析患者蛋白质摄入量为 1.0 ~ 1.2 g/（kg · d)，腹膜透析患者蛋白质摄入量为 1.2 ~ 1.3 g/（kg · d)。

（4）透析护理：①透析前做好透析设备、透析药品、患者的准备；②透析中病情观察及并发症处理；③维护透析间期水平衡，饮食护理，各项指标监测。

（5）用药护理：观察药物疗效、不良反应，特别交代相关注意事项。

（6）生活护理：协助做好口腔、皮肤清洁，预防感染。

（7）心理护理：及时进行心理疏导，增强患者战胜疾病的信心。

（8）健康教育：①预防措施：慎用氨基糖苷类抗生素，避免使用大剂量造影剂的 X 线检查，尤其是老年人及肾血液灌注不良者（如脱水、失血、休克），避免接触重金属、工业毒物等，误服或误食毒物应立即洗胃或导泻，并采用解毒剂。②恢复期患者：加强营养，增强体质，适当锻炼。③注意个人卫生，保暖，防受凉。④避免妊娠、手术、外伤等。⑤定期门诊随访，监测肾功能、尿量。

19. 肾盂肾炎患者的健康教育包括哪几方面？

（1）注意个人清洁卫生，尤其是会阴部及肛周皮肤清洁，特别是女性经期、妊娠期、产褥期。女婴应特别注意尿布及会阴部卫生。

（2）避免劳累，坚持体育运动，增强机体的抵抗力。

（3）多饮水（＞2500ml/d）、勤排尿是最简便有效的预防尿路感染的措施。

（4）若局部有炎症（如女性尿道旁腺炎、阴道炎，男性前列腺炎等）应及时治疗。

（5）如反复发作的炎症与性生活有关，应注意性生活后排尿，并口服抗生素预防。

（6）严格掌握尿路器械检查的指征。

（7）定期门诊随访，了解尿液检查的内容、方法和注意事项。

20. 论述阿米巴肝脓肿临床表现。

阿米巴肝脓肿的临床表现为：①长期发热、间歇或弛张热；②肝区热；③肝区水肿、叩痛；④右下肺呼吸音改变。

21. 何谓肾病综合征？肾病综合征患者的护理措施有哪些？

肾病综合征（nephritic syndrome，NS）是指由多种肾脏疾病引起的具有以下共同临床表现的一组综合征：①大量蛋白尿（尿蛋白定量＞3.5 g/d）；②低蛋白血症（血浆清蛋白＜30 g/L）；③水肿；④高脂血症。

护理措施

（1）一般护理：卧床休息（根据水肿及高血压程度决定），保持肢体适度活动。依病情适度增加活动量。起身要慢，防止直立性低血压发生。

（2）病情观察：①监测体重、生命体征，尤其是血压变化。②记录24小时液体出入量，监测尿常规、24小时尿蛋白量、肾功能情况。③观察并发症：a. 有无出现发热、咳嗽、咯血、尿路刺激征、腹痛等感染征象；b. 有无腰痛、下肢疼痛等肾静脉血栓、下肢静脉血栓的表现；c. 有无少尿、无尿、氮质血症等急性肾衰竭的表现。

（3）临床治疗：遵医嘱使用利尿剂、肾上腺皮质激素或其他免疫抑制剂，观察药物疗效、不良反应，特别交待相关注意事项。

（4）生活护理：做好口腔、皮肤等护理，水肿处皮肤保持清洁干燥，避免损伤，严重水肿患者禁忌肌内注射。

（5）心理护理：针对患者忧郁、焦虑等心理状态进行心理疏导。

（6）健康教育：①饮食指导。低盐、优质适量蛋白、低脂饮食。②用药指导。在医生指导下进行，不可擅自停、减药量。③适度活动。

休息、防感染。④定期随访。监测肾功能变化。

22. 何谓肾活检？肾活检的临床意义是什么？

肾活检是指经皮穿刺肾组织检查。由于肾脏疾病种类繁多，病因及发病机制非常复杂，临床类型与病理类型存在一定联系，但并无肯定的对应关系，肾活组织检查是确定肾小球疾病病理类型和病变程度的必要手段。

肾活检的临床意义：①明确诊断；②正常指导临床治疗并监测。

23. 为什么慢性肾炎患者要给予优质低蛋白、低磷饮食？

慢性肾炎的治疗目的是防止或延缓肾功能进行性减退，而高蛋白饮食可引起肾小球的高滤过和高灌注而导致肾小球硬化。高磷饮食亦可加快肾衰发展速度，且可导致严重并发症继发性甲状旁腺功能亢进。而优质蛋白饮食生物利用度高，避免产生大量非蛋白氮等代谢产物加重肾脏负担，故给予优质低蛋白、低磷饮食可减轻肾小球内高压、高灌注、高滤过状态，延缓肾小球硬化，减轻肾脏负担，防止或延缓肾功能减退。

24. 出血性坏死型胰腺炎护理要点有哪些？

（1）休息与卧位：患者绝对卧床休息，保证睡眠时间，促进组织修复和体力恢复。协助患者取舒适的体位，如弯腰、屈膝侧卧，以减轻疼痛。因剧痛辗转不宁要防止坠床。给予吸氧、保暖。

（2）饮食：患者严格禁食、禁饮水，行胃肠减压以减少胃酸分泌，防止胰腺炎症的加重。口渴者可含漱或湿润口唇、口腔。

（3）做好腹痛的护理：①按医嘱给予解痉止痛剂；②指导患者减轻腹痛的方法，如松弛疗法、皮肤刺激疗法；③关心安慰患者，减轻患者的紧张和恐惧。

（4）严密观察病情变化：①定时测量患者体温、脉搏、呼吸，特别注意血压、神志及尿量的变化，尽早纠正休克；②随时评估疼痛的剧烈程度，腹肌紧张、压痛、反跳痛，及时发现腹膜炎；③观察呼吸频率、节律和氧饱和度，必要时监测血气，尽早发现急性呼吸窘迫综合征；④观察胃肠减压引流是否通畅，记录引流量及性质；⑤做好出入量的记录，作为补液依据；⑥观察皮肤黏膜色泽弹性有无变化，判断失水程度；⑦监测血、尿淀粉酶的变化，监测电解质、血糖的变化，做好酸碱平衡的测定。

（5）做好高热的护理：①病室注意空气消毒，减少探视人数；②采取物理降温控制体温；③遵医嘱使用抗生素，严格执行无菌操作。④监测体温，注意热型及升高的程度，监测血象的变化。

（6）做好健康教育：①帮助患者和家属掌握有关疾病的病因和诱因、预防、治疗和护理知识。②饮食指导，讲解饮酒与胰腺炎的关系。症状缓解后可从清淡、低脂、低糖流质开始，逐渐恢复到正常饮食；勿暴饮暴食，戒烟戒酒。告诉患者某些食物可促使胰腺炎发作，但这些食物因人而异，应注意识别。③积极治疗胆道疾病。

25. 何谓急性胰腺炎？

急性胰腺炎是指胰腺及其周围组织被胰腺分泌的消化酶自身消化的化学性炎症。临床以急性腹痛，发热伴恶心、呕吐，血和尿淀粉酶增高为特点，是常见的消化系统急症之一。

26. 何谓肝性脑病？其观察要点是什么？

肝性脑病是指严重肝病引起的，以代谢紊乱为基础，中枢神经系统功能失调的临床综合征。主要表现为意识障碍、行为失常和昏迷。由于意识障碍是可逆的，严重时可发展成昏迷状态，因此，肝性脑病又称肝性昏迷。

观察要点

（1）观察肝性脑病前驱意识障碍表现，如定向力和理解力减退，言语不清，书写障碍，不能完成简单的运算及智力动作，继而出现烦躁、幻觉、失眠、嗜睡、扑翼样震颤、神志不清或完全丧失，可伴高热和出血倾向。

（2）观察水、电解质和酸碱失衡情况，如低钠、低钾、低氯与碱中毒等。

27. 肝硬化的临床表现如何？有哪些护理措施？

临床表现

（1）代偿期肝硬化：有乏力、食欲减退、右上腹隐痛、腹胀、厌油等非特异性症状，经休息或适当治疗后缓解。

体征：肝掌，蜘蛛痣，肝轻度增大，质地偏硬，脾轻至中度增大。

（2）失代偿期肝硬化：主要表现为：①肝功能减退所致水肿、腹水、出血、黄疸和内分泌功能紊乱等；②门静脉高压症引起侧支循环形成、脾大、脾功能亢进及腹水。

症状：食欲减退，疲倦乏力，体重减轻，腹泻、腹胀、腹痛，出血，皮肤瘙痒，腹水，男性性欲减退。

体征：肝性面容，黄疸，皮肤黏膜出血，肝掌、蜘蛛痣，内分泌失调，营养失调，腹水，脐疝，痔疮，脾大。

护理措施

（1）一般护理

①休息与体位：代偿期患者注意劳逸结合，失代偿期患者宜卧床休息。

②饮食：以高热量、高蛋白、维生素丰富和易消化的食物为宜，严禁饮酒。肝硬化晚期给予适量蛋白质，肝功能显著损害、血氮偏高或有肝性脑病先兆者，限制或禁食蛋白质，食管胃底静脉曲张者以软食为主。

③口腔护理：去除口腔异味，增强食欲。

④皮肤护理：保持皮肤清洁，在易受压部位下垫用气圈、海绵垫或贴水凝胶敷贴，使用气垫床，剪短患者指甲，谨慎使用胶布。

（2）症状护理

①腹水：a. 取半卧位休息，减少活动；b. 给予足量蛋白质、富含维生素饮食和限制钠、水摄入；c. 观察精神状况、生命体征、出入量、腹围、体重；d. 遵医嘱执行利尿治疗，以每天体重减轻不超过 0.5kg 为宜，防止患者自行停药而引起腹水反跳；应用利尿剂期间，注意防止电解质紊乱；e. 做好输注血液制品的护理；f. 做好特殊治疗的护理：腹腔穿刺大量放腹水、放腹水加输注白蛋白、腹水浓缩回输。

②腹泻：a. 观察排便次数、性质、量，及时评估患者早期脱水的症状；b. 保持身体、病床、用物等清洁；c. 留取粪便标本送检；d. 根据病情遵医嘱给予合适的饮食。

（3）药物治疗的护理：以少用药、用必要药为原则，以免增加肝脏负担；禁用损害肝脏的药物。

（4）心理护理：满足患者的心理需求，保持情绪稳定。

（5）健康教育：指导患者了解内、外科治疗方案，掌握合理用药和观察药物疗效及不良反应，积极配合治疗，预防并发症。

28. 造血干细胞移植的护理要点有哪些？

（1）心理护理：移植前，介绍移植的过程、注意事项，争取护患信任；移植中，多沟通解释，提供娱乐设施，解除孤独感；移植后，调整患者失衡心理，帮助恢复正常生活。

（2）无菌全环境保护：患者需入住无菌层流室；入住前治愈局部病灶，进行肠道、皮肤的无菌准备；移植中加强对患者的皮肤、眼、口、鼻、耳、会阴、肛周、肠道的无菌护理；医护人员严格执行消毒隔离制度和无菌技术。

（3）中心静脉置管的护理：观察穿刺点有无出血、红肿及气胸的发生；每日更换穿刺点敷料；加强输液巡视，防止空气栓塞；输液结束后，脉冲式充分冲管，肝素稀释液正压封管。

（4）回输造血干细胞的注意事项：备好急救物品；输液器不能有过滤网；无菌条件下安全快速完全输入；监测生命体征、尿色、尿量，观察过敏、出血倾向及早期肺水肿、脂肪栓塞的征兆。

（5）并发症观察：观察放疗和化疗急性不良反应、急性移植物抗宿主病、感染（细菌、真菌、病毒）、出血性膀胱炎、间质性肺炎、急性肺水肿、免疫抑制剂的不良反应的临床表现。

（6）营养支持：移植前，给予高热量、高蛋白、高维生素、低脂饮食；放疗和化疗及干细胞回输阶段，多饮水，给予富含维生素、微量元素清淡易消化的汤汁类少渣饮食；干细胞回输 2 周后，酌情增加进食量及蛋白质、纤维素含量。

（7）加强生活护理、基础护理。

（8）健康教育：居住环境清洁；适度活动；加强个人卫生，预防感染出血；保持乐观情绪；教会患者自我观察放疗和化疗的延期毒性作用及慢性移植物抗宿主病的方法；饮食新鲜易消化，多饮水；坚持服药，定期复诊。

29. 论述急性白血病的护理要点。

急性白血病的护理要点如下。①做好心理护理。②注意休息和保暖。③给予高热量、高蛋白、高维生素、易消化清淡饮食。④病情观察：注意出血倾向，尤其是颅内出血。拔针时针口久压，注意有无中枢神经系统白血病浸润表现。⑤熟悉化学治疗药物的作用和不良反应，注意有无脱发、口腔溃疡、恶心、呕吐、白细胞减少、尿液异常，以及心肌毒性反应所致的心率变化和心律失常。⑥做好化学治疗期的护理：特别要注意预防感染，如口腔黏膜感染、肛周感染和肺部感染等。

鼓励多喝水。保护静脉并掌握推药的速度，一般 20ml 药液需在 2～3 分钟内注射完毕。

30. 论述甲状腺危象的临床表现。

甲状腺危象的临床表现为：①突起高热，常超过 39℃，有时可达 40℃以上。②烦躁不安、恐惧、谵妄甚至昏迷。③心率常在 140 次/min 以上，严重者可达 240 次/min，可伴心房颤动或心房扑动。④呼吸急促，大汗淋漓，常有恶心、呕吐、腹泻、脱水及水盐代谢紊乱。重者可致休克。⑤可出现心力衰竭及肺水肿等。

31. 论述贫血的护理要点。

贫血的护理要点为：①根据病情注意卧床休息；②给予高蛋白、高维生素、富有营养和易消化的食物；③观察用药反应和治疗效果，预防出血、感染。

32. 论述大咯血的处理原则。

大咯血的处理原则为：①消除紧张情绪，必要时可用小量镇静剂。宜取侧卧位，便于将血咯出，保持呼吸道通畅。若有窒息，应立即取头低脚高 45°的俯卧位，并轻拍背部，迅速排出在气道和口咽部的血块，可用较粗的鼻导管进行机器吸引，或借助支气管镜夹取血块。②高浓度氧疗（＜50%）。③垂体后叶素静脉注射或静脉滴注，速度需缓慢。④咯血过多要输血。反复大咯血，药物治疗不易控制，根据病情和病变范围作肺段或肺叶切除治疗。⑤咯血停止后可给温或凉的流质饮食。卧床休息、避免咳嗽，保持大便通畅。

33. 论述心力衰竭患者水肿的原因及特点。

心力衰竭患者的水肿主要是由于水、钠潴留和静脉淤血而毛细血管压增高所致。水肿的特点为：水肿出现于身体的下垂部（重力性水肿）；仰卧时则以腰骶部最显著；能下床活动者，以脚、踝内侧较明显；水肿为对称性、凹陷性。

34. 论述急性肾衰竭的护理要点。

急性肾衰竭的护理要点包括：①控制入水量。少尿期应严格控制入水量，每天进水量为前 9 天液体排出量加 500ml。若患者体重增加，表明水分摄入过多。②供给足够的热量，限制蛋白质摄入。蛋白质限制在每天 20g 以下，葡萄糖每天不少于 150g，根据病情给适量脂肪。若热量不足，蛋白质分解，会加重氮质血症和高血钾。③密切观察患者的尿量、尿相对密度、尿色及利尿的效果。④做好口腔、皮肤护理及导尿管的护理，保持会阴部清洁，预防尿路感染。⑤多尿期要注意脱水和低钾、低钠，并及时给予补充。蛋白质可逐日加量，以利组织修复。⑥恢复期应定期复查肾功能，避免使用损害肾脏的药物。

35. 论述糖尿病患者必须在饭前 30 分钟注射胰岛素的原理。

糖尿病患者必须在饭前 30 分钟注射胰岛素的原理为：因速效普通（正规）胰岛素皮下注射后半小时开始起效，2～4 小时作用最强，饭前 30 分钟注射，其高峰浓度恰与餐后血糖高峰浓度一致。如注射后半小时未进食易发生低血糖反应。

36. 论述急性心肌梗死的主要护理措施。

急性心肌梗死的主要护理措施为：①绝对卧床休息 1 周，护士或家属协助一切日常活动，尽量减少患者的体力活动；保持大便通畅，切勿用力排便。②保持环境安静，减少探视，防止不良刺激，解除焦虑。③严密监测心电图、血压和呼吸的变化 5～7 天，发现心律失常，特别是室性期前收缩和心室颤动，要立即报告。发生心搏骤停，应争分夺秒进行心肺复苏，并迅速报告医师。④尽快有效地控制胸痛，保持情绪稳定。⑤记录 24 小时出入水量，防止血容量过多诱发心力衰竭，过少发生脱水，造成血液黏滞度增高或低血容量性休克。⑥给予高浓度氧吸入，改善心、脑、肾等重要器官的缺氧症状。⑦注意保暖及做好皮肤护理。

37. 论述肝硬化产生腹水的主要原因。

肝硬化产生腹水的主要原因为：①正常门静脉压力为 90～120 mmHg（12～16 kPa），肝硬化时可达 300～600 mmHg（40～80 kPa），故肝硬化时可致门静脉高压，它导致腹腔脏器毛细血管床静水压增高，使血液中的水分、电解质及少量蛋白质自门脉系统漏入腹腔，形成腹水。②肝硬化致内分泌失调，醛固酮和血管加压素增高，水、钠潴留，尿量减少，对腹水形成亦起了促进作用。③肝功能减退，白蛋白合成减少，造成血浆蛋白减少，引起血浆胶体渗透压下降，促使血浆外渗入腹腔。血浆白蛋白低于 30 g/L 时，即可出现腹水。④肝淋巴液生成过多。

38. 原发性醛固酮增多症的临床特征有哪些？

原发性醛固酮增多症（简称原醛症）是由于肾上腺皮质肿瘤或增

生致醛固酮分泌增多，引起潴钠排钾，体液容量扩张而抑制了肾素－血管紧张素系统。

（1）临床表现特点：①高血压为最常出现的症状，一般不恶性进展。②神经－肌肉功能障碍、肌无力及周期性瘫痪、麻木、手足抽搐。③肾脏表现：夜尿多，多发尿路感染。④心电图呈低钾图形，Q－T间期延长，T波增宽、降低或倒置，U波明显，心律失常。

（2）实验室检查特点：①低血钾，一般在 2～3 mmol/L，严重者更低。②高血钠，一般在正常高限。③碱血症。④尿钾高，大于 25 mmol/L。⑤尿钠少。⑥醛固酮高，肾素、血管紧张素 II 低。⑦螺内酯试验有助于该病的诊断。

39. 何谓尿崩症？禁水试验的临床意义是什么？

尿崩症是指精氨酸加压素（arginine vasopressin，AVP）又称血管加压素（antidiuretic hormone，ADH）严重缺乏或部分缺乏（称中枢性尿崩症），或肾脏对 AVP 不敏感（肾性尿崩症），致肾小管吸收水的功能障碍，从而引起多尿、烦渴、多饮、低比重尿和低渗尿为特征的一组综合征。24 小时尿量可多达 5～10L，尿比重在 1.005 以下。

禁水试验的临床意义

正常人禁止饮水一定时间后，体内水分减少，血浆渗透压升高，AVP 大量分泌，因而尿量减少，尿液浓缩，尿比重及渗透压增高。尿崩症患者由于 AVP 缺乏，禁水后尿量仍多，尿比重及渗透压仍低。

40. 甲状腺功能减退症的主要临床表现有哪些？如何护理？

临床表现

（1）成人型甲状腺功能减退：①一般怕冷，少动，体温低，食欲减退而体重不减；②记忆力减退，智力低下；③肌乏力；④窦性心动过缓；⑤厌食，腹胀，腹泻；⑥性欲减退；⑦黏液性水肿昏迷。

（2）呆小病：身材矮小，智力低下。

（3）幼年型甲状腺功能减退。

护理措施

（1）建立正常的排便习惯，防止便秘。

（2）饮食宜低热量、低钠、高蛋白、少量多餐。

（3）药物护理：不可随意停药或改变药物剂量，服药过程中出现心动过速、心律失常、多汗、兴奋及体重减轻等提示药量过大，应及时就医调整用量。

（4）加强健康教育，告知发病原因及有关注意事项。如药物引起者应调整剂量或停用，永久性甲状腺功能减退需终身服药，慎用安眠、镇静、止痛药，避免感染和创伤，注意保暖，发生应激情况时酌情加药以防止发生黏液性水肿昏迷。

41. 何谓甲状腺危象？其护理措施是什么？

甲状腺危象是在甲亢未控制的情况下，由于外界的各种应激因素致甲亢病情突然加剧，出现危及生命的状态。表现为：高热39℃以上，心率快（140~240次/分），可伴房颤、体重下降、烦躁不安、呼吸急促、大汗、厌食、恶心呕吐、腹泻，甚至虚脱、休克、嗜睡、谵妄或昏迷。

护理措施

（1）预防措施：①避免精神刺激；②控制感染；③健康教育，不随意停药；④术前准备充分。

（2）抢救措施：①抑制甲状腺激素（TH）的合成与释放，复方碘溶液及甲巯咪唑治疗。②降低周围组织对TH的反应，利血平、胍乙啶、普萘洛尔治疗。③应用肾上腺皮质激素。④对症护理，吸氧、物理降温、镇静剂应用。

42. 何谓糖尿病？糖尿病的诊断标准是什么？

糖尿病是一种常见的内分泌代谢疾病，是由多种原因引起胰岛素分泌或作用的缺陷，或者两者同时存在而引起以慢性高血糖为特征的代谢紊乱。除碳水化合物外，尚有蛋白质、脂肪代谢异常。久病可引起多系统损害，导致眼、肾、神经、大血管等组织的慢性进行性病变。病情严重或应激时可发生急性代谢紊乱，如酮症酸中毒、高渗性非酮症糖尿病昏迷、乳酸酸中毒等。

糖尿病诊断标准：症状+随机血浆葡萄糖≥11.1 mmol/L（200 mg/dl），或空腹血浆葡萄糖≥7.0 mmol/L（126 mg/dl），或口服葡萄糖耐量试验（OGTT）服糖后2小时血浆葡萄糖≥11.1 mmol/L（200 mg/dl）。症状不典型者，需另一天再次证实。随机是指一天当中的任意时间而不管上次进餐的时间。

43. 论述肝动脉插管栓塞术的术后护理要点。

肝动脉插管栓塞术的术后护理要点为：①观察有无发热、恶心、呕吐等症状。②防止导管脱出。③注意观察疗效。大部分患者经栓塞治疗后自觉症状减轻，肝脏缩小。④巨块型肿瘤栓塞范围超过全肝70%以上者，要防止急性肝、肾衰竭的发生。

44. 糖尿病按病因分几类？

（1）1型糖尿病（胰岛 B 细胞破坏，导致胰岛素绝对缺乏）：有免疫介导糖尿病和特发性糖尿病两种亚型。

（2）2型糖尿病（其不同程度可从显著的胰岛素抵抗伴相对胰岛素不足，到显著的胰岛素分泌不足伴胰岛素抵抗）。

（3）妊娠期糖尿病。

（4）其他特殊类型糖尿病。

45. 论述急性肾炎常见的并发症。

急性肾炎常见的并发症如下。

（1）高血压脑病：如有剧烈头痛甚至伴有呕吐者，应考虑并发高血压脑病的可能性，须及时测血压。若血压急剧升高，要及时报告医师，采取降压、镇静或脱水降低颅内压等措施，以防惊厥或昏迷等严重症状发生。

（2）急性心力衰竭：高血压、尿量减少及水、钠潴留，使心脏前后负荷均增加，极易发生心力衰竭，因此需密切观察脉搏、呼吸。如果脉搏增快，呼吸困难时应考虑并发心力衰竭。

（3）急性肾功能不全：尿少伴恶心、呕吐、呼吸深大、意识淡漠时，提示可能为尿毒症，须与医师及时联系，予以相应检查和治疗，如人工肾透析治疗等。

46. 甲状腺功能亢进症的主要临床表现有哪些？如何护理？

临床表现

（1）甲状腺激素分泌过多症候群：怕热多汗、体重锐减、神经过敏、多言好动、腱反射亢进、心悸、胸闷、心动过速、心律失常、脉压差大、食欲亢进、多食消瘦、腹泻、肌乏力及萎缩、女性月经减少或闭经、男性有阳痿。

（2）甲状腺肿：弥漫性、对称肿大，有震颤、血管杂音。

（3）眼征：表现为突眼。

护理措施

（1）一般护理：充分休息，避免疲劳，使机体代谢率降低。给予高热量、高蛋白、高维生素饮食，并多给饮料以补充出汗等丢失的水分，忌浓茶、咖啡等兴奋性饮料，禁用刺激性食物。加强皮肤护理，勤换内衣，在高热盛夏期要防止中暑。

（2）心理护理：甲亢是与神经、精神因素有关的内分泌系统的身心疾病，必须注意对躯体治疗的同时进行精神治疗。应建立良好的护患关系，解除患者焦虑和紧张心理，增强治愈疾病的信心。指导患者自我调节、自我催眠、放松训练的方法，必要时辅以镇静、安眠药。

（3）药物治疗护理：随疗程的延长，抗甲状腺药物剂量逐渐减量，维持 2 年；观察药物不良反应，如粒细胞减少、药物疹、肝功能受损等，定期随访。

（4）放射治疗护理：服碘后不宜用手按压甲状腺，警惕可能发生的甲亢危象；服药后 2 小时勿吃固体食物，以防呕吐丧失 ^{131} 碘，服药 24 小时避免咳嗽及吐痰，以免流失 ^{131} 碘；鼓励患者多饮水，每日 2000 ~ 3000 ml，至少 2 ~ 3 天。服碘后大约 3 ~ 4 周才见效，此期应卧床休息。部分患者会出现放射治疗反应，如头昏、乏力，一般很快会消失。如治疗后 3 ~ 6 个月出现甲减症状，给予甲状腺激素替代治疗。

（5）手术治疗护理：术前抗甲状腺药物控制症状，术后密切观察有无并发症发生，观察有无局部出血、伤口感染、喉上或喉返神经损伤、甲状旁腺受损出现低钙抽搐或甲亢危象等。

（6）眼病的护理：注意防护，经常点眼药，保护眼睑与角膜。防止干燥、外伤及感染。外出戴墨镜，避免强光、风沙及灰尘的刺激。睡眠时头部抬高，以减轻眼部肿胀。突眼异常严重者配合医生做眶内减压术。

47. 何谓糖尿病酮症酸中毒？其护理措施是什么？

糖尿病酮症酸中毒是由于体内胰岛素缺乏，胰岛素的反调节激素增加，引起糖和脂肪代谢紊乱，以高血糖、高酮血症和代谢性酸中毒为主要特点的临床综合征。

护理措施

（1）基础护理：绝对卧床，保暖，口腔护理，预防肺部、泌尿系感染及压疮。

（2）禁食，待神志清醒后改为糖尿病饮食。

（3）密切观察体温、脉搏、呼吸、血压、神志以及全身症状，尤其要注意呼吸的气味、深度和频度的改变。

（4）留好标本提供诊治依据，切勿在输液肢体抽取血标本，以免影响化验结果。

（5）快速建立两条静脉通路。一条用于输入胰岛素，按每小时4～6 U小剂量胰岛素治疗；另一条用于大量补液，抗感染，纠正电解质及酸碱失衡。

48. 糖尿病的急、慢性并发症有哪些?

糖尿病的急性并发症：①酮症酸中毒；②高渗性非酮症糖尿病昏迷；③乳酸酸中毒；④感染。

糖尿病的慢性并发症：①大血管病变。动脉粥样硬化（心、脑、肾、下肢）。②微血管病变。糖尿病肾病、糖尿病性视网膜病变、糖尿病神经病变（外周神经、自主神经）。③眼的其他病变。如青光眼、白内障。④糖尿病足。

49. 胰岛素的常用剂型有哪几种? 使用胰岛素时的护理要点是什么?

按作用时间分类

（1）超短效胰岛素：速效胰岛素类似物，如Aspart，Lispro。

（2）短效胰岛素：正规胰岛素（regular insulin，RI）。

（3）中效胰岛素：鱼精蛋白锌胰岛素（neutral protamine hagedorn，NPH）。

（4）长效胰岛素：锌悬浊液（protamine zinc insulin，PZI）、长效胰岛素类似物。

（5）双时间相胰岛素：预混性胰岛素（30R、50R）。

（6）超长效胰岛素类似物：Glagine。

使用胰岛素时的护理要点

（1）未开启的胰岛素应置于2～8℃保存，不能冷冻，使用中的胰岛素室温（25℃以下）保存不超过30天。

（2）使用时严格"三查七对"，查看药品的有效期、外观、剂型、剂量等。

（3）预混胰岛素使用前应充分摇匀，如需将短效与长效胰岛素混合使用，应先抽吸短效胰岛素后再抽吸长效胰岛素并充分混匀。

（4）大多数成人捏起皮肤90°进针，瘦者及儿童45°进针，避免进入肌肉。

（5）可选择上臂、大腿前外侧、臀部、腹部（脐周 5 cm 内不注射）等处皮下注射，轮换注射部位，两次注射点相隔两横指宽，以免形成局部硬结，影响吸收及疗效。

（6）吸收速度从快到慢依次为腹部→上臂→大腿→臀部。运动时吸收加快，故应避免选择运动肢体处注射。

（7）注意胰岛素注射器及注射笔的合理使用，避免因重复使用而造成局部感染。

（8）加强患者的健康教育及心理疏导，重视血糖监测，教会患者低血糖的预防及自救。

50. 口服降糖药分哪几类？服用口服降糖药的注意事项有哪些？

口服降糖药分类

（1）磺脲类胰岛素促泌剂：格列本脲、格列齐特、格列吡嗪、格列美脲、格列喹酮等。

（2）双胍类口服降糖药：二甲双胍。

（3）α-葡萄糖苷酶抑制剂：阿卡波糖。

（4）胰岛素增敏剂：罗格列酮。

（5）非磺脲类胰岛素促泌剂：瑞格列奈。

用药注意事项

（1）磺脲类药物需餐前半小时服用。

（2）餐时血糖调节剂进餐时服用。

（3）双胍类随餐或餐后服，以减少胃肠道反应。

（4）葡萄糖苷酶抑制剂随进餐第一口嚼服。

51. 糖尿病患者为什么要进行运动治疗？运动治疗时的注意事项有哪些？

适当运动有利于减轻体重，提高胰岛素敏感性，改善血糖和脂代谢紊乱，对血管疾病及危险因素有改善的作用。

注意事项

（1）宜选择中等强度的有氧运动，每周至少 3 次。中等强度的有氧运动为最大氧耗量（VO_2max）的 50%～70%。

（2）运动宜在餐后 1～1.5 小时进行。

（3）每次运动持续时间为 30～45 分钟，运动前后各做 5～10 分钟

（4）运动过程中加强监测，包括血糖、血压、心率等。

（5）血糖高于 15 mmol/L 时，有急性并发症以及严重心、肾、眼部并发症时不宜运动。

（6）避免在外源性胰岛素作用高峰期运动，以免发生低血糖。

（7）运动前后注意足部护理。

（8）运动中给予充足的饮水，避免出汗过多引起脱水。

（9）运动时随身携带糖尿病急救卡，以备急需。

52. 糖尿病患者为什么要进行饮食治疗？饮食治疗的原则是什么？

在糖尿病的综合治疗中，饮食治疗是一项最基本的措施，其目的是在保证机体正常生长发育和正常生活的前提下，纠正已发生的代谢紊乱，减轻胰岛 B 细胞负荷。

饮食治疗原则如下。

（1）合理控制总热能，热能摄入以达到或维持理想体重为宜。

（2）平衡膳食，选择多样化、营养合理的食物。

（3）限制脂肪摄入量，适量选择优质蛋白质。

（4）放宽对主食类食物的限制，碳水化合物的供给量占总热能的 50% ~60%。

（5）无机盐、维生素、膳食纤维要合理充足。

（6）餐次安排要合理。

53. 糖尿病综合治疗的策略有哪些？

糖尿病的治疗遵循早期、长期、综合治疗及治疗措施个体化的原则。

糖尿病综合治疗的策略包含 5 个方面的内容：①糖尿病教育及心理治疗；②糖尿病的监测；③饮食控制；④运动治疗；⑤口服药物和胰岛素治疗。即综合治疗"五驾马车"。要取得满意效果，需要医（治疗团队）和患（包括患者家属）双方共同参与管理疾病，同时需取得全社会的支持。

54. 何谓糖化血红蛋白 A1？正常值是多少？

糖化血红蛋白 A1（GHbA1）是血红蛋白与葡萄糖非酶化结合而成，其量与血糖浓度呈正相关，且为不可逆反应，有 a、b、c 3 种，以 GHbA1c 为主，常写成 HbA1c。由于红细胞在血循环中的寿命约为 120

天，因此 HbA1c 测定可反映取血前 4～12 周血糖的总水平，是糖尿病控制情况的监测指标之一。HbA1c 正常值为 3%～6%。

55. 糖尿病患者的血糖控制指标是什么？

根据国际糖尿病联盟－西太区（IDF－WPR）2 型糖尿病政策组制定的控制目标，糖尿病患者的血糖控制指标为 空腹：4.4～6.1mmol/L，≤ 7.0mmol/L，＞ 7.0mmol/L。非空腹：4.4～8.0mmol/L，≤ 10.0mmol/L，＞10.0mmol/L。

56. 何谓肾小球滤过率？何时需进行肾脏病饮食治疗？

肾小球滤过率（glomerular filtration rate，GFR）是指在一定时间内（每分钟）由肾小球清除某一物质所含相当该数量物质的血浆毫升数，以 ml/min 为单位表示，是反映肾功能的重要指标之一。临床上以内生肌肝清除率（endogenous creatinine clearance rate，Ccr）来测定。肾小球滤过率，正常值为 80～120 ml/min。当 GFR 小于 50 ml/min 时就应开始限制蛋白质摄入，要求饮食中 60% 以上的蛋白质是富含必需氨基酸的蛋白（优质蛋白），如鸡蛋、牛奶、瘦肉。以降低血尿素氮（BUN），减轻尿毒症症状，还有利于降低血磷和减轻酸中毒。

57. 论述成人呼吸窘迫综合征的概念及临床表现。

成人呼吸窘迫综合征（简称 ARDS）是一种继发的，以急性呼吸窘迫和低氧血症为特征的综合征。其主要特点是肺微血管通透性增加，间质水肿和肺表面活性物质丧失致肺泡萎陷。临床表现：ARDS 多见于青壮年，原多无心肺疾患，主要表现为进行性呼吸窘迫、气促、发绀，并伴有烦躁、焦虑、出汗等。其特点在于不能用通常的氧疗法使之改善。早期体征和 X 线检查可无异常或呈轻度间质改变。尸检肺质量增加，呈暗红色或暗紫色肝样变，早期镜检在 50～100μm 肺血管中可见微栓塞，病情稍长者可出现血管充血、出血及间质水肿。

58. 急性呼吸窘迫综合征的护理要点有哪些？

护理要点

（1）一般护理：入住监护室，加强基础护理。

（2）密切观察病情变化：密切监测生命体征、神志等变化。

（3）氧疗：必须高浓度（＞50%）吸氧。

（4）临床治疗：①合理使用机械通气。在氧疗的同时，应尽早使用机械通气辅助呼吸，采用呼气末正压通气，合理调节压力。②消除肺水肿。控制液体入量及输液速度，并按医嘱使用利尿剂和肾上腺糖皮质激素。③积极治疗原发病。针对病因给予相应处理，如积极控制感染、抗休克等。④营养支持。通过鼻饲或全胃肠外营养使机体有足够的能量供应，预防代谢紊乱。

59. 急性心肌梗死患者的一般护理要点有哪些？

（1）吸氧：最初几日间断或持续吸氧。

（2）监测：在冠心病监护室进行心电图、血压或呼吸的监测 5～7 天，必要时还需监测中心静脉压和肺毛细血管楔压。

（3）休息与康复训练：根据病情和患者活动过程中的反应，逐渐增加活动量、活动持续时间和次数。若有并发症，则适当延长卧床时间。

第 1 周：前 1～3 天绝对卧床休息，一切日常生活由护理人员帮助进行。第 4 天起取半卧位或坐位。坐起洗漱、进餐、关节主动运动等。

第 2 周：帮助患者逐步从床边站立过渡到室内缓步走动。

第 3 周：室外走廊散步，在他人帮助下试着上下一层楼梯。

第 4 周后：根据患者活动后的反应，逐步过渡到生活自理，做医疗体操及参加力所能及的体力活动。活动量以不出现胸闷不适、心率比安静时增加 20 次/分以内为宜。

（4）饮食：第 1 日流质饮食，以后从半流质过渡到软饭。进食不宜过饱，少食多餐，食物以含必需的热量和营养、易消化、低钠、低脂肪、适量纤维素而少产气者为宜。

（5）排便：嘱患者勿用力排便，遵医嘱使用缓泻剂，指导腹部按摩的方法，以促进肠蠕动。必要时给予小量不保留灌肠。向患者讲解床上排便的重要性、便秘与疾病的关系，做好心理疏导，解除患者的思想顾虑。

60. 何谓心肌梗死？急性心肌梗死患者的心电图特征性表现有哪些？

心肌梗死是指在冠状动脉病变的基础上，发生冠状动脉血供急剧减少或中断，使相应的心肌持久而严重地缺血导致心肌坏死。临床上表现为胸骨剧烈疼痛，心肌酶增高，特征性心电图进行性改变。

急性心肌梗死患者可在相应的导联上出现下列心电图特征性表现。有 Q 波心肌梗死者，其心电图特点为：①异常宽而深的 Q 波（病理性

Q波）；②ST段呈弓背向上明显抬高；③T波倒置。无Q波心肌梗死者，其心电图特点为：无病理性Q波，有普遍性ST段压低，或有对称性T波倒置。

61. 何谓冠状动脉粥样硬化性心脏病？其临床类型有哪些？

冠状动脉粥样硬化性心脏病，指冠状动脉粥样硬化使血管腔阻塞，导致心肌缺血、缺氧而引起的心脏病，它和冠状动脉功能性改变（痉挛）一起，统称为冠状动脉性心脏病，简称冠心病。

冠心病有5种临床类型：无症状型冠心病、心绞痛型冠心病、心肌梗死型冠心病、缺血性心肌病型冠心病、猝死型冠心病。

62. 高血压患者的护理健康教育包括哪些内容？

（1）向患者及家属解释原发性高血压的确切病因尚不明确，但与精神因素、钠摄入量、肥胖等因素有关，可针对这些因素进行预防和治疗。

（2）指导患者建立健康的生活方式：低盐、低脂、低胆固醇饮食，多吃蔬菜和水果；戒烟、控制饮酒；建立运动计划，减轻体重；保持乐观情绪，避免情绪激动；生活有规律，不宜过度疲劳。

（3）告诉患者及家属有关降压药的名称、剂量、用法与不良反应。教育患者必须遵医嘱服药，不可随意增减药量或突然撤换药物。定时测量血压并记录，定时门诊复查。

（4）起床或站起时宜慢，以免引起直立性低血压。突发高血压时，应静卧，全身放松并及时就诊。

63. 消化道大出血的治疗原则是什么？上消化道大出血的护理要点有哪些？

治疗原则

（1）立即采取抢救措施。

（2）积极补充血容量。

（3）选择有效的止血措施。

（4）手术治疗。

护理要点

（1）休息与体位：绝对卧床休息，注意保暖。呕血时，患者宜采用侧卧位或仰卧位，脸侧向一侧。

（2）配合抢救治疗：立即通知医生，并备好急救物品及药物。

（3）注意心理护理：消除患者的紧张情绪和恐惧心理，尤其在发病之初的 24～48 小时。

（4）饮食：针对上消化道出血的不同时期进行分期护理。①出血活动期应禁食，溃疡病出血应在出血停止后 24～48 小时给予流质饮食，肝硬化所致的食管胃底静脉破裂出血应在出血停止后 48～72 小时给予流质饮食。②出血愈合期可进适量饮食，少食多餐，给高热量、高维生素、低脂及适量蛋白质无刺激性冷流质饮食，逐渐改为半流质饮食；③出血后恢复期，应避免进食刺激性食物及药物，由少食多餐逐渐过渡到正常三餐，忌生、冷、硬、粗、多渣饮食，忌酒、咖啡、浓茶、过甜、过酸饮料等。

（5）积极补充血容量：根据中心静脉压调节输液量，注意避免因输液、输血过多、过快而引起肺水肿或诱发再次出血。

（6）密切观察病情变化：观察患者的神志变化、生命体征、每小时尿量等低血容量性休克的表现，必要时测中心静脉压。

（7）配合医生有效止血：①正确使用止血药物；②冰水或冰盐水洗胃；③血管收缩药可胃内给药；④气囊压迫止血；⑤内镜下止血。

（8）做好健康教育：①帮助患者和家属掌握有关疾病的病因和诱因及预防、治疗和护理知识；②饮食指导，戒烟戒酒；③生活起居要有规律，保证充分休息，避免长期精神紧张；④在医生指导下用药。

64. 高血压的诊断标准是什么？

目前，我国采用国际统一标准，收缩压≥140 mmHg（18.6 kPa）和（或）舒张压≥90 mmHg（12.0 kPa）即可诊断为高血压。

65. 何谓尿路感染？易感因素有哪些？

尿路感染是指肾盂、肾盏、输尿管、膀胱及尿道的感染性炎症。主要表现为尿频、尿急、尿痛、排尿不尽等尿路刺激症状，伴沿尿路走向压痛。分上尿路感染和下尿路感染。上尿路感染主要是肾盂肾炎，下尿路感染多见膀胱炎。

易感因素

（1）尿路有复杂情况致尿流不畅：如尿路结石、异物、肿瘤，前列腺肥大，妊娠综合征，肾下垂，膀胱输尿管反流。

（2）尿路畸形：如多囊肾，马蹄肾，尿道括约肌松弛，肾、肾盂、输尿管畸形。

（3）机体免疫功能低下：慢性全身性疾病患者，如糖尿病、慢性肝病、肾病、肿瘤、贫血、营养不良及长期应用免疫抑制剂的患者。

（4）女性：尿道短而宽，接近肛门易感染，经期、妊娠期、绝经期内分泌激素改变，性生活机械性损伤，细菌停留于尿道。

（5）其他：尿道口及尿道内周围炎症病变，导尿，尿路器械检查。

66. 急性心力衰竭的临床表现是什么？

（1）突发严重呼吸困难，呼吸频率达 30～40 次/分，强迫坐位、面色灰白、发绀、大汗、烦躁，同时频繁咳嗽，咳粉红色泡沫状痰。

（2）血压可－过性升高，随着病情持续，血压下降，终致心源性休克。极重者可因脑缺氧而致神志模糊。

（3）听诊时两肺布满湿性啰音和哮鸣音，心音减弱，心率快，出现奔马律。

67. 常用的心功能分级方案是什么？

目前常用的心功能分级方案是根据患者自觉活动能力划分的，分为四级。

（1）Ⅰ级：患者患有心脏病但活动量不受限制，平时一般活动不引起疲乏、心悸、呼吸困难或心绞痛。

（2）Ⅱ级：心脏病患者的体力活动受到轻度的限制，休息时无自觉症状，但平时一般活动时可出现疲乏、心悸、呼吸困难或心绞痛。

（3）Ⅲ级：心脏病患者体力活动明显受限，小于平时一般活动即引起上述症状。

（4）Ⅳ级：心脏病患者不能从事任何体力活动。休息状态下也会出现心衰的症状，体力活动后加重。

68. 何谓心力衰竭？心力衰竭的基本病因有哪些？

心力衰竭是各种心脏疾病导致心功能不全的一种综合征。绝大多数情况下是指心肌收缩力下降使心排血量不能满足机体代谢的需要，器官、组织血液灌注不足，同时出现肺循环和（或）体循环淤血的表现。很少情况下心肌收缩力尚可使心排血量维持正常，但由于异常增高的左心室充盈压，使肺静脉回流受阻而导致肺循环淤血，称为舒张性心力衰竭。心力衰竭时通常伴有肺循环和（或）体循环淤血，故亦称为充血性心力衰竭。

基本病因

（1）原发性心肌损害：①缺血性心肌损害；②心肌炎和心肌病；③心肌代谢障碍性疾病。

（2）心脏负荷过重：①压力负荷（后负荷）过重；②容量负荷（前负荷）过重。

69. 何谓呼吸衰竭？按血气分析结果可分哪几型？为什么Ⅱ型呼吸衰竭患者需持续低流量吸氧？

呼吸衰竭（简称呼衰）是指各种原因引起的肺通气和（或）换气功能严重障碍，以致在静息状态下亦不能维持足够的气体交换，导致缺氧伴（或不伴）二氧化碳潴留，从而引起一系列生理功能和代谢紊乱的临床综合征，即在海平面正常大气压、静息状态、呼吸空气条件下，动脉血氧分压（PaO_2）低于60 mmHg，伴或不伴有二氧化碳分压（$PaCO_2$）高于50mmHg，无心内解剖分流和原发于心排血量降低因素。

分型

按动脉血气分析分为：①Ⅰ型，仅有缺氧，无二氧化碳潴留；②Ⅱ型，既有缺氧，又有二氧化碳潴留。

Ⅱ型呼衰患者持续低流量吸氧的理由

（1）呼吸主要由缺氧刺激：因此类患者的呼吸中枢化学感受器对二氧化碳反应差，故呼吸的维持主要由缺氧对外周化学感受器的刺激，若吸入高浓度氧，PaO_2 迅速上升，使外周化学感受器失去了刺激，导致患者呼吸变慢而浅，肺泡通气量下降，$PaCO_2$ 随之上升，严重时引起肺性脑病。

（2）避免加重通气/血流比例失调：吸入高浓度的氧，解除低氧性肺血管收缩，使肺内血流重新分布，加重通气/血流比例失调，肺泡无效腔增大，有效肺泡通气量减少，从而使 $PaCO_2$ 进一步升高。

（3）血红蛋白氧离曲线特性：在严重缺氧时，PaO_2 稍有升高，SaO_2 便有较多的增加。

70. 何谓自发性气胸？如何护理胸腔闭式引流的患者？

在没有创伤或人为的因素下，因肺部疾病使肺组织和脏层胸膜自发破裂，空气进入胸膜腔所致的气胸，为自发性气胸。

护理要点

（1）一般护理：①患者绝对卧床休息，协助取有利于呼吸的体位，如半卧位、端坐位等。②吸氧。

（2）加强病情观察：观察并记录引流液的量、颜色、性状，如有异常应及时处理。

（3）保持引流通畅：①引流瓶必须处于胸腔以下位置，并妥善放置；②妥善固定引流管，以防受压或扭曲；③连续观察引流装置的通畅情况，如有气体自水封瓶液面逸出或引流管内的水柱随呼吸上下移动，表明引流通畅；④根据病情定期挤压引流管；⑤鼓励患者适当翻身，并进行深呼吸和咳嗽，以促进气体排出，使肺尽早复张。

（4）预防感染：严格无菌操作，每日更换引流瓶，伤口及时换药。也可根据不同类型的引流瓶按时更换。

（5）预防气体进入胸腔：①患者搬动时需用两把血管钳将引流管交叉双重夹紧；②更换引流瓶时，应先将近心端的引流管夹住后再更换；③引流瓶被打破时，应立即夹住引流管；④若引流管不慎滑出胸腔时，应嘱患者呼气，迅速用凡士林纱布将伤口覆盖，并立即通知医生处理。

（6）拔管：肺完全复张，无气体逸出后 24 小时，再夹管 24 小时，若 X 线检查未发现气胸复发，可拔管。

71. 心律失常是如何分类的？

按其发生原理，心律失常分为冲动形成异常和冲动传导异常两大类。

（1）冲动形成异常：①窦房结心律失常。窦性心动过速；窦性心动过缓；窦性心律不齐；窦性停搏。②异位心律。被动性异位心律（逸搏、逸搏心律）、主动性异位心律（期前收缩、阵发性心动过速、心房扑动、心房颤动、心室扑动、心室颤动）。

（2）冲动传导异常：①生理性。干扰及房室分离。②病理性。窦房传导阻滞；房内传导阻滞；房室传导阻滞；室内传导阻滞。③房室间传导途径异常。预激综合征。

72. 临床常见肺结核的类型有哪些？抗结核药的应用原则是什么？

临床常见肺结核的类型有 5 种，它们是Ⅰ型原发型肺结核、Ⅱ型血型播散型肺结核、Ⅲ型浸润型肺结核、Ⅳ型慢性纤维空洞型肺结核、Ⅴ型结核性胸膜炎。

抗结核药的应用原则是早期、联合、适量、规律和全程。

73. 目前常用的降压药物分哪几类？

目前常用降压药物可归纳为六大类：①利尿剂；②β受体阻滞剂；③钙通道阻滞剂；④血管紧张素转换酶抑制剂；⑤血管紧张素Ⅱ受体阻滞剂；⑥α受体阻滞剂。

74. 何谓医院内获得性肺炎？其主要临床特点有哪些？

患者入院时，既不存在也不处于潜伏期，而是住院后发生的感染，或原有感染但在住院期间发生新的感染，称医院内获得性肺炎。其主要临床特点有：

（1）致病菌：以革兰阴性杆菌和某些革兰阳性杆菌（如金黄色葡萄球菌、表皮葡萄球菌）最常见，多为混合感染，耐药菌株多。

（2）感染途径：以口咽部吸入为主，或血源性传播等。

（3）易感者：多发生在重症监护室、长期卧床和慢性患者，尤其是留置各种导管、气管切开和呼吸器治疗者。

（4）症状不典型：病情重，治疗困难，病死率高。

75. 何谓重度哮喘？怎样进行急救处理？

重度哮喘是指患者休息时也明显气促，呈端坐位、张口呼吸，焦虑或烦躁不安，日常生活明显受限，大汗淋漓，心率和呼吸明显增快，有奇脉、发绀，一般支气管舒张剂无效，需用糖皮质激素治疗。

急救处理措施

（1）一般护理：①避免接触过敏原，保持病室适宜的温、湿度，忌食易过敏的食物；②一般取半卧位、坐位，也可伏在床旁桌上。

（2）密切观察病情变化：密切监测生命体征、神志等变化。

（3）临床治疗：①按医嘱应用支气管舒张剂（如氨茶碱）、糖皮质激素、抗生素等；②维持水、电解质、酸碱平衡，并严格控制输液速度，准确记录24小时出入量；③持续低流量吸氧，必要时行机械通气。

（4）做好心理护理：关心、安慰患者，消除紧张、恐惧心理。

76. 支气管哮喘和心源性哮喘的区别要点是什么？

病史：哮喘发作史，个人或家庭过敏史，高血压、冠心病或二尖瓣狭窄病史。

发病年龄：青少年多见，中老年多见。

肺部体征：呼气延长，闻及较广泛的哮鸣音，两肺较多湿啰音，咳粉红色泡沫痰。

心脏体征：正常或左心扩大，奔马律、病理性杂音。

胸部 X 线：肺野清晰或透亮度增强，肺淤血，左心增大。

嗜酸粒细胞：多增多或正常。

有效药物：β_2 受体激动剂、洋地黄、氨茶碱、吗啡、利尿剂。

77. 诱发或加重支气管哮喘的因素有哪些？

（1）吸入过敏原：如花粉，尘螨，动物的毛、屑等。

（2）感染：哮喘的形成和发作与反复呼吸道感染有关。

（3）饮食：引起过敏最常见的食物有鱼类、虾蟹、牛奶等。

（4）气候变化：当气温、湿度、气压和空气中的离子等变化时可诱发哮喘。

（5）药物：最常见的药物有阿司匹林、β 受体阻滞剂（如普萘洛尔）、抗生素（如青霉素）等。

（6）精神因素：患者情绪激动、紧张不安等，可促使哮喘发作。

（7）运动：某些儿童及青少年可因运动而诱发哮喘。

（8）职业：职业性哮喘有典型的发病周期，如接触刺激性气体等可诱发，脱离环境后症状缓解。

78. 何谓肺心病？主要并发症有哪些？急性期患者的护理要点是什么？

肺心病是指肺、胸廓或肺动脉血管慢性病变所致肺血管阻力增加、肺动脉高压，进而使右心肥厚、扩大，甚至发生右心衰竭的心脏病，称为肺心病。

并发症

其主要并发症有：肺性脑病、酸碱失衡及电解质紊乱、心律失常、休克、消化道出血、弥散性血管内凝血等。

急性期患者的护理要点

（1）一般护理：①绝对卧床休息，采取舒适体位（半卧位），以减少机体耗氧量；②保持呼吸道通畅，指导患者深呼吸和有效咳嗽，必要时雾化吸入或机械吸痰；③给予持续低流量吸氧。

（2）密切观察病情：密切监测生命体征、神志、皮肤或黏膜、尿量等变化，若有异常及时处理。

（3）严格控制输液滴速和输液量：输液量不超过 1000ml/d，滴速不超过 30 滴/分。

（4）临床治疗：①根据感染的环境（院内或院外）、痰培养和药敏试验选用合适的抗生素；②准确遵医嘱给予利尿剂、强心药等，并观察药效及不良反应，如应用洋地黄类药物需注意剂量要小，一般为常规剂量的1/2或2/3，并观察有无中毒反应；使用利尿剂应以缓慢、小量和间歇为原则，以防水、电解质紊乱。

（5）心理护理：关心、安慰患者，使其处于接受治疗的最佳状态。

（6）健康教育：如指导患者注意保暖、预防受凉等。

79. 何谓慢性阻塞性肺疾病（chronic obstructive pulmonary disease, COPD）？COPD患者如何给氧？

阻塞性肺气肿是指终末细支气管远端（呼吸细支气管、肺泡管、肺泡囊和肺泡）的气道弹性减退、过度膨胀、充气和肺容量增大，并伴气道壁的破坏，因大多数肺气肿患者伴有慢性咳嗽、咳痰病史，很难和慢性支气管炎截然分开，故临床上将具有气道阻塞特征的慢性支气管炎和肺气肿统称为COPD。COPD患者应采取持续低流量给氧（流量 1 ~ 2 L/min）。

80. 慢性支气管炎和阻塞性肺气肿患者的健康教育内容是什么？

（1）病因介绍：指导患者和家属了解本病发病、加重的相关因素，正确对待疾病。

（2）避免诱发因素：避免吸烟和粉尘、刺激性气味的吸入，注意保暖，改变不良的生活方式，有条件者改变生活环境。

（3）坚持锻炼：包括呼吸锻炼和全身运动锻炼，以增强肺功能。

（4）营养支持：提供合理的饮食，提高机体抵抗力。

（5）家庭氧疗：严重低氧血症者坚持长期家庭氧疗，每天吸氧10 ~ 15 小时，氧流量 1 ~ 2 L/min，可明显提高生活质量，延长生命。

（6）及时就医：若有发热、明显的呼吸困难等不适，应及时就医。

81. 何谓经鼻气道插管术？术后护理有哪些？

经鼻气道插管术是建立人工气道的方法之一，是使用带气囊的塑料导管经鼻所做的气管插管术，可避免损伤性气管切开和痛苦较多的经口气管插管术，且可长期地保留和减少并发症的发生。

术后护理

（1）一般护理：保持室内洁净、安静及适宜的温度（18 ~ 20℃）、湿度（50% ~ 60%）；加强口腔护理，防止感染。

（2）密切观察病情：密切观察呼吸情况，如有异常应立即检查气管插管有无阻塞，并报告医师处理。

（3）有效吸痰：因管腔长，吸痰管必须超过导管顶端，吸痰时边吸边旋转吸痰管，每次气管内吸痰时间不应超过 15 秒，有条件时吸氧后再吸痰。

（4）湿化气道：充分湿化气道使痰液稀释利于吸出，防止管腔阻塞。

（5）气囊放气：根据导管的类型，每日定时放气。如气囊压力较好，每日仅需气囊放气 1 ~ 2 次。

82. 何谓咯血？咯血的分类及护理要点是什么？

咯血是指喉以下呼吸道或肺组织的出血经口咯出。根据咯血量临床分为：痰中带血、少量咯血（< 100ml/d）、中等量咯血（100 ~ 500ml/d）和大量咯血（> 500ml/d 或一次 300 ~ 500 ml）。

护理要点

（1）一般护理：卧床休息，一般取患侧卧位，进温凉、无刺激性半流质饮食。

（2）病情观察：密切观察咯血的量、颜色、性状和生命体征变化，并注意患者有无胸闷、烦躁不安、气急、口唇发绀、面色苍白、冷汗等窒息前症状。

（3）保持呼吸道通畅。

（4）做好抢救准备：准备好吸引器、氧气、气管切开包、呼吸兴奋剂等。

（5）大咯血窒息的抢救：应立即取头低脚高俯卧位，轻拍背部并迅速挖出或吸出口、咽喉、鼻部血块，无效时行气管插管或气管切开，解除呼吸道阻塞；高浓度氧疗；必要时按医嘱使用呼吸兴奋剂、止血剂等。

（6）心理支持：安慰患者，并鼓励患者轻轻咳出血液，必要时应用镇静剂。

83. 如何实施体位引流？

（1）引流前准备：向患者解释引流的目的、过程和注意事项，监测生命体征和肺部听诊，明确病变部位。

（2）引流体位：根据病变部位、患者经验采取适当体位，原则上抬高患肺位置，被引流的支气管开口向下，有利于潴留的分泌物随重力作用流入大支气管和气管而排出。

（3）引流时间和观察：根据病变部位、病情和患者体力，每日引流 1~3 次，每次 15~20 分钟，一般在餐前引流。引流时若有面色苍白、发绀、心悸、呼吸困难等异常，应立即停止。

（4）促进痰液引流：对痰液黏稠者，引流前 15 分钟先遵医嘱给予雾化吸入，以降低痰液的黏稠度；且引流时指导患者有效咳嗽，辅以胸部叩击等措施，以提高引流效果。

（5）引流后护理：患者休息，协助漱口，观察治疗效果。

84. 促进有效排痰的主要措施是什么？

（1）一般措施：①室内空气新鲜、洁净，维持合适的温度（18~20℃）和湿度（50%~60%）；②给予高蛋白、高维生素、足够热量、易消化饮食，并根据病情适量多饮水，一般每天饮水不少于 1500 ml。

（2）湿化和雾化疗法：主要适用于痰液黏稠和排痰困难者。

（3）深呼吸和有效咳嗽：适用于神志清醒能咳嗽的患者。若因胸痛而惧怕咳痰者，可先按压伤口，必要时服用止痛剂，再进行深呼吸和有效咳嗽。

（4）胸部叩击与胸壁震荡：适于久病体弱、长期卧床、排痰无力者，叩击时应自下而上、由外向内进行。

（5）体位引流：主要适用于肺脓肿、支气管扩张等有大量痰液而排出不畅者。

（6）机械吸痰：适用于无力咳出黏稠痰液、意识不清或排痰困难者，可经患者的口、鼻或气管切开处吸痰，每次吸引持续时间少于 15 秒。

（7）用药：遵医嘱应用化痰药物。

85. 痰液观察的内容有哪些？

应观察痰液的量、性状、颜色及气味。

（1）痰量：每日痰量超过 100ml 为大量痰，提示肺内有慢性炎症或空腔性化脓性病变。

（2）颜色及性状：正常人偶有少量白色痰或灰白色黏痰；黄脓痰提示化脓性感染；红色或红棕色痰常因含血液或血红蛋白所致，常见于咯血；铁锈色痰多因血红蛋白变性所致，常见于肺炎球菌性肺炎；

棕褐色痰见于阿米巴肺脓肿；粉红色泡沫痰提示急性左心衰竭；烂桃样痰见于肺吸虫病；灰黑色痰因吸入大量煤炭粉末或长期吸烟所致。

（3）气味：痰液恶臭提示有厌氧菌感染。

86. 如何采集痰标本？其注意事项是什么？

采集方法

（1）自然咳痰法：最常用，一般清晨醒后用清水漱口数次，用力咳出深部第一口痰盛于无菌容器中，也可采用生理盐水雾化吸入或口服祛痰剂，以协助排痰。

（2）环甲膜穿刺法。

（3）经纤维支气管镜用防污染法采样。

（4）气管切开患者可直接经气管切开处吸取痰标本。

注意事项

（1）以清晨痰为佳，且防止唾液及上呼吸道分泌物污染。

（2）痰标本需及时送检，有些细菌如肺炎链球菌、产气荚膜梭菌等极易死亡。

（3）一般需连续送检痰标本3次。

87. 结素的纯蛋白衍化物实验结果如何判断？其主要临床意义是什么？

通常取纯蛋白衍化物（purified protein derivative，PPD）稀释液在前臂掌侧做皮内注射，注射后48~72小时测皮肤硬结直径，如小于5 mm为阴性，5~9 mm为弱阳性，10~19 mm为阳性，20 mm以上或局部有水泡、坏死为强阳性。

其主要临床意义如下：

（1）用5 IU结素进行试验，阳性表示有结核菌感染；成人结素试验阳性反应仅表示受过结核菌感染或接种过卡介苗，并不表示一定患病；对婴幼儿的诊断价值比成人高，因年龄越小，自然感染率越低。

（2）用1 IU结素进行试验呈强阳性，常提示体内有活动性结核病灶。

（3）结素试验阴性说明机体未感染结核菌。还可见于：①结核菌感染尚未到4~8周，机体内变态反应尚未完全建立；②应用糖皮质激素、免疫抑制剂及营养不良和年老体弱者；③严重肺结核和危重患者，由于免疫力下降和变态反应暂时受抑制，待病情好转可转为阳性。

88. 何谓胶囊式内镜？检查期间注意事项有哪些？

胶囊式内镜是一种无线的、可用于整个胃肠道（主要是小肠）检查的、形如可吞服胶囊的新型电子内镜。该系统由3个部分组成：胶囊/信息传输器、信号接收器/记录器和图像处理工作站。还可获得消化道动力数据，如胃或小肠排空时间。

注意事项

（1）如果患者存在下列情况，请务必告诉医生：正在服用药物、植有心脏起搏器、曾做过腹部手术、吞咽困难、曾有肠梗阻史。

（2）检查开始前需要将胃和肠道清空以获得良好的图像质量。12小时不能进食和饮水。吞服胶囊4小时后即可进食。

（3）检查全过程中禁烟。

（4）腹部毛发浓密者在检查前需剃除。

（5）从吞下到排出胶囊这段时间，患者应远离磁共振仪器。

（6）同时行胶囊内镜检查的患者避免相互靠近。

89. 如何估计消化道出血患者的出血量？

（1）大便隐血试验阳性提示每日出血量大于5~10ml。

（2）出现黑便表明出血量在50~70ml以上。一次出血后黑便持续时间取决于排便次数，如每日排便一次，粪便颜色约在3天后恢复正常。

（3）胃内积血量超过250~300ml时，可引起呕血。

（4）一次出血量在400ml以下时，一般不引起全身症状。

（5）如出血量超过400~500ml，患者可出现头晕、心悸、乏力等症状，为小量出血。

（6）如出血量在500~1000ml，患者可出现口渴、精神差、乏力、烦躁不安、心悸、头晕等，为中量出血。

（7）如出血量超过1000ml，临床出现急性周围循环衰竭的表现，严重者引起失血性休克，为大量出血。

90. 消化道出血如何分类？

（1）根据出血部位分为：①上消化道出血是指屈氏韧带以上的消化道，包括食管、胃、十二指肠和胰胆等病变引起的出血以及胃空肠吻合术后的空肠病变出血。②下消化道出血是指屈氏韧带以下的肠道出血。

（2）根据出血量分为：①急性大量出血，是指数小时内失血量超出 1000ml 或循环血容量的 20%。临床以呕血和（或）黑粪为主，多伴有急性周围循环衰竭。②慢性显性出血、呕血和黑粪、血便，无循环障碍，存在缺铁性贫血。③慢性隐性出血，肉眼无黑便，粪便隐血试验阳性，存在缺铁性贫血。

91. 消化性溃疡患者的健康教育内容有哪些？

（1）养成有规律的生活习惯，认识活动和休息的重要性，避免过度劳累。

（2）指导患者保持情绪稳定，自我调节心理状态。消化性溃疡是典型的心身疾病之一，应努力消除工作、家庭等各方面的精神刺激，避免情绪紧张。

（3）建立良好的饮食习惯。溃疡患者的饮食原则与食谱如下。

①少食多餐：三餐间适量加餐。

②富于营养，保证热量 a. 病情严重时，进流质饮食，如牛奶、豆浆、米汤和蛋汤等。b. 病情好转后，改为半流质饮食或无渣软饭，如烂面条、稠藕粉、蒸鸡蛋和稠稀饭。c. 随病情进一步好转，逐步过渡到普食。

③避免刺激性饮食：如酒类、浓茶、咖啡、浓缩果汁、辣椒、香料、醋以及油煎食物等。避免摄入过冷、过热或粗糙饮食，以减少物理刺激。此外应戒烟。

（4）指导患者正确用药，定期随访。指导患者熟悉药物治疗的注意事项，克服用药顺从性差的原因。

（5）指导患者防止溃疡病复发和并发症的产生。

92. 何谓消化性溃疡？治疗原则是什么？用药的注意事项有哪些？

消化性溃疡是指胃肠道黏膜被胃消化液消化（自身消化）而造成的溃疡。以胃和十二指肠球部溃疡最常见，分别又称为胃溃疡和十二指肠溃疡。

治疗原则　消除病因，解除症状，愈合溃疡，防止复发，避免并发症。

用药注意事项

（1）降低胃酸药物：包括抑制胃酸分泌药物（H_2 受体拮抗剂、质子泵抑制剂）和碱性抗酸药两大类。

①H_2受体拮抗剂：如西咪替丁、雷尼替丁。a. 鼓励患者戒烟，因为吸烟可削减 H_2 受体拮抗剂的作用而影响疗效。b. 应按疗程正规用药，避免自行停药。

②质子泵抑制剂：如奥美拉唑、潘妥拉唑。a. 每天早餐前吞服，不可咀嚼，不能倾出胶囊中的内容物。b. 可减少华法林、苯妥英钠、茶碱等药物在肝内的代谢，延长药物的作用时间，因此与上述药同服应慎重。

③碱性抗酸药：如氢氧化铝。a. 含铝、钙的抗酸剂易引起便秘；镁制剂易致腹泻；氢氧化铝可妨碍洋地黄、铁剂、异烟肼、泼尼松等药物的吸收；长期服用氢氧化铝可引起低磷血症。b. 口服片剂时，宜咀嚼或磨碎后用水冲服，不宜整片吞服。c. 服药时间一般以饭后 1 小时为宜。也可在节律性疼痛前半小时服用，即十二指肠溃疡在两餐间服用，胃溃疡在餐后 0.5～1 小时服用。睡前服用碱性抗酸药有利于中和夜间分泌的胃酸。

（2）黏膜保护剂：常用胶态次枸橼酸铋（CBS）、硫糖铝、生长抑素等。

①服用胶态次枸橼酸铋的不良反应是黑舌和黑粪，少数伴有便秘、恶心、一过性血清氨基转移酶升高。

②硫糖铝的不良反应可见便秘、皮疹、嗜睡等。

③黏膜保护剂分早餐、晚餐前半小时服用。不宜长期连续服用，避免铋剂蓄积于体内。硫糖铝易和其他药物结合而影响各自疗效，宜在餐前 1 小时单独服用。

（3）根除幽门螺杆菌（HP）治疗药物：因容易复发，应遵医嘱，坚持正规疗程服药。

（4）促进胃动力药物：该药包括多潘立酮、西沙必利。指导患者在每次餐前半小时或睡前服用胃动力药物。

93. 慢性胃炎患者的健康教育内容有哪些？

（1）讲解慢性胃炎的发生、发展、转归及预后。尤其说明导致慢性胃炎的病因有：①急性胃炎反复发作；②长期服用有刺激性药物或食用有刺激性的食物；③饮食习惯不良；④胆汁反流；⑤上呼吸道感染病灶存在；⑥幽门螺杆菌感染；⑦免疫反应。

（2）指导合理饮食：进食细软易消化的软食，避免过冷过热或粗

医学临床"新三基"训练（护士分册）

糙的食物，忌酒、浓茶。

（3）遵医嘱合理用药，坚持治疗。

（4）避免情绪激动，尽量避开应激状态。

（5）萎缩性胃炎伴有胃黏膜肠上皮化生和异型增生的患者要定期复查，掌握其变化情况。

94. 慢性胆囊炎、胆石症的健康教育内容是什么？

（1）讲解疾病的发生、发展、转归及预后。

（2）进行合理饮食指导。进食清淡易消化的低脂高热量的饮食，避免暴饮暴食，戒酒，忌食肥肉、油煎等高脂食物。急性发作期应禁食。

（3）急性发作期卧床休息，缓解期避免过度疲劳。

（4）指导患者掌握病情观察要点：腹痛、肌紧张、发热、黄疸。

（5）进行用药指导，正确掌握消炎利胆药的使用方法。按医嘱服药，积极治疗病因。

95. 急性心力衰竭的急救措施是什么？

（1）卧位患者取坐位，双腿下垂，以减少静脉回流。在紧迫情况下，可用四肢轮流三肢结扎法减少静脉回心血量。

（2）吸氧：立即鼻导管给氧，氧流量 6~8 L/min，必要时给予面罩加压给氧。可用 20%~30% 乙醇置于湿化瓶中，随氧气吸入。

（3）镇静：遵医嘱给予吗啡。

（4）快速利尿：遵医嘱给予利尿剂如呋塞米静脉注射。

（5）减轻心脏负荷：遵医嘱给予血管扩张剂，如硝普钠、硝酸甘油或酚妥拉明。

（6）强心：遵医嘱给予洋地黄类药物。

（7）平喘：给予氨茶碱。

（8）其他：抗感染。

96. 何谓胰胆管造影（ERCP）？ERCP 的禁忌证、术后并发症有哪些？

ERCP 是经十二指肠镜直视下通过十二指肠壶腹部乳头开口处插管，做胰胆管造影。目前，诊断性 ERCP 已发展为治疗性 ERCP，例如内镜下乳头括约肌切开取石术、胰胆管引流术、置入胆管支架做内引流术等。

ERCP 的禁忌证：①严重心功能不全，急性心梗、哮喘发作期，不能合作者；②急性胰腺炎；③发生在十二指肠乳头以上的消化道狭窄；④碘过敏者；⑤胰腺假性囊肿；⑥颈椎畸形；⑦急性咽喉炎；⑧有麻醉药过敏史。

ERCP 的术后并发症：①腹痛；②穿孔；③急性胰腺炎；④化脓性胆管炎。

97. 什么叫心脏电复律和电除颤？适应证有哪些？

心脏电复律指以患者自身的心电信号为触发标志，同步瞬间发放高能电脉冲，使某些异位性、快速心律失常转复为窦律，常用于治疗房颤、房扑，或对药物无效且伴有血流动力学障碍的室上速或室速。

心脏电除颤指应用瞬间高能电脉冲对心脏紧急非同步电击，是治疗室扑和室颤的最有效方法。

98. 纤维结肠镜术前准备是什么？术后注意事项有哪些？

术前准备

（1）心理准备：向患者说明检查的必要性，告知检查过程和配合要领，消除患者的恐惧及紧张心理。术前一晚充分睡眠。

（2）肠道准备：检查前 2 天进低脂、细软少渣半流质饮食，检查当日上午检查者禁食早餐，下午检查者中午进流质饮食。检查前一天晚餐后口服导泻液，术前 1 小时用温水 800～1000ml 灌肠，以清洁肠道，直至肠道排出物无粪渣。

（3）术前用药：降低患者对疼痛的反应性，遵医嘱应用解痉剂、镇静剂、镇痛剂，以解除痉挛，减少痛苦。

（4）床边监护准备：术中注意观察患者呼吸、脉搏、血压及意识变化，观察氧饱和度的改变。

（5）做好结肠镜及附属器件的准备。

术后注意事项

（1）未做活检、未切除息肉者可进普食；术中因疼痛较剧进行不顺利、活检出血较多者，嘱患者少活动，并进食流质或半流质饮食。

（2）疼痛剧烈、出血多者应密切观察并立即告知医生，以防出血、穿孔。

99. 消化道内支架术的种类有哪些？术后护理措施是什么？

种类

（1）根据支架放置的部位可分为：食管内支架术、胆道内支架术、胰管内支架术。

（2）根据支架材料的不同可分为：乳胶橡胶支架术、硅胶支架术、塑料支架术、记忆合金内支架术。

术后护理措施

（1）做好饮食护理：术后 2 小时即可进食，先进流质食物，逐渐过渡到半流质食物、正常饮食。嘱患者细嚼慢咽，少食多餐；进食时尽可能坐直，以保持管腔通畅，饭后直立，利于减轻反流；勿食高纤维食物，以防支架管腔堵塞；术后避免进食冰冻食物，以防支架滑脱或移位。

（2）选择合适卧位：将床头垫高 5～10 cm，防止胃食管反流，遵医嘱应用抗酸药。

（3）正确使用抗生素：遵医嘱应用抗生素，防止食管黏膜破损所致的感染。

100. 上消化道内镜检查术前准备有哪些？术后注意事项是什么？

术前准备

（1）对患者做好解释工作，争取患者配合。

（2）做好消化道的准备工作。检查当天需禁食、禁水至少 6 小时，检查前 24 小时内避免做消化道钡剂透视。幽门梗阻患者则要停止进食 2～3 天，必要时洗胃。

（3）咽部麻醉，有喷雾法、麻醉剂吞服法。

（4）根据需要口服去泡剂，使视野显示更清晰。

（5）取合适的检查卧位。嘱患者松开领口及腰带，左侧卧位，头下垫枕，下肢半屈膝，放松身体，颈部保持自然放松位置。

（6）术前检查内镜各项功能，处于消毒备用状态。

术后注意事项

（1）检查结束后嘱患者静卧休息，2 小时后方可进食，做活检及细胞刷取样者，术后当日进流质，次日进软食。

（2）术后患者咽部不适者，可口含润喉片或漱口液含漱。

（3）术后观察大便颜色，如有黑便、呕吐或上腹部剧痛时应观察血压、脉搏变化，并立即通知医生。

101. 消化道内镜的类型有哪些？其作用、并发症和禁忌证有哪些？

类型

（1）根据内镜的发展历史可分为：第一代硬式内镜、半可屈式内镜；第二代纤维胃镜；第三代电子胃镜；第四代电子胶囊胃镜。

（2）根据不同部位的需要，消化道内镜可分为：食管镜、胃镜、十二指肠镜、小肠镜、结肠镜、乙状结肠镜、直肠镜。

（3）专用内镜：分为治疗用内镜、放大内镜、母子镜、超声内镜、磁共振内镜、激光内镜等。

作用

（1）诊断：判断识别，不断提高诊断水平。

（2）治疗：循序渐进，开展内镜治疗。

①内镜下止血；②消化道肿瘤的治疗，切除术、姑息性治疗、内照射和加温治疗；③治疗食管、吻合口狭窄：扩张术、支架留置术；④治疗胆总管结石，乳头括约肌切开及取石术等；⑤治疗胆总管狭窄，内镜下乳头括约肌切开术、胆总管扩张术、胆管引流术；⑥治疗胰管狭窄，内镜下胰管扩张术等；⑦经皮胃（空肠）造瘘术；⑧消化道异物取出术。

并发症

消化道出血；消化道损伤；麻醉及心脏意外；感染；下颌关节脱臼；腮腺肿胀；喉头及支气管痉挛；非穿透性气腹。

禁忌证

（1）绝对禁忌证：①严重心肺疾患；②疑为休克、消化道穿孔等危重患者；③不合作的精神病患者；④口腔、咽喉、食管等急性炎症；⑤明显的胸主动脉瘤及脑卒中患者。

（2）相对禁忌证：①心肺功能不全；②消化道出血患者，血压不平稳；③有出血倾向，血红蛋白低于 50 g/L 者；④其他，高度脊柱畸形、巨大食管或十二指肠憩室。

102. 什么叫经皮腔内冠状动脉成形术及冠状动脉内支架安置术？

经皮腔内冠状动脉成形术（percutaneous transluminal coronary angioplasty，PTCA）是将特殊的导管材料和球囊装置，经皮肤送至冠状动脉病变的部位，加压充盈球囊以扩张狭窄处使血管内径增大，从而改善心肌血液供应，缓解症状的一种导管治疗技术。

经皮冠状动脉内支架安置术是将由特殊材料制成的支架，置入病变的冠状动脉内，支撑其管壁，以保持管腔内血液畅通的技术。

103. 感染性心内膜炎的概念及临床特点是什么？

感染性心内膜炎为微生物感染心脏内膜面，伴赘生物形成。赘生物内含大量微生物和少量炎症细胞，可经血行播散到全身器官和组织。临床特点为发热、心脏杂音、脾大、周围血管栓塞和血培养阳性等。

104. 感染性心内膜炎的病情观察着重哪几方面？

（1）每4小时测量体温一次，观察体温曲线的变化。

（2）监测心脏杂音的部位、性质、强度有无改变，观察有无呼吸困难、咳嗽、咯血等心力衰竭表现。

（3）观察有无皮肤瘀点、Roth 斑、Osler 结节、Janeways 结节等细菌栓塞的皮肤黏膜病损。

（4）观察血管栓塞征象：有无脑、肾、肺、脾、冠状动脉、肠系膜动脉及肢体动脉栓塞的征象。

105. 心肌病分哪几种类型？

心肌病可分为4种类型：扩张型心肌病、肥厚型心肌病、限制型心肌病、致心律失常型右室心肌病。

106. 病毒性心肌炎患者的健康教育内容有哪些？

（1）休息指导：急性期患者应安静卧床，精神放松，休息有利于减轻心脏负荷，减少心肌耗氧，有利于疾病恢复。待病情稳定后开始活动，制定每日活动计划，循序渐进，逐步增加活动量。避免劳累，3~6个月后可考虑恢复部分或全部轻体力工作或学习。

（2）饮食指导：加强营养，进高蛋白、高维生素、易消化饮食，多吃新鲜蔬菜和水果，戒烟酒。

（3）其他：指导患者避免加重疾病的诱因，如呼吸道感染、剧烈运动、情绪激动等。教会患者自我监测脉率、节律的方法。指导患者正确用药，介绍药物的不良反应。

107. 心包穿刺或心包引流术的护理措施有哪些？

（1）术前护理：向患者说明手术的意义和必要性，解除患者的思想顾虑，必要时使用少量镇静药。

（2）做好抢救准备：准备各种抢救器械和药物，以备应急使用，保持输液通畅。

（3）术中护理：①嘱患者勿剧烈咳嗽或深呼吸，防止穿刺时发生误伤；②抽液过程中注意随时夹闭胶管，防止空气进入心包腔；③术中严密观察患者的面色、呼吸、脉搏、心率和血压，如有异常立即报告医师并协助处理；④认真记录抽液量、性质，保留标本送检。

（4）对心包引流者，要保持引流通畅，并观察引流液的性质、量，认真做好护理记录。

（5）术后护理：注意患者的主诉，加强观察心包摩擦的体征、心功能情况等。

108. 埋藏式起搏器安装术后的出院指导包括哪些内容？

（1）告诉患者起搏器的设置频率及使用寿命。

（2）装有起搏器的一侧上肢 3 个月内应避免过度用力或做幅度过大的动作。

（3）避免接触高压电场或强磁场区域，如各种电磁理疗、核磁检查、电灼设备、变电器。但一般家用电器不会影响起搏器的工作，手机使用时应距离起搏器 30 cm 以上。嘱患者若接触某种环境或电器后出现头晕、胸闷等不适应立即离开现场，或不再使用该种电器。

（4）教会患者自己数脉搏，出现脉搏过缓，低于设置起搏频率；开启滞后功能时脉率低于起搏频率 10 次/分，或以上有头晕、胸闷等不适时应及时就医。

（5）定期随访，测试起搏器功能。出院后每 3 个月检测一次，情况稳定后每半年随访一次，接近起搏器使用寿命时应缩短随访间隔，在电池耗尽之前及时更换起搏器。

109. 黄疸分为哪几种类型？护理要点是什么？

黄疸是由于血清中胆红素升高致使皮肤、黏膜和巩膜发黄的症状和体征。

黄疸的分类

目前临床上多采用病因学分类法，以前 3 种多见：溶血性黄疸、肝细胞性黄疸、胆汁淤积性黄疸、先天性非溶血性黄疸。

黄疸的护理要点

（1）密切观察皮肤色泽及尿、粪颜色的变化。

（2）协助患者用温水清洁皮肤，避免使用刺激性肥皂。

（3）衣服宜宽大、柔软。

（4）剪短患者手指甲，必要时戴护手套，防止抓伤皮肤。指导患者用触摸或拍打的方式缓解瘙痒的感觉。

（5）谨慎使用胶布。

（6）遵医嘱使用抗组胺药。

110. 腔内冠状动脉成形术及冠状动脉内支架安置术后的护理要点有哪些？

（1）生命体征的监测：①心电监护，监测心率、心律。②注意冠状动脉再闭塞症状及低血压状态的发生。

（2）血管并发症的预防和观察：预防伤口局部出血、血肿及血管栓塞。①拔除鞘管后伤口需加压包扎 6~8 小时，解除压力后可在床上翻身，术后 24 小时后可下床活动；②加压期间术侧肢体保持伸直位，大、小便及咳嗽时用手压住伤口，以防出血；③密切观察足背动脉搏动、末梢循环状况及有无肢体局部疼痛、麻木、肿胀等血管栓塞现象的发生。

（3）抗凝治疗的护理：①正确配制肝素；②用微量输注泵精确控制用药速度；③监测出凝血指标；④观察有无出血现象。

（4）血管迷走反射的观察与护理：血管迷走反射多发生在股动脉压迫时，患者突然出现面色苍白、出冷汗、心率减慢、血压下降等现象，应立即给予以下处理：①平卧、吸氧；②遵医嘱静脉注射阿托品；③快速静脉输液，必要时遵医嘱给予升压药。

（5）饮食及用药指导：①术毕回病房即可进食少量半流质饮食，不宜过饱；②遵医嘱服用抗血小板制剂及降压、调节血脂的药物。

111. 何谓室间隔缺损封堵术？室间隔缺损封堵术后的观察要点有哪些？

室间隔缺损封堵术是经心导管送入由特殊材料制成的封堵器，使其铆合在心室间隔的左、右侧，从而闭合缺损的技术。

观察要点

（1）观察体温的变化。

（2）观察有无并发症的发生：①溶血，观察黄疸、血尿的发生；②房室传导阻滞，观察心率、心律；③心脏压塞（心包填塞），观察血压、心率；④局部血肿和血栓形成，观察局部伤口及末梢血管搏动。

（3）全麻病儿观察是否清醒，有无呕吐、喉部痰鸣音等。

112. 何谓无创通气？其禁忌证有哪些？

无创通气（non - invasive ventilation，NIV）是指不经气管插管而增加肺泡通气的一系列方法的总称，包括体外负压通气、经鼻/面罩正压通气、胸壁震荡及膈肌起搏等。

禁忌证

（1）心跳、呼吸骤停。

（2）血流动力学不稳定（存在休克、严重的心律失常等）。

（3）需要保留气道通路者，如呼吸道分泌物多、严重呕吐有窒息危险及消化道出血等。

（4）严重脑病（除 COPD 二氧化碳潴留引起的意识障碍）。

（5）面部手术、创伤或畸形。

（6）上呼吸道阻塞。

113. 何谓血液透析？血液透析患者的护理要点是什么？

血液透析是利用半透明膜原理，将患者血液与透析液同时引进透析器，在透析膜两侧呈反方向流动，凭借半透膜两侧的溶质梯度、渗透梯度和水压梯度，通过弥散、对流、吸附清除毒素，通过超滤和渗透清除体内多余的水分；同时补充需要的物质，纠正电解质和酸碱平衡紊乱。血液透析是目前救治急、慢性肾衰竭最有效和最普遍应用的措施之一。

护理要点

（1）透析前护理：①透析设备、药品的准备。②患者准备：a. 血管通路的准备，如熟悉内瘘的穿刺和保护方法，勿在瘘侧肢体上输液、测量血压。b. 透析患者的营养及心理问题：给予优质高蛋白饮食，限制水分的摄入，两次透析间期体重增加不能超过 2.5 kg，透析前尽量消除患者的恐惧和紧张心理。

（2）透析过程中的护理：①病情观察。严密观察患者生命体征、血流量、血路压力、透析液流量、温度、浓度、压力等指标，准确记录透析时间、脱水量、肝素用量，注意机器的报警及排除故障等。②对低血压、失衡综合征、致热原反应、出血等常见并发症的预防、观察及处理。

（3）透析后的护理：①透析结束时测量生命体征，留取血生化做检查。②缓慢回血，压迫穿刺点时间要充分，压力以不出血为宜。

114. 何谓尿毒症？尿毒症患者的护理要点有哪些？

尿毒症是慢性肾衰竭的终末期。此期，血肌酐（Scr）> 707μmol/L，肌酐清除率（Ccr）<10ml/min，临床出现显著的各系统症状和血生化异常。

护理要点

（1）一般护理：卧床休息，避免劳累、受凉，注意保暖。

（2）密切观察生命体征、血电解质、体重变化，准确记录24小时出入液量，严格限制入液量，量出为入。

（3）用药护理：使用利尿剂、降压药、促红细胞生成素等，观察疗效、不良反应。

（4）饮食护理：给予充足热量、优质蛋白、低盐、低脂、低磷、低钾饮食。根据肌酐清除率限制蛋白质摄入量，接受透析治疗时给予优质高蛋白饮食。

（5）生活护理：加强口腔、皮肤等护理，观察感染征象，防止感染及并发症的发生。

（6）血管保护：注意保护并有计划地使用血管，为患者血透建立血管通路做准备。

115. 何谓造血干细胞移植？造血干细胞移植分为哪几种类型？其主要适应证有哪些？

造血干细胞移植是指将各种来源的正常造血干细胞在患者接受超剂量化放疗后，通过静脉输注，移植入受者体内，以替代原有的病理性造血干细胞，从而使正常的造血与免疫功能得以重建。

类型

（1）异基因骨髓移植、异基因外周血造血干细胞移植。

（2）同基因骨髓移植、同基因外周血造血干细胞移植。

（3）自体骨髓移植、自体外周血造血干细胞移植。

（4）脐带血造血干细胞移植。

（5）混合性造血干细胞移植。

适应证

（1）恶性肿瘤性疾病：恶性血液病（急、慢性白血病等）、恶性非血液病（乳腺癌等）。

（2）非恶性疾病：造血系统疾病（重症再生障碍性贫血等）、遗传性疾病（遗传性免疫缺陷病等）、自身免疫性疾病（系统性红斑狼疮等）。

116. 何谓人工心脏起搏？人工心脏起搏是如何分类的？

人工心脏起搏是通过人工心脏起搏器发放的脉冲电流刺激心脏，以带动心脏搏动的治疗方法。

按起搏的目的可分为临时性心脏起搏和永久性心脏起搏两种。

117. 何谓经导管射频消融术？经导管射频消融术后患者常见的并发症有哪些？

导管射频消融是通过置入人体的导管顶端发放射频电流，使电极局部组织产生阻力性热效应，形成凝固性坏死，去除异位致心律失常灶，达到治疗心律失常的目的。

经导管射频消融术后患者常见的并发症有：①心脏压塞；②气胸；③房室传导阻滞；④血栓形成；⑤局部伤口出血、血肿。

118. 何谓持续皮下胰岛素输注？其适应证有哪些？有哪两种给药模式？

持续皮下胰岛素输注（continuous subcutaneous insulin infusion，CSII）是强化胰岛素治疗的一种方法。将放置速效胰岛素的容器通过导管分别与针头和泵连接，针头置于腹部皮下组织，用可调程序的微型电子计算机控制胰岛素输注，模拟胰岛素持续基础分泌和进餐时的峰值释放，胰岛素剂量和脉冲式注射时间可通过计算机程序来控制。

适应证：①1 型糖尿病和重症 2 型糖尿病；②新诊断的糖尿病；③反复发作低血糖的患者；④酮症酸中毒、糖尿病高渗昏迷；⑤常有"黎明现象"者；⑥妊娠；⑦手术和应激状态。

给药模式：有基础输注量及餐前大剂量两种。

〔测试题〕

一、选择题

【A 型题】

1. 上消化道出血患者的饮食护理，下列哪项不正确（　　）

　　A. 溃疡伴小量出血一般不需禁食

　　B. 严重呕血者要暂时禁食 8 ~ 24 小时

C. 食管静脉曲张破裂出血要禁食

D. 一般溃疡出血可进牛奶等流质

E. 大便隐血试验持续阳性，应暂时禁食

2. 糖尿病膳食治疗的目的中，下列哪项是错误的（　　）

　　A. 调整膳食中糖的供给量

　　B. 减轻胰岛细胞的负担

　　C. 降低血糖

　　D. 纠正糖代谢紊乱

　　E. 消除症状

3. 甲亢治疗方法中，哪种最易引起甲状腺功能减退（　　）

　　A. 他巴唑　　　　　　　　　　　　B. 甲硫氧嘧啶

　　C. 放射性^{131}I　　　　　　　　　　D. 手术切除甲状腺

　　E. 中药治疗

4. 下述哪项为少尿期（　　）

　　A. 24 小时尿量少于 100 ml

　　B. 24 小时尿量少于 200 ml

　　C. 24 小时尿量少于 400 ml

　　D. 24 小时尿量少于 300 ml

　　E. 24 小时尿量少于 500ml

5. 三腔气囊管使用注意事项中，下列哪项不妥（　　）

　　A. 牵引宜适度　　　　　　　　　　B. 充气量要适当

　　C. 经常抽吸胃内容物　　　　　　　D. 拔管前宜服石蜡油

　　E. 出血停止后口服少量流质

6. 诊断原发性甲状腺功能减退最敏感的试验是（　　）

　　A. 血清胆固醇测定

　　B. 基础代谢率测定

　　C. 红细胞三碘甲腺原氨酸摄取试验

　　D. 甲状腺摄^{131}I率测定

　　E. 血清促甲状腺激素（TSH）测定

7. 下述哪种患者临床上不出现发绀（　　）

　　A. 慢性阻塞性肺气肿　　　　　　　B. 急性肺炎

　　C. 自发性气胸　　　　　　　　　　D. 严重贫血

8. 急性心肌梗死患者第 1 周必须（　　）

  A. 绝对卧床   B. 床上四肢活动

  C. 日常生活自行料理   D. 由人搀扶室内行走

  E. 开始功能锻炼

9. 心脏病患者用力排便可能引起的严重意外是（　　）

  A. 肛裂   B. 心搏骤停   C. 便血

  D. 直肠曲张   E. 血压升高

10. 过敏性紫癜与血小板减少性紫癜的主要区别是（　　）

  A. 紫癜呈对称分布

  B. 毛细血管脆性试验阳性

  C. 血小板正常

  D. 下肢皮肤有紫癜

  E. 有过敏史

11. 尿毒症最常见的病因是（　　）

  A. 原发性高血压   B. 慢性肾小球肾炎

  C. 肾动脉硬化   D. 慢性肾盂肾炎

  E. 红斑狼疮性肾炎

12. 正常止血取决于以下哪项因素（　　）

  A. 皮肤的完整性和凝血因素的正常

  B. 血小板的质和量及血管壁的正常

  C. 血小板的质和量及凝血因素的正常

  D. 血小板的质和量、血管壁及凝血因素的正常

  E. 机体正常免疫功能

13. 上消化道大出血伴休克的首要护理措施为（　　）

  A. 准备急救用品和药物   B. 建立静脉输液通道

  C. 迅速配血备用   D. 去枕平卧头偏一侧

  E. 按医嘱应用止血药

14. 最容易产生谷丙氨基转移酶增高是（　　）

  A. 肝细胞再生   B. 肝细胞变性坏死

  C. 肝实质细胞蛋白合成功能障碍

  D. 炎症细胞浸润   E. 结缔组织增生

15. 纤维胃镜检查前应（　　）

    A. 禁食 10h   B. 禁烟 6h

    C. 禁半流质 8h   D. 禁烟、禁食、禁药 12h

    E. 禁药 11h

16. 结核性腹膜炎的临床表现为（　　）

    A. 腹痛   B. 腹泻

    C. 便秘   D. 主要是结核病的全身毒血症状

    E. 便血

17. 下述哪项不是心绞痛的疼痛特点（　　）

    A. 劳动或情绪激动时易发作

    B. 阵发性前胸、胸骨后部痛

    C. 可放射至心前区与左上肢

    D. 胸痛一般持续 3～5 分钟

    E. 多数患者伴有心律不齐

18. 对肝硬化患者强调休息，是因为休息可以（　　）

    A. 增加体重

    B. 减轻肝脏负担和损害

    C. 避免食管静脉破裂

    D. 延缓门静脉血栓形成

    E. 减少并发肺部感染机会

19. 观察溃疡病患者病情，发现哪项提示有穿孔发生（　　）

    A. 嗳气反酸加重   B. 饮量突然减少

    C. 恶心腹胀明显   D. 上腹剧痛、腹肌紧张

    E. 常发生"午夜痛"

20. 肝硬化腹水产生的机制不包括（　　）

    A. 血清白蛋白减少   B. 门脉内压增高

    C. 肾小球滤过减少   D. 醛固酮分泌增多

    E. 脾功能亢进

21. 气囊三腔管使用时注意事项下列哪项不妥（　　）

    A. 牵引宜适度

    B. 充气量要适当

    C. 经常抽吸胃内容物

D. 拔管前宜服液状石蜡

E. 出血停止后口服少量流质

22. 世界卫生组织规定的高血压标准是（   ）

    A. 血压≥160/95mmHg　　　　　B. 血压≥140/90mmHg

    C. 血压≥150/100mmHg　　　　　D. 血压≥150/95mmHg

    E. 血压≥150/110mmHg

23. 不宜用于治疗胃溃疡的药物是（   ）

    A. 西咪替丁　　　　　　　　　　B. 前列腺合成药

    C. 丙谷胺　　　　　　　　　　　D. 三钾橼络合铋

    E. 阿托品

24. 孕妇最易发生那种贫血（   ）

    A. 恶性贫血　　　　　　　　　　B. 缺铁性贫血

    C. 溶血性贫血　　　　　　　　　D. 再生障碍性贫血

    E. 巨幼红细胞性贫血

25. 消化道出血应用三腔气囊管压迫止血，放气的时间是术后（   ）

    A. 12 小时　　　　B. 24 小时　　　　C. 72 小时

    D. 48 小时　　　　E. 96 小时

26. 肺性脑病早期患者头痛、烦躁、失眠时可用的镇静药为（   ）

    A. 巴比妥类药　　　　　　　　　B. 奋乃静或 10% 水合氯醛

    C. 艾司唑仑　　　　　　　　　　D. 地西泮

    E. 安眠酮

27. Ⅱ型呼吸衰竭可给予吸入的氧浓度是（   ）

    A. <30% ~35%　　　　　　　　　B. <50%

    C. 35% ~40%　　　　　　　　　　D. >50%

    E. 纯氧

28. Ⅰ型呼吸衰竭可出现（   ）

    A. 低氧血症不伴有二氧化碳潴留

    B. 低氧血症伴有二氧化碳潴留

    C. 血气分析提示 PaO_2 50mmHg

    D. 仅有二氧化碳潴留

E. $PaO_2 > 70mmHg$

29. 采集血气分析标本的方法，下列哪项不正确（　　）

  A. 先抽少许经过稀释的肝素充盈针筒

  B. 选用 2ml 干燥注射器

  C. 在严格无菌操作下抽动脉血 2ml 左右

  D. 拔出针头后立即送检

  E. 抽血后立即用软木塞封闭针头

30. 护理咯血窒息患者的第一步骤是（　　）

  A. 解除呼吸道阻塞   B. 加压给氧

  C. 输血   D. 使用呼吸兴奋剂

  E. 口对口人工呼吸

31. 最常见的咯血原因是（　　）

  A. 慢性支气管炎   B. 支气管扩张

  C. 肺结核   D. 支气管肺癌

  E. 风湿性心脏病二尖瓣狭窄

32. 引起猝死最常见的心律失常是（　　）

  A. 心房扑动 B. 心房颤动

  C. 心室颤动 D. 室上性阵发性心动过速

  E. 频发性室性期前收缩

33. 胃肠道中起消化作用的最主要的消化液是（　　）

  A. 胃液   B. 胰液   C. 唾液

  D. 肠液   E. 胆汁

34. 糖尿病最常见的神经病变是（　　）

  A. 周围神经病变   B. 神经根病变

  C. 脊髓病变   D. 自主神经病变

  E. 颅神经病变

35. 下述哪项内容有助于区别肾盂肾炎和膀胱炎（　　）

  A. 尿中有白细胞   B. 尿频尿急

  C. 尿中有红细胞   D. 尿中有白细胞管型

  E. 尿细菌学检查

36. 导致成人肾性高血压最常见的疾病是（　　）

  A. 慢性肾盂肾炎   B. 肾动脉缩窄

C. 急性肾小球肾炎　　　　　　　　D. 肾动脉硬化

E. 慢性肾炎

37. 急性肾衰竭少尿、无尿早期主要死亡原因是（　）

　　A. 低钠血症　　　B. 低钙血症　　　C. 高钾血症

　　D. 低钾血症　　　E. 高镁血症

38. 尿毒症伴高血钾时，最有效的治疗方法是（　）

　　A. 输入钙剂

　　B. 输入小苏打水

　　C. 输入高渗葡萄糖加胰岛素

　　D. 血液透析

　　E. 口服钠型阳离子交换树脂

39. 肾小球肾病的主要临床特点是（　）

　　A. 出血性膀胱炎　　　　　　　　　B. 肾功能减退

　　C. 大量蛋白尿　　　　　　　　　　D. 高血压

　　E. 尿中纤维蛋白降解产物增加

40. 下述哪项不是甲亢的临床表现（　）

　　A. 大便次数增加或腹泻　　　　　　B. 骨痛

　　C. 周围血管征　　　　　　　　　　D. 月经量增多

　　E. 肌肉萎缩

41. 关于尿糖，下列哪项是正确的（　）

　　A. 尿糖阳性肯定血糖升高

　　B. 尿糖阳性是由于肾小管不能将糖全部重吸收

　　C. 根据尿糖阳性即可诊断糖尿病

　　D. 尿糖阳性肯定有糖代谢紊乱

　　E. 班氏试剂只检查尿中有无葡萄糖

42. 目前糖尿病死亡的主要原因是（　）

　　A. 心血管并发症

　　B. 糖尿病酮症酸中毒昏迷

　　C. 高渗性非酮症糖尿病昏迷

　　D. 神经病变

　　E. 感染

43. 胃肠消化功能障碍大便为（　）

A. 大便次数多量少，带黏液或脓血

B. 大便糊状，灰色且带油彩

C. 糊状、带泡沫便，深褐色有恶臭

D. 便中大量黏液

E. 大便次数少量多，稀薄而臭

44. 鉴别糖尿病酮症酸中毒和高渗性非酮症糖尿病昏迷的主要症状为（　　）

    A. 多饮多尿症状明显　　　　　　B. 神志改变

    C. 局限性抽搐　　　　　　　　　D. 血压偏低

    E. 食欲减退

45. 护理白血病患者最重要的是（　　）

    A. 高热处理　　　B. 注意出血　　　C. 预防感染

    D. 观察病情变化　E. 记录药物反应

46. 再障患者最主要的护理问题是（　　）

    A. 保持室内空气新鲜　　　　　　B. 预防出血感染

    C. 注射时针眼久压　　　　　　　D. 禁用手指挖鼻孔

    E. 发热时不用退热药

47. 关于铁剂治疗缺铁性贫血，以下哪项错误（　　）

    A. 宜饭后服　　　　　　　　　　B. 以口服为主

    C. 液体铁剂必须使用吸管　　　　D. 与维生素 C 同服

    E. 可用茶水送服

48. 巨幼细胞性贫血应选用（　　）

    A. 叶酸、维生素 B_{12}　　　　　　B. 促红细胞生成素

    C. 雄激素　　　　　　　　　　　D. 硫酸亚铁

    E. 丙酸睾酮

49. 全血细胞减少常见于（　　）

    A. 急性白血病　　　　　　　　　B. 再生障碍性贫血

    C. 贫血　　　　　　　　　　　　D. 骨髓增生异常综合征

    E. 阵发性睡眠性血红蛋白尿症

50. 下述哪项不是白血病的临床表现（　　）

    A. 出血　　　　　B. 发热　　　　　C. 血糖降低

    D. 贫血　　　　　E. 器官浸润

51. 再生障碍性贫血应选用（　　）

    A. 叶酸　　　　　　　B. 铁剂　　　　　　　C. 丙酸睾酮

    D. 硫酸亚铁　　　　　E. 维生素 B_6

52. 铁剂可用于治疗（　　）

    A. 溶血性贫血　　　　　　　　　　B. 巨幼细胞性贫血

    C. 小细胞低色素性贫血　　　　　　D. 自身免疫性贫血

    E. 再生障碍性贫血

53. 再生障碍性贫血引起贫血最主要的原因是什么（　　）

    A. 无效性红细胞生成　　　　　　　B. 造血原料缺乏

    C. 红细胞破坏过多　　　　　　　　D. 骨髓造血功能低下

    E. 失血

54. 溃疡病患者腹痛剧烈，疑有穿孔合并症，禁止使用（　　）

    A. 甲氰米胍　　　　　　　　　　　B. 阿托品

    C. 甲氧氯普胺（灭吐灵）　　　　　D. 胃肠减压

    E. 吗啡

55. 嗜铬细胞瘤的诊断试验中，下列哪项最有价值（　　）

    A. 腹膜后空气造影

    B. 组胺激发试验

    C. 酚妥拉明（Rigitin）试验

    D. 铬胺实验

    E. 测定 24h 尿中肾上腺素及去甲肾上腺素总量

56. 肝性脑病患者进行清洁灌肠，其溶液最好选用（　　）

    A. 甘油稀释液

    B. 0.1% ~ 0.2% 肥皂水

    C. 50% 硫酸镁溶液

    D. 高渗盐水

    E. 生理盐水 100ml 加白醋 10ml

57. 下述哪项不是右心衰的临床表现（　　）

    A. 肝脏肿大和压痛　　　　　　　　B. 颈静脉充盈或怒张

    C. 周围型发绀　　　　　　　　　　D. 咳粉红色泡沫痰

    E. 下垂性凹陷性水肿

58. 对肝性脑病患者要注意水、电解质平衡，但下列哪项不

妥（　）

A. 水不宜摄入过多　　　　　　　　B. 不需补钾

C. 正确记录出入水量　　　　　　　D. 限制钠盐

E. 根据需要测定血电解质

59. 呕血患者的饮食应该是（　）

A. 冷流质　　　B. 软食　　　C. 普食

D. 暂禁食　　　E. 半量流质

60. 肝硬化出现腹水血浆白蛋白应低于（　）

A. 30g/L　　　B. 25g/L　　　C. 27g/L

D. 50g/L　　　E. 40g/L

61. 溃疡病患者出现下列哪项病情提示有穿孔发生（　）

A. 嗳气反酸加重　　　　　　　　B. 饮量突然减少

C. 恶心、腹胀明显　　　　　　　D. 上腹剧痛、腹肌紧张

E. 常发生"午夜痛"

62. 急性心肌梗死常见的死亡原因是（　）

A. 心力衰竭　　　　　　　　　　B. 心源性休克

C. 严重心律失常　　　　　　　　D. 电解质紊乱

E. 发热

63. 溃疡病患者腹痛剧烈，疑有穿孔合并症，禁止使用（　）

A. 西咪替丁　　　B. 阿托品　　　C. 灭吐灵

D. 胃肠减压　　　E. 吗啡

64. 流行性乙型脑炎的传播途径是（　）

A. 伤口分泌物传播

B. 患者排泄物直接或间接传播

C. 血液或注射器传播

D. 飞沫或鼻咽分泌物传播

E. 昆虫传播

65. 胃溃疡疼痛规律为（　）

A. 进食—疼痛　　　　　　　　　B. 进食—缓解

C. 疼痛—进食—缓解　　　　　　D. 进食—缓解—疼痛

E. 进食—疼痛—缓解

66. 关于铁的吸收，哪项错误（　）

A. 与维生素 C 同时服好

B. 低铁比高铁好

C. 与维生素 B_{12} 同时服好

D. 主要在十二指肠上段吸收

E. 每天约吸收 1mg

67. 下述哪项不是甲状腺功能亢进症的临床表现（　　）

A. 易激动　　　　B. 体重下降　　　　C. 多食善饥

D. 月经量增多　　E. 疲乏无力

68. 慢性肾炎肾病型在用氮芥治疗中应特别注意观察（　　）

A. 出血性膀胱炎　　　　　　　B. 消化道症状

C. 肝功能损害　　　　　　　　D. 白细胞减少

E. 脱发

69. 下述哪项不属于肾病综合征尿检查结果（　　）

A. 选择性或非选择性蛋白尿

B. 尿蛋白（＋＋＋）或更多

C. 不同程度血尿

D. 尿糖（＋＋＋）或更多

E. 尿纤维蛋白降解产物增多

70. 急性心肌梗死最突出的症状是（　　）

A. 休克　　　　　　　　　　　B. 心前区疼痛

C. 充血性心力衰竭　　　　　　D. 心律失常

E. 胃肠道症状

【B 型题】

A. 出血倾向　　　　　　　　　B. 陶土样大便

C. 急性肾衰竭　　　　　　　　D. 多源性休克

E. 寒战、高热

1. 胆管炎常有（　　）

2. 出血性坏死性胰腺炎可引起（　　）

3. 溶血性黄疸可引起（　　）

4. 肝细胞黄疸可引起（　　）

A. 钠型阳离子交换树脂　　　　B. 氢氧化铝凝胶

C. 叶酸制剂　　　　　　　　　D. 碳酸氢钠

E. 螺内酯（安体舒通）

5. 慢性肾功能不全高磷血症（　）

6. 慢性肾功能不全高钾血症

7. 慢性肾功能不全代谢性酸中毒（　）

A. 高血压危象　　　　　　　　　B. 高血压脑病

C. 顽固性高血压　　　　　　　　D. 恶性高血压

E. 老年高血压

8. 在短期内血压明显升高，出现头痛、呕吐等症状的应是（　）

9. 眼底无乳头水肿，预后不佳的应是（　）

A. 高血压　　　　　B. 高血脂

C. 高热　　　　　　D. 尿多、相对密度高

E. 尿糖阳性

10. 糖尿病可表现为（　）

11. 嗜铬细胞瘤可表现为（　）

12. 甲亢危象可表现为（　）

A. 急性刺激性干咳　　　　　　　B. 长期晨间咳嗽

C. 带喉音的咳嗽　　　　　　　　D. 带金属音的咳嗽

E. 变化体位时咳嗽

13. 吸烟者可出现（　）

14. 上呼吸道炎症时出现（　）

15. 支气管扩张可出现（　）

16. 肺脓肿常出现（　）

A. 肾上腺素　　　　　　　　　　B. 麻黄碱

C. 氨茶碱　　　　　　　　　　　D. 氢化可的松

E. 毛花苷 C

17. 心源性哮喘应选用（　）

18. 支气管哮喘发作首选（　）

A. 贫血重而出血轻　　　　　　　B. 贫血与出血相一致

C. 有贫血而无出血　　　　　　　D. 无贫血而有皮下出血

E. 贫血与出血交替发生

19. 溶血性贫血的特点为（　）

20. 原发性血小板减少性紫癜的特点为（　　）

21. 再生障碍性贫血的特点为（　　）

22. 过敏性紫癜的特点为（　　）

【C 型题】

A. 糖尿病
B. 尿崩症
C. 两者均有
D. 两者均无

1. 尿糖阳性见于（　　）

2. 尿相对密度低见于（　　）

3. 烦渴多尿见于（　　）

A. 红细胞渗透脆性试验增高

B. 红细胞渗透脆性试验降低

C. 两者均有

D. 两者均无

4. 阵发性睡眠性血红蛋白尿（　　）

5. 自身免疫性溶血性贫血（　　）

6. 缺铁性贫血（　　）

A. 保持大便通畅
B. 高位灌肠
C. 两者均需
D. 两者均不需

7. 充血性心力衰竭的护理宜注意（　　）

8. 肝性脑病的护理宜注意（　　）

9. 急性心肌梗死的护理宜注意（　　）

10. 慢性胰腺炎的护理宜注意（　　）

A. 可用糖皮质激素
B. 可用氮芥
C. 两者均可
D. 两者均不可用

11. 慢性肾炎普通型的治疗（　　）

12. 慢性肾炎肾病型的治疗（　　）

A. 食管静脉曲张　　B. 大便隐血试验持续阳性
C. 两者均有　　　　D. 两者均无

13. 胃癌可出现（　　）

14. 胃溃疡可出现（　　）

15. 肝硬化可出现（　　）

A. 右心衰　　　　B. 左心衰

C. 两者均有　　　D. 两者均无

16. 二尖瓣狭窄的并发症是（　）

17. 主动脉瓣狭窄的并发症是（　）

A. 阵发性夜间呼吸困难　　　　B. 周围性发绀

C. 两者均是　　　　　　　　　D. 两者均无

18. 右心功能不全的表现为（　）

19. 左心功能不全的表现为（　）

A. 门静脉肝硬化　　　　B. 原发性肝癌

C. 两者均有　　　　　　D. 两者均无

20. 肝脏呈进行性肿大见于（　）

21. 白/球蛋白比例倒置见于（　）

22. 腹水呈漏出液见于（　）

23. 胃酸缺乏见（　）

【X 型题】

1. 哪些心脏病需要绝对卧床休息（　）

A. 冠心病早期　　　　B. 心功能Ⅲ级

C. 风湿性心脏病　　　D. 急性心肌梗死

E. 室性心动过速

2. 高血压危象可有（　）

A. 心力衰竭　　　　　B. 血压显著升高

C. 脑血管痉挛　　　　D. 心绞痛

E. 呕吐和神智改变

3. 哪项是甲亢的特征性临床表现（　）

A. 胫骨前黏液性水肿　　　B. 心悸

C. 多汗　　　　　　　　　D. 突眼

E. 厌食

4. 肾脏的主要功能有（　）

A. 调节酸碱平衡

B. 排泄体内的代谢废物

C. 调节机体内的水和渗透压

D. 调节电解质浓度

E. 调节血糖

5. 尿毒症可有（　）

    A. 高磷　　　　　　B. 低钙　　　　　C. 高钾

    D. 低钠　　　　　　E. 低血糖

6. 以下哪些疾病常有晕厥发生并可能猝死（　）

    A. 室间隔缺损　　　　　　　　　B. 肥厚型心肌病

    C. 预激综合征　　　　　　　　　D. 主动脉瓣狭窄

    E. 心室颤动

7. 呕吐物呈棕褐色或黑色，与此有关的因素是（　）

    A. 食用大量维生素 C　　　　　　B. 服用炭剂

    C. 食用大量动物血　　　　　　　D. 口服铁剂

    E. 喝咖啡饮料

8. 贫血按病因及发病机制可分为（　）

    A. 溶血性贫血　　　　　　　　　B. 造血不良性贫血

    C. 失血性贫血　　　　　　　　　D. 珠蛋白生成障碍性

    贫血

    E. 恶性贫血

9. 制酸剂服用时间宜在（　）

    A. 疼痛前半小时　　　　　　　　B. 饭后半小时

    C. 饭前半小时　　　　　　　　　D. 疼痛后 2 小时

    E. 临睡前加服 1 次

10. 下述哪种情况符合急性白血病（　）

    A. 显著的脾大　　　　　　　　　B. 弛张热

    C. 红细胞沉降率骤降　　　　　　D. 自发性出血

    E. 以上都是

11. 急性溶血导致急性肾衰竭的原因（　）

    A. 溶血产物引起肾小管细胞坏死

    B. 血红蛋白沉积于肾小管

    C. 休克

    D. 心功能不全

    E. 以上都是

12. 甲亢患者出现快速型心房颤动应选择（　）

A. 应用洋地黄   B. 积极控制甲亢

C. 应用普萘洛尔   D. 应用奎尼丁

E. 电击复律

13. 糖尿病饮食治疗的原则包括（   ）

A. 体重超过理想体重 20% 者应减少总热量

B. 按理想体重计算总热量

C. 饮食分配应根据患者习惯，最好少食多餐

D. 饮食固定后则不要更改

E. 不吃含糖量过高的食物

14. 吸气性呼吸困难的特点是（   ）

A. 严重时出现三凹征

B. 呼吸深而慢

C. 吸气时间大于呼气时间

D. 呼吸频率增加

E. 高调的吸气性哮鸣音

15. 对排便次数多的患者，其正确的护理措施是（   ）

A. 肛门热敷   B. 温水坐浴   C. 肛门冷敷

D. 冷水坐浴   E. 灌肠取粪

16. 急性白血病治疗原则（   ）

A. 纠正贫血   B. 防治感染   C. 控制出血

D. 抗生素治疗   E. 以上都是

17. 大咯血患者咯血停止后的护理措施是（   ）

A. 保持大便通畅

B. 适当活动以利恢复

C. 给予温或凉的流质饮食

D. 及时治疗原发病

E. 继续加强观察防止病情反复

18. 肝硬化腹水患者的护理措施有（   ）

A. 给予低盐饮食

B. 安置患者半卧位

C. 定期测量腹围和体重

D. 准确记录每天出入水量

E. 经常给予冷敷

19. 慢性呼吸衰竭应用机械通气的指征为（　）

A. 呼吸道分泌物多且排痰障碍

B. 意识障碍，呼吸不规则

C. 极易发生呕吐及误吸

D. 全身状态差

E. 严重缺氧和（或）CO_2 潴留

20. 下述哪种情况下会出现结核菌素试验阴性（　）

A. 结核感染不到 4 周

B. 极度衰竭的结核病患者

C. 长期应用肾上腺糖皮质激素

D. 重度营养不良的患者

E. 肺结核病灶已纤维化或钙化

21. 支气管肺癌的早期表现为（　）

A. 新近出现持续性反复痰中带血

B. 刺激性咳嗽持续 2~3 周，治疗无效

C. 反复发作在同一部位的肺炎

D. 无中毒症状的血性胸腔积液

E. 原因不明的四肢关节疼痛

22. 甲状腺功能亢进症的特征性临床表现包括（　）

A. 易激动　　　　　　　　　　B. 多尿

C. 突眼　　　　　　　　　　　D. 胫骨前黏液性水肿

E. 多食善饥

23. 胸痛的护理措施包括（　）

A. 使用胶布于患者呼吸之末紧贴在患侧胸部

B. 患者取病侧卧位　　　　　　C. 使用吗啡或哌替啶止痛

D. 给予小剂量镇静药　　　　　E. 病因护理

24. 可引起中枢性呕吐的药物是（　）

A. 洋地黄　　　B. 吗啡　　　C. 磺胺类

D. 泼尼松　　　E. 水杨酸类

25. 溃疡病呕血患者的正确护理措施是（　）

A. 定期测量生命体征　　　　　B. 禁食 4 小时

C. 早期使用三腔气囊管　　　　D. 卧床休息

E. 禁用巴比妥类药物

二、判断题

1. 尿崩症的主要临床表现是排尿增多，每天排尿可达 1~2L。（　）

2. 蜘蛛痣常见部位有肩部、颈部。（　）

3. 肺性脑病患者可用巴比妥类药物镇静。（　）

4. 1L 尿液中含血 1ml 以上即可出现肉眼血尿。（　）

5. 口服葡萄糖耐量试验的方法是：空腹抽血 1 次，口服葡萄糖 75g 后分别在 30 分钟、60 分钟、120 分钟、180 分钟时各抽血 1 次测血糖（　）

6. 患者出现端坐呼吸、发绀、咳粉红色泡沫痰、两肺布满湿啰音、心率快等是大叶性肺炎的临床表现。（　）

7. 嗜铬细胞瘤的特征性表现为阵发性高血压。（　）

8. 肝性脑病患者可给予高蛋白饮食，以补充营养。（　）

9. 口服铁剂治疗缺铁性贫血时，应饭后服，以减少对胃的刺激。（　）

10. 血红蛋白尿时，在显微镜下可见大量红细胞。（　）

11. 肾炎是由细菌感染肾脏而发生的。（　）

12. 慢性肾衰竭尿毒症期可出现酸中毒和高血钾。（　）

13. 胰岛素注入人体后半小时开始起作用，所以糖尿病患者应在饭前半小时注射胰岛素。（　）

14. 血小板减少性紫癜的病因与接触物、吸入物、食物等有关。（　）

15. 平静呼吸时，每分钟进入肺泡参与气体交换的气体量称为每分钟肺通气量。（　）

16. 急性心力衰竭时，患者应取坐位或半坐卧位，两腿抬高。（　）

17. 肝性脑病前兆是出现意识模糊、扑翼样震颤及脑电图异常。（　）

18. 对上消化道出血患者的观察，主要是注意尿量。（　）

19. 对腹膜透析患者，应给予患者低蛋白饮食，以免影响透析效

果。（　）

20. 心绞痛是主动脉供血不足，心肌暂时缺血缺氧所引起的临床症候群。（　）

21. 治疗巨幼红细胞性贫血最常见又有效的药物是硫酸亚铁。（　）

22. 有低氧血症，又伴有二氧化碳潴留为 I 型呼吸衰竭。（　）

23. 患者出现端坐呼吸、发绀、咳粉红色泡沫痰、两肺布满湿性啰音、心率快等是大叶性肺炎的临床表现。（　）

24. 应激性溃疡是以胃黏膜糜烂和急性溃疡为特征，引起急性上消化道出血的黏膜病变，它发生于某些疾病应激过程中。（　）

25. 处理开放性气胸的原则是变开放性气胸为闭合性气胸。（　）

26. 呼吸窘迫综合征纠正缺氧时可吸入高浓度氧。（　）

27. 肺心病患者出现失眠、烦躁时，可用巴比妥钠类药物治疗。（　）

28. 肺心病患者出现头痛、失眠、烦躁，往往是肺性脑病的早期表现。（　）

29. 判断消化道出血停止的依据是症状渐趋好转，血压脉搏稳定，大便隐血试验阴性。（　）

30. 肝穿刺术前应做超声定位，并取压痛最明显或脓肿最低处做穿刺或活检。（　）

31. 口服葡萄糖耐量试验是空腹抽血后，一次口服葡萄糖 150g，于 1、2、3、4 小时各抽血 1 次测血糖及胰岛素。（　）

三、填空题

1. 急性肾炎是由于某些微生物引起机体免疫反应而致（　　　）。

2. 糖尿病最易发生的并发症是（　　　）。

3. 呼吸系统疾病的五大常见症状是咳嗽、咳痰、咯血、（　　　）、（　　　）。

4. 抢救大咯血窒息的首要关键是（　　　）。

5. 哮喘的典型表现是（　　　）、（　　　）、（　　　）三症状并存。

6. 引起呕血的常见疾病有（　　　）、（　　　）、胃癌、慢性胃炎、胆道疾患。

7. 急性肾小球肾炎的三大并症是（　　　）、（　　　）、（　　　）。

8. 胃溃疡与十二指肠溃疡的区别是疼痛的（　　　）、（　　　）、周期性不同。

9. 左心衰时是指（　　　），右心衰时是指（　　　）。

10. 急性白血病的主要临床表现有（　　　）、（　　　）、（　　　）。

11. 脾功能亢进的特征性临床表现为（　　　）、（　　　）、（　　　）。

12. 急性心肌梗死的诱因包括紧张、劳累、情绪激动、（　　　）、（　　　）等。

13. 呼吸困难按其发病机制和临床表现的不同，可分为（　　　）、（　　　）混合性呼吸困难 3 种类型。

14. 临床上以水肿、高血压、血尿和蛋白尿为主要表现者应考虑为（　　　）。

15. 再障的病因可以是（　　　）、（　　　）及生物因素。

16. 贫血按红细胞形态可分为三类：（　　　）、（　　　）、（　　　）。

17. 溃疡病常见的并发症有（　　　）、（　　　）、（　　　）。

18. 风湿性心脏病是指急性风湿性心脏病所遗留的心脏瓣膜病变，临床上常以单纯性二尖瓣狭窄（　　　）常见。

19. 白血病临床表现有（　　　）、（　　　）、（　　　）、（　　　）四大特征。

20. 高血压危象患者须迅速有效地控制血压，首选药物为（　　　）。

21. 人体内分泌腺有（　　　）、（　　　）、（　　　）、（　　　）、（　　　）、（　　　）。

22. 肝素的药理作用有（　　　）、（　　　）。

23. 需要与尿崩症相鉴别的主要疾病有（　　　）、（　　　）、（　　　）。

24. 地方性甲状腺肿最常见的原因是（　　　）。

25. 心搏骤停最主要的特征是意识丧失和（　　　）或心音消失。

26. 根据白血病细胞的成熟程度和自然病程，白血病可分为（　　　）和（　　　）两大类。

27. 纤维胃镜检查前应禁食（　　　）小时；术后（　　　）小时才能进食。

28. （　　　）是由于某些微生物引起机体免疫反应而导致两侧肾脏

弥漫性炎症反应。

〔答　案〕

一、选择题

【A 型题】

1. E　2. A　3. C　4. C　5. E　6. E　7. D　8. A　9. B　10. C　11. B
12. D　13. B　14. B　15. D　16. D　17. E　18. B　19. D　20. E
21. E　22. B　23. E　24. B　25. B　26. B　27. A　28. A　29. D
30. A　31. C　32. C　33. B　34. A　35. D　36. E　37. C　38. D
39. C　40. D　41. B　42. A　43. C　44. C　45. C　46. B　47. E
48. A　49. B　50. C　51. C　52. C　53. D　54. C　55. E　56. E
57. D　58. B　59. D　60. A　61. D　62. C　63. E　64. E　65. E
66. C　67. D　68. D　69. D　70. B

【B 型题】

1. E　2. D　3. C　4. A　5. B　6. A　7. D　8. A　9. C　10. D
11. A　12. C　13. B　14. A　15. E　16. E　17. E　18. C　19. C
20. B　21. A　22. D

【C 型题】

1. A　2. B　3. C　4. D　5. A　6. B　7. A　8. C　9. A　10. D
11. C　12. C　13. B　14. D　15. A　16. A　17. B　18. B　19. A
20. B　21. C　22. A　23. D

【X 型题】

1. CDE　2. ABCD　3. AD　4. ABC　5. ABCD　6. BDE　7. BCD
8. ABC　9. BE　10. BD　11. ABC　12. AB　13. ABCE　14. ABE
15. AB　16. ABC　17. ACDE　18. ABCD　19. ABCDE　20. ABCDE
21. ABCDE　22. ACE　23. ABCDE　24. AB　25. AD

二、判断题

1. 错误　2. 错误　3. 错误　4. 正确　5. 正确　6. 错误　7. 正确
8. 错误　9. 正确　10. 错误　11. 错误　12. 正确　13. 正确
14. 错误　15. 错误　16. 错误　17. 正确　18. 错误　19. 错误
20. 错误　21. 错误　22. 错误　23. 错误　24. 正确　25. 正确
26. 正确　27. 错误　28. 正确　29. 正确　30. 正确　31. 错误

三、填空题

1. 两侧肾脏弥漫性炎症反应

2. 感染

3. 胸痛　呼吸困难

4. 立即解除呼吸道阻塞

5. 呼吸困难　咳嗽　哮鸣

6. 溃疡病　门脉性肝硬化

7. 急性心力衰竭　高血压脑病　急性肾衰竭

8. 节律　部位

9. 肺淤血　体静脉淤血

10. 贫血　发热　出血　器官和组织浸润

11. 脾大　血细胞减少　骨髓增生

12. 饮食过饱　排便用力　感染

13. 吸气性呼吸困难　呼气性呼吸困难

14. 急性肾小球肾炎

15. 化学因素　物理因素

16. 大细胞高色素性贫血　小细胞低色素性贫血　正常红细胞

17. 上消化道出血　急性穿孔　幽门梗阻　癌变

18. 最为

19. 发热　出血　贫血　器官浸润

20. 硝普钠

21. 甲状腺　甲状旁腺　肾上腺　垂体　胰岛　性腺

22. 抗凝血作用　降血脂作用

23. 精神性烦渴　肾性尿崩症　慢性肾脏疾病

24. 碘缺乏

25. 大动脉搏动消失

26. 急性　慢性

27. 12　2

28. 急性肾炎

第二节 外科护理学

〔基础知识〕

1. 食管癌手术后的常见严重并发症有哪些？观察内容有哪些？

食管癌手术后常见严重并发症有：吻合口瘘、出血、肺部感染、脓胸、乳糜胸、喉返神经麻痹。

观察与护理内容

（1）吻合口瘘：是食管癌切除、食管重建术后最严重、死亡率较高的并发症。①观察：吻合口瘘多发生在术后 4～6 日。应密切观察，如患者出现胸闷胸痛、呼吸困难、持续发热、脉速无力，X 线示胸内液气平面，胸穿抽出液含食物残渣液时，提示为吻合口瘘。早期胸内吻合口瘘表现为患者进食后剧烈胸痛。②处理：早、中期胸内吻合口瘘者，可开胸修补或切除吻合口瘘。中、晚期瘘者，可采取保守治疗，纠正水、电解质紊乱等。

（2）出血：若胸腔引流管管引流出鲜红色血性液体大于 100ml/h，持续 3～4 小时无减少倾向，患者出现神志淡漠、脉速细弱、血压下降等休克表现时，说明有活动性出血。应立即采取止血、升压措施，必要时开胸止血。

（3）肺部感染：患者可有发热、咳嗽、咳痰。应及时做痰培养，选择敏感抗生素，吸氧，雾化吸入，协助患者咳痰。

（4）脓胸：食管切除是污染性手术，术后发生脓胸者较常见。确诊后做胸腔闭式引流，选择有效抗生素以控制感染，全身营养支持。

（5）乳糜胸：是较严重的并发症。多发生在术后 4～5 日，患者可表现为胸闷、气急、呼吸困难、心悸，甚至出现休克。一旦确诊，立即置胸腔闭式引流，及时排除胸腔内的乳糜液，使肺膨胀。同时采用静脉营养支持治疗，如果保守治疗无效应及时采取手术治疗。

（6）喉返神经麻痹：患者表现为声音嘶哑，进食时常有呛咳，应指导患者缓慢进食，以糊状食物为佳。以后随着健侧声带的代偿作用，症状会逐渐改善。两侧喉返神经损伤可导致严重的呼吸困难，甚至窒息。

2. 骨科长期卧床患者的主要护理措施包括哪些方面？

（1）选择合适的卧位：身体睡卧在床上的姿势要尽量接近站立姿势。

（2）保持脊柱正常的生理曲线：仰卧位时颈部和腰部以软枕支托，若病情许可，经常变换体位，练习脊柱活动。

（3）避免局部受压。

（4）预防肢体畸形

①足下垂畸形：用预防垂足板托起双足，指导和帮助患者每日数次主动或被动活动踝关节。

②膝关节屈曲畸形：在不影响治疗的前提下，每日数次除去腘窝部垫枕，膝关节做伸屈活动。

③髋关节屈曲畸形：禁卧软床，卧硬板床，在不影响治疗的前提下，练习髋关节活动。

④肩内收畸形：帮助仰卧患者外展双上肢，并将前臂用枕垫起，避免后伸，若病情允许，要加强患者自理能力训练，如梳头、扣背后的纽扣，或拉住床头的栏杆向床头方向移动身体。

3. 肾损伤非手术治疗患者的护理措施有哪些？

（1）休息：绝对卧床休息2～4周，即使血尿消失，仍需继续卧床休息至预定时间。2～3个月内不宜参加体力劳动或竞技运动。

（2）病情观察：①每2～4小时留取尿标本，进行动态观察。②准确测量并记录腰腹部肿块的大小，观察腹膜刺激症状的轻重，以判断渗血、渗尿情况。③定时检测血红蛋白和血细胞比容，以了解出血情况及其变化。④动态观察血压、脉搏。⑤定时观察体温和血白细胞计数，以判断有无继发感染。

（3）维持水、电解质及血容量的平衡，及时输液、止血、补充血容量，保持足够尿量，预防休克发生。

（4）心理护理：主动关心、帮助患者，解说本病基本情况，稳定患者情绪。

（5）对症处理：高热者给予物理或药物降温；腰腹部疼痛明显者，给予止痛、镇静剂，以减轻疼痛，避免躁动而加重出血。

4. 膀胱肿瘤的临床表现有哪些？膀胱肿瘤患者的护理要点是什么？

临床表现

膀胱肿瘤的临床表现主要有无痛性血尿。其他症状包括尿频、尿急、尿痛、排尿困难和尿潴留、肾积水。晚期有贫血、浮肿、腹部肿块等表现。

护理要点

（1）说明膀胱癌治疗后复发倾向及复发后仍有可能治愈。定期复查，及时处理。术后每3个月膀胱镜复查一次，1年无复发者酌情延长复查时间。

（2）坚持综合治疗。手术切除肿瘤后可进行局部化疗或放疗，如术后定期做丝裂霉素、羟基喜树碱等药物膀胱内灌注治疗等。

（3）对膀胱全切、尿路改道者，做好术前肠道准备，术后注意皮肤护理，及早指导患者正确使用人工尿袋；对可控膀胱患者，坚持定时放尿，开始每2~3小时导尿一次，逐渐改为3~4小时导尿一次。

（4）引流管应妥善固定，保持通畅，密切观察引流量及颜色，以判断有无内出血发生及双侧肾功能和代膀胱功能。

（5）术后应防止出血、漏尿、感染等并发症。行膀胱冲洗，防止血凝块堵塞引流管。行肠道代膀胱者，严防引流管被肠黏液阻塞。

5. 肾移植术后可发生哪些并发症？肾移植患者术后护理措施有哪些？

肾移植术后可发生排异反应、出血、尿瘘和尿路梗阻、感染、淋巴瘘、消化道出血、移植肾自发性破裂等并发症。

护理措施

（1）严格消毒隔离，按器官移植术后保护性隔离常规护理。

（2）一般护理：①体位：平卧位，肾移植侧下肢髋、膝关节各屈曲15°~25°。②饮食：低盐、低蛋白清淡饮食，忌油腻，不食油煎食物。③保持大便通畅。④提供一切生活护理。

（3）病情观察：①监测生命体征。②监测尿液颜色、比重、pH、量。③监测体重。

（4）保持各引流管的正确位置，经常检查是否通畅。

（5）临床治疗：遵医嘱按时按量给药并观察疗效。静脉输液时，原则上不经手术侧的下肢及血液透析的动静脉造瘘的上肢选择穿刺点。

（6）加强对早期排斥反应的观察，如发热、尿量减少、体重增加、血压增高、移植肾区胀痛。

（7）并发症的观察和护理。术后患者除可发生排斥反应外，还可发生其他并发症，应注意观察，以便及时发现并处理，确保移植肾的功能正常。

6. 前列腺增生的临床表现有哪些？前列腺切除术后的护理要点是什么？

良性前列腺增生简称前列腺增生，是老年男性常见病。主要临床表现有尿频、排尿困难、尿潴留、血尿等。

术后护理要点

（1）病情观察：密切观察患者意识状态及生命体征。

（2）体位：平卧 2 日后改半卧位，固定或牵拉气囊导尿管，防止患者坐起或肢体活动时气囊移位而失去压迫膀胱颈口之作用，导致出血。

（3）饮食：术后 6 小时无恶心、呕吐，可进流质，鼓励多饮水，1～2 日后无腹胀即可恢复正常饮食。

（4）膀胱冲洗：术后用生理盐水持续冲洗膀胱。根据尿色调节冲洗速度，确保冲洗管道通畅，准确记录冲洗量和排出量（尿量 = 排出量 - 冲洗量）。

（5）膀胱痉挛的护理：术后留置硬脊膜外麻醉导管，按需定时注射小剂量吗啡有良好效果。也可服用药物解痉。

（6）不同手术方式的护理：①经尿道切除术（transurethral resection，TUR）。观察有无 TUR 综合征，即术中大量的冲洗液被吸收，使血容量急剧增加，形成稀释性低钠血症，患者可在几小时内出现烦躁、恶心、抽搐、昏迷，严重者出现肺水肿、脑水肿、心力衰竭等。此时应减慢输液速度，给予利尿剂、脱水剂，对症处理。TUR 术后 3～5 日尿液颜色清澈，即可拔除导尿管。②开放手术。定期更换造瘘口处的敷料，预防感染。

（7）预防感染：观察体温及白细胞变化，若有畏寒、发热等症状，应观察有无附睾肿大及疼痛。早期应用抗生素，消毒棉球擦拭尿道外口。

（8）预防并发症：手术 1 周后，逐渐离床活动，避免腹压增高及便秘，禁止灌肠或肛管排气，以免造成前列腺窝出血。加强老年人的基础护理及生活护理，防止压疮发生，预防心肺并发症。

7. 尿路结石的临床表现有哪些？尿石症患者的护理措施是什么？

临床表现 肾和输尿管结石的主要临床表现有疼痛、血尿。其他症状包括脓尿、肾脏肿大、双侧上尿路完全性梗阻时可致无尿。膀胱结石的临床表现主要是膀胱刺激症状，如尿频、尿急和排尿终末疼痛。典型症状为排尿突然中断，并感疼痛，常放射至阴茎头部和远端尿道；变换体位又能继续排尿。尿道结石表现为排尿困难、点滴状排尿及尿痛，甚至造成急性尿潴留。

护理措施

（1）术前护理：①心理护理，解说本病的基本情况，提供心理支持；②术前准备，输尿管结石患者入手术室前需再摄腹部平片定位；③继发性结石或老年患者，应注意全身情况和原发病的护理。

（2）术后护理：①体位。侧卧位或半卧位。肾实质切开取石者，应卧床2周。经膀胱镜钳夹碎石后，应适当变换体位，增加排石。②饮食。肠蠕动恢复后可进食，饮水达每日3000～4000ml。③引流管的护理。妥善固定，定时观察，保持引流通畅，防止逆行感染，根据病情拔管。④其他。预防感冒，防止咳嗽，保持大便通畅，避免用力过度继发出血。

8. 泌尿系内腔镜的种类及诊治适应证有哪些？

（1）膀胱尿道镜：确定血尿的原因及出血部位，欲行逆行造影；确定膀胱肿瘤部位及确切大小；确诊及取出膀胱异物或结石等。

（2）输尿管镜：输尿管疾病的诊断；上尿路结石的治疗；输尿管和肾盂内肿瘤的活检、电灼和切除。

（3）肾镜：肾及输尿管上段结石；肾内异物；肾或肾盂内占位性病变的鉴别诊断；肾上皮肿瘤的活检、电灼和切除；肾盂输尿管连接部狭窄切开。

9. 膀胱冲洗的目的、方法及护理要点是什么？

目的

（1）冲洗膀胱，保持尿液引流通畅，减轻脓、血、黏液等异物引起的疼痛和防止感染。

（2）治疗某些膀胱疾病如膀胱炎、膀胱肿瘤。

（3）严重血尿时，防止膀胱内血块形成。

冲洗液常用等渗盐水、0.02%呋喃西林液、3%硼酸液等，必要时可在等渗盐水中加入抗生素。灌入溶液的温度为38～40℃。膀胱内出血时可选用冰盐水。

方法及护理要点

（1）持续膀胱冲洗法多用于前列腺摘除及膀胱手术后。

护理要点：①严密观察引流液的量、色、性状，根据引流液的量及颜色调节滴入速度；②冲洗时，引流液必须多于滴入量，如果出现引流液滴速减慢甚至停止时应及时处理；③定期更换引流装置。

（2）间断膀胱冲洗法多用于膀胱内长期带管者、长期留置导尿管、合并感染、术前准备或术后拔管前。冲洗时采用保留法，即滴入液体至有尿意后停止滴入，如滴入治疗用药，尽量保留30分钟再开放引流管。每日1~4次。

护理要点：①冲洗瓶内液面距床面约60 cm，滴速为60~80滴/分。②冲洗过程中应有专人守护。③注意无菌操作。④"Y"形管须低于耻骨联合，以便引流彻底。

（3）小剂量膀胱冲洗法用于留置导尿管发生阻塞，尿液出现浑浊、沉淀及需注入药物治疗时。

护理要点：①液体注入膀胱后如需抽吸时不得用力过猛，吸出之液体不可回注。②注意无菌操作，接头处用无菌纱布包裹。③注药时应先排尽尿液，注药后提起导尿管尾端，使药液全部进入膀胱，然后缓慢拔出导管，嘱患者卧床休息，暂不排尿。

10. 泌尿系统常用的导尿管的种类和用途有哪些？

（1）硅胶导尿管：常用于导尿或膀胱灌洗，有粗细不同的规格，常用F12~18号。

（2）气囊导尿管：二腔管用于保留导尿和长期带管的患者，三腔管系作为术后持续引流、冲洗和治疗之用。

（3）弯头导尿管：又称前列腺导尿管，主要用于前列腺肥大的患者。

（4）花瓣导尿管：用于需经耻骨上膀胱造瘘的患者。

11. 何谓血尿？其常见病因及护理措施是什么？

定义

血尿即尿液中带血液。根据尿液中血液含量的多少可分为镜下血尿和肉眼血尿。

（1）镜下血尿：借助显微镜见到尿液中含红细胞即为镜下血尿。

（2）肉眼血尿：肉眼能见到尿中有血色和血块者称为肉眼血尿。1000ml 尿中含 1ml 血液即呈肉眼血尿。

病因

血尿的常见病因为泌尿系感染、结石、肿瘤、前列腺增生、外伤、结核病（泌尿系）等。

护理要点

（1）做好心理护理，解除患者的恐惧心理。

（2）积极协助检查诊断。无症状血尿应重视，对一时不能确诊者一边抗感染治疗一边观察病情。

（3）留尿标本进行常规和细胞学检查。

（4）观察出血性质和排尿情况。

（5）观察排尿中血尿的变化。肉眼血尿严重的应按排尿先后留取标本，进行比色。

（6）血尿严重时应卧床休息，按时测量血压、脉搏。

12. 泌尿系统外科疾病常见的临床症状是什么？

（1）排尿改变：尿频、尿急、尿痛、排尿困难、尿潴留、尿失禁、尿流中断、遗尿。

（2）尿液改变：尿量、血尿、气尿、浑浊尿。

（3）疼痛：泌尿、男性生殖系统器官病变引起的疼痛，常在该器官所在部位，但也可沿神经放射至其他相应部位。

（4）尿道分泌物异常：性状可呈黏液性、血性或脓性。

（5）男性性功能异常：性欲异常、勃起功能障碍、射精功能障碍。

13. 胸腺瘤并发重症肌无力患者手术后的护理要点有哪些？

（1）呼吸道管理：麻醉药物可加重肌无力症状。咽肌无力可出现咽分泌物增多；呼吸肌、膈肌受累可引起咳嗽无力、呼吸困难。重症可因呼吸肌麻痹而死亡。

①保持呼吸道通畅，及时吸痰、翻身、叩背以利于清除呼吸道分泌物，必要时留置胃管持续减压，以免胃内容物反流而造成窒息。

②出现呼吸肌无力时，应用抗胆碱酯酶药物。

③出现肌无力危象时，应用抗胆碱酯酶药物，必要时配合医生，行气管切开及人工呼吸机辅助呼吸。

（2）呼吸机使用的护理：密切观察患者呼吸，注意湿化气道，防止痰液结痂，及时吸痰。

（3）肌无力危象与胆碱能危象的观察与鉴别：肌无力危象是由于抗胆碱酯酶药物剂量不足所致；胆碱能危象是由于抗胆碱酯酶药物过量所致。注射滕喜龙后如症状减轻者为肌无力危象，症状加重者为胆碱能危象。在抢救肌无力危象时，由于应用较多的抗胆碱酯酶药物，应警惕胆碱能危象的发生。护理中要注意观察肌无力危象与胆碱能危象的不同表现，准确判断以便抢救。

14. 脊髓肿瘤的临床表现如何分期？

脊髓肿瘤是指发生于脊髓本身及椎管内与脊髓邻近组织的原发性肿瘤或转移性肿瘤。其临床表现根据疾病的发展分为三期。

（1）刺激期：此期最常见的症状是神经根痛，特征性表现之一是部分患者出现"夜间疼痛"或"平卧痛"。

（2）脊髓部分受压期：典型体征为脊髓半切综合征，表现为病变段以下同侧感觉、运动减退，对侧肢体痛觉、温觉丧失。

（3）脊髓瘫痪期：脊髓半切综合征或不完全性瘫痪逐渐加重，最终至完全性瘫痪。

15. 肺癌的主要临床表现有哪些？转移途径有哪些？

肺癌的主要临床表现：刺激性咳嗽、痰中带血，部分患者有胸痛、发热。

肺癌的主要转移途径：直接扩散、淋巴转移、血行转移。

16. 骨折的全身表现和局部症状是什么？

骨折的全身表现：体温升高、休克等。

骨折的局部症状：畸形、异常活动、骨擦音或骨擦感、局部疼痛、肿胀、功能障碍。

17. 食管癌的典型临床表现是什么？手术后护理要点有哪些？

食管癌的典型临床表现：进行性吞咽困难。

手术后护理要点

（1）呼吸道的护理：鼓励患者早期行深呼吸和有效咳嗽，促进肺膨胀。

（2）胃肠减压的护理：①保持胃管引流通畅，妥善固定，防止滑脱。若胃管脱出应严密观察病情，不应盲目再插入，以免戳穿吻合口，造成吻合口瘘。②严密观察引流液的量、性状并记录。③持续胃肠减压期间，口腔护理每日 2 ~ 3 次。

（3）饮食护理：①术后 3 ~ 4 日患者禁食、禁饮；术后 5 ~ 6 日可以开始少量饮水，若无异常可进食少量清淡流质；术后 6 ~ 7 日进食流质；术后 8 ~ 9 日进食半流质。②进食时宜采取坐位或半坐位，避免谈话、说笑，以防食物呛咳进入气管。③进食后不要立即平卧，最好散步片刻；术后反流症状严重者，睡眠时最好取半卧位。④进食过程中，如出现突然剧烈胸痛、胸闷，应考虑胸内吻合口瘘。

18. 胸外科患者手术前后的主要护理措施有哪些？

手术前护理措施

（1）呼吸道护理：①有吸烟史者劝其戒烟。②训练患者做深呼吸运动及腹式呼吸。③指导患者学会有效咳嗽与排痰的方法，即在排痰前先轻轻咳嗽几次，使痰液松动，再深吸一口气后用力咳嗽，使痰液顺利排出。④若术前已有肺部感染或咳脓痰者，术前 3 ~ 5 日应用抗生素；痰液黏稠者，行雾化吸入，雾化后拍背帮助患者排痰。

（2）体能锻炼：督促患者每日平地快速步行或爬楼梯，以增强心肺功能。

（3）排便训练：指导患者练习床上排便，可以减少或避免术后尿潴留的发生。

（4）心理护理：了解患者和亲属的心理活动，给予心理支持，使其处于接受手术治疗的最佳心理状态。

手术后护理措施

（1）病情观察：严密监测患者心率、心律、呼吸、血压、脉氧情况；注意有无伤口渗血、出血。

（2）体位及引流：手术后次日患者可取半坐卧位，有利于咳嗽和引流。正确连接各种管道，观察并记录引流液的量、性状。

（3）呼吸道护理：手术后患者一旦清醒，即鼓励其行深呼吸、有效咳嗽，便于排痰、引流、促进余肺复张。雾化吸入每日 2 ~ 3 次。

（4）健康指导：①手术后早期督促患者在床上活动肢体，待拔除引流管后鼓励其下床站立或缓步行走，以防长期卧床血栓形成；注意早期做上肢的外展、上举、爬墙锻炼，避免因手术切口瘢痕挛缩而致上肢活动受限。②加强营养，鼓励患者经口进食。

19. 心脏手术后康复护理的内容有哪些？

（1）肺部锻炼指导：①深呼吸锻炼。带有气管插管辅助呼吸时，通过调节呼吸机模式及参数鼓励患者主动呼吸。做深吸气运动，拔除气管插管后，嘱其深吸气屏住 3 秒钟后尽力呼气，胸式与腹式呼吸交替。②有效咳嗽锻炼。拔除气管插管后，嘱患者用一抱枕保护伤口，先轻轻咳嗽 2 次，再深吸一口气后用力咳嗽，吐出分泌物；避免剧烈咳嗽。

（2）运动指导：患者清醒后，嘱其握拳，抬高上肢和双腿，做屈伸脚等动作，以后逐渐增加活动量，早期下床活动。

（3）饮食指导：鼓励自己进食，以高蛋白、低盐、低脂、易消化的食物为宜，不宜饱餐。

（4）用药指导：服用强心药要教会患者数脉搏，注意有无胃肠道不适或黄、绿视现象，观察并记录每天的尿量，防止电解质紊乱；服用华法林的患者出院后每月复查一次凝血酶原时间，以后 3～6 个月复查一次，服药期间注意有无牙龈出血、皮肤紫癜、月经出血增加等异常情况，一旦出现，及时停药，复查凝血酶原时间，调整药量。

20. 何谓低心排综合征？其典型的临床表现是什么？

低心排综合征是指体外循环术后，由于心脏排血量显著减少以致重要脏器灌注不足而引起的休克症候群。

临床表现：血压下降，中心静脉压升高，尿量减少，脉搏细速，烦躁不安，肢体湿冷，缺氧等。

21. 心包填塞的观察要点是什么？

（1）引流量较多，且引流管内有条索状血块挤出，或原先持续较多的引流突然停止或减少。

（2）患者血压下降，脉压差缩小，脉搏细弱、奇脉，心率加快。

（3）中心静脉压明显升高，颈静脉怒张。

（4）尿量减少（<30ml/h）。

（5）患者可在出现不典型上述症状时，突然心脏骤停。

（6）X 线检查可显示纵隔增宽，心影增大。

22. 心脏手术后常用的监测项目及并发症有哪些？

常用的监测指标有：心率、心律、动脉血压（直接或间接收缩压）、中心静脉压，通过漂浮导管监测肺动脉压、肺毛细血管楔压、心排血量、混合静脉氧饱和度，了解心功能及机体氧供需平衡；体温，尿量，胸腔、纵隔及心包引流液量及性质，胸部 X 线，血气分析，红细胞、白细胞、血小板计数，血细胞比积，血红蛋白含量，血清钾、钠、氯，心肌酶谱等。

常见的并发症有：出血、心包填塞、低心排综合征、心律失常、围手术期心肌梗死、胸腔积液、肺水肿、呼吸系统并发症、急性肾功能不全、神经系统并发症等。

23. 瓣膜置换术后抗凝治疗的护理措施是什么？

（1）掌握开始服用抗凝药时间：手术后拔除胸腔引流管或术后48h以后开始口服抗凝药。

（2）准确调整用药量：根据抽血查凝血酶原时间及活动度，了解用药量对凝血的作用来调节用药量。

（3）正确掌握抽血时间、凝血酶原时间及活动度：术后第 1 周内每日清晨抽血检查，以后每周检查 2 次，逐渐延长至每月 1 次或 3 个月 1 次，以保持凝血酶原时间在 18～25 秒，活动度在 30% 左右为宜。

（4）服药后注意点：长期服药的患者如需拔牙或接受其他手术，应在手术前暂停抗凝药 2 天，以防出血；如与其他药同时服用时，无论是增加或减少抗凝药的用量均需在医生的指导下进行服药。

（5）注意抗凝药的不良反应：抗凝药的不良反应有出血或渗血、皮炎、发热、恶心、呕吐、肠痉挛、腹泻、子宫出血等，一旦出现上述症状应立即减量或停药，及时到医院就诊。

24. 瓣膜置换术后的护理观察要点是什么？

（1）维持良好的呼吸功能：术后予呼吸机辅助呼吸，正确识别报警内容，并会排除报警原因；正确掌握吸痰时机和要领，维持动脉血氧饱和度、动脉血氧分压；拔管后，鼓励患者深呼吸，做有效咳嗽，进行肺活量锻炼。

（2）维持良好的循环功能：注意心率、血压的变化，常规监测中心静脉压，心功能差者监测肺动脉压、心排血量、混合静脉氧饱和度等；维持良好的心脏收缩功能及适当周围血管张力。

（3）引流管的护理：密切观察心包、纵隔、胸腔引流液的量及性质，定时挤压引流管，观察引流液的量、颜色、有无血凝块；预防心包填塞，观察有无活动性出血。

（4）维持肾功能：维持有效肾血管的血流灌注。

（5）应用抗生素：选用有效的抗生素，预防感染。

（6）抗凝治疗的护理：引流管拔除术后当天或第 2 天口服华法林维持凝血酶原时间达 18～25 秒。凡置换机械瓣者，需终生抗凝治疗；选用生物瓣者一般抗凝 3 个月即可。服用抗凝剂期间，观察有无出血情况。

（7）饮食护理：拔出气管插管后 2 小时即可进少量水和流质，鼓励少食多餐，以低脂、高蛋白、易消化的食物为宜。

（8）预防压疮：术后每 2～3 小时协助翻身、皮肤护理一次，保持皮肤清洁干燥，床单整洁，早期下床活动。

25. 何谓冠状动脉搭桥术？冠状动脉搭桥术后护理要点是什么？

冠状动脉搭桥术是指取一段位于自体腿部的大隐静脉或其他部位的血管如乳内动脉等，在升主动脉和冠状动脉堵塞的远端之间做一主动脉与冠状动脉的搭桥，从而使主动脉的血液通过移植血管供应到冠状动脉的远端，以恢复相应心肌的血液供应，改善心肌缺血、缺氧状态，解除心绞痛等症状。

护理要点

（1）生命体征的观察：注意患者神志、瞳孔、四肢活动情况，持续监测心率、动脉血压的变化，常规监测中心静脉压，心功能差者还需监测肺动脉压、心排血量、混合静脉氧饱和度等；避免血压波动。

（2）呼吸道管理：术后呼吸机辅助呼吸，应用呼吸机期间，准确设置呼吸机参数，正确识别报警内容，并会排除报警原因；正确掌握吸痰时机和要领，做好人工气道的管理；拔管后，鼓励患者深呼吸，做有效咳嗽，进行肺活量锻炼。

（3）出入量的管理，维持血容量和水、电解质平衡：严格控制液体的输入速度和量，记录每小时入量、出量和总量；维持尿量大于1ml／（kg·h）。

（4）心包、纵隔、胸腔引流液的观察：定时挤压引流管，保持其通畅，并观察引流液的量、颜色，有无血凝块，有无心包填塞和活动性出血发生。

（5）防止压疮和深静脉血栓：定时帮助患者活动肢体，大隐静脉取血管处用弹力绷带包扎，次日开始活动肢体，并教会患者床上做肌肉运动，防止深静脉血栓形成。

（6）营养支持：拔出气管插管后 2 小时即可进少量水和流质，进食前听肠鸣音是否恢复，鼓励少食多餐，进低脂、高蛋白、易消化的食物。

26. 何谓体外循环？体外循环术后的并发症有哪些？

体外循环是指利用插在上、下腔静脉或右心房内的腔静脉导管将静脉血通过重力引流出来，再使之通过人工肺（氧合器）进行氧合，排除二氧化碳，变成动脉血，储存到储血器中，然后经单向血泵把动脉化的血经微栓过滤器过滤后通过插入主动脉的导管泵入体内，并使之循环达静脉端，供给全身组织氧气。其实质是以人工心肺代替心脏和肺的功能，所以又称心肺转流。

体外循环术后并发症有：①出血；②肾功能不全或衰竭；③呼吸功能不全；④神经系统合并症；⑤感染；⑥心律失常；⑦心包填塞；⑧心脏衰竭。

27. 何谓联合瓣膜病？其主要临床表现有哪些？

联合瓣膜病是指两个或三个瓣膜合并发生病变。多以二尖瓣病变为主，和其他瓣膜病变联合发生。其中二尖瓣与主动脉瓣病变共存者最常见。也可见二尖瓣、主动脉瓣、三尖瓣的病变同时存在者。

临床表现：活动后呼吸困难、心慌、胸闷、气短、咳嗽、乏力、咯血等，最后发生心力衰竭；也可因受累部位不同而出现不同的症状，如主动脉瓣狭窄及（或）关闭不全可出现心绞痛症状，因心搏量的不足引起眩晕或晕厥，甚至猝死。

28. 脑室－腹腔分流术后患者的护理中应注意什么？

（1）观察意识、瞳孔、生命体征的变化，注意有无头昏、呕吐、面色苍白、出冷汗等颅内压降低的表现。

（2）体位：取平卧位，不可突然抬高头部。

（3）饮食：术后禁食，待胃肠功能恢复再进食。注意观察有无腹痛、腹胀等症状。

（4）预防感染：保持伤口敷料干燥，如渗血较多应及时更换敷料。

（5）颅内压增高的观察：出现病情变化及时汇报医生。

29. 脑积水通常分为哪两种？主要治疗方法是什么？

脑积水通常分为非交通性脑积水（阻塞性脑积水）和交通性脑积水。

主要治疗方法是行分流术，通过改变脑脊液的循环途径，将脑脊液分流到人体体腔而吸收，达到疏通脑积水的目的。

30. 肺切除术后的主要并发症有哪些？如何观察和护理？

肺切除术后的主要并发症：出血、肺不张、肺炎、心律失常、支气管胸膜瘘等。

观察及护理

（1）出血：术后3小时内血性引流液大于100ml/h，呈鲜红色，有血凝块，伴有血压下降、脉搏增快、尿量减少等低血容量表现，应疑为活动性出血。需加快静脉输血补液速度，使用止血药，同时保持胸腔引流管通畅，必要时做好剖胸探查的准备。

（2）肺不张、肺炎：患者可出现气短、憋气、烦躁不安、心动过速、体温增高、哮鸣、呼吸困难等症状。应鼓励、协助患者做有效咳嗽，行鼻导管深部吸痰或支气管镜吸痰，病情严重者可行气管切开，以确保呼吸道通畅。

（3）心律失常：观察心率、心律、血压、尿量等变化。发现心律失常，及时通知医生并配合处理。

（4）支气管胸膜瘘：一般发生在术后7~10日，患者有发热、刺激性咳嗽、痰中带血或咳血痰、呼吸音减低、呼吸困难且胸腔引流管排出大量气体等。应将患者置于患侧卧位，以防漏出液流向健侧。可行胸腔闭式引流术，必要时开胸修补瘘孔。

31. 急、慢性血源性骨髓炎的护理要点是什么？

（1）病情观察

①观察生命体征：高热时，定时测量体温，给予物理降温或药物降温；病情重者，尤其是儿童，应记录出入量，密切观察神志的变化。

②注意邻近关节有无红、肿、热、痛或积液出现。

③注意大剂量用药的不良反应、药物的配伍禁忌、药物的浓度及静脉滴注的速度。

（2）维持营养及体液平衡：鼓励多饮水，给流质或半流质饮食；发热患者给予补液，维持水、电解质和酸碱平衡；根据病情并遵医嘱，给予少量多次输新鲜血。

（3）局部护理：抬高患肢，限制患肢活动，必要时用石膏托或皮牵引固定于功能位；保护患肢，在搬动患肢时动作要轻；预防压疮，有窦道形成时，加强局部皮肤护理。

（4）术后冲洗引流管的护理

保持持续冲洗及负压引流的通畅，防止引流液逆流，术后 24 小时内渗血较多，应快速滴入灌洗液；冲洗持续的时间根据死腔的大小而异，一般为 2～4 周。

32. 论述绞窄性肠梗阻的临床特点。

绞窄性肠梗阻的临床特点如下。①腹痛：由阵发性疼痛转为持续性疼痛，或持续性疼痛伴阵发性加重。②呕吐：持续而剧烈，呕吐物中可含有血性液体。③出现腹膜刺激征。④体温升高，脉搏加快，白细胞计数增高。⑤出现休克征象。⑥腹胀不对称，腹部扪及压痛性包块。⑦肛门排出或腹穿抽出血性液体。⑧经胃肠减压，腹胀减轻，但腹痛无明显好转；经输液治疗后，缺水、血浓缩现象改善不明显。

33. 论述休克患者的观察要点。

休克患者观察的要点如下。①意识和表情：反映脑组织灌流的情况。②皮肤色泽、温度、湿度。反映体表灌流的情况。③尿量：反映肾脏及其他组织器官血液灌流情况。④血压及脉压差。⑤脉搏：休克时脉率加快，脉快而细弱表示休克加重。⑥呼吸：呼吸增速、变浅、不规则。呼吸增至 30 次/min 以上或降至 8 次/min 以下，均表示病情加重。

34. 论述骨盆骨折常见的合并损伤。

骨盆骨折常见的合并损伤如下。①尿道损伤：耻骨及坐骨骨折移位时，会阴部的内侧韧带可撕裂和移位，造成尿道完全或部分撕裂。骨折片亦可直接刺伤尿道。②膀胱破裂：当膀胱充盈时或骨折片直接刺伤膀胱而发生，损伤裂口常较大，尿液流向腹膜腔，引起尿外渗及腹膜炎。③腹膜后血肿：骨盆腔内血管丰富，骨折可引起骨盆内广泛出血，出现休克。④神经损伤：骨盆骨折可伤及腰骶神经及坐骨神经丛。⑤直肠损伤：见于严重骨盆骨折时，伴有肛门流血、下腹痛或里急后重时，应想到直肠损伤。指诊直肠有触痛，手指有血迹，有时可摸到直肠裂口。

35. 论述烧伤严重程度的分度。

（1）轻度烧伤：总面积在 9% 以下的Ⅱ度烧伤。

（2）中度烧伤：总面积 10%～29% 或Ⅲ度面积在 10% 以下的

烧伤。

（3）重度烧伤：总面积30%～49%或Ⅲ度面积在10%～19%，或总面积虽不足上述百分比，但有下列情况之一者。①伴有休克等并发症。②有较严重的复合伤或合并伤（严重创伤、化学中毒以及冲击伤等）。③中、重度吸入性损伤。

（4）特重度烧伤：总面积在50%以上，或Ⅲ度烧伤面积在20%以上；或已有严重并发症。

36. 论述烧伤创面护理的基本原则。

烧伤创面无论采用暴露、半暴露或包扎疗法均需注意：①根据病情及烧伤部位正确选择和使用翻身床或小儿人字形床。②一般2～4小时翻身1次，防止创面受压过久而加深创面。③注意调节室温及相对湿度。室温要求冬天30～32℃，夏天28～30℃，相对湿度40%～50%。④勤换垫，保持床单清洁干燥。⑤做好消毒隔离。大面积烧伤患者实行保护性隔离，尤其是烧伤早期（＜1周），以防交叉感染。

37. 论述骨折患者急救原则。

骨折患者急救的原则是：①抢救休克；②包扎伤口；③妥善固定；④迅速转移。

38. 论述胆石症患者晚间症状为何加重。

胆石症患者晚间症状加重是因晚间迷走神经兴奋，使胆囊、胆囊颈管收缩，易产生胆绞痛。另外夜间平卧，特别是右侧卧位时，胆石易自胆囊滑进胆囊颈管，发生嵌顿，引起胆绞痛。

39. 论述甲状腺危象的主要原因、主要临床表现及护理要点。

引起甲状腺危象的主要原因是：①术前准备不足，甲亢症状未能很好控制；②手术的应激反应使儿茶酚胺大量释放；③手术操作时大量甲状腺激素进入血流。主要临床表现：危象多发生于术后12～36小时内，表现为高热（可达40～42℃），脉快而弱（＞120次/min），烦躁不安，大汗淋漓，谵妄，甚至昏迷，常伴呕吐、腹泻。如果处理不及时或不当，患者很快因心力衰竭、休克而死亡。护理要点：术后护理要密切注意患者生命体征，一旦出现危象，应立即给予有效物理降温，给氧，静脉输液，在密切监测心脏情况的同时根据医嘱用10%碘化钠5～10ml加入10%葡萄糖溶液500ml中静脉滴注。氢化可的松200～400mg/d，分次静脉滴注。普萘洛尔5mg加入葡萄糖溶液100ml

静脉滴注，同时要加用镇静药。

40. 什么是张力性气胸？试述其临床表现及急救原则。

张力性气胸又称高压性气胸。临床表现为患者极度呼吸困难，端坐呼吸。缺氧严重者，发绀、烦躁不安、昏迷甚至窒息。急救处理：立即排气，降低胸膜腔内压。

41. 论述外科感染分几类，常见哪些疾病。

外科感染通常分为两大类。①非特异性感染：又称化脓性感染或一般感染，如疖、痈、丹毒、急性乳腺炎、急性阑尾炎等；②特异性感染：如结核、破伤风、气性坏疽等。

42. 论述急性尿潴留产生的原因及护理原则。

急性尿潴留发病原因如下。①机械性梗阻：膀胱颈部和尿道的任何梗阻性病变，都可引起急性尿潴留。常见有前列腺增生、尿道损伤、尿道狭窄、膀胱尿道结石、肿瘤、异物、盆腔肿瘤等。②动力性梗阻：排尿反射功能障碍，如麻醉、术后尿潴留，肛管直肠手术后以及中枢和周围神经系统损伤、炎症、肿瘤等都可引起急性尿潴留。

护理要点：①选择对组织刺激性小的导尿管，以 F16 号为宜；②操作正规、无菌、轻柔以免再损伤或致感染；③尿液应缓慢放出，放出过多过快引起膀胱内迅速减压，造成膀胱内出血；④每天清洁尿道口；⑤定期更换消毒接管及引流袋；⑥持续引流间歇开放并训练逼尿肌功能；⑦注意造瘘管处皮肤护理。

43. 论述什么类型的股骨颈骨折常需手术及其术后护理注意点。

股骨颈骨折时，对无明显移位的外展型或嵌入型等稳定的骨折可行非手术治疗；但对头下型和颈中型骨折需手术治疗。股骨颈骨折易损伤动脉，造成血液供应障碍，骨折不易愈合，甚至发生股骨头缺血性坏死。同时，股骨颈骨折后，多造成骨折畸形错位，手术可处理损伤血管，置换股骨头或做内固定等，以促进早日愈合。术后应行功能位皮肤牵引，维持 2～3 周，以免因肌肉痉挛及关节活动引起疼痛和内固定松动，也可防止人工股骨头脱位；患者大多是老年人，长期卧床易发生压疮、肺部感染、尿潴留或尿路感染等。对于高血压动脉硬化者，还要警惕心肌梗死或脑血管意外的发生。

44. 牵引术后的护理要点是什么？

（1）维持患肢有效的血液循环：观察肢端血液循环，包括肢端皮肤的颜色、温度、桡动脉或足背动脉搏动、毛细血管充盈度、指（趾）活动情况，重视患者的主诉，如麻木感、疼痛等。

（2）保持有效牵引

①牵引器具：皮牵引者注意胶布及绷带有无松散和脱落；颅骨牵引或骨牵引者每日拧紧牵引弓的螺母，防止脱落；保持牵引锤悬空、滑车灵活。

②牵引重量：不可随意增减；定期测量患肢长度，并与健侧对比，及时调整。

③牵引轴线：躯干伸直，骨盆放正，两者中轴应在同一直线上，牵引方向与近端肢体成直线；适当抬高床头、床尾或床的一侧，以保持牵引力与体重的平衡；牵引绳不应有其他外力作用，避免盖被压住牵引绳；告诉患者及家属不能擅自改变体位或随意放松牵引绳。

（3）并发症的预防和护理

①皮肤水疱、溃疡和压疮：牵引重量不宜过大；胶布过敏或胶布边缘溃疡时及时处理，并更换其他类型胶布或改换其他方法复位固定；长期卧床者骨隆突部位放置棉圈、气垫等，并定时按摩，保持床单位清洁、平整和干燥。

②牵引针眼感染：针眼处每日清毒 2 次；避免牵引针滑动；牵引针两端套上木塞，以防伤人；保持牵引针眼清洁、干燥。

③窒息：防止枕颌带松脱下滑压迫气管，头部制动，睡眠时颈部两侧放置沙袋，翻身时专人保护颈部；防止异物呛入气管，食物从流质逐渐过渡到普食，进食速度慢且均匀，勿食硬质食物，如花生米等。

④进一步做好关节僵硬、足下垂、坠积性肺炎、便秘、血栓性静脉炎等并发症的预防和护理。

45. 全髋关节置换术后患者的护理要点有哪些？

（1）一般护理：手术后术侧肢体一般取外展中立位，皮肤牵引或穿防旋鞋，避免髋关节内收和旋转，肢体下垫软枕，使膝、髋关节稍屈曲，髋关节外下方垫软枕，防下肢外旋，24 小时后撤除软枕伸直患肢，防止屈膝畸形和屈髋畸形；使用足底静脉泵或弹力袜，促进下肢血液循环。

（2）功能锻炼：术后早期进行患肢肌肉的等长收缩练习，渐进为髋、膝关节的屈伸练习，由被动进为主动，并逐步下床扶拐练习步行。

（3）健康教育：指导患者禁止转向手术侧取物，手术后床头柜放在健侧；禁止二郎腿动作；避免坐凳过低；继续锻炼肌肉，增强肌力；定期摄片检查髋关节的结构；若发现局部红、肿、热、痛等感染迹象，立即复诊。

46. 胸腔镜手术的适应证有哪些？

（1）诊断性胸腔镜手术适应证：胸膜疾病、肺疾病、纵隔肿瘤、心包疾病、胸部外伤、肿瘤分期等。

（2）治疗性胸腔镜手术适应证：胸膜疾病、肺疾病、心脏疾病、纵隔疾病、食管疾病、胸部外伤、胸部其他疾病等。

47. 创伤性高位截瘫患者的护理要点是什么？

（1）维持呼吸平衡：评估患者的咳嗽反射，观察呼吸形态，鼓励定时深呼吸及有效咳嗽训练，翻身、扣背便于痰液排出。持续或间断吸氧。床边备好各种急救药品和器械。颈部脊髓损伤者必要时行气管切开。用呼吸机辅助呼吸的患者，应监测动脉血气。

（2）观察病情变化：监测生命体征，尤其是心率、血压和体温。

（3）增强自理能力：协助治疗师教会患者利用辅助工具完成床上转移、进食、更衣、洗脸、洗澡等基本活动。

（4）训练规律排便：固定排便时间，每日饮水 3000ml，多食富含纤维素食物，必要时应用栓剂或缓泻剂进行治疗。

（5）促进规律排尿：损伤初期留置尿管，定时开放，排尿时挤压膀胱区，排空尿液，训练成自主膀胱，早日拔除尿管；教会患者自行定时插导尿管排尿。长期留置尿管的患者定时清拭尿道口周围皮肤。

（6）指导正确的功能锻炼：指导和协助患者进行未瘫痪肌肉的主动锻炼，对瘫痪肢体，指导家属和患者做关节的全范围被动活动和肌肉按摩。

（7）预防并发症：高位截瘫患者易并发压疮、泌尿系感染和肺部感染。

（8）颅骨牵引患者，床边常规置四头带备用。

48. 关节脱位的局部表现有哪些？

关节脱位的特有体征：畸形、弹性固定、关节盂空虚。局部症状：疼痛、肿胀、关节功能丧失。

49. 关节镜检查术后的护理要点有哪些？

（1）一般护理：手术后苏醒期严密观察生命体征，患肢绷带包扎，抬高，略高于心脏平面，可以局部冷敷减轻疼痛和肿胀。

（2）功能锻炼：早期主动活动踝关节和脚趾，协助被动练习支持膝关节的肌肉，下床站立时在治疗师的指导下使用拐杖练习逐渐将体重放在患肢上。

（3）健康教育：轻度肿胀时，继续抬高和冷敷患肢，减少长时间站立和行走；不要吃阿司匹林，不要用乙醇溶解止痛药；直腿抬高或游泳锻炼股四头肌，增强关节固定力量；在治疗师指导下训练膝关节的功能；康复后早期可以参加室内工作，逐渐地参加一些运动。

50. 截肢患者的护理要点是什么？

（1）一般护理

①观察生命体征，保持引流管负压吸引通畅，记录引流液的量和性状，观察伤口渗血情况，床边备有止血带，以备残肢大出血时对大动脉进行直接加压止血。

②睡硬板床，每隔 3~4 小时俯卧 20~30 分钟，以预防髋关节屈曲挛缩。膝以下截肢的患者，俯卧位时需将残肢以枕支托，并压迫向下。

③下肢截肢的患者术后早期用枕抬高患肢，但不超过 48 小时，仰卧时不可抬高患肢，以免造成髋或膝关节屈曲挛缩，同时护理人员要检查残肢是否能平靠床面。

（2）残肢护理：观察残端有无肿胀、发红、水疱、渗液、皮肤坏死、并发感染等，残端用棉垫加弹力绷带包扎，但不应在残肢近侧加压，以免远端水肿和缺血。为了残肢的舒适最好穿上袜子，伤口愈合后，需整天穿义肢，以减少残端水肿的机会。

（3）患肢痛的护理：要关心体贴患者，对症处理，可采取理疗、蜡疗和睡眠疗法，疼痛顽固者可行精神心理治疗。

（4）残肢的功能：残肢主动活动，增强肌力，保持关节活动范围，早期扶拐行走，准备安装义肢。

（5）心理护理：无论是何种截肢术，对患者的精神打击都是很大的，术前必须做好患者的思想工作，解除顾虑，使患者对术后的情况有充分的思想准备。

51. 膝关节表面置换术后的患者的护理要点有哪些？

（1）一般护理：监测生命体征，保留导尿，记录尿量。

（2）引流管的护理：观察局部肿胀情况，患肢抬高，记录关节引流量，若引流量过多时，应及时输血，拔管前仔细检查关节有无肿胀。

（3）功能锻炼：术后早期膝关节被动活动，并逐渐增加活动度；睡眠时膝关节固定在伸直位；24小时后在治疗师协助和患肢石膏夹板固定下站立，渐用轮车或双拐支持下行走；床上主动伸曲膝关节。

（4）健康教育：术后早期可以局部理疗；持续锻炼膝关节周围肌肉；若发现局部红、肿、热、痛等感染迹象，立即复诊；定期摄片。

52. 腰腿痛患者的健康教育的内容是什么？

（1）教会患者及家属有关腰腿痛防治知识。

（2）有脊髓受压时配戴腰围3~6个月。

（3）遵医嘱服用药物，指导药物不良反应的观察和处理。

（4）指导患者平时坐、卧、立、行和劳动时采取正确的姿势：睡眠时卧硬板床；行走和站立时抬头、挺胸、收腹；坐位时身体靠向椅背，并在腰部衬一靠枕；长时间站立或坐位时经常改变体位；日常生活中体位与姿势应符合人体力学要求，腰部劳动强度较大时配带宽腰带。

（5）积极参加适当的体育锻炼，尤其是腰背肌功能锻炼。

53. 颈肩痛患者的健康教育的内容是什么？

（1）教会患者及家属有关颈肩痛防治知识。

（2）教会患者牵引、推拿、按摩的方法及注意事项。

（3）鼓励患者增加自信心，学会自我照顾，同时指导家属科学地照顾患者，给予心理支持。

（4）学会自我保健：工作中，尤其是办公室工作人员，定时改变姿势，做颈部及上肢活动或组织做工间操；睡眠时，用硬板床，注意睡眠姿势。

54. 断肢（指）再植患者的护理要点是什么？

（1）现场急救护理

①注意患者的全身情况。

②患者残肢急救：控制残端出血，一般采用敷料局部加压包扎，如有大血管损伤所致大出血时可用止血带结扎，注意记录应用的时间和部位，每小时放松一次，放松时按压肢体近心端主干血管，减少

出血。

③离体肢的处理：尽快用无菌或清洁敷料包裹后，立即用干燥冷藏的方法保存。

④迅速送往医院：记录到达医院的时间，立即检查断肢，用无菌敷料包好，放在无菌盘上，置入4℃冰箱内，若为多个手指，应分别予以标记，按手术程序逐个取出，以缩短热缺血时间。

（2）手术后护理

①一般护理：住单间病房，室内空气、器物和地面每日消毒擦拭。温度在20~25℃，湿度在50%~60%为宜。有专人护理，限制探陪人员。尽量肌内用药，以减少静脉用药时静脉血栓和炎症。患者卧床期间，抬高患肢，注意调整和变换体位，预防压疮的发生，做好生活护理。严防寒冷刺激，严禁吸烟及他人在室内吸烟。

②观察生命体征，定时测量体温、脉搏、呼吸、尿量，记录24小时液体出入量。除了注意因血容量不足引起休克和再植肢体血循环不良外，还有因心、肾、脑中毒而出现的表现。

③再植肢体局部观察与护理：患肢制动抬高；严密观察再植肢体的皮肤颜色、皮温、指（趾）腹张力、指（趾）端侧方切开出血及毛细血管回流情况，血管危象易发生在术后48小时内。

④防止血管痉挛，预防血栓形成：除保温、止痛、禁止吸烟外，适当应用抗凝解痉药物。注意观察皮肤出血情况和血压变化。

⑤促进再植肢体功能恢复：肢体成活、骨折愈合拆除外固定后，积极进行主动和被动功能锻炼，并适当辅以物理治疗，促进功能恢复。

55. 何谓骨筋膜室综合征？其观察内容有哪些？

骨筋膜室综合征即由骨、骨间膜、肌间隔和深筋膜形成的骨筋膜室内肌肉和神经因急性缺血而产生的一系列早期症候群。最多见于前臂掌侧和小腿。

观察内容：早期患肢呈持续性剧烈疼痛；指（趾）呈屈曲状态，被动伸指（趾）时，可引起剧烈疼痛；患肢皮肤略红，温度稍升高，肿胀、压痛明显。一经确诊，立即切开减压。术前避免抬高患肢。

56. 石膏绷带固定术后的护理要点是什么？

（1）一般观察：观察石膏绷带固定的肢体远端血液循环状况，注意皮肤颜色、温度、感觉、肿胀情况，观察有无血液或渗出液渗出石膏外，并及时做好记录，观察有无石膏综合征的发生。注意石膏固定肢体的冷暖。

（2）皮肤护理：观察石膏边缘的皮肤及易受压部位有无压疮、感染，用乙醇或乳液擦涂石膏边缘受压部位的皮肤，保持暴露部分皮肤和指（趾）甲清洁，以及会阴和臀部石膏的干燥清洁。禁止搔抓石膏下的皮肤或取出石膏内垫衬。局部压迫时及时在疼痛处开窗或更换石膏。保持床单位的清洁、平整、干燥。

（3）石膏的护理：石膏未干时应用垫枕垫好，不可用手指顶压石膏表面，托起时用手掌托起，设法使其尽快干硬；保持石膏的清洁干燥；翻身或变换体位时保护石膏勿折裂。

（4）患者的体位：患肢抬高，石膏背心及"人"字形石膏患者勿在头及肩下垫枕，下肢石膏应防止足下垂及足外旋。

（5）患者的活动：鼓励患者做固定范围内肌肉的主动舒缩锻炼和固定范围外的关节活动。

（6）拆石膏时的护理：拆石膏前向患者做好解释，拆除后用温水清洗痂皮或死皮，涂润肤霜保护皮肤。

57. 关节镜检查的适应证有哪些？

关节镜检查的适应证有：半月板损伤、韧带断裂、髌骨退行性变、关节炎。

58. 不同深度烧伤的临床特点是什么？

烧伤的深度通常采用三度四分法，即按热力损伤组织的程度分为Ⅰ°、浅Ⅱ°、深Ⅱ°、Ⅲ°烧伤。其中，Ⅰ°、浅Ⅱ°为浅度烧伤，深Ⅱ°、Ⅲ°为深度烧伤。

59. 腹腔双套管灌洗引流的目的及护理要点是什么？

目的

腹腔双套管灌洗引流的目的是通过内外套管达到既引流又冲洗的目的，减少胰液、胰腺坏死组织及毒素对机体的损害。

护理要点

（1）妥善固定引流管，并对每一根引流管做好标记。

（2）保持引流管的通畅，维持一定的负压，检查引流管有无折叠、扭曲或受压；及时清除双套管内的堵塞物，可将双套管的内管取出清洗或沿顺时针方向缓慢旋转松动外套管。

（3）持续腹腔灌洗时，应遵循开放灌洗—随即吸引—停止灌洗—关闭吸引器的顺序。

（4）观察并记录引流液的性状、色泽和量。

（5）保护灌洗引流管周围的皮肤，可用凡士林纱布覆盖或涂氧化锌软膏。

（6）生命体征平稳后取半卧位，并经常更换体位，以利引流。

（7）严格无菌操作及妥善处理污物。

60. 破伤风患者有哪些典型症状？如何护理？

破伤风患者的典型症状是在肌肉强直性痉挛的基础上，出现阵发性抽搐。一般先由咬肌开始，患者出现咀嚼不便、张口困难，随后牙关紧闭；面部表情肌痉挛时，形成"苦笑"面容；颈项肌痉挛时，患者出现颈项强直；痉挛波及背部和腹部肌群时，形成典型的"角弓反张"症状；四肢肌收缩时，肢体出现屈膝、弯肘、半握拳的姿态。膈肌或肋间肌受累时，患者出现呼吸困难，甚至窒息；膀胱括约肌痉挛时，患者可出现尿潴留。破伤风所致的肌肉痉挛是阵发性的，痉挛停止时，肌肉强直仍然存在，这是破伤风的一大临床特征。病情严重者全身肌肉出现阵发性抽搐，任何刺激都能诱发和加剧抽搐的发作。而患者神志始终清楚，体温正常或仅有低热。病程一般为 3～4 周。

护理要点

（1）病室环境准备：患者住单人安静、遮光病室，室温 15～20℃，湿度 60％ 左右，备好急救药品和物品。有伤口患者应严格执行隔离制度，按照接触性隔离措施进行护理。

（2）病情观察：观察患者生命体征变化，常规吸氧使血氧饱和度在 95％ 左右，记录 24 小时液体出入量。观察局部伤口情况，保持引流通畅。

（3）遵医嘱给药：注射破伤风抗毒素以中和游离毒素，需做血清敏感试验，以防发生过敏性休克；应用有效抗生素，首选青霉素；静脉输液和营养支持，以维持水、电解质平衡，纠正酸中毒和保证充足的营养。

（4）做好抽搐患者的护理：专人护理，尽量减少刺激，避免诱发抽搐的因素；遵医嘱给予镇静安眠药物和冬眠药物，以控制痉挛发作，用药期间密切注意患者血压、呼吸、脉搏及神志的变化并详细记录。

（5）加强呼吸道管理，做好基础护理：保持呼吸道通畅，频繁抽搐且分泌物不易排出者，应及早做气管切开，并加强气管切开护理；患者生活多不能自理，应做好基础护理；注意保护患者，防止受伤；尿潴留时留置尿管持续导尿。

（6）终末消毒处理：病室用15%过氧乙酸，按$7ml/m^2$用量熏蒸消毒，2小时后通风，室内物品用0.1%过氧乙酸擦拭，被服曝晒4~6小时；出院患者淋浴、更衣，进行消毒处理；死亡的患者尸体用0.1%~0.2%过氧乙酸喷雾全身，进行彻底的终末消毒处理。

（7）健康教育：加强劳动保护和宣传教育，正确处理伤口，注射破伤风抗毒素血清被动免疫；注射破伤风类毒素，获得自动免疫，也可应用联合免疫，积极预防破伤风。

61. 颅脑肿瘤术后常见的并发症有哪些？颅脑肿瘤术后患者的护理要点有哪些？

颅脑肿瘤术后常见的并发症有颅内出血、颅内感染、脑脊液漏、中枢性高热、消化道出血、尿崩症、顽固性呃逆、癫痫发作等。

护理要点

（1）病情观察：观察生命体征、肢体活动，特别是意识、瞳孔的变化，出现异常应及时报告医师对症处理。

（2）头部伤口及伤口引流管的观察。

（3）体位：患者意识清醒、血压平稳后，抬高床头取头高位，以利颅内静脉回流，减轻脑水肿，降低颅内压。

（4）保持呼吸道通畅：给予氧气吸入，监测脉氧饱和度，患者清醒后鼓励其深呼吸，做有效的咳嗽排痰，防止肺部感染。

（5）维持水、电解质平衡：按时、定量输入脱水剂、抗生素及营养支持药物，注意输液的速度，准确记录出入量。

（6）饮食：一般颅脑手术后，患者清醒且病情稳定者，术后第一天可进流质或半流质饮食，以后逐渐过渡为普食。

（7）止痛与镇静：根据病情适当使用镇静药。

（8）加强生活护理和与患者的沟通，提高患者术后的舒适度。

62. 肠外营养的并发症有哪些？如何处理？

（1）与静脉穿刺置管有关的主要并发症：如气胸、血管损伤、胸导管损伤、空气栓塞、导管移位或错位、血栓性静脉炎等。一旦发生，立即处理。视气胸的严重程度予以观察、胸腔抽气减压或胸腔闭式引流；穿刺部位出血或血肿形成，应立即退针、局部压迫；若损伤胸导管，立即退针或拔除导管，多数可自愈；一旦疑及空气栓塞，立即置患者于左侧卧位；若发现导管移位致液体渗漏，应予停止输液、拔管和局部处理，外周输注部位的浅静脉炎一般经局部湿热敷、更换输液部位或外涂可经皮肤吸收的具抗凝、消炎作用的软膏后可逐步消退。

（2）感染性并发症：主要是导管性和肠源性感染。若疑有中心静脉导管性感染或脓毒血症，需按无菌操作要求拔管，剪下导管尖端，并采集周围血，分别做细菌培养、抗生素敏感性试验及真菌培养，建立周围通道，更换输液系统和营养液，根据病情选用抗生素，观察12~24小时后可按需要更换部位重新穿刺留置中心静脉导管。若因长期完全胃肠外营养导致肠道内细菌易位和内毒素吸收，并发全身性感染，应在控制感染的基础上，尽可能应用肠内营养或在肠外营养时增加经口饮食的机会。

（3）代谢性并发症：按发生原因可归纳为3个方面：补充不足、糖代谢异常及肠外营养本身引起的并发症。注意营养液的配方，及时添加和补充电解质、微量元素、脂肪乳剂，可有效防止缺乏症的发生。若糖代谢紊乱，出现非酮性高渗性高血糖性昏迷，应立即停输葡萄糖溶液或含有大量葡萄糖的营养液，输入低渗或等渗氯化钠溶液，内加胰岛素，使血糖水平逐渐下降；反之，若出现低血糖性休克，一经证实，推注高渗葡萄糖或输注含糖溶液即可缓解。对于肠外营养引起的肝胆系统损害，如肝酶谱异常、肝脂肪变性和淤胆等，一般经采用双能源，以脂肪乳剂替代部分能源，减少葡萄糖用量，以及TPN减量或停用，尽早改用肠内营养，可得以逆转。

63. 一期愈合和二期愈合的区别是什么？

一期愈合和二期愈合均是创伤后的修复过程。一期愈合又称原发愈合，是指伤口组织修复以原来性质的细胞为主，仅含少量纤维组织，创缘整齐，对合良好，缝合后顺利愈合，愈后功能良好。二期愈合又称瘢痕愈合，是指组织修复以纤维组织为主，创口组织缺损较大，创缘不齐，主要通过肉芽组织增生和伤口收缩达到愈合，愈后功能不良，不仅缺少原有的生理功能，而且瘢痕挛缩或增生可引起各种狭窄、畸形。

64. 何谓急性蜂窝织炎？其临床表现是什么？

急性蜂窝织炎是指皮下、筋膜下、肌间隙或深部疏松结缔组织急性弥漫性化脓性感染。

临床表现因致病菌种类和毒力、病变部位和深浅而不同：浅表急性蜂窝织炎表现为局部皮肤和组织红肿、剧痛，向四周蔓延，边界不清，中央部位常出现缺血性坏死；若病变部位的组织疏松则疼痛较轻。深部组织的急性蜂窝织炎，表面皮肤红肿不明显，但有局部组织肿胀和深压痛；全身症状明显，如寒战、高热、乏力，白细胞计数增高等。一些特殊部位如口底、颌下、颈部等处的蜂窝织炎，可致喉头水肿而压迫气管，引起呼吸困难，甚至窒息。

65. 何谓外科感染？外科感染包括哪些？其特点是什么？

外科感染是指需要外科手术处理的感染性疾病和创伤或手术后并发的感染。

外科感染的种类

（1）非特异性感染，又称为化脓性感染或一般感染，如疖、痈、蜂窝织炎、脓肿、急性阑尾炎、急性胆囊炎等。

（2）特异性感染，如破伤风、气性坏疽等。

（3）发生在手术切口、创伤或其邻近部位的感染，如切口感染和化脓等。

（4）发生于远离手术部位的感染，如膈下脓肿、盆腔脓肿等。

（5）发生于器械检查后或插管后的感染。

外科感染的特点

（1）多数为几种细菌引起的混合感染，少数在感染早期为单一细菌所致，以后发展为几种细菌的混合感染。

（2）大部分有明显而突出的局部症状和体征。

（3）感染常较局限，发展后引起化脓、坏死、组织破坏，最终形成瘢痕组织而影响局部功能。

66. 烧伤患者实施补液的原则是什么？

（1）选择早期补液的量和种类：根据Ⅱ°、Ⅲ°烧伤面积按公式计算补液量。选择合适的液体种类，晶体液首选平衡盐液，其次选用等渗盐水等。胶体液首选血浆，以补充渗出丢失的血浆蛋白，也可用右旋糖酐、羟乙基淀粉等暂时代替，有条件时也可用人体白蛋白液。全血因含红细胞，在烧伤后血液浓缩时不宜使用，深度烧伤大量红细胞损害时可用。

（2）正确掌握补液方法：迅速开放静脉，建立有效的周围或中心静脉通路。按照"先晶后胶、先盐后糖、先快后慢、见尿补钾"的原则，安排合适的输液顺序。重度烧伤或休克较深者，加用碳酸氢钠碱化尿液，纠正酸中毒。由于烧伤后 8 小时内渗出迅速，可使血容量很快减少，因此，第一个 24 小时补液量的 1/2 应在前 8 小时内输入人体，后 16 小时输入其余 1/2 量。补液期间注意监测生命体征及尿量，调整输液速度，保护心、肺、肾功能。

67. 烧伤患者的护理要点有哪些？

（1）休克期护理：严密观察病情变化，密切监测生命体征及尿量、血氧饱和度等。迅速开放静脉，建立有效的周围或中心静脉通路。根据Ⅱ°、Ⅲ°烧伤面积按公式计算补液量，选择合适的晶体液和胶体液，合理安排补液顺序，调整和控制适当的补液速度，按计划完成补液方案，维持有效循环血量。

（2）烧伤创面的处理：是治愈烧伤的关键环节。

①创面初期处理：剃净创周毛发，剪短指（趾）甲，擦净创面周围皮肤。用灭菌水冲洗创面，无菌纱布轻轻拭干。

②创面的包扎或暴露：包扎有利于保护创面、及时引流渗液，适用于面积小或肢体的浅Ⅱ°烧伤。包扎后每日检查有无松脱、臭味或疼痛，注意肢端末梢循环情况，敷料浸湿后及时更换，以防感染。暴露治疗适用于大面积、头面部或会阴部烧伤，使创面渗液和坏死组织逐渐干燥，形成痂壳，以暂时保护创面且干冷的环境也不利于细菌繁殖。痂皮形成前后注意其深部有无感染化脓。

③去痂、植皮：深度烧伤创面愈合缓慢，或不能自愈，且瘢痕增生可造成畸形，应尽早去除痂壳，植皮覆盖，使创面早日愈合。做好供皮区皮肤准备，植皮后保护植皮区肉芽创面，勿受压。

④感染创面的处理：局部应用抗菌药液及收敛性强的中草药制剂，选用湿敷、半暴露（薄层药液纱布覆盖）、局部浸泡或全身浸浴等方法充分引流脓性分泌物，去除坏死组织，待感染基本控制、肉芽组织生长良好，及时植皮促使创面愈合。

（3）加强基础护理和疼痛护理：做好皮肤护理，保护骨隆突处，使用烧伤专用翻身床或气垫床。严格无菌操作，并采取保护性隔离措施，定时消毒病室空气，并保持一定温度和湿度，防止交叉感染。遵医嘱给予镇痛治疗。

（4）全身性感染的防治：遵医嘱根据细菌学检查和药敏试验针对性地选用抗生素，并注意监测患者的肝、肾功能。加强全身支持治疗，维持水、电解质代谢和酸碱平衡，进行肠内、肠外营养，以提高免疫功能，防治感染。

（5）器官并发症的防治：常见且威胁较大的并发症有：肺部感染和急性呼吸衰竭、肾功能不全、应激性溃疡、脑水肿、化脓性静脉炎、心律不齐等。预防的关键在于及时纠正低血容量、迅速逆转休克及预防和减轻感染，同时根据病情着重维护和监测这些器官的功能。

（6）心理护理和康复护理：加强沟通交流，稳定患者情绪。制定康复计划，加强肢体和关节的功能锻炼。在烧伤早期即注意维持各部位的功能位置。重视患者心理的康复，颜面部烧伤、手烧伤等遗留瘢痕、畸形或功能障碍者，可采用心理疏导的方法，指导患者正确对待伤残。

（7）出院指导和健康教育：普及防火、灭火、自救常识，预防烧伤事件的发生。对康复期患者进行知识宣教，鼓励参与一定的家庭、社会活动，指导其保护皮肤，防止紫外线、红外线的过多照射，避免对瘢痕组织的机械刺激等。

68. 移植学的概念包括哪些？

当今移植学的概念包括了细胞移植、组织移植及器官移植。

（1）细胞移植：指移植某种大量游离的、具有活力的细胞，采用输注到受者的血管、体腔或组织器官内的方法。如输注全血或浓缩红细胞治疗失血或贫血；骨髓与造血干细胞移植治疗白血病等。

（2）组织移植：指某一组织，如皮肤、筋膜、肌腱、软骨、血管等或整体联合的几种组织的移植。一般采用游离移植或血管吻合移植以修复某种组织的缺损。

（3）器官移植：指移植脏器的全部或部分，保留其解剖学的外形轮廓和内部解剖的结构框架，带有主要血供和主干管道。属于活体移植，在移植过程中，始终保持活力，并在移植后较快地恢复其原有的生理功能，如肝移植、肾移植等。

69. 外科急腹症有哪些共同临床表现？护理上如何观察病情？

共同临床表现

（1）腹痛：有阵发性腹痛、持续性钝痛或隐痛、持续性疼痛伴阵发性加重。

（2）消化道症状：有厌食、恶心、呕吐、腹胀、排气排便停止等。

（3）腹膜刺激征：即压痛、反跳痛及肌紧张。

（4）肠鸣音改变：肠鸣音减弱或消失多提示低血钾、腹膜炎或肠麻痹、绞窄性肠梗阻晚期；肠鸣音活跃、音调高伴气过水声多为机械性肠梗阻。

观察要点

（1）一般症状：体温、脉搏、血压、呼吸、面色、精神状态等。

（2）腹部体征：患者腹痛加剧，提示病情加重；局限性疼痛转变为全腹痛，并出现肌紧张、反跳痛，提示炎症扩散。

（3）呕吐物、排泄物的性状：呕吐物为宿食且不含胆汁提示幽门梗阻；急性胃扩张时呕吐物可呈咖啡色或草绿色；呕吐物为褐色、浑浊、含残渣且呕吐后腹痛暂时减轻者多为小肠梗阻；呕吐物为粪水样多为低位肠梗阻；小儿腹痛伴果酱样大便多为肠套叠。

70. 急性化脓性腹膜炎的临床表现及治疗原则是什么？

临床表现

（1）腹痛：原发病不同，腹痛的性质也不一样，一般为持续、剧烈疼痛，以原发病灶处最为显著。

（2）恶心、呕吐：早期常见症状，开始呕吐物多为胃内容物，当发生麻痹性肠梗阻时，呕吐物常含胆汁，甚至粪水样内容物。

（3）体温、脉搏：开始时可正常，后因毒素吸收常有发热和脉搏加快。若脉搏加快而体温下降，常提示病情转向恶化。

（4）感染中毒症状：随病情的发展常出现高热、寒战、脉速、呼吸浅快，中毒性休克时可出现四肢厥冷、脉搏细速、呼吸急促、血压下降。

（5）腹部体征：腹部膨胀、腹式呼吸减弱或消失，腹部有明显压痛、反跳痛和不同程度的肌紧张，腹部叩诊呈鼓音，肠鸣音减弱或消失。

（6）直肠指诊：若直肠前窝饱满并伴有触痛，提示已有盆腔感染或脓肿形成。

治疗原则 消除原发病因，改善全身状况，清理或引流腹腔促进炎症局限、吸收及消散。

（1）非手术治疗：炎症局限或病情较轻、全身状况良好时可采用非手术治疗，具体措施包括：半卧位，禁食，胃肠减压，纠正水、电解质紊乱，应用抗生素，营养支持，镇静，止痛，给氧等。

（2）手术治疗：病情严重或经短时间非手术治疗无效者可行手术治疗，包括处理原发病灶、清洁腹腔、充分引流。

71. 胃肠减压的目的及护理要点是什么？

目的 胃肠减压的目的是将积聚在胃肠道内的气体和液体吸出，降低胃肠道内的压力和张力，改善胃肠壁血液循环，有利于炎症局限，促进胃肠功能的恢复。

护理要点

（1）妥善固定胃肠减压装置，记录胃管插入的深度。

（2）保持负压，利于气体和液体的吸出；保持胃管通畅，观察、记录引流物的颜色、性质和量。

（3）做好鼻腔、咽喉部及口腔的护理，随时评估患者口腔黏膜的情况，长期使用胃管的患者应每周更换胃管一次。

（4）胃肠减压期间一般禁食禁水，必须经口服药时，如为片剂要研碎调水后注入，并用温水冲洗胃管，注入后夹管30分钟。

（5）通常术后48~72小时肛门有排气，肠鸣音恢复后，可拔除胃管。拔管时，捏紧胃管末端，嘱患者屏气，先缓慢往外牵拉，当胃管前端近咽喉部时，迅速将胃管拔出。

72. 影响创伤愈合的因素有哪些？

创伤的愈合与伤员的年龄、致伤原因、受伤部位、受伤程度、有无污染以及创伤引起的局部炎症反应和全身性反应有关。不利于创伤愈合的因素有以下几方面。

（1）感染：是影响创伤愈合最常见的因素，致病菌不仅直接损害局部组织细胞，且可引起休克、蛋白质大量丢失等，从而进一步抑制愈合。

（2）异物存留或失活组织过多：伤口内有异物、坏死组织或较大血肿时可引起异物反应和局部感染，干扰修复，延迟愈合；深而大的伤口，愈合时间也较长。

（3）血液循环障碍：组织低灌注，细胞缺氧、代谢障碍，使炎症反应和细胞增生均受抑制，修复时间延长。若缝合张力过大、过紧，可致创缘血运不良，也不利愈合。

（4）局部制动不够：关节处伤口若制动不严格，可致新生组织受到继续损伤而影响愈合。

（5）全身性因素：如营养不良、免疫功能低下、使用皮质激素等或原有慢性疾病，均可使创伤愈合延迟。

（6）心理因素：创伤不可避免地会对伤员造成心理刺激，形成心理压力，若长期处于不良心理状态中，其愈合能力较差。

73. 蛛网膜下隙阻滞和硬膜外阻滞手术后护理有何不同？

蛛网膜下隙阻滞和硬膜外阻滞患者的护理均应按照椎管内麻醉的要求评估患者状态，配合麻醉师摆好麻醉体位，协助其测定麻醉平面。麻醉后去枕平卧6~8小时，密切观察生命体征。术后护理的不同主要在于麻醉后并发症的观察及护理。

（1）蛛网膜下隙阻滞后的并发症

①头痛：多发生在麻醉后1~3天，特点是坐、立时加剧，平卧时减轻，多为胀痛、钝痛，以枕部痛最明显。原因是脑脊液从穿刺孔漏出，致颅内压下降，引起血管性头痛。嘱患者平卧休息，遵医嘱使用镇痛药物。

②尿潴留：由于骶神经阻滞后恢复较慢、下腹部或会阴部术后伤口疼痛及不习惯床上排尿所致。采用穴位针刺、下腹部热敷、诱导排尿等方法，必要时导尿。

（2）硬膜外阻滞术后的并发症

①硬膜外血肿：硬膜外腔内有丰富的静脉丛，如患者有凝血机制障碍时可因穿刺损伤而形成血肿，压迫脊髓。应加强术后病情观察，如发现患者有下肢感觉和运动障碍，应及时报告，争取早期手术清除。

②硬膜外脓肿：因无菌操作不严格或穿刺经过感染组织，引起硬膜外腔感染，逐步形成脓肿。大脓肿可压迫脊髓。应遵医嘱采用大剂量抗生素治疗，必要时手术排脓。

74. 缺水患者的观察内容有哪些？

（1）体温：机体缺水、体液量不足，出现周围循环衰竭时，体温往往偏低，甚至四肢厥冷。有些缺水患者因调节体温能力下降，可发生体温升高。

（2）血压：缺水导致血容量不足时，可致血压不稳定或下降，脉压变小。

（3）脉搏：脉搏增快是体液不足时人体的一种代偿反应，脉搏微弱可能为血容量不足。

（4）皮肤黏膜：体液不足时，皮肤、黏膜干燥，皮肤弹性下降，唇舌干燥、口渴。

（5）尿的改变：尿量少于 30ml/h，可见于各型缺水。此外，患者尿色加深，尿比重增大。

（6）浅静脉充盈度：颈静脉及手背静脉等浅表静脉充盈度降低、萎陷。

（7）神经、精神症状：患者软弱乏力、头晕，严重缺水可致烦躁、谵妄，甚至昏迷、肌痉挛性抽搐。

75. 静脉补钾的原则是什么？

（1）补钾前了解肾功能，尿量必须在 30～40ml/h 以上或每日尿量大于 500 ml 方可静脉补钾。

（2）补钾的剂量不宜过多，参考血清钾水平，每天补钾 40～80 mmol 不等，即氯化钾 3～6 g。

（3）钾的浓度不宜过高，一般不超过 40 mmol/L，即 1000ml 液体中氯化钾含量不超过 3 g。绝对禁止以高浓度含钾液体直接静脉注射，以免导致心脏骤停。

（4）静脉补钾的速度不宜过快，一般速度限制在 0.75～1.5 g/h，否则，补钾速度太快，可致血钾短时间内增高，引起致命后果。

（5）少数缺钾者应用大剂量钾静脉滴注时，需进行床边心电监护，如心电图出现高钾血症的变化，应立即采取相应措施。

76. 代谢性酸中毒有何临床表现？护理要点有哪些？

代谢性酸中毒的临床表现有：典型症状为呼吸深而快，呼吸频率可高达 40～50 次/分，呼出气体有酮味。患者表情淡漠、疲乏无力、嗜睡、面色潮红、心率加快、血压偏低、腱反射减弱或消失，严重者可神志不清、昏迷、休克、心律失常。

护理要点

（1）仔细记录 24 小时出入液量及患者体重的改变，遵医嘱输注等渗盐水或平衡盐液以纠正水、电解质紊乱。

（2）密切观察呼吸的频率及深度的变化，根据血浆 HCO_3^- 丢失情况补充碱性溶液。

（3）注意神志改变，保护患者，适当使用安全措施，如使用床栏或移除障碍物，避免发生潜在损伤。

（4）合并高钾血症时，应密切观察心率变化，及时发现心律失常并报告医师。

（5）在纠正酸中毒的过程中，补碱不宜过速、过量，应注意可能出现的医源性碱中毒。

77. 何谓休克？休克的分类有哪些？

休克是人体对有效循环血量锐减的反应，是组织血液灌流不足所引起的代谢障碍和细胞受损的病理过程。

休克的分类：根据病因，休克可分为低血容量性休克、感染性休克、心源性休克、神经源性休克和过敏性休克五类。其中低血容量性休克和感染性休克在外科休克中最为常见。

78. 休克患者的临床表现有哪些？

根据休克的发病过程，将休克分为代偿期和抑制期。

（1）休克代偿期：当失血量少于循环血量的 20% 以下时，由于机体的代偿作用，交感 - 肾上腺轴兴奋，患者神志清楚，精神紧张，兴奋或烦躁不安，口渴，面色苍白，手足湿冷，心率和呼吸增快，尿量正常或减少。收缩压正常或稍升高，舒张压可升高，脉压差减少。

（2）休克抑制期：患者神志淡漠，反应迟钝，甚至出现意识模糊或昏迷，口渴明显，皮肤和黏膜发绀，四肢厥冷，脉搏细速或摸不着，血压下降，脉压差缩小，尿量减少，甚至无尿。表浅静脉塌陷，毛细血管充盈迟缓。若皮肤黏膜出现紫斑或消化道出血，则表明病情发展至 DIC 阶段。

79. 胸腔闭式引流的护理要点是什么？

（1）引流管的选择：选择长度约 100cm 的橡胶管作引流管。

①排液管：选择管径 1.5 ~ 2.0cm 的橡胶管作为排液管。②排气管：选择管径 1.0cm 左右的橡胶管作为排气管，或选择合适的一次性排液、排气管。

（2）引流管的安放部位：排气管一般置于锁骨中线第 2 肋间；排液管一般置于腋中线或腋后线的第 6～8 肋间；脓胸常选在积脓液的最低位。

（3）维持引流效能：①正确连接引流装置，妥善固定于床旁；运送患者时，双钳夹管，水封瓶置于床上患者双下肢之间，防止滑脱；下床活动时，引流瓶应低于膝关节。注意操作时保持引流装置的无菌与密闭。②患者取半卧位，有利于呼吸、排痰和引流。③水封瓶液面应低于引流管胸腔出口平面 60cm，以免引流液逆流入胸膜腔造成感染。④鼓励患者咳嗽、深呼吸，有利于积液、积气排出，恢复胸膜腔负压，使肺充分膨胀。

（4）引流液的观察、记录：注意观察引流液的量、性状、水柱波动范围，并准确记录。

（5）引流管的拔管指征：术后 48～72 小时，引流量明显减少且颜色变淡，24 小时引流量 <50ml，或脓液 <10 ml，X 线胸片示肺膨胀良好、不漏气，患者无呼吸困难即可拔管。

80. 麻醉的方法有哪些？

（1）麻醉主要分部位麻醉和全身麻醉两大类。

①部位麻醉又称区域麻醉或局部麻醉，指麻醉药作用于周围神经系统，使相应区域痛觉消失，运动障碍，而患者意识清醒。根据麻醉药阻滞的部位不同，部位麻醉又分为表面麻醉、局部浸润麻醉、区域阻滞、神经阻滞和椎管内麻醉。椎管内麻醉又分为蛛网膜下隙阻滞和硬膜外阻滞。

②全身麻醉指麻醉药作用于中枢神经系统，使之抑制，患者的意识和痛觉消失，肌肉松弛，反射活动减弱。

（2）临床常将几种麻醉药物或（和）几种麻醉方法配合使用，称为复合麻醉。利用某些药物使患者进入类似睡眠（但非麻醉）的状态，称基础麻醉。有意降低患者的体温以提高组织细胞对缺氧的耐受力，称低温麻醉。

81. 如何护理实施肠内营养的患者？

（1）预防误吸：伴有意识障碍、经鼻胃管或胃造瘘管输注营养液者应取半卧位，以防反流；输注期间定期抽吸并估计胃内残留量，以防胃潴留；观察病情，鼓励患者咳嗽，以利排出分泌物。

（2）保护黏膜、皮肤：长期留置鼻饲管者，可因压迫鼻咽部黏膜而产生溃疡，应每日用油膏涂拭润滑鼻腔黏膜；造瘘者应保持造瘘口周围皮肤干燥、清洁。

（3）减少胃肠道不适：控制营养液的浓度和渗透压、输注的量和速度，调节营养液的温度，以减少胃肠道的不适应；营养液现配现用，避免污染、变质；伴同用药，需研碎稀释后注入。

（4）保持喂养管在位、通畅：妥善固定，避免扭曲、折叠、滑脱；用 20～30ml 温水或生理盐水定时冲洗喂养管，以防堵塞。

（5）及时发现并处理并发症：及时了解相关指标的检测结果，监测营养支持的效果，以便调整配方或输注方式；注意观察患者的病情变化，及早发现并发症并积极处理。

82. 如何护理全身麻醉恢复期的患者？其并发症有哪些？

护理措施

（1）接收患者，安置合适卧位，一般患者去枕平卧，头偏向一侧，保持呼吸道通畅。妥善安置各种管道，保证呼吸机及其他监护仪器正常运转。

（2）掌握患者的一般情况，包括麻醉方法、手术方式、术中情况、术中出血量、尿量、输液输血量及用药等。

（3）密切观察，记录生命体征的变化，平稳后同时观察意识、肢体运动及感觉、皮肤与口唇色泽等，观察伤口敷料及引流管引流物的性状。保持静脉输液通畅，监测并记录用药。

（4）注意保暖，给予保温措施，慎防烫伤。保证患者安全，严防坠床、外伤、抓脱敷料及管道等。

（5）评估患者麻醉恢复情况，达以下标准可送回病房：神志清醒，有定向力，呼吸平稳，能深呼吸和咳嗽，$SaO_2 > 95\%$，血压及脉搏平稳 30 分钟以上，心电图无严重心律失常和 ST－T 改变。

并发症

（1）呼吸系统并发症，占麻醉总并发症的 70%，常见有呼吸暂停、上呼吸道梗阻、急性支气管痉挛、肺炎和肺不张、肺梗死、肺脂肪栓塞。

（2）循环系统并发症，最常见的是高血压，其他有低血压、室性心律失常、心搏停止。

（3）术后恶心、呕吐为最常见的并发症。呕吐物误吸入呼吸道，可发生窒息。

（4）术后苏醒延迟和躁动，多与苏醒不完全和镇痛不足有关。

83. 手术前患者的一般护理措施有哪些？

（1）心理护理：以认真细致的工作作风和热情和蔼的工作态度，取得患者的信任和合作；加强与患者的沟通，观察其心理活动，鼓励患者表达；提供患者需要的信息资料，讲解有关手术、麻醉、术后治疗护理的知识；鼓励亲属参与患者的心理支持。

（2）做好手术前的常规准备

①健康教育：宣传术前戒烟酒、皮肤准备和禁食禁饮的目的和重要性，讲解术后可能留置的导管的目的和意义，解释术后早期活动的意义并指导患者学会进行深呼吸、有效咳嗽、翻身和肢体运动及排便练习的方法。

②胃肠道准备：胃肠道手术患者术前 1 日给予流质饮食，术前常规放置胃管，结直肠手术患者术前口服洗肠液和肠道抑菌剂。其他手术患者，饮食不必限制，但从手术前 12 小时开始都应禁食，4 小时开始禁饮水。

③呼吸道准备：术前戒烟 2 周以上，有肺部感染或咳脓痰的患者，术前 3 日使用抗生素，并做体位引流，痰液黏稠者进行雾化吸入，保持呼吸道通畅。

④手术区皮肤准备：包括剃除毛发、清洁皮肤。根据手术部位、手术种类确定备皮范围，进行皮肤准备，并于术前 1 日协助患者沐浴、修剪指（趾）甲、更换清洁衣服。

⑤其他准备：根据用药方案完成药物过敏试验，根据手术大小备血，术前一晚酌情服用镇静安眠药物。

（3）特殊患者的准备：对于营养不良、体液失衡或患有心脏病、高血压、糖尿病患者及老年患者等，应遵医嘱分别做好特殊准备，积极控制病情。

（4）手术日晨的护理：测量生命体征，如有体温升高或女患者月经来潮，应及时与医生联系；检查术前常规准备工作是否完善，遵医嘱术前用药，置胃管、导尿管等；取下假牙、发夹、首饰、眼镜等，并妥善保管；按手术需要，将摄片、术中特殊用药、用物等随患者带入手术室。

84. 术后早期活动益处有哪些？

术后早期活动可增加肺活量，利于肺扩张和分泌物的排出，减少肺部并发症；改善全身血液循环，促进切口愈合，防止压疮和减少下肢静脉血栓形成；还有利于肠道和膀胱功能的恢复，减少腹胀和尿潴留的发生。所以，术后非制动患者应早期活动，以促进全身功能的恢复。

85. 术后出血的原因有哪些？如何护理？

术后出血的原因有：术中止血不完善，创面渗血未完全控制；术后结扎线松脱；原痉挛的小动脉断端舒张；凝血机制障碍等。

对于出血量大的患者，应迅速加快输液、输血，补充血容量，立即做好术前准备，再次手术探查，彻底止血；如为少量出血，应更换切口敷料、加压包扎或全身应用止血药物。手术时应严格止血，关闭切口前检查并确认手术野没有活动性出血点是预防术后出血的关键。术后应严密监测生命体征，观察切口敷料有无渗血及引流液颜色和量，以及时发现出血征象。

86. 切口感染的原因有哪些？如何预防？

切口感染的原因有：手术操作无菌技术不严格；术中止血不彻底，缝合技术不正确，切口内遗有血肿、死腔、异物等使局部组织抵抗力低下；全身营养状况差或合并糖尿病、肥胖等导致切口愈合不良，增加了切口感染的机会。

预防切口感染的关键是严格遵守无菌技术，手术操作认真细致，防止手术残留死腔、血肿加强手术前、后的处理，改善患者的营养状况，增强抗感染能力；定期更换切口敷料，保持切口敷料清洁、干燥、无污染；合理使用抗生素。

87. 术后血栓性静脉炎是如何发生的？护理措施是什么？

术后血栓性静脉炎常发生于术后长期卧床、活动少的老年人或肥胖患者，以下肢深静脉多见。主要原因是：患者卧床过久、活动少，导致下肢血流缓慢；血液凝固性增加，机体处于高凝状态；血管反复穿刺置管或反复输注刺激性较强的药物造成血管内膜损伤。

一旦发生血栓性静脉炎，应停止患肢静脉输液，抬高患肢并制动，局部用 50% 硫酸镁湿敷，严禁局部按摩，以防血栓脱落导致肺栓塞；

遵医嘱使用低分子右旋糖酐、复方丹参液、降纤酶等静脉滴注。

88. 麻醉前用药的目的是什么？麻醉前使用的药物有哪些？

麻醉前用药的目的

（1）镇静，缓解焦虑和恐惧，使患者情绪安定而予以合作。

（2）抑制唾液腺、呼吸道腺体的分泌，保持呼吸道通畅。

（3）减少麻醉药的不良反应，消除一些不利的神经反射。

（4）提高痛阈，缓解术前疼痛和增强麻醉镇痛效果。

麻醉前使用的药物

（1）安定镇静药：如地西泮、异丙嗪等，具有镇静催眠、抗惊厥、抗焦虑作用。

（2）催眠药：常用苯巴比妥、戊巴比妥等，起镇静催眠、抗惊厥作用，并能预防局麻药的毒性反应。

（3）镇痛药：常用药物有哌替啶、吗啡等，与全身麻醉药起协同作用，增强麻醉效果，减少麻醉药用量。吗啡的镇痛作用虽强，但有明显抑制呼吸的不良反应。

（4）抗胆碱能药：常用阿托品、东莨菪碱，主要作用为抑制唾液腺、呼吸道腺体分泌。阿托品抑制迷走神经兴奋而使心率增快作用较东莨菪碱明显，因此心动过速、甲状腺功能亢进症及高热等患者可选用东莨菪碱。

（5）其他用药：根据病情给予相应药物，如支气管哮喘患者给予氨茶碱。

89. 亚低温治疗中的患者应做哪些监护？可能出现的并发症有哪些？

亚低温是浅低温（36～34℃）和中低温（34～26℃）的简称，是指应用药物和物理的方法使患者体温降低至36～26℃，以达到治疗的目的。

亚低温治疗的监护内容：①药物应用的管理；②降温毯使用过程中的参数监测；③循环系统的监测；④呼吸系统的监测；⑤体温的监测；⑥生活护理。

亚低温治疗的并发症：①肺部感染；②心律失常：窦性心率过缓；③低血容量性休克；④四肢末梢冻伤、烫伤及压疮。

90. 神经外科患者的病情观察主要有哪些内容？

（1）意识状态：传统的方法分为意识清楚、意识模糊、浅昏迷、昏迷和深昏迷。现常用 Glasgow 昏迷评分法（GcS）来评定患者的意识状况，按睁眼、语言及运动三方面的反应来计分，将三者的得分相加，15 分为意识清醒，8 分以下为昏迷，最低为 3 分。

（2）瞳孔：正常瞳孔直径为 2.5～3.0 mm，直接、间接光反应灵敏，双侧瞳孔等大、等圆。一侧瞳孔散大多为小脑幕裂孔疝压迫动眼神经所致，也可能是原发性动眼神经损伤；双侧瞳孔散大、对光反应消失是脑疝晚期的表现。分析瞳孔改变的意义时，应了解瞳孔改变的发展过程、患者的意识状况、生命体征和神经系统体征等的改变。

（3）生命体征：包括体温、脉搏、呼吸、血压。急性而严重的颅内压增高时，脉搏缓慢而洪大、呼吸深慢、血压高。

（4）神经系体征：如果患者逐渐出现肢体活动障碍，尤其是继发于意识障碍加重和瞳孔改变，则提示病情变化。癫痫发作的患者应注意观察开始抽搐的部位及抽搐时间，眼球和头部转动的方向及发病后有无肢体活动障碍等。

（5）其他：颅内压增高、烦躁不安、睡眠中遗尿等。

91. 脑脊液总量是多少？每日产生多少量？

一般成人脑脊液总量为 100～160ml，脑脊液产生速率为每分钟 0.3 ml，每日产生 400～500ml。脑脊液总量约占颅腔容积的 10%。

92. 何谓丹毒？丹毒是怎样发生的？

丹毒是 β-溶血性链球菌感染的皮肤及其网状淋巴管的急性炎症病变。

丹毒好发于面部、四肢等部位。患者常先有皮肤或黏膜的某种病损，如皮肤擦伤、口腔溃疡等，细菌经由皮肤或黏膜的细微伤口处侵入，迅速繁殖、扩散，引起局部皮肤及其淋巴引流区的淋巴结的炎症，感染加重可导致全身脓毒血症，而很少有组织坏死或局部化脓破溃。足癣或血丝虫可引起下肢丹毒的反复发作，引起淋巴水肿，甚至发展为象皮肿。

93. 胃大部切除术后的护理要点有哪些？

（1）病情观察：定时测量生命体征，观察神志、皮肤颜色、切口敷料及引流液（如胃肠减压）情况，详细记录 24 小时出入量。

（2）活动：鼓励早期活动，患者清醒、血压平稳后取半卧位，定时床上翻身，若无特殊限制，术后第 2 日协助下床活动。

（3）饮食：肠蠕动恢复，拔除胃管当日可少量饮水，若无呕吐、腹胀等不适，可渐进流质、半流质、普食。进食原则为少量多餐，控制甜食、忌生冷、油炸、浓茶、酒等刺激性食物。

94. 颅前窝骨折、颅中窝骨折及颅后窝骨折典型的临床表现分别是什么？

（1）颅前窝骨折的典型表现为"熊猫眼"征，骨折发生后，鼻出血、眶周广泛淤血斑、广泛球结合膜下淤血斑以及迟发性眼睑皮下淤血，多在伤后数小时出现，呈紫蓝色；根据骨折累及部位的不同可合并脑脊液鼻漏或嗅神经及视神经的损伤。

（2）颅中窝骨折的典型表现为脑脊液耳漏或鼻漏。

（3）颅后窝骨折的典型表现为伤后 1~2 日出现乳突区皮下迟发性淤血斑（Battle 征）。伤后数小时出现颈部肌肉肿胀及咽后壁黏膜淤血、水肿。

95. 颅底骨折合并脑脊液漏患者的护理要点是什么？

（1）密切观察生命体征及漏出脑脊液的量、颜色及性状，及时发现病情变化。

（2）卧床休息，维持特定体位：取床头抬高、半坐卧位或患侧卧位，促进漏道尽早闭合。

（3）防止颅内感染：保持外耳道、鼻腔和口腔清洁，禁忌填充、冲洗或滴入药物，禁止鼻饲及鼻腔内吸痰，尽量避免擤鼻涕、打喷嚏、剧烈咳嗽以及用力排便。

96. 下肢浅静脉曲张的临床表现是什么？

主要临床表现为下肢浅静脉扩张、伸长、迂曲，其次为患肢肿胀、胀痛、酸胀或沉重感，小腿下段和踝部皮肤营养障碍性病变，包括皮肤萎缩、脱屑抓痒、湿疹、皮炎、色素沉着和溃疡形成等。

97. 乳房癌根治术后的护理措施有哪些？

（1）病情观察：密切观察生命体征，扩大根治术患者注意观察呼吸，如有胸闷、呼吸困难，应做肺部听诊、叩诊和 X 线检查，及时发现气胸。

（2）体位：患者术后血压平稳后可取半卧位，以利呼吸和引流。

（3）饮食：术后 6 小时无恶心、呕吐等麻醉反应者可正常饮食，并保证足够的热量和维生素。

（4）伤口护理：注意观察伤口敷料情况及加压包扎绷带的松紧度，同时观察患侧肢体远端的血液供应情况。

（5）引流管的护理：①妥善固定引流管；②保证有效的负压吸引，定时挤压引流管或负压吸引器；③观察引流液的色、性状、量并记录。

（6）患侧上肢的护理：抬高患肢，避免在患肢测血压、注射和抽血。

（7）康复锻炼：术后卧床期间开始活动手部、腕部及肘部，下床后活动肩部。鼓励患者自己进食、梳理头发、洗脸等。10 日左右进行手指爬墙活动、画圈、滑轮运动、手臂摇摆运动。原则上，7 日内不要上举，10 日内不外展，上肢负重不宜过大或过久。

（8）心理护理：鼓励患者正确面对现状，表达对患者的同情，提供改善自我形象的措施或方法，注意保护患者隐私。

98. 甲状腺功能亢进症患者术前护理措施有哪些？

（1）一般护理：①保持环境凉爽、安静，使患者得以充分休息；②鼓励患者进食高热量、高蛋白、高维生素饮食，避免刺激性食物，每周测体重一次；③提供情感支持，保持情绪稳定；④测量基础代谢率。

（2）练习手术体位：教会患者练习头低肩高（颈过伸）体位。

（3）药物准备：遵医嘱使用抗甲状腺及减缓心率的药物。

（4）其他措施：突眼者注意保护眼睛，睡前用眼膏敷眼或以油纱布遮盖，也可戴黑眼罩；术后床旁备引流装置、无菌手套、拆线包及气管切开包。

99. 典型的腹外疝由哪几部分组成？手术后护理要点有哪些？

典型的腹外疝由疝囊、疝内容物和疝外被盖等组成。

护理要点

（1）体位：手术当日取平卧位，次日可改为半卧位。

（2）饮食：一般患者手术后 6～12 小时若无恶心、呕吐可进流质，次日可进软食或普食。行肠切除吻合术者，术后饮食同肠道手术后饮食护理。

（3）活动：一般于术后 3～5 日考虑离床活动，采用无张力疝修补术的患者可早期离床活动。年老体弱、复发性疝、巨大疝患者可适当延迟下床活动时间。

（4）防止腹内压升高：注意保暖，防止受凉引起咳嗽；咳嗽时用手掌按压切口；保持排便通畅。

（5）并发症预防：①术后出血。切口放置沙袋压迫。②阴囊水肿。可使用阴囊托或"丁"字带托起阴囊。③切口感染。注意保持敷料清洁、干燥，避免大小便污染。

100. 胰腺部分切除术后有哪些常见并发症及如何处理？

（1）胰瘘：早期持续吸引引流，周围皮肤涂以氧化锌软膏。

（2）胆瘘：多发生于术后5～7日，术后应保持"T"形管引流通畅，每日做好观察和记录，保护胆瘘周围皮肤。

（3）出血：出血量少者可应用止血药、给予输血等，出血量大者需手术止血。

（4）胆道感染：应用抗生素和利胆药物，防止便秘。

101. 直肠癌的临床表现是什么？如何早期发现病变？

临床表现

早期症状多不明显，癌肿长大后，可产生一系列症状：

（1）直肠刺激症状：排便习惯改变，出现频繁便意，有里急后重感。

（2）癌肿破溃感染症状：癌肿破溃时，大便表面带血及黏液。血便是直肠癌患者最常见的症状。感染时可出现脓血便。

（3）肠腔狭窄症状：排便前腹痛，排便困难，粪便变细或扁平，或成形便上有沟，癌肿较大时表现为肠梗阻症状。

（4）晚期症状：癌肿侵及骶神经丛时，会阴、骶部出现剧烈持续痛；癌肿侵及后尿道、前列腺或膀胱后壁，出现尿频、尿痛、排尿开始时困难；肝脏和腹膜转移时，可出现肝大、黄疸、腹水。

早期诊断方法

（1）详细询问病史。

（2）应用大便潜血检查对高危人群进行监测。

（3）直肠指检，75%以上的直肠癌可通过指检发现。

（4）直肠镜、乙状结肠镜和纤维结肠镜检查。

102. 急性梗阻性化脓性胆管炎的典型临床表现及治疗原则是什么？

急性梗阻性化脓性胆管炎的临床表现为：腹痛、寒战、高热、黄痘、休克、神经中枢系统受抑制表现。

治疗原则：紧急手术解除胆道梗阻并引流，尽早而有效地降低胆管内压力。

103. 经腹腔镜胆囊切除手术后的护理措施有哪些？

（1）病情观察：定时测量生命体征，尤其注意心率及心律的变化，观察患者的神志、皮肤颜色；观察并记录腹腔引流和胃肠减压引流液的性状、色泽和量。

（2）体位：回病室后取平卧位，患者清醒、血压平稳后取半卧位。

（3）活动：鼓励患者尽早活动，术后次日可床边活动。

（4）手术后并发症的观察：①出血，术后短时间内腹腔引流液呈鲜红色且骤增，应及时向医生汇报；②胆汁瘘，如腹腔引流管中流出胆汁或出现腹膜炎症状应怀疑胆瘘。

104. 门静脉高压症手术患者的护理要点有哪些？

术前护理

（1）一般护理：患者宜多卧床休息，避免过于劳累。

（2）饮食护理：给予高糖、高维生素、高蛋白、低脂肪、易消化的饮食，避免油炸、干硬、粗糙、有骨刺的食物，食物不宜过热。

（3）消化道的准备：灌肠液用生理盐水，禁用肥皂水。

（4）心理护理：调动患者的主观能动性，使其与医护人员配合。

术后护理

（1）病情观察：定时测量体温、脉搏、血压、呼吸，观察患者的神志、面色、肢端毛细血管充盈时间，观察并记录胃肠减压和腹腔引流液的性状、量、色。

（2）卧位与活动：施行分流术者，术后取平卧位或上身抬高15°半坐卧位。手术后不宜过早下床活动，一般需卧床1周。

（3）饮食：指导患者从流质开始逐步过渡到正常饮食，保证热量供给。分流术后患者应进低蛋白、高热量饮食，忌食粗糙和过热食物，禁烟、酒。

（4）保护肝脏：术后给予吸氧；禁用或少用有损肝脏的药物，继续术前的保肝措施。

（5）观察和预防并发症：观察患者的意识状态，若发现有嗜睡、烦躁、谵妄等，立即通知医生。行脾切除患者，注意血小板计数，观察有无腹痛、腹胀及便血症状。

105. 肠瘘的治疗原则及非手术治疗的护理要点是什么？

肠瘘的治疗原则包括纠正水、电解质紊乱，控制感染，加强瘘口护理，营养支持，预防并发症。

护理要点

（1）心理护理：向患者及家属解释肠瘘的发生、发展过程和治疗方法。

（2）体位：采取低半卧位。

（3）腹腔双套管引流：按腹腔双套管的护理要点护理，并根据引流液的稠度及引流量调节负压大小，避免负压过小致引流不充分或过大造成肠黏膜损伤、出血。肠液稠厚、流出量多、刺激性强时，应加快冲洗速度。

（4）瘘口周围皮肤护理：及时清除溢出的肠液，敞露瘘口，瘘口周围涂氧化锌油膏。

（5）营养支持：包括肠外营养和肠内营养。

106. 肝脏移植术后的观察要点是什么？

（1）生命体征，尤其是体温的观察。

（2）胆汁、尿液、胃液、胸腹腔引流等引流液的色、量、性状的观察。

（3）精神意识状态的观察。

（4）各项血生化指标的观察。

（5）并发症（出血、感染、胆道并发症）的观察。

（6）排异反应的观察。

107. 肝癌手术前后的护理措施有哪些？

术前护理

（1）一般护理：教会患者做深呼吸、有效咳嗽及翻身的方法，练习卧位排便排尿，帮助患者转移注意力，安排舒适的环境以减轻疼痛。

（2）心理护理：了解患者的心理状态，给予心理支持。

（3）肠道准备：术前遵医嘱给予口服抗生素，生理盐水清洁灌肠，同时补充维生素 K。

术后护理

（1）一般护理：严密观察患者神志、血压、脉搏、呼吸、尿量以及伤口有无渗血。

（2）体位：术后第 2 天取半卧位，鼓励咳嗽，协助翻身，但要避免过早活动，防止术后肝断面出血。

（3）饮食：以富含蛋白质、热量、维生素和膳食纤维为原则，按患者的饮食习惯提供其喜爱的饮食。

（4）引流管护理：保持腹腔引流通畅，密切观察引流量及性状。如血性溶液逐日增加，疑有内出血时，应及时向医师汇报。

（5）肝动脉插管患者的护理：严格无菌操作，每次注药前要消毒，注药后用肝素液封管。拔管后加压压迫穿刺点。

108. 急性阑尾炎的典型临床表现是什么？

（1）转移性右下腹疼痛：多开始于上腹或脐部，疼痛位置不固定。

（2）胃肠道症状：早期可有轻度厌食、恶心、呕吐。有些患者可发生腹泻或便秘。

（3）右下腹固定压痛：压痛点通常位于麦氏点。

（4）腹膜刺激征：包括腹肌紧张、反跳痛和肠鸣音减弱或消失。

109. 肠造口的护理要点有哪些？

（1）心理护理：给予心理安慰和鼓励，并做好解释工作。

（2）人工肛门袋的护理：正确使用人工肛门袋，保护造瘘口周围皮肤：①用软手纸轻轻擦掉粪便，用清水或生理盐水清洁周围皮肤，皮肤晾干后根据需要可以涂皮肤保护用品；②正确测量造瘘口大小，将胶板开口剪至合适大小，一般比造瘘口大 1/8 寸（0.375cm）左右；③撕去胶板粘贴面上的纸片，将胶板紧贴在造口周围皮肤上；④造口袋各部分应扣紧，妥善安装后轻轻往下拉便袋，检查是否连接牢固。

（3）病情观察：密切观察引流物的颜色、量、性状及气味。术后 3 日内注意观察造口处血运情况，若黏膜呈暗紫色或黑色则说明造口肠管血运有障碍。观察造瘘口有无回缩现象。发现造瘘口狭窄，需每日做造瘘口扩张，逐日增宽口径。

（4）饮食护理：饮食以高热量、高蛋白、高维生素、低渣、易消化、无刺激为主。

（5）活动指导：适当掌握活动量及强度，避免过度增加腹压的活动，如提取重物。

（6）养成定时排便的习惯：可采用自然排便法、结肠灌洗术及使用结肠造口栓等。

110. "T"形引流管的护理要点及拔管时的注意事项有哪些？

护理要点

（1）妥善固定引流管。

（2）保持引流管的通畅，检查引流管有无折叠、扭曲或受压。

（3）观察并正确记录引流液的色、性状和量。

（4）引流袋定时更换，引流袋位置不可高出切口平面，以防止胆汁倒流。

注意事项 拔管前先行夹管，再做"T"形管造影，证实胆总管通畅、无残留结石后，方可拔管。拔管后引流管口如有渗液应及时更换敷料。

111. 结肠手术前肠道准备的意义及措施有哪些？

结肠手术前肠道准备的意义：充分的肠道准备可以减少术中污染腹腔，减少术后并发症，有利于吻合口的愈合。

传统的肠道准备包括三部分：控制饮食、应用肠道抑菌药、清洁肠道。

（1）控制饮食：术前3日进少渣半流质，术前2日起进流质饮食。有梗阻症状者，应禁食补液。

（2）应用肠道抑菌药：术前3日起遵医嘱给予口服抑菌药，如庆大霉素、甲硝唑等。因控制饮食及服用肠道杀菌剂，使维生素K的合成及吸收减少，故需同时补充维生素K。

（3）清洁肠道：①遵医嘱给予缓泻剂，如番泻叶、液体石蜡油或50%硫酸镁等。②手术前晚及术日晨清洁灌肠。也可采用全肠道灌洗法。

112. 何谓颅内压增高？其主要临床表现有哪些？

颅内压持续超过2.0 kPa（200 mmH$_2$O）时引起的相应的综合征称为颅内压增高。

临床表现

（1）颅内压增高的"三主征"：头痛、呕吐、视乳头水肿。

（2）意识障碍及生命体征变化：意识障碍可出现嗜睡、反应迟钝。生命体征变化为血压升高、脉搏徐缓、呼吸不规则等。

（3）其他：头晕，猝倒，头皮静脉怒张。

121. 何谓颅内压？颅内压的正常值是多少？

颅内压是指颅内容物对颅腔壁所产生的压力。正常成人平卧位时的颅内压为 $0.7 \sim 2.0 kPa$（$70 \sim 200$ mmH$_2$O）；儿童为 $0.5 \sim 1.0$ kPa（$50 \sim 100$ mmH$_2$O）。

113. 何谓反常呼吸？急救与护理的主要措施有哪些？

反常呼吸是指相邻多根多处肋骨骨折后，尤其是前侧局部胸壁可因失去完整肋骨的支撑而软化，出现反常呼吸运动：即吸气时，软化区的胸壁内陷，而不随同其余胸廓向外扩展；呼气时则相反，软化区向外鼓出。

主要措施： 小范围胸壁软化时，用厚敷料压盖于软化区，再用多头胸带包扎胸廓；范围大的胸壁软化，采用体外牵引固定或手术内固定。现场急救可用坚硬的垫子或手掌施压于胸壁软化部位，或采用患侧向下卧位，利用身体重力压迫胸壁软化部位。同时密切观察循环和呼吸变化，给予吸氧，鼓励患者咳嗽和排痰，必要时行气管切开。

114. 何谓颅脑损伤的中间清醒期？其临床意义是什么？

当原发性脑损伤很轻（脑震荡或轻度脑挫裂伤），最初的昏迷时间很短，而血肿的形成又不是太迅速时，则在最初的昏迷与脑疝的昏迷之间有一段意识清楚时间，大多为数小时或稍长，称为中间清醒期。是硬膜外血肿存在的典型临床表现。

〔测试题〕

一、选择题

【A 型题】

1. 体外冲击碎石最适宜于多大的结石（　）

　　A. >2.5 cm　　　　　　　　　B. <2.5 cm

　　C. >3 cm　　　　　　　　　　D. ≥2.5 cm

　　E. <3 cm

2. 下述哪种疾病最易引起无痛性血尿（　）

　　A. 肾结石　　　　B. 肾结核　　　　C. 肾癌

　　D. 肾母细胞瘤　　E. 肾脓肿

3. 关于胸膜腔闭式引流装置，下列哪项是正确的（　）

　　A. 水封瓶长玻管在水下 $3 \sim 4$ cm，水封瓶低引流口 60 cm

　　B. 水封瓶长玻管在水下 $3 \sim 4$ cm，水封瓶低引流口 40 cm

C. 水封瓶长玻管在水下 4~6cm，水封瓶低引流口 60cm

D. 水封瓶长玻管在水下 4~6 cm，水封瓶低引流口 30 cm

E. 水封瓶长玻管在水下 2~3 cm，水封瓶低引流口 50 cm

4. 下述哪种情况不需预防应用抗生素（   ）

    A. 胃癌根治术   B. 结肠手术

    C. 髂内动脉瘤手术   D. 慢性阑尾炎阑尾切除术

    E. 胰十二指肠切除术

5. 幽门梗阻患者术前胃肠道准备内容为（   ）

    A. 禁食输液   B. 术前 3 天每晚洗胃

    C. 口服肠道制菌药   D. 清洁灌肠

    E. 应用维生素 K

6. 破伤风最早发生强直性痉挛的肌群是（   ）

    A. 面肌   B. 咽肌   C. 咀嚼肌

    D. 颈背肌   E. 腹肌

7. 败血症的含义是（   ）

    A. 仅化验发现血液已有细菌而无症状者

    B. 由细菌毒素进入血液而引起症状者

    C. 血内既有细菌也有细菌毒素并产生症状者

    D. 化脓性细菌栓子进入血液并随血流播散而不断产生症状者

    E. 以上都不是

8. 肋骨骨折最常见于（   ）

    A. 1~3 肋骨   B. 4~7 肋骨   C. 9~10 肋骨

    D. 7~9 肋骨   E. 11~12 肋骨

9. 最严重的石膏综合征是（   ）

    A. 剧烈疼痛   B. 呼吸困难   C. 急性胃扩张

    D. 寒战   E. 末梢血运差

10. 大面积烧伤现场急救时，下列哪种情况需要气管切开后方可转院（   ）

    A. 严重休克   B. 呼吸道烧伤

    C. 头部烧伤   D. 上呼吸道梗阻

    E. 心搏骤停

11. 烧伤休克的主要原因是（   ）

A. 大量水分蒸发　　　　　　　B. 大量红细胞丧失

C. 疼痛　　　　　　　　　　　D. 大量体液从血管内渗出

E. 创面感染

12. 处理骨折患者时，应首先掌握的原则是（　　）

A. 抢救生命

B. 妥善处理伤口，并简单有效固定

C. 输液并输血

D. 迅速安全转移伤员

E. 立即将骨折端嵌入进行复位

13. 开放性气胸急救首先是（　　）

A. 药物止痛　　　　B. 抗生素治疗　　　　C. 颈封

D. 手术治疗　　　　E. 闭合伤口

14. 患者右腰背部皮肤疼痛，且有呈带状排列的群集米粒至黄豆大水疱，皮损局部治疗应选择（　　）

A. 软膏　　　　　　B. 湿敷　　　　　　C. 酊剂

D. 粉剂　　　　　　E. 洗剂

15. 下述哪项违反手术进行中的无菌原则（　　）

A. 手术台边以下的器械不能使用

B. 洗手护士腰以下，肩以上视为有菌区

C. 器械不能从手术者背后传递

D. 手套接触非无菌区后，应用乙醇消毒

E. 前臂碰触有菌物，应更换无菌手术衣或加套无菌袖套

16. 代谢性酸中毒的临床表现为（　　）

A. 呼吸慢而浅　　　　　　　　B. 呼吸快而浅

C. 尿液呈碱性　　　　　　　　D. 呼吸慢而深

E. 呼吸快而深

17. 适宜包扎疗法的烧伤创面是（　　）

A. 会阴部烧伤

B. 面颈部浅度烧伤

C. 四肢浅Ⅱ度及深Ⅱ度烧伤

D. 四肢高压电接触伤

E. Ⅲ度烧伤

18. 休克代偿期的临床表现为（　　）

    A. 血压稍低，脉快，脉压正常

    B. 血压稍低，脉快，脉压缩小

    C. 血压稍升高，脉搏无变化，脉压缩小

    D. 收缩压正常或稍高，脉稍快，脉压缩小

    E. 血压稍升高，脉细速，脉压缩小

19. 上尿路结石主要症状是（　　）

    A. 尿频、尿痛　　　　　　　　　B. 肾绞痛呈放射状

    C. 疼痛、血尿　　　　　　　　　D. 尿频、血尿

    E. 血尿并发热

20. 甲状腺危象多发生于术后（　　）

    A. 12～36 小时　　B. 1～4 小时　　　C. 8～12 小时

    D. 4－6 小时　　　E. 24～36 小时

21. 休克患者的神志意识变化可反映（　　）

    A. 周围血管阻力的变化

    B. 血容量的变化

    C. 心排血量的变化

    D. 脑部血液灌流情况

    E. 组织缺氧程度

22. 膀胱肿瘤术后化疗灌注常用药物为（　　）

    A. 0.02% 呋喃西林　　　　　　　B. 等渗盐水

    C. 塞替派　　　　　　　　　　　D. 3% 硼酸溶液

    E. 庆大霉素

23. 骨牵引患者为防止针孔感染，护理上应注意（　　）

    A. 全身应用抗生素　　　　　　　B. 除去针孔血痂

    C. 移动钢针调正位置　　　　　　D. 定期更换牵引钢针

    E. 每天 2 次乙醇滴针孔处

24. 下述哪种症状不是骨折特有的表现（　　）

    A. 反常活动　　　　B. 畸形　　　　　C. 疼痛与压痛

    D. 功能障碍　　　　E. 精神障碍

25. 男，5 岁，烧伤总面积为 30%（Ⅱ度），则该患者烧伤严重程度为（　　）

A. 中度　　　　B. 轻度　　　　C. 重度

D. 特重度　　　E. 深度

26. 患者手指并拢一手掌面积为体表总面积的（　　）

A. 0.75%　　　B. 0.5%　　　C. 1.0%

D. 1.25%　　　E. 1.5%

27. 男性，全身烧伤59%总面积，无Ⅲ度烧伤，抗休克补液额外，丧失晶体与胶体的比例应是（　　）

A. 2:1　　　　B. 3:2　　　　C. 3:1

D. 1:1　　　　E. 4:3

28. 关于腹外疝手术前后的护理，下列哪项是错误的（　　）

A. 术前应治愈或控制引起腹内压升高的症状

B. 术后患侧膝下垫枕头

C. 严格准备会阴部皮肤

D. 腹股沟斜疝术后不需要托起阴囊

E. 术后3个月内避免重体力劳动

29. 对肾移植患者的出院指导，下列哪项最重要（　　）

A. 饮食宜富含营养易消化

B. 定期复查

C. 长期坚持按时服用免疫抑制药

D. 注意适当休息

E. 服用抗生素

30. 下述哪一类肺癌对放射疗法最为敏感（　　）

A. 腺癌　　　　B. 鳞癌　　　　C. 小细胞肺癌

D. 大细胞肺癌　E. 细支气管肺泡癌

31. 食管癌的早期临床表现是（　　）

A. 吐黏液样谈　　　　　　B. 进行性吞咽困难

C. 吞咽哽噎感　　　　　　D. 乏力

E. 消瘦

32. 缺氧性晕厥常见于（　　）

A. 室间隔缺损　　　　　　B. 房间隔缺损

C. 动脉导管未闭　　　　　D. 肺动脉瓣狭窄

E. 法洛四联症

33. 膀胱肿瘤行肠代膀胱术后，膀胱冲洗最重要的是（   ）

    A. 严防引流管被肠黏液阻塞

    B. 膀胱冲洗速度要快

    C. 冲洗中要时快时慢

    D. 膀胱冲洗速度要慢

    E. 冲洗管位置要固定

34. 肾损伤患者绝对卧床时间为（   ）

    A. 尿液转清   B. 2 周

    C. 1 月   D. 轻者不需卧床休息

    E. 尿液转清后继续休息 2 周

35. 防治烧伤休克的主要措施是（   ）

    A. 镇痛镇静   B. 保暖   C. 创面处理

    D. 补液治疗   E. 多饮水

36. 中老年男性出现无痛血尿，应首先考虑（   ）

    A. 前列腺炎   B. 前列腺增生   C. 膀胱肿瘤

    D. 膀胱炎   E. 肾结石

37. 休克患者的神志意识变化可反应（   ）

    A. 周围血管阻力变化情况

    B. 血容量变化情况

    C. 心排血量变化情况

    D. 脑部血液灌流情况

    E. 组织缺氧程度

38. 骨与关节结核最常发生的部位是（   ）

    A. 髋关节   B. 膝关节   C. 肘关节

    D. 腕关节   E. 脊柱

39. 骨盆骨折最常见并发症是（   ）

    A. 尿道损伤   B. 膀胱破裂   C. 直肠损伤

    D. 血管损伤   E. 脾脏破裂

40. 治疗急性颅内压增高的首选药是（   ）

    A. 50% 葡萄糖   B. 20% 甘露醇

    C. 30% 尿素   D. 25% 山梨醇

    E. 地塞米松

41. 躯体石膏固定患者最严重的并发症是（　　）
    A. 剧烈疼痛　　　　　　　　　B. 喷射性呕吐
    C. 石膏综合征　　　　　　　　D. 寒战
    E. 末梢血运差

42. 正常成人颅内压值为 70～200mmH$_2$O （　　）
    A. 0.69～1.96 kPa　　　　　　B. 0.5～1.0 kPa
    C. 2.0～2.5 kPa　　　　　　　D. 0.1～1.0 kPa
    E. 0.49～0.98 kPa

43. 值班护士一旦发现前列腺手术后患者持续膀胱冲洗，引流液颜色逐渐加深，下列哪项不属于立即处理措施（　　）
    A. 立即通知医师
    B. 加快冲洗速度
    C. 安慰患者，使其不要过于紧张
    D. 给予抗生素治疗
    E. 开通静脉通路

44. 胃、十二指肠溃疡穿孔患者术前护理哪项不正确（　　）
    A. 胃肠减压
    B. 禁食、禁饮
    C. 严密观察生命体征和腹部情况
    D. 应用抗生素和止痛药
    E. 应用止痛药

45. 颅内压增高的临床表现，下列不正确的是（　　）
    A. 头痛呈阵发性加重
    B. 头痛、呕吐、视神经盘水肿
    C. 后期多出现视力障碍
    D. 某些患者可以不出现"三主症"
    E. 婴幼儿头痛都很严重，且多在早期出现

46. 人工冬眠患者护理中最重要的是（　　）
    A. 防止肺部感染
    B. 防止出现寒战
    C. 降温不宜太快
    D. 密切观察意识和生命体征

E. 不宜翻身

47. 颅后窝占位性病变患者脑危象发作时，抢救措施不正确的是（　）

A. 立即给予脱水药

B. 立即腰椎穿刺放出脑脊液

C. 呼吸停止者立即行人工呼吸

D. 立即脑室穿刺放出脑脊液

E. 做好急诊手术准备

48. 开颅术后继发颅内出血的观察内容不包括（　）

A. 呕吐　　　　　B. 头痛　　　　　C. 生命体征

D. 肢体活动　　　E. 尿量

49. 急性枕骨大孔疝早期主要表现为（　）

A. 意识障碍　　　　　　　　B. 呼吸和循环障碍

C. 肢体瘫痪　　　　　　　　D. 瞳孔散大

E. 头痛、呕吐

50. 颅后窝病变引起颅内压增高的患者应禁忌（　）

A. 脱水药物　　　B. 脑室穿刺　　　C. 腰椎穿刺

D. 抬高床头　　　E. 心理指导

51. 急性脓胸最常见且难治型的致病菌是（　）

A. 链球菌　　　　　　　　　B. 肺炎链球菌

C. 葡萄球菌　　　　　　　　D. 大肠埃希菌

E. 铜绿假单胞菌

52. 在没有明确诊断前不能灌肠的疾病是（　）

A. 粘连性肠梗阻　　　　　　B. 绞窄性肠梗阻

C. 输尿管结石　　　　　　　D. 胆道蛔虫病

E. 小儿肠套叠

53. 患者由于呼吸道分泌物阻塞所致呼吸困难、烦躁不安，在处理上哪项不适当（　）

A. 将患者半卧位协助咳嗽排痰

B. 立即给患者氧气吸入

C. 立即肌内注射吗啡 10mg 镇静

D. 立即用鼻导管吸痰

E. 给予雾化吸入，必要时行支气管纤维镜下吸痰

54. 急性乳房炎多发生于（　　）

    A. 产后哺乳期的经产妇

    B. 产后哺乳期的初产妇

    C. 青年产妇

    D. 任何哺乳期的妇女

    E. 乳房较大的产妇

55. 关于腹外疝手术前后的护理哪一项是错误的（　　）

    A. 择期手术前，应治愈或控制可引起腹内压升高的疾病

    B. 腹股沟疝术后，应在患侧膝下垫一小枕头

    C. 股疝和腹股沟疝术前应严格准备会阴部皮肤

    D. 腹股沟斜疝术后阴囊托起是无意义的

    E. 术后 3 个月内应避免重体力劳动

56. 胃大部切除术后 24h 内应特别注意（　　）

    A. 腹痛情况　　　　B. 切口情况　　　　C. 体温变化

    D. 出血情况　　　　E. 肛门排气、排便情况

57. 菌血症的含义是（　　）

    A. 仅化验发现血液已有细菌而无症状者

    B. 由细菌毒素进入血液而引起症状者

    C. 既有全身性感染或中毒症状，同时又可在血液内检出致病菌

    D. 化脓菌栓子进入血液并随血流播散而不断产生症状者

    E. 细菌进入血流，但未引起中毒症状

58. 脊髓损伤的常见并发症下述哪项是错误的（　　）

    A. 泌尿生殖道的感染与结石

    B. 呼吸衰竭与呼吸道感染

    C. 压疮

    D. 体温失调

    E. 心力衰竭

59. 脊柱骨折最严重的并发症（　　）

    A. 骨筋膜室综合征　　　　　　　　B. 脂肪栓塞

    C. 压疮　　　　　　　　　　　　　D. 脊髓损伤

E. 周围神经损伤

60. 张力性气胸急救处理为（　　）

　　A. 立即输氧改善呼吸

　　B. 立即穿刺排气降低胸膜腔内压

　　C. 立即应用抗生素减少感染

　　D. 立即补液改善循环

　　E. 立即予以高压氧治疗

61. 烧伤后患者出现休克症状时，最早的治疗措施中，下列哪项是错误的（　　）

　　A. 立即转往有条件的医院治疗

　　B. 镇静止痛

　　C. 保护创面，防止再损伤

　　D. 立即静脉输液

　　E. 注意合并伤的诊断及处理

62. 适于采用包扎疗法的烧伤创面是（　　）

　　A. 会阴部烧伤

　　B. 面颈部浅度烧伤

　　C. 四肢浅Ⅱ度及深Ⅱ度烧伤

　　D. 四肢高压电接触伤

　　E. Ⅲ度烧伤

63. 破伤风患者最常见的死因是（　　）

　　A. 水、电解质平衡紊乱

　　B. 强烈痉挛引起的骨折

　　C. 急性肾衰竭

　　D. 心力衰竭

　　E. 窒息

64. 关于术后患者的体位，下列哪项是错误的（　　）

　　A. 颈胸手术后，取高半坐卧位

　　B. 颅脑手术后，如无休克或昏迷，取 15°～30°头高脚低斜坡卧位

　　C. 腹部手术后，取低半坐卧位

　　D. 脊柱或臀部手术后，取俯卧或仰卧位

E. 休克患者，应取头低脚高卧位

65. 患者由于呼吸道分泌物阻塞所致呼吸困难和烦躁不安，在处理上哪项不适当（ ）

　　A. 将患者半卧位协助咳嗽排痰

　　B. 立即给患者氧气吸入

　　C. 立即肌内注射吗啡 10mg 镇静

　　D. 立即鼻导管吸痰

　　E. 给予雾化吸入，必要时纤维支气管镜下吸痰

66. 肾结核常见的症状（ ）

　　A. 肾积水　　　　B. 尿频　　　　　　C. 潮热、盗汗

　　D. 肾区疼痛　　　E. 贫血

67. 前列腺摘除术后，停止膀胱冲洗的最佳时间为（ ）

　　A. 肉眼观察无血尿 7 天

　　B. 肉眼观察无血尿 10 天

　　C. 肉眼观察无血尿 5 天

　　D. 肉眼观察无血尿 2 天

　　E. 肉眼观察无血尿

68. 患者颈椎损伤时应立即采取的主要措施是（ ）

　　A. 迅速做颅骨牵引

　　B. 立即送手术室复位

　　C. 牵引时床尾抬高 25～30 cm，以保持颈部中立位

　　D. 给氧、输液、使用呼吸机

　　E. 定时翻身，翻身时头颈不动，躯体翻动

69. 关于开放性骨折患者的急救处理，下列哪项是错误的（ ）

　　A. 包扎伤口

　　B. 用夹板固定患肢

　　C. 有较大血管出血者可用止血带，并注明时间

　　D. 应用止血带者每 30 秒放松 1 次

　　E. 观察血压、脉搏，迅速转送患者至医院

70. 老年人烧伤易发生休克和急性肾衰竭，且心功能差，输液时应注意维持尿量在（ ）

　　A. 20～30ml　　　B. 10～20ml　　　　C. 40～50ml

D. 30~40ml E. 50ml

71. 关于烧伤，下列叙述哪项错误（　）

A. 浅Ⅱ度烧伤伤及真皮浅层，1~2周愈合

B. Ⅰ度烧伤仅伤及表皮，3~5天愈合

C. 深Ⅱ度烧伤伤及真皮深层，2~3个月愈合

D. Ⅲ度烧伤伤及皮肤全层，甚至肌肉、骨骼等，一般需植皮才能愈合

E. 窄条状或小块度烧伤可由周围皮肤爬行修复

72. 不符合皮肤病外用药剂型选择原则的是（　）

A. 有水疱选用湿敷

B. 急性炎症性皮损，仅有潮红、斑丘疹而无糜烂，选用粉剂或振荡剂

C. 糜烂、渗出时选用软膏

D. 亚急性炎症性皮损可选用油剂、糊剂或乳剂

E. 慢性炎症性皮损选用软膏、糊剂或硬膏

73. 一名30岁男性，体重70kg，被汽油火焰烧伤全身多处，50% TBSA（深Ⅱ度），第1个8小时的胶体、晶体输液量为（　）

A. 2625ml B. 2650ml C. 3625ml

D. 3292ml E. 5250ml

74. 有关急性梗阻性化脓性胆管炎的叙述，哪项是错误的（　）

A. 患者过去可有反复发作的胆管炎史

B. 梗阻的原因多是结石、寄生虫或胆管狭窄

C. 起病急，右上腹绞痛伴高热、寒战、黄疸

D. 烦躁、嗜睡、昏迷、血压下降

E. 血培养可能阳性，但胆囊一定能触到

75. 下述哪项不属于热烧伤（　）

A. 蒸汽烫伤 B. 热水烫伤 C. 火焰烧伤

D. 电烧伤 E. 沸油烫伤

76. 下述叙述哪项错误（　）

A. 浅Ⅱ度烧伤伤及真皮浅层，约2周愈合

B. Ⅰ度烧伤仅伤及表皮，3~5天愈合

C. 深Ⅱ度烧伤伤及真皮深层，2~3周愈合

D. Ⅲ度烧伤伤及皮肤全层，甚至肌肉、骨骼等，一般需植皮才能愈合

E. 窄条状或小块Ⅲ度烧伤可由周围皮肤爬行修复

77. 烧伤休克补液治疗，第1个8小时胶体、晶体输液量为第1个24小时胶体、晶体补液总量的（ ）

　A. 1/3　　　　　B. 1/4　　　　　C. 1/2

　D. 2/3　　　　　E. 2/5

78. 下述哪项不是骨盆骨折的临床表现（ ）

　A. 骨盆分离和挤压试验阳性

　B. 双下肢不等长，不对称

　C. 会阴部可有瘀斑

　D. 可有腹痛、腹胀、腹肌紧张

　E. 可有大小便失禁

【B型题】

　A. 防止肺部感染

　B. 严密观察意识、瞳孔及生命体征变化

　C. 防止休克

　D. 保持引流管通畅

　E. 及时脱水降颅内压

1. 开颅术后24～48小时内，重点是（ ）

2. 脑疝急救时，护理中最重要的是（ ）

　A. 静脉压与血压均低　　　　　B. 静脉压与血压均高

　C. 静脉压高血压低　　　　　　D. 静脉压低血压高

　E. 静脉压与血压均正常

3. 法洛四联症术后肺血增加，术中失血未及时补充，可表现为严重的血容量不足，这时（ ）

4. 心内直视手术后监测，发现心包引流液突然减少，患者烦躁不安，颈静脉充盈，以急性心脏压塞，这时

5. 全肺切除术后患者的输液量和速度都要减小，如有大量输液会引起血容量过荷，这时（ ）

　A. 无痛性间歇性肉眼全程血尿

　B. 终末血尿

C. 全程血尿

D. 先疼痛后血尿

E. 尿道滴血

6. 前尿道损伤可出现（　　）

7. 肾结核可出现（　　）

A. 肱动脉损伤   B. 桡神经损伤

C. 尺神经损伤   D. 股骨转子骨折

E. 旋骨内、外动脉损伤

9. 肱骨干中、下 1/3 处骨折常引起（　　）

10. 股骨颈骨折股骨头缺血坏死是由于（　　）

11. 伸直型肱骨髁上骨折最常引起（　　）

A. 失血性休克   B. 低血容量型休克

C. 感染性休克   D. 神经源性休克

E. 心源性休克

12. 烧伤并发感染时可发生（　　）

13. 烧伤早期多为（　　）

A. 乳酪状脓液   B. 黄绿色稠厚脓液

C. 稀薄带血性脓液   D. 胆汁样脓液

E. 白色或金黄色无臭脓液

14. 葡萄球菌感染脓液性状为（　　）

15. 溶血性链球菌感染脓液性状为淋病奈瑟菌感染脓液性状为（　　）

【C 型题】

A. 脊髓损伤   B. 压疮

C. 两者均是   D. 两者均不是

1. 瘫痪、严重外伤常见的晚期并发症是（　　）

2. 脊柱骨折的严重并发症是（　　）

A. 小儿四肢骨折   B. 老年体弱者四肢骨折

C. 两者均是   D. 两者均不是

3. 青枝骨折多发生在（　　）

4. 皮牵引适宜哪类骨折（　　）

A. 绝对卧床休息　　　　　　　　B. 注意尿颜色的变化

C. 两者均是　　　　　　　　　　D. 两者均非

5. 膀胱肿瘤电切术后应注意（　）

6. 肾实质手术后应注意（　）

A. 呼吸困难　　　　　　　　　　B. 三凹征

C. 两者均有　　　　　　　　　　D. 两者均无

7. 支气管哮喘可出现（　）

8. 气管肿瘤可出现（　）

【X 型题】

1. 脊髓损伤按其部位和程度可分为（　）

    A. 脊髓挫伤与出血　　　　　　　B. 脊髓振荡

    C. 脊髓断裂　　　　　　　　　　D. 脊髓受压

    E. 马尾神经损伤

2. 有关烧伤急救措施正确的有（　）

    A. 镇静止痛

    B. 迅速脱离致热源

    C. 减少创面污染

    D. 衣服着火应用手立即将火扑灭

    E. 避免再损伤创面

3. 膀胱镜检查的目的（　）

    A. 进行逆行造影

    B. 确定血尿的原因及出血部位

    C. 确定膀胱肿瘤部位、大小、数量，取组织活检

    D. 确认及去除膀胱异物

    E. 取出膀胱结石

4. 对重症颅脑外伤患者的急救措施包括（　）

    A. 检查神经系统体征　　　　　　B. 测血压、脉搏、呼吸

    C. 保持呼吸道通畅　　　　　　　D. 输液、防止休克

    E. 脱水治疗

5. 胸外伤患者急救处理原则是（　）

    A. 立即给予氧气吸入

    B. 保持呼吸道通畅

C. 张力性气胸应立即剖胸探查

D. 迅速重建胸内负压

E. 肺裂伤后造成活动性血胸者，应立即行肺叶切除术

6. 早期食管癌的症状是（　　）

A. 吞咽哽噎感　　　　　　　　　　B. 吞咽困难

C. 持续胸背痛　　　　　　　　　　D. 症状不明显

E. 吞咽食管内异物感

7. 法洛四联症是指（　　）

A. 肺动脉口狭窄　　　　　　　　　B. 室间隔缺损

C. 右心房肥大　　　　　　　　　　D. 主动脉骑跨

E. 右心室肥大

8. 膀胱癌术后灌注化疗药物时错误的是（　　）

A. 吸出的液体可回注　　　　　　　B. 严格无菌操作

C. 每次用药量 >100ml　　　　　　D. 注药前应排尽药液

E. 灌注后暂不排尿

9. 下述哪些属于烧伤的治疗原则（　　）

A. 预防和治疗低血容量性休克

B. 保护烧伤区，防止和清除外源性污染

C. 防治局部及全身性感染

D. 促进创面愈合，减少瘢痕形成及功能障碍

E. 防治器官的并发症

10. 脊髓压迫综合征的临床表现包括（　　）

A. 感觉障碍　　　　　　　　　　　B. 运动障碍

C. 反射障碍　　　　　　　　　　　D. 自主神经功能障碍

E. 括约肌功能异常

11. 胸膜腔闭式引流不畅的原因（　　）

A. 引流管侧孔紧贴胸壁　　　　　　B. 引流导管残渣阻塞

C. 胸壁置管伤口太小　　　　　　　D. 引流管内压力太大

E. 引流管扭曲

12. 胆道手术后经 T 型管胆道造影，下列哪些描述是正确的（　　）

A. 术后 7 天可以进行造影检查

B. 造影时为了使胆道充分显影，可改变患者体位

C. 造影前用生理盐水冲洗胆道

D. 造影后应开放 T 型管引流

E. 造影后有发热可用抗生素

13. 烧伤休克期补液调节依据的指标是（　　）

    A. 心率　　　　　　B. 尿量　　　　　　C. 血压

    D. 末梢循环　　　E. 中心静脉压

14. 截瘫患者常见并发症包括（　　）

    A. 坠积性肺炎　　B. 压疮　　　　　　C. 泌尿系感染

    D. 心力衰竭　　　E. 痔疮

15. 为防止肿瘤患者化学治疗的不良反应，应做到（　　）

    A. 定期查血常规，以了解有无骨髓抑制现象

    B. 抗肿瘤药漏出血管时，应热敷，帮助消散

    C. 某些刺激性强的化学治疗药物不可漏出血管外

    D. 若出现胃肠反应，可用巴比妥、冬眠灵、灭吐灵等药物减轻反应

    E. 患者出现脱发现象，应立即停药

16. 手术进行中的无菌原则有（　　）

    A. 切开肠腔以前应用盐水垫保护周围组织

    B. 手术台边缘以下视为有菌区

    C. 无菌区布单被浸湿后应加盖无菌巾

    D. 缝皮肤前需用碘酊、乙醇消毒

    E. 手套破了用碘酊、乙醇消毒

17. 前列腺增生患者的术后护理主要有哪些（　　）

    A. 有血尿则应加快膀胱冲洗液的速度

    B. 妥善牵引固定导尿管，保持引流管的通畅

    C. 术后 1 周内禁用肛管排气或灌肠

    D. 预防压疮及保持大便通畅

    E. 情况允许时尽早下床活动

18. 骨折长期卧床患者，为预防压疮，护理上应采取哪些措施（　　）

    A. 经常翻身

    B. 保持皮肤清洁干燥

C. 用50%红花酒精按摩受压部位

D. 应用气垫床或受压处用海绵垫

E. 加强功能锻炼

二、判断题

1. 肾肿瘤主要症状为血尿、膀胱刺激征、腰部钝痛。（　）

2. 治疗皮肤病，应根据病理变化和自觉症状等选择药物。（　）

3. 术前晚为保证患者有充分的睡眠，一般睡前给予苯巴比妥0.1g。（　）

4. 休克代偿阶段的临床表现有精神兴奋、烦躁不安、面色苍白、皮肤湿冷、脉搏细速；收缩压正常、脉压变小、尿量减少。（　）

5. 骨折所致的休克主要原因是出血，特别是骨盆骨折、股骨骨折和多发性骨折，其出血量大者可达2000ml以上。（　）

6. 患者出现骨筋膜室综合征时，若不及时处理，在4~6小时内即可出现神经和肌组织损害，24~48小时内，可造成肢体缺血性肌挛缩、坏疽，若大量毒素进入血液循环，可并发休克、感染或急性肾衰竭。（　）

7. 缺氧性晕厥常见于法洛四联症。（　）

8. 开放性气胸损伤是指胸腔有伤口。（　）

9. 踝部急性损伤后立即热敷，以减少局部出血及肿胀程度，48小时后可局部理疗，促进组织愈合。（　）

10. 腰椎间盘突出症患者初次发作时，应绝对卧床休息3周。（　）

11. 代谢性酸中毒临床表现为呼吸慢而浅，同时伴有低钾血症。（　）

12. 烧伤急救时，创面剧痛者、烦躁者可酌情使用哌替啶（杜冷丁）、地西泮等镇痛镇静，但应尽量减少镇静止痛药的使用，避免掩盖病情。（　）

13. 急症手术，尤其是急腹症手术，需常规灌肠。（　）

14. 非特异性感染，包括疖、痈、丹毒、急性乳腺炎、结核病。（　）

15. 膀胱肿瘤血尿严重程度与癌症大小、恶性程度常一致。（　）

16. 在烧伤休克液体复苏治疗时，晶体液一般使用乳酸林格液等平

衡溶液，并尽早使用碳酸氢钠溶液或乳酸钠溶液纠正代谢性酸中毒，碱化尿液，防止游离血红蛋白和肌红蛋白在肾小管内沉积。（　）

17. 老年烧伤患者因伤前疾病多，伤后并发症多，反应能力低，创面愈合时间延长。（　）

18. 严重粉碎性骨折，破坏骨外膜血液供应，伴有骨缺损及周围软组织损伤，骨折愈合困难。（　）

19. 烧伤休克延迟复苏是指由于通讯、交通或医疗条件等的限制，一些大面积深度烧伤患者伤后不能得到及时、有效的复苏治疗，入院时已发生明显休克，此时才开始给予液体复苏治疗。（　）

20. 肾衰竭分急性肾衰竭和慢性肾衰竭。（　）

21. 一旦发现石膏综合征迹象，必须尽早采取措施，立即剖解过紧石膏。（　）

22. 烧伤休克期，患者口渴明显，可予饮用大量白开水。（　）

23. 丹毒系由乙型溶血性链球菌引起的慢性皮肤炎症。（　）

24. 男，22岁。开水烫伤双足，局部肿胀明显，有大小不等水疱，创面红润、潮湿，诉创面剧痛，诊断为开水烫伤7%（浅Ⅱ度）。（　）

25. 最易发生肋骨骨折的部位是第4至第7肋。（　）

26. 急性尿潴留产生的原因为机械性梗阻。（　）

27. 烧伤创面采用包扎疗法，如无湿透或感染，浅Ⅱ度烧伤可在7~10天、Ⅲ度烧伤可在3~4天更换第一次敷料。（　）

28. 损伤性气胸有3种类型：①闭合性气胸。②开放性气胸。③张力性气胸。（　）

29. 肾、输尿管结石主要症状为疼痛、血尿、脓尿、肾脏肿大。（　）

30. 手术人员穿无菌手术衣和戴无菌手套后，背部、腰部以下都应认为是有菌地带。（　）

31. 颈椎损伤患者应迅速作颅骨牵引。（　）

32. 患者创伤后左前臂双骨折，经手法复位小夹板外固定后，手部肿胀严重、青紫、桡动脉搏动微弱，可能出现的并发症是缺血性肌挛缩。（　）

33. 维生素A缺乏病的临床特征为皮肤干燥并出现非炎症性棘状毛囊性丘疹。（　）

34. 真菌感染是一种严重感染，常继发于大量抗生素治疗后。（　）

35. 机械性肠梗阻主要表现为腹痛、腹胀、呕吐呈溢出性、肠鸣音消失。（　）

36. 肠梗阻患者经胃肠减压腹胀减轻、腹痛好转，经输液治疗后缺水、血浓缩现象改善，应考虑为绞窄性肠梗阻。（　）

37. 严重挤压伤是外科引起高血钾的常见病因。（　）

38. 脓血症是指化脓性病灶的细菌栓子，间歇进入血液循环，并带至身体其他部位发生转移性脓肿者。（　）

39. 每 24h 尿量不超过 100ml 称为少尿（　）

40. 幽门梗阻者，术前 3 天每晚用 300 ~ 500 ml 生理盐水洗胃，以减轻胃壁水肿。（　）

41. 手术前晚为保证患者有充分的睡眠，一般睡前给苯巴比妥 0.1g。（　）

42. 一例颅脑损伤患者，呼唤可睁眼，回答问题有错误，刺痛定位，其 GCS 昏迷计分为 10 分。（　）

43. 脑室引流者头部活动应适当限制，翻身或操作时，避免牵拉引流管。（　）

44. 脑脓肿早期可出现持续性高热，应及时做物理降温或人工冬眠（　）

45. 颅脑术后尿崩症患者每 24 小时尿量在 4000ml 以上，尿液相对密度在 1.005 以下。（　）

46. 开放性气胸的急救处理，首先要使开放性气胸变为闭合性气胸，正确做法是用大块凡士林纱布及辅料在深呼吸末闭合伤口，外用绷带包扎，务使不漏气。（　）

47. 张力性气胸的紧急处理是用大号空针头自锁骨中线第 2 或第 3 肋间穿入胸腔内放气减压（　）

48. 甲状腺危象是甲状腺功能亢进症术后严重的并发症，患者表现为高热、脉快、谵妄以至昏迷。（　）

三、填空题

1. 抗休克体位为头和躯干抬高（　　），下肢抬高（　　），以增加回心血量。

2. 休克患者观察的要点是：（　　　）、（　　　）、（　　　）、（　　　）、
（　　　）。

3. 烧伤局部病理变化、体液渗出的速度因烧伤严重程度而异，一般在伤后 2~3 小时最快，8 小时达高峰，持续 36~48 小时，48 小时后毛细血管通透性逐渐恢复，临床上习惯称伤后一小时为（　　　）。

4. 手术开始前要（　　　）、（　　　），手术结束时检查（　　　）、（　　　）等体腔，核对器械 敷料数无误后，才能关闭切口。

5. 急性梗阻性化脓性胆管炎的四大典型症状是（　　　）、（　　　）、（　　　）、（　　　）。

6. 恶性肿瘤的扩散方式有（　　　）、（　　　）、（　　　）、（　　　）4 种。

7. 甲状腺全切除术后并发甲状腺危象多发生于术后 12~36 小时内，临床主要表现为（　　　）、（　　　）、（　　　）、（　　　），常伴呕吐 水泻。

8. 皮肤牵引适用于（　　　）者的四肢骨折，骨牵引适宜（　　　）长骨骨折脱位。

9. 膀胱肿瘤主要症状为（　　　）、（　　　）、（　　　）。

10. 胸外科手术后，安置胸膜腔闭式引流管的目的包括（　　　）以及（　　　）。

11. 经皮肝穿刺胆道造影患者术后应平卧（　　　）小时，卧床（　　　）小时，禁食（　　　）小时，测血压、脉搏、呼吸至平稳。

12. 外科感染通常分为（　　　）、（　　　）两大类。

13. 腹腔脓肿的治疗方法是：（　　　）、（　　　）、（　　　）。

14. 完全胃肠道外营养系指通过静脉途径给予适量的（　　　）、（　　　）、（　　　）、（　　　）、（　　　），以达到营养治疗的一种方法。

15. 大面积烧伤患者应置于经彻底消毒的房间，房间墙壁、家具、地板每天用消毒液抹拖（　　　）次，空气消毒（　　　）次。

16. 据小儿头面部占体表面积大，腿短占体表面积小的特点，估计小儿烧伤面积为：头面部体表面积（%）=（　　　）（%），双下肢及臀部体表面积 =（　　　）（%）

17. 烧伤严重程度分为（　　　）、（　　　）、（　　　）、（　　　）

四类。

18. 计算烧伤体表面积的常用方法是新九分法和（　　　），临床上常将以上两种方法配合应用。

19. 骨折愈合大致分为三期：（　　　）、（　　　）、（　　　）。

20. 破伤风的潜伏期一般为（　　　）天，最短 1～2 小时或长者可达数月。

21. 常见的腹腔脓肿有（　　　）、（　　　）、（　　　）。

22. 尿道损伤后最常见的晚期并发症是（　　　）。

23. 胸外科手术后，安置胸腔闭式引流的目的是（　　　）、（　　　）、（　　　）。

24. 一般胸腔引流管常放于腋中线或腋后线第（　　　）或第（　　　）肋间。

25. 装置胸腔闭式引流管时，要注意：短管通到瓶塞即可，长管深入液面下（　　　）cm。

26. 胸膜腔积血的 3 个来源是（　　　）、（　　　）、（　　　）和大血管破裂出血。

27. 食管癌常见的术后并发症是（　　　）、（　　　）。

28. 成人特重度烧伤总面积在（　　　）% 以上或Ⅲ度烧伤面积在（　　　）% 以上者。

29. 颈椎损伤的特点是（　　　）、（　　　）和（　　　）。

30. 急性肾衰竭临床分期可分为（　　　）、（　　　）和（　　　）。

31. 腹膜炎的主要体征是（　　　）、（　　　）和（　　　）。

32. 破伤风患者先有（　　　）、（　　　）、（　　　）、（　　　）等前驱症状。

33. 骨折常用的外固定法有：（　　　）、（　　　）、（　　　）、（　　　）、（　　　）。

34. 肾肿瘤血尿特点是（　　　）、（　　　）、（　　　）。

35. 脑膜刺激征临床表现为：（　　　）、（　　　）、（　　　）。

36. 膀胱冲洗一般有（　　　）、（　　　）两种方法。

37. 前列腺增生的主要症状为（　　　）、（　　　）、（　　　）、（　　　）。

38. 泌尿系结石引起的主要病理变化是（　　　）、（　　　）、（　　　）

和（　　　）萎缩以及尿路感染。

39. 休克为两期，即（　　　）期和（　　　）期或称（　　　）期和（　　　）期。

40. 临床计算烧伤体表面积的常用方法是（　　　）法和（　　　）法。

41. 脑室系统由（　　　）、（　　　）、（　　　）、（　　　）、（　　　）、（　　　）组成。

42. 对颅内压增高患者应（　　　）、（　　　）、（　　　）。

43. 颅脑手术后血肿多发生在手术后（　　　）小时之内。

44. 骨折的治疗原则：（　　　）、（　　　）、（　　　）。

45. 脊柱骨折伤者从受伤现场运送至医院的急救搬运方式至关重要。正确的搬运方法是采用（　　　）、（　　　）、（　　　），禁忌用一人抬头、一人抬脚或用搂抱的搬运方法，以免加重脊髓的损伤。

46. 尿液的正常颜色为（　　　），其相对密度正常值为 1.001 ~1.035。

〔答　案〕

一、选择题

【A 型题】

1. B　2. C　3. A　4. D　5. B　6. C　7. C　8. B　9. C　10. D　11. D
12. B　13. E　14. B　15. D　16. E　17. C　18. D　19. C　20. A
21. E　22. C　23. E　24. E　25. D　26. C　27. A　28. D　29. C
30. C　31. C　32. E　33. A　34. E　35. D　36. C　37. D　38. E
39. A　40. B　41. E　42. A　43. E　44. E　45. E　46. E　47. C
48. E　49. B　50. C　51. C　52. B　53. C　54. B　55. D　56. D
57. C　58. E　59. D　60. C　61. A　62. C　63. E　64. E　65. C
66. B　67. D　68. A　69. D　70. A　71. C　72. C　73. A　74. E
75. D　76. C　77. C　78. E

【B 型题】

1. B　2. E　3. A　4. C　5. B　6. E　7. B　8.　9. B　10. E　11. A
12. C　13. B　14. E　15. C

【C 型题】

1. B　2. A　3. A　4. C　5. B　6. C　7. A　8. C

【X 型题】

1. ABCDE　2. ABCE　3. ABCDE　4. ABCDE　5. ABD　6. ADE

7. ABDE　8. AC　9. ABCDE　10. ABCDE　11. ABCE　12. BCDE

13. ABCDE　14. ABC　15. ACD　16. ABC　17. ABCD　18. ABCD

二、判断题

1. 错误　2. 错误　3. 正确　4. 正确　5. 正确　6. 正确　7. 正确

8. 错误　9. 错误　10. 正确　11. 错误　12. 正确　13. 错误

14. 错误　15. 错误　16. 正确　17. 正确　18. 正确　19. 正确

20. 正确　21. 正确　22. 错误　23. 错误　24. 正确　25. 正确

26. 错误　27. 正确　28. 正确　29. 正确　30. 正确　31. 正确

32. 正确　33. 正确　34. 正确　35. 错误　36. 错误　37. 正确

38. 正确　39. 错误　40. 正确　41. 正确　42. 错误　43. 正确

44. 正确　45. 正确　46. 正确　47. 正确　48. 正确

三、填空题

1. 20°~30°　15°~20°

2. 意识和表情　皮肤色泽及温度　尿量　血压及脉压　脉搏　呼吸　体温

3. 休克期

4. 清点器械　敷料　胸腔　腹腔

5. 腹痛　畏寒高热　黄疸　中毒症状

6. 直接浸润　淋巴转移　血行转移　种植性转移

7. 高热　脉快而弱　烦躁不安　大汗淋漓　谵妄甚至昏迷

8. 儿童和年老　青壮年

9. 血尿　膀胱刺激征　肿块

10. 排出积液和气体　促进肺复张

11. 6　12　8

12. 非特异性　特异性感染

13. 应用抗生素　穿刺吸脓　手术引流

14. 蛋白质　脂肪　碳水化合物　电解质　维生素　微量元素

15. 3　3

16. 9% +（12 - 年龄） 46% -（12 - 年龄）

17. 轻度 中度 重度 特重度

18. 手掌法

19. 血肿炎症机化期 原始骨痂形成期 骨痂改造塑型期

20. 4 ~ 6

21. 膈下脓肿 盆腔脓肿 肠间隙脓肿

22. 尿路狭窄

23. 排出胸腔渗出液及气体促进肺复张 胸膜腔闭合 预防胸内感染

24. 7 8

25. 3 ~ 4

26. 肺组织裂伤出血 肋间血管或胸廓内血管破裂 心脏

27. 吻合口瘘 吻合口狭窄

28. 51 21

29. 头颈痛 颈部活动受限 局部有压痛

30. 少尿期 多尿期 康复期

31. 压痛 反跳痛 肌紧张

32. 乏力 头晕 头痛 咀嚼肌紧张 烦躁不安

33. 小夹板 石膏绷带 外展架 持续牵引 外固定器

34. 无痛 间歇性 全程血尿

35. 颈项强直 凯尔尼格征阳性 巴宾斯基征阳性

36. 持续膀胱冲洗 间断膀胱冲洗

37. 尿频 排尿困难 急性尿潴留 充溢性尿失禁 血尿

38. 梗阻 结石以上的尿路扩张、肾组织缺氧

39. 休克代偿 休克抑制 休克前 休克

40. 新九分 手掌

41. 侧脑室 室间孔 第三脑室 中脑导水管 第四脑室 脊髓中央管

42. 严密观察意识 瞳孔 生命体征的变化

43. 24 ~ 48

44. 复位 固定 康复治疗

45. 担架 木板 门板运送

46. 淡黄色

第三节 妇产科护理学

〔基础知识〕

1. 羊水栓塞及其危害是什么?

羊水栓塞是指在分娩过程中羊水进入母体血循环引起的肺栓塞,导致出血、休克和发生弥散性血管内凝血等一系列病理改变,是严重的分娩并发症。产妇死亡率高达 70% ~80% 。

2. 妊娠高血压综合征的处理原则是什么?

处理原则

(1) 轻度妊高征:应酌情增加产前检查的次数,密切注意病情变化,防止发展为重度,防止子痫的发生。

(2) 中、重度妊高征:一经确诊,应住院治疗,积极处理,防止子痫及并发症的发生。治疗原则为解痉、降压、镇静、合理扩容及必要时利尿,适时终止妊娠。

3. 硫酸镁用于妊高征解痉治疗时,为什么容易发生中毒?

正常孕妇血清镁离子浓度为 0.75 ~1 mmol/L, 治疗有效血镁浓度为 1.7 ~3 mmol/L, 若高于 3 mmol/L 即可发生中毒症状, 正常血镁浓度、有效治疗浓度和中毒浓度之间较为接近,因此容易发生中毒。中毒症状首先为膝反射消失,随着血镁浓度增加可出现全身肌张力减退及呼吸抑制,严重者心跳可突然停止。因此硫酸镁在用药前及用药过程中应注意:

(1) 定时检查膝反射,膝反射必须存在。

(2) 呼吸每分钟不少于 16 次。

(3) 尿量每日不少于 600ml, 每小时不少于 25 ml。

(4) 备钙剂作为解毒剂。

4. 子痫患者如何进行护理?

(1) 协助医生控制抽搐:硫酸镁有预防和控制子痫发作的作用,为首选药物,必要时加用强有力的镇静药物。

(2) 严密监护:严密监测生命体征、尿量,记录液体出入量,严密观察病情,防止并发症的发生。

（3）减少刺激：患者置于单人暗室，保持室内空气流通，避免声、光的刺激；一切治疗与护理操作尽量轻柔、集中，避免干扰。

（4）专人护理，防止受伤：加用床挡，防止跌伤；如有假牙应取出，并在上、下臼齿间放置缠有纱布的压舌板，以防咬伤。

5. 前置胎盘的主要症状是什么？护理要点有哪些？

妊娠晚期或临产时，发生无诱因无痛性反复阴道流血是前置胎盘的主要症状。阴道流血发生时间的早晚、反复发生的次数、出血量的多少与前置胎盘类型关系密切。

护理要点

（1）卧床休息：绝对卧床休息，尤以左侧卧位为宜。

（2）纠正贫血：加强饮食指导，必要时遵医嘱口服铁剂或输血。定时间断吸氧，提高胎儿血氧供应。

（3）严密监测：监测生命体征，注意阴道流血量、色、流血时间等。监测胎儿宫内情况。

（4）遵医嘱用药：如宫缩抑制剂，常用的有硫酸镁。

（5）会阴护理：及时更换会阴垫，以保持会阴部清洁。

（6）心理护理：给予心理支持，积极配合治疗。

（7）健康教育：预防产后出血和感染。

6. 何谓胎盘早剥？其处理原则是什么？

妊娠20周后或分娩期，正常位置的胎盘在胎儿娩出前，部分或全部从子宫壁剥离，称胎盘早剥。

纠正休克、及时终止妊娠是处理胎盘早剥的原则。终止妊娠的方法根据胎次、早剥的严重程度、胎儿宫内情况及宫口开大等情况而定。

7. 妊娠合并心脏病孕妇。出现哪些症状与体征说明有早期心衰的可能？

妊娠合并心脏病孕妇，若出现下列症状与体征，应考虑有早期心衰。

（1）轻微活动后即出现胸闷、心悸、气短。

（2）休息时心率平均超过110次/分，呼吸超过20次/分。

（3）夜间常因胸闷而坐起呼吸，或到窗口呼吸新鲜空气。

（4）肺底部出现少量持续性湿啰音，咳嗽后不消失。

8. 妊娠期糖尿病的处理原则是什么？

（1）已有严重的心血管病史、肾功能减退或眼底有增生性视网膜炎者应避孕，不宜妊娠；若已妊娠应及早终止妊娠。

（2）对器质性病变较轻，或病情控制较好者，可继续妊娠。孕期加强监护，通过饮食控制或药物治疗控制血糖。

（3）加强对胎儿的监护，预防胎死宫内。

（4）妊娠 35 周应住院严密监护，同时促进胎肺成熟。

（5）根据病情综合考虑终止妊娠时间，力求使胎儿达到最大成熟度而又避免胎死宫内。通常选择 36～38 周终止妊娠。

（6）糖尿病产妇娩出的新生儿抵抗力弱，均应按早产儿处理，注意低血糖、低血钙、高胆红素血症的发生。

9. 胎膜早破的临床表现是什么？护理要点有哪些？

胎膜早破的临床表现是：孕妇突感有较多液体自阴道流出，继而少量间断性排出。腹压增加如咳嗽、打喷嚏、负重时，羊水即流出。肛诊时将胎先露部上推，可见到流液量增多。

护理要点

（1）卧床休息：嘱产妇住院待产，胎先露部未衔接者应绝对卧床休息，侧卧位，也可抬高臀部，防止脐带脱垂。

（2）病情观察：定时观察并记录羊水性状、胎心率、体温、脉搏。

（3）防止感染：外阴部垫消毒会阴垫，保持外阴清洁。遵医嘱给予抗生素预防感染。

（4）胎儿宫内监护：监测胎心 NST，阴道检查确定有无隐性脐带脱垂，如有脐带先露或脐带脱垂应在数分钟内结束分娩。

（5）健康教育：孕妇应重视妊娠期卫生保健；妊娠后期禁止性交；避免负重及腹部受撞击；宫颈内口松弛者，应卧床休息，并于妊娠 14 周左右行宫颈环扎术。

10. 何谓晚期产后出血？主要病因是什么？

分娩 24 小时后，在产褥期内发生的子宫大量出血，称晚期产后出血。以产后 1～2 周发病最常见，亦有迟至产后 6 周发病者。

造成晚期产后出血的主要病因有：胎盘胎膜残留、蜕膜残留、子宫胎盘附着面感染或复旧不全、剖宫产术后子宫伤口裂开等。

11. 母乳喂养的优点有哪些？

（1）满足婴儿的营养需求：母乳中不仅含有适合婴儿消化吸收的

各种营养物质，而且比例合适。

（2）增强免疫：通过母乳，婴儿能获得免疫因子，可增加婴儿的抵抗力，减少疾病的发生。

（3）喂哺方便：母乳的温度适宜，不易污染，省时、方便、经济。

（4）促进母婴情感交流：母乳喂养，使婴儿频繁地与母亲皮肤接触，能获得安全感。母婴目光的对视，增加了互相的了解及信任，有利于促进婴儿心理与社会适应性的发育。

（5）其他：母亲哺乳时可产生催乳激素，能促进子宫收缩，加速子宫复原；可抑制排卵，有利计划生育；减少乳腺癌和卵巢癌的发病率。

12. 为何要进行新生儿抚触？

新生儿在出生时初步具有视、听等功能，其中触觉是最原始的感觉器官，皮肤又是面积最大的体表感觉器官，为中枢神经的外感受器，抚触有利于新生儿的生长发育，加强免疫力和应激力，增进食物的消化和吸收，减少婴儿的哭闹，增加睡眠。更重要的是，抚触能促进母婴情感交流。

13. 论述宫颈癌最早出现的症状及其诊断方法。

宫颈癌最早出现的症状为接触性出血或绝经后间断性出血。其早期诊断方法如下。

①子宫颈刮片细胞学检查：是发现宫颈前期病变和早期宫颈癌的主要方法，但取材部位必须正确，避免假阴性。

②碘试验：正常宫颈或阴道上皮含有糖原，可被碘液染为棕色。在不着色区进行活组织检查既可提高宫颈癌诊断率，又可了解癌肿蔓延范围。

③阴道镜检查。

④子宫颈和子宫颈管活体组织检查。

14. 何谓产后出血？主要原因有哪些？对最常见的产后出血原因如何进行护理？

胎儿娩出后24小时内出血量超过500ml者称产后出血。引起产后出血的原因主要有子宫收缩乏力、胎盘因素（如剥离不全、剥离后滞留、嵌顿、粘连、植入等）、软产道裂伤和凝血功能障碍。其中以子宫收缩乏力所致者最常见，占产后出血总数的70%～80%。

护理措施

（1）预防措施：第一产程密切观察产妇宫缩情况；第二产程胎肩娩出后及时使用催产素；第三产程正确处理胎盘娩出和测量出血。

（2）病情观察：产后 24 小时后，密切观察生命体征及阴道出血量。

（3）促进宫缩：注意观察宫缩情况，如有异常可按摩子宫、应用宫缩剂、填塞宫腔、结扎盆腔血管。

（4）生活护理：做好饮食宣教。协助患者保持会阴清洁。

（5）心理护理：避免产妇因婴儿性别而引起情绪波动。

（6）早期哺乳：可促进子宫收缩。

15. 何谓足月产、早产和过期产？

妊娠满 37 周至不满 42 足周间分娩称足月产。

妊娠满 28 周至不满 37 足周间分娩称早产。

妊娠满 42 周及其后分娩称过期产。

16. 何谓月经？何谓月经周期？

月经是生殖功能成熟的标志之一。是指随着卵巢的周期性变化，子宫内膜发生了从增生到分泌的反应。如不发生受精和孕卵着床，内膜则衰萎脱落并伴有出血，如此周而复始发生的子宫内膜剥脱性出血，称为月经。

出血的第一日为月经周期的开始，两次月经第一日的间隔时间，称一个月经周期。一般为 28～30 天，提前或延后 3 日左右仍属正常。

17. 如何诊断早期妊娠？

根据患者的病史与症状、检查与体征、辅助检查等综合考虑。

（1）病史与症状：①停经，生育年龄已婚妇女，平时月经规则，一旦月经过期 10 天或以上，应疑为妊娠；②早孕反应，约半数左右的妇女于停经后 6 周左右出现恶心、呕吐、食欲减退、喜食酸物或偏食等，一般于 12 周左右早孕反应自然消失；③尿频，孕早期因妊娠增大的子宫压迫膀胱引起，约 12 周左右，增大的子宫入腹腔，尿频症状自然消失。

（2）检查与体征：①乳房，增大，有胀痛，乳头及乳晕周围着色，出现深褐色蒙氏结节；②妇科检查，子宫增大变软，阴道黏膜及子宫颈充血呈紫蓝色，子宫峡部极软，子宫体与子宫颈似不相连，称黑加征（Hegar's sign）。

（3）辅助检查：尿妊娠试验可以协助诊断早孕。此外，B超、血hCG检查、宫颈黏液检查、黄体酮试验、基础体温测定等可协助诊断。

18. 妊娠期母体血液循环系统主要有哪些变化？

（1）心脏：妊娠期由于膈肌升高，心脏向左、向上、向前移位，心尖部左移。由于血流量增加、血流加速及心脏移位使大血管扭曲，多数孕妇的心尖部及肺动脉区可闻及柔和的吹风样收缩期杂音，产后逐渐消失。

（2）心搏出量和血容量：心搏出量自第10周开始增加，至妊娠32～34周时达高峰，维持此水平至分娩。分娩后，尤其是第二产程期间，心搏出量显著增加。

血容量自第6周开始增加，至妊娠32～34周时达高峰，约增加35%，维持此水平至分娩。且血浆的增多多于红细胞的增多，使血液稀释，出现生理性贫血。

如孕妇合并心脏病，在妊娠32～34周、分娩期（尤其是第二产程）及产褥期最初3日内，因心脏负荷较重，易诱发心衰，需密切观察病情。

（3）静脉压：妊娠期盆腔血液回流至下腔静脉的血量增加，加之右旋增大的子宫压迫，使下腔静脉血液回流受阻，致孕妇的下肢、外阴及直肠静脉压增高，孕妇易发生痔、外阴及下肢静脉曲张。

（4）血液成分：妊娠期骨髓不断产生红细胞，网织红细胞轻度增加。为适应红细胞增生、胎儿生长和孕妇各器官生理变化的需要，应在妊娠中、晚期补充铁剂，以防缺铁性贫血。

19. 胎盘有哪些功能？临床上如何判别胎盘功能情况？

胎盘功能包括：气体交换、营养物质供应、排出胎儿代谢产物、防御功能以及合成功能等。

临床上常用来判别胎盘功能情况的方法有：

（1）胎动：每小时胎动约3～5次，12小时胎动>10次为正常。

（2）测定孕妇尿中雌三醇值：>15 mg/24h 尿为正常值，10～15 mg/24 h 尿为警戒值，<10 mg/24 h 尿为危险值；也可用孕妇随意尿测雌三醇/肌酐（E/C）比值：>15 为正常值，10～15 为警戒值，<10 为危险值。

（3）测定孕妇血清游离雌三醇值：低于正常值表示胎盘功能低下。

（4）测定孕妇血清胎盘生乳素值：低于正常值表示胎盘功能低下。

（5）测定孕妇血清妊娠特异性β糖蛋白值：低于正常值表示胎盘功能低下。

（6）缩宫素激惹试验：OCT 阳性（指晚期减速在 10 分钟内连续出现 3 次以上，胎心率变异在 5 次以下），提示胎盘功能减退。

（7）其他：如阴道脱落细胞检查和 B 超行胎儿生物物理监测等。

20. 论述正常妊娠期有多少天，怎样测定预产期。

妊娠的月份以 4 周为 1 个月，共 10 个月，即 280 天左右。预产期月份预算为末次月经的月份减 3 或加 9。预产期日期预算为末次月经第 1 天的日期加上 7。

21. 如何进行孕妇监护？

孕妇监护主要通过产前检查实现。产前检查时间应从确诊早孕开始，除了解产道和内生殖器有无异常外，还需测量基础血压、体重、检查心肺，测尿蛋白及尿糖。对有遗传病家族史或分娩史者，应行绒毛培养或抽妊娠中期羊水做染色体核型分析。

经上述检查无异常者，孕 28 周前每 4 周查一次，妊娠 28 周后每 2 周查一次，妊娠 36 周后每周查一次。凡属高危妊娠者，应酌情增加产前检查次数。

22. 论述婴幼儿液体疗法应注意哪些原则。

婴幼儿液体疗法应注意的原则如下。

（1）制定输液方案：包括每天液体总量，液体成分组成，药品及剂量，输入层次，输液速度。

（2）确定各种输液成分的输入次序：一般先输钠及碱性液，后输葡萄糖液；先输晶体液后输胶体液；输液速度先快后慢。

（3）密切观察反应：注意患儿神志、心率、呼吸、尿量、肢温、皮肤弹性等，以确定输液速度是否符合要求。

（4）配制药液时应严格掌握药物配伍禁忌。

23. 论述新生儿长期给氧的注意事项。

新生儿长期给氧的注意事项如下。

（1）掌握适应证：氧疗法应该用于有缺氧、发绀、窒息、惊厥等症状的患儿。

（2）密切观察病情变化：吸氧过程中一旦呼吸困难好转和青紫减轻，就应减小氧流量和输氧浓度。尽可能用间歇给氧，防止持续长期吸入高浓度氧，以防发生氧中毒。

（3）用鼻导管给氧时，氧流量 1～2 L/min，氧浓度 25%～30%；严重缺氧者，氧流量 5 L/min。冬天，湿化瓶内水可加温，温湿的氧能减少对呼吸道黏膜的刺激。注意保持呼吸道和氧导管通畅。

（4）及时测定血气指标，尽可能用最低浓度给氧，使氧分压维持在 50～80 mmHg。

（5）观察并记录呼吸频率及节律、体温、面色和肤色、尿量。

（6）严格执行消毒隔离技术，防止肺部感染。

24. 不孕症患者为什么要测量基础体温？如何测量？

孕激素可兴奋下丘脑体温调节中枢，有升高体温作用。正常妇女排卵后基础体温可升高 0.3～0.5℃，此特点可作为监测有无排卵的重要指标。

测量方法：嘱患者每日清晨醒来，不做任何活动（包括谈话、起身等），取体温表放于舌下，测量 5 分钟，并及时做好记录，连续测量 3 个月或以上。

25. 何谓胎动？如何指导孕妇正确数胎动？

胎儿在母体子宫内冲击子宫壁的活动称胎动。胎动是胎儿情况良好的表现。

孕妇在孕 18～20 周开始自觉胎动，正常每小时胎动约 3～5 次。教会孕妇早、中、晚各数 1 小时胎动，3 次胎动次数相加乘 4，12 小时胎动 >10 次为正常。

26. 何谓子宫内膜异位症？其临床表现有哪些？

当具有生长功能的子宫内膜组织出现在子宫腔被覆黏膜以外的身体其他部位时，称为子宫内膜异位症。

临床表现：①逐年加剧的痛经和持续性下腹痛；②月经失调；③不孕；④性交痛；⑤巨大的卵巢子宫内膜异位囊肿可在腹部扪及肿块，囊肿破裂时可出现腹膜刺激征。

27. 何谓先兆临产？如何判断临产？

分娩发动前，出现预示孕妇不久即将临产的症状，称为先兆临产。

包括：

（1）假临产：宫缩持续时间短且不恒定，间歇时间长且不规律，宫缩强度不增加，常夜间出现、白天消失，不伴有宫颈管消失、宫口扩张，给予镇静剂能抑制假临产。

（2）胎儿下降感：多数孕妇感到上腹部较前舒适，呼吸轻快，进食量增加，为胎儿先露部下降所致。

（3）见红：分娩发动前 24～48 小时内，因宫颈内口附近的胎膜与该处的子宫壁分离，毛细血管破裂经阴道排出少量血液，与宫颈黏液相混排出，称为见红。是分娩即将开始的比较可靠的征象。

临产的主要标志：有规律且逐渐加强的子宫收缩，持续 30 秒或以上，间歇 5～6 分钟左右，伴有进行性子宫颈管消失、宫口扩张和胎先露部下降。

28. 影响分娩的因素有哪些？

（1）产力：是将胎儿及其附属物从子宫内逼出的力量，包括子宫收缩力、腹肌及膈肌收缩力和肛提肌收缩力。其中子宫收缩力是最主要的产力。

（2）产道：是胎儿娩出的通道，包括骨产道与软产道两部分。

（3）胎儿：取决于胎儿大小、胎位及有无畸形等。

（4）待产妇的精神心理状态。

顺利的分娩依赖于这些因素之间的相互适应和协调。

29. 何谓总产程？共分几个产程？

总产程即分娩全过程，指从伴有宫颈进行性扩张的规律宫缩开始，至胎儿胎盘完全娩出为止。总产程不应超过 24 小时（超过 24 小时为滞产）。

总产程又分为 3 个产程：

（1）第一产程：又称宫颈扩张期。从出现间歇 5～6 分钟的规律宫缩开始到宫口开全。初产妇约需 11～12 小时，经产妇约需 6～8 小时。

（2）第二产程：又称胎儿娩出期。从宫口开全到胎儿娩出。初产妇约需 1～2 小时，经产妇约需数分钟即可完成，也有长达 1 小时者。

（3）第三产程：又称胎盘娩出期。从胎儿娩出到胎盘娩出。约需 5～15 分钟，不应超过 30 分钟。

30. 何谓产褥期？如何进行产褥期护理？

产妇全身各器官（除乳腺外）从胎盘娩出至恢复或接近正常未孕

状态所需的时期称为产褥期，一般为6周。

产褥期护理包括：

（1）产后2小时内的处理：测量血压、脉搏，观察阴道流血量，注意子宫收缩、宫底高度及膀胱充盈情况，防止发生产后出血。

（2）饮食：产后1小时可让产妇进流质或清淡半流质，以后进普食。注意食物应富有营养、足够热量，多进蛋白质和汤汁食物，适当补充维生素和铁剂。

（3）防止产后尿潴留：产后4小时内鼓励产妇自解小便。

（4）防止便秘：因产后卧床休息、肠蠕动减弱以及食物中缺乏纤维素等，易发生便秘。嘱产妇多食蔬菜，鼓励产妇尽早下床活动。

（5）观察子宫复旧及恶露情况：每日同一时间，排尿后手测子宫底高度，了解子宫复旧情况。观察恶露的量、颜色及气味。若子宫复旧不全，往往恶露量增多、色红且持续时间延长；若合并感染，则恶露有臭味且子宫有压痛。

（6）会阴护理：保持会阴部清洁、干燥。有水肿者给予50%硫酸镁湿热敷。

（7）乳房护理：提倡母乳喂养，建议按需哺乳。

（8）心理护理：减少产后心理障碍的发生。

31. 何谓恶露？恶露分为哪几种？

产后随子宫蜕膜（尤其是胎盘附着部位的蜕膜）的脱落，血液、坏死蜕膜组织等经阴道排出，称恶露。

恶露分3种。

（1）血性恶露：色鲜红，含大量血液，量多，有时有小血块，有少量胎膜及坏死蜕膜组织。

（2）浆液恶露：色淡红，含少量血液，有较多的坏死蜕膜组织、宫颈黏液、阴道排液等。

（3）白色恶露：色较白，黏稠，含大量白细胞、坏死蜕膜组织、表皮细胞及细菌等。

正常恶露有血腥味，但不臭，持续4~6周。一般血性恶露持续3日，逐渐转为浆液恶露，约2周后转为白色恶露，约持续2~3周干净。

32. 何谓产褥感染？何谓产褥病率？两者有何不同？

产褥感染是指分娩及产褥期生殖道受病原体感染，引起局部或全身的炎症变化，发病率为 1% ~ 7.2%，是导致产妇死亡的四大原因之一。

产褥病率是指分娩 24 小时以后的 10 天内，用口表每日测量体温 4 次，有 2 次≥38℃。

产褥感染和产褥病率的含义不同。虽然造成产褥病率的原因以产褥感染为主，但也包括生殖道以外的感染，如乳腺炎、上呼吸道感染、泌尿系统感染等。

33. 论述妊娠对心脏病患者的影响。

妊娠对心脏病患者的影响如下：妊娠时由于子宫血管网的扩大及胎盘血液循环的建立，使循环血量增加，心脏负担加重，心跳加速。妊娠 32 ~ 36 周，心脏每搏量可增加 30%，以后持续此水平直至分娩。同时因心脏扩大，膈肌上升，心脏被推向上向左移位。所以妊娠往往使心脏病患者病情加重。

34. 何谓习惯性流产？如何护理？

习惯性流产是指自然流产连续发生 3 次或以上者。近年国际上常用复发性自然流产取代习惯性流产。

护理措施：①怀孕前男女双方做必要的检查。②有明确病因者对因治疗。③对原因不明者，a. 受孕后遵医嘱可用黄体酮治疗；b. 卧床休息，禁忌性生活；c. 补充维生素 E；d. 心理支持，稳定情绪。

35. 何谓胎产式、胎先露、胎方位？

胎儿身体纵轴与母体身体纵轴之间的关系称为胎产式，分为纵产式和横产式。

最先进入母体骨盆入口的胎儿部分为胎先露。纵产式有头先露和臀先露，横产式有肩先露。

胎儿先露部指示点与母体骨盆的关系称胎方位，简称胎位。临床最常见的胎位为枕左前位。

36. 妇科常见急腹症有哪些？其临床特点及护理要点是什么？

妇科常见急腹症有：异位妊娠、卵巢囊肿蒂扭转或破裂、卵巢滤泡或黄体破裂等。

37. 女性生殖系统的自然防御功能包括哪些？

女性生殖系统的自然防御功能包括：

（1）两侧大阴唇自然合拢，遮掩阴道口、尿道口。

（2）由于盆底肌的作用，阴道口闭合，阴道前、后壁紧贴，可防止外界的污染。

（3）阴道上皮在卵巢分泌的雌激素作用下增生变厚，增强抵抗病原体侵入的能力。同时，上皮细胞中含有丰富的糖原，在阴道杆菌的作用下分解为乳酸，以维持阴道正常的酸性环境，阴道 pH 维持在4～5，使嗜碱性病原体的活动和繁殖受到抑制，又称为阴道自净作用。

（4）子宫颈分泌的黏液形成"黏液栓"，堵塞子宫颈管，且宫颈内口平时紧闭，病原体不易侵入。

（5）子宫内膜周期性剥脱，可及时消除宫腔内的感染。

（6）输卵管黏膜上皮细胞的纤毛向宫腔方向摆动及输卵管的蠕动，都有利于阻止病原体的侵入。

38. 新生儿疾病筛查的意义是什么？

新生儿疾病筛查是利用先进的实验手段对新生儿进行普查，以期尽早发现可能患有的先天性代谢异常性疾病，做到早诊断、早治疗，有效地避免痴呆儿、缺陷儿的发生，从而使下一代健康幸福地成长。其方法是在新生儿足跟部用采血针取血，然后滴在滤纸上，并保存在冰箱中，定期送往新生儿疾病筛查中心进行检验，过程简单且快速。目前，筛检的疾病有 3 种，即苯丙酮尿症、先天性甲状腺功能低下症、先天性肾上腺皮质增生症。

39. 老年性阴道炎的病因是什么？护理措施包括哪些内容？

老年性阴道炎常见于绝经后的老年妇女，因卵巢功能衰退，雌激素水平降低，阴道壁萎缩，黏膜变薄，上皮细胞内糖原含量减少，阴道内 pH 升高，局部抵抗力降低，致病菌易入侵繁殖引起炎症。此外，手术切除双侧卵巢、卵巢功能早衰、盆腔放疗后、长期闭经、长期哺乳等均可引起本病。

护理措施

（1）用 1% 的乳酸液或 0.1%～0.5% 醋酸液冲洗阴道，每日 1 次，增加阴道酸度，抑制细菌生长繁殖。

（2）遵医嘱用药，常用甲硝唑或氧氟沙星。

（3）增加阴道抵抗力，遵医嘱使用雌激素制剂。

（4）加强健康教育，注意保持会阴部清洁，告知局部用药方法，用药前注意洗净双手及会阴，以减少感染机会。

40. 宫颈柱状上皮异位分几度？护理要点有哪些？

根据异位面积大小将宫颈柱状上皮异位分为 3 度。异位面积小于整个宫颈面积的 1/3 为轻度；占整个宫颈面积的 1/3～2/3 为中度；大于整个宫颈面积的 2/3 为重度。

护理要点

（1）采取预防措施：避免分娩时或器械损伤宫颈，产后发现裂伤及时缝合。

（2）健康教育：指导妇女定期做妇科检查，发现宫颈炎症应积极治疗。治疗前常规行宫颈刮片细胞学检查，排除宫颈癌变。

（3）物理治疗术后护理：①接受物理治疗的患者，应选择月经干净 3～7 天内进行；②有急性生殖道炎症者，暂时列为禁忌；③术后每日清洗外阴 2 次，保持外阴清洁，2 个月内禁止性生活和盆浴；④患者宫颈创面痂皮脱落前，阴道有大量黄水流出，在术后 1～2 周脱痂时可有少量出血，可局部止血，必要时使用抗生素；⑤2 次月经干净后复查，一般可痊愈，效果欠佳者可进行第二次治疗。

41. 慢性盆腔炎的临床表现有哪些？其护理措施是什么？

临床表现

（1）症状：①全身症状多不明显，有时可有低热，全身不适，易疲劳；②慢性炎症形成的瘢痕粘连以及盆腔充血，常引起下腹痛、腰痛、肛门坠胀，月经期或性交后症状加重；③慢性炎症导致盆腔淤血，患者可出现经量增多；卵巢功能受损可引起月经失调；输卵管粘连堵塞时可致不孕。

（2）体征：子宫常后位，活动受限，粘连固定。输卵管炎可在子宫一侧或两侧触到增厚的输卵管，呈条索状，伴有轻度压痛。输卵管卵巢积水或囊肿可摸到囊性肿物。

护理措施

（1）心理护理：倾听患者诉说思想顾虑并解答疑问，增强患者战胜疾病的信心。

（2）健康教育：指导患者保持良好的个人卫生习惯，增加营养，积极锻炼身体，注意劳逸结合，遵医嘱执行治疗方案。

（3）减轻不适：必要时可遵医嘱给予镇静止痛药以缓解症状。

（4）手术护理：为接受手术治疗的患者提供手术前后的常规护理。

42. 葡萄胎的临床表现、处理原则、随访时间及内容是什么？

临床表现

（1）症状：①停经后阴道流血；②子宫异常增大、变软；③卵巢黄素化囊肿；④妊娠呕吐及妊高征征象；⑤阵发性下腹隐痛，一般发生在阴道流血前，是葡萄胎流产的表现。

（2）体征：子宫异常增大、变软；患者常有双侧卵巢囊性增大，囊壁薄，表面光滑；妊娠高血压综合征体征，如水肿、血压升高。

（3）辅助检查：多普勒检查听不到胎心，绒毛膜促性腺激素（hCG）水平异常增高，患者如有妊娠高血压综合征时可检测到蛋白尿。

处理原则

一旦确诊迅速清除子宫腔内容物。如患者无再生育要求、子宫增大迅速、年龄在 40 岁以上可行子宫切除。对于年龄大于 40 岁、水泡小、病理报告提示滋养细胞高度增生或伴不典型增生，出现可疑的转移灶，或无条件随访的患者可采用预防性化疗。

随访时间及内容

第一次葡萄胎刮宫术后每周随访一次血、尿 hCG，正常后仍需每周复查一次。3 个月内如一直正常改为每半月检查一次，共 3 个月；如连续为正常，改为每月检查一次，持续半年，第二年起每半年一次，共随访 2 年。在随访血、尿 hCG 的同时，应注意有无阴道异常流血、咳嗽、咯血及其他转移灶症状，定期做妇科、盆腔 B 超及 X 线胸片检查。在 2 年中做好避孕，避免选用宫内节育器及药物避孕。

43. 子宫肌瘤分哪三类？

肌瘤根据发展过程中与子宫肌壁的关系分为以下三类：肌壁间肌瘤、浆膜下肌瘤、黏膜下肌瘤。

44. 宫颈癌的最早期症状是什么？如何早期发现？

宫颈癌极早期一般无明显自觉症状，在 I 期后出现症状，表现为：①阴道流血：常表现为接触性出血。②阴道排液：常出现在流血后，最初量不多，无味。

子宫颈组织细胞学检查是常见的、简单的早期发现宫颈癌最有效的办法。

45. 卵巢的功能有哪些？它是如何发生周期性变化的？

卵巢的功能：①生殖功能：提供成熟的卵子。②支持生殖的内分泌功能：分泌性激素。

在一个月经周期中，卵巢发生的周期性变化如下：

（1）卵泡的发育与成熟：临近青春期，原始卵泡开始发育成生长卵泡。在一个月经周期中，一般只有一个生长卵泡能发育成成熟卵泡。

（2）排卵：随着卵泡的发育成熟，其逐渐向卵巢表面移行并向外突出。当接近卵巢表面时发生排卵。排卵多发生在两次月经中间，一般在下次月经来潮前 14 日左右。

（3）黄体形成：排卵后卵泡壁塌陷，卵泡膜血管壁破裂，血液流入腔内形成血体。卵泡的破口由纤维蛋白封闭，残留的颗粒细胞变大，胞浆内含黄色颗粒状的类脂质，此时血体变为黄体。

（4）黄体萎缩：若卵子未受精，在排卵后 9～10 天黄体开始萎缩，形成白体。

黄体萎缩后月经来潮，卵巢中又有新的卵泡发育，开始新的周期。

46. 卵巢肿瘤常见的并发症有哪四种？卵巢肿瘤的处理方法是什么？

卵巢肿瘤常见的并发症有：蒂扭转、破裂、感染、恶变。

处理方法

（1）良性肿瘤：一经确诊应立即手术。根据患者的年龄、生育要求及对侧卵巢情况决定手术范围。对年轻需保留生育功能的妇女一般做卵巢肿瘤切除术，保留部分卵巢。围绝经期妇女则行子宫全切及双侧卵巢切除术。

（2）恶性肿瘤：以手术为主，辅以化疗及放疗。一经诊断就应立即手术，手术时应全面检查腹腔、盆腔的淋巴结，Ⅰ期常行子宫、双侧附件及大网膜切除；Ⅱ期以上应做肿瘤减灭术。化疗用于晚期卵巢癌不能手术或手术后的患者，也可用于手术后的补充治疗或为手术创造条件。

47. 人工流产术的适应证是什么？有哪些常见并发症？预防措施是什么？

人工流产术的适应证：避孕失败自愿终止妊娠者；因各种疾病不能继续妊娠者。

常见并发症及预防措施

（1）子宫穿孔：疑有子宫穿孔者应立即停止手术，用宫缩剂和抗生素。密切观察患者的生命体征、腹痛及有无内出血情况。必要时可剖腹探查。

（2）人工流产综合征：扩张宫颈宜缓慢进行，适当降低吸官的压力，各种操作要轻柔。术前肌内注射阿托品 0.5 mg，可避免发生人工流产综合征。

（3）吸宫不全或漏吸：操作时对于子宫过度前屈或后倒要注意吸刮完全。

（4）感染：患者术后应卧床休息，术后禁止性生活 1 个月，给予支持疗法，及时抗感染治疗。

（5）术中出血：多发生于妊娠月份较大的钳刮术，主要为组织不能迅速排出，影响子宫收缩，可在扩张宫颈后，宫颈注射缩宫素，促使子宫收缩，同时尽快钳取或吸取胎盘及胎体。

48. 何谓功能失调性子宫出血？无排卵性功能失调性子宫出血治疗原则是什么？

功能失调性子宫出血简称功血，是由于调节生殖的神经内分泌机制失常引起的异常子宫出血，无全身及内外生殖器官器质性病变存在。

无排卵性功血多见于青春期和围绝经期妇女。其治疗原则是：青春期少女应以止血和调整周期为主，促使卵巢恢复功能和排卵；围绝经期妇女止血后以调整周期、减少经量为原则。围绝经期妇女激素治疗前宜常规刮宫，以排除宫腔内器质性病变，对青春期功血刮宫应持慎重态度。

49. 何谓痛经？

凡在行经前后或月经期出现下腹疼痛、坠胀、腰酸或其他不适，影响生活或工作质量者称为痛经。痛经分为原发性和继发性两类，前者指生殖器官无器质性病变的痛经，后者指由于盆腔器质性疾病如子宫内膜异位症、盆腔炎或宫颈狭窄等引起的痛经。

50. 何谓原发性闭经、继发性闭经？

年满 18 岁仍无月经来潮者称为原发性闭经；以往曾建立正常月经，但以后因某种病理性原因而月经停止 6 个月以上者称为继发性闭经。

51. 何谓围绝经期综合征？需采取哪些护理措施？

围绝经期综合征是指妇女在绝经前后由于雌激素水平波动或下降所致的以自主神经系统功能紊乱为主，伴有神经心理症状的一组症候群。

护理措施

（1）心理护理：帮助患者理解围绝经期是正常生理过程，使她们掌握必要的保健知识，消除无谓的恐惧和焦虑。同时，使其家人了解围绝经期妇女可能出现的症状及给予患者同情、安慰和鼓励。

（2）饮食指导：适当地增加钙质和维生素 D 的摄取，减少因雌激素降低而致的骨质疏松。

（3）运动指导：有规律的运动可促进血液循环，维持肌肉良好的张力，延缓老化速度，还可以刺激骨细胞的活动，延缓骨质疏松症的发生。

（4）用药指导：帮助患者了解用药目的、药物剂量、适应证、禁忌证、用药时可能出现的反应等，督促长期使用雌激素者接受定期随访。

52. 何谓不孕症、原发不孕、继发不孕？

凡婚后未避孕、有正常性生活、同居 2 年以上而未妊娠者，称为不孕症。婚后未避孕且从未妊娠者称为原发不孕。曾有过妊娠而后未避孕，连续 2 年不孕者称为继发不孕。

53. 何谓辅助生育技术？包括哪些技术内容？

狭义的辅助生育技术只是指对卵子的操作技术，而广义的包括了各种帮助不孕者受孕的技术。

技术内容

（1）体外受精和胚胎移植（IVF - ET）。

（2）体外受精和胚胎移植的派生技术：①配子输卵管内移植（GIFT）；②配子宫腔内移植（GIUT）。

（3）卵细胞浆内单精子注射（ICSI）。

（4）种植前遗传学诊断（PGD）。

（5）人工授精。

54. 计划生育的具体内容是什么？

（1）晚婚：按法定年龄推迟 3 年以上结婚为晚婚。

（2）晚育：按法定年龄推迟3年以上生育为晚育。

（3）节育：国家提倡一对夫妇只生育一个孩子。育龄妇女应采用不同的节育方法，达到短期避孕或长期不生育的目的。

（4）优生优育：避免先天性缺陷代代相传，防止后天因素影响后天发育。

55. 放置宫内节育器的适应证、禁忌证有哪些？

放置宫内节育器的适应证：凡育龄妇女要求放置宫内节育器 而无禁忌证者均可给予放置。

禁忌证：月经过多过频；生殖道急、慢性炎症；生殖器官肿瘤；子宫畸形；宫颈过松、重度陈旧性宫颈裂伤或子宫脱垂；全身严重性疾病。

56. 何谓药物流产？

药物流产即药物抗早孕。常用药物是米非司酮（RU486）。其对子宫内膜孕激素受体的亲和力比孕酮高5倍，因而能和孕酮竞争受体取代孕酮与蜕膜的孕激素受体结合，从而阻断孕酮活性而使妊娠终止。同时由于蜕膜坏死，内源性前列腺素释放而使宫颈软化、子宫收缩，从而使妊娠物排出。

〔测试题〕

一、选择题

【A型题】

1. 下述哪项是卵巢肿瘤最常见的并发症（   ）

   A. 蒂扭转　　　　　B. 破裂　　　　　C. 恶变

   D. 感染　　　　　　E. 腹膜炎

2. 关于急性肾炎的治疗，下列哪项是错误的（   ）

   A. 青霉素为其特异性治疗

   B. 急性期1～2周内宜卧床休息

   C. 对症治疗

   D. 要注意防止急性期严重症状的发生

   E. 保护肾功能

3. 水痘的潜伏期为（   ）

   A. 3～5天　　　　　B. 1～3天　　　　C. 5～7天

4. 新生儿寒冷损伤综合征复温至正常的时间为（　）

　　A. 4~6 小时　　　B. 1~3 小时　　　C. 6~12 小时

　　D. 12~24 小时　　E. 36~48 小时

5. 新生儿败血症最常见的并发症是（　）

　　A. 胸膜炎　　　　　B. 肺炎　　　　　C. 化脓性脑膜炎

　　D. 骨髓炎　　　　　E. 肝脓肿

6. 关于灌肠的禁忌证，下列哪项是错误的（　）

　　A. 臀先露、肩先露

　　B. 阴道出血，胎膜破裂，先露未衔接

　　C. 估计 1 小时内结束分娩

　　D. 枕横位及枕后位

　　E. 严重妊娠高血压及心脏病

7. 小儿各系统器官发育最早的是（　）

　　A. 生殖器官　　　　B. 神经系统　　　C. 脂肪组织

　　D. 淋巴系统　　　　E. 肌肉组织

8. 男婴，6 个月，系早产儿，1 天惊厥 3 次来院急诊，下列哪项对
　　诊断最有帮助（　）

　　A. 完善的病史和体格检查　　　　　B. 血常规检查

　　C. 脑电图检查　　　　　　　　　　D. X 线长骨摄片

　　E. 脑 CT 检查

9. 下述哪项是分娩的主要力量（　）

　　A. 子宫收缩力　　　B. 腹肌收缩力　　　C. 圆韧带的收缩力

　　D. 肛提肌收缩力　　E. 四肢骨骼肌收缩力

10. 我国围生期的定义是（　）

　　A. 胎龄满 28 周到出生后足 28 天

　　B. 胎龄满 28 周（体重≥1000g）到出生后 7 足天

　　C. 胎龄满 20 周（体重≥1000g）到出生后 7 足天

　　D. 胎龄满 20 周到出生后 28 足天

　　E. 胎龄满 28 周（体重≥1000g）到出生后脐带结扎

11. 关于小儿年龄分期，错误的是（　）

　　A. 从卵和精子结合到小儿出生统称为胎儿期

B. 怀胎最初 8 周为胚胎期

C. 婴儿期是指出生到满 1 周岁之前

D. 1 岁后到满 3 周岁之前为幼儿期

E. 3 周岁后到 6 ~ 7 岁为学龄前期

12. 子痫患者最主要的死亡原因是（　　）

    A. 脑水肿   B. 脑出血   C. 急性重型肝炎

    D. 肾衰竭   E. 循环衰竭

13. 关于妇女一生各阶段的生理特点，下列哪项错误（　　）

    A. 幼年期儿童身体持续发育而生殖器仍为幼稚型

    B. 有些新生儿可出现少量阴道流血或乳房肿大

    C. 月经初潮标志青春期的开始

    D. 更年期一般历时 3 年

    E. 60 岁以后卵巢功能衰退、老化，称为老年期

14. 下述哪种胎位分娩最困难（　　）

    A. 右枕后位   B. 右枕前位   C. 左骶后位

    D. 左骶前位   E. 颏后位

15. 高危妊娠是指（　　）

    A. 对胎儿有较高危险性的妊娠

    B. 对孕妇有较高危险性的妊娠

    C. 对新生儿有较高危险性的妊娠

    D. 对孕妇、胎儿有较高危险性的妊娠

    E. 对孕妇、胎儿和新生儿有较高危险性的妊娠

16. 保护会阴的要点是（　　）

    A. 用手掌鱼际顶住会阴部

    B. 按分娩机转及时协助胎头俯屈和仰伸

    C. 在阵缩间歇期娩出

    D. 指导产妇适时放松或采用腹压

    E. 胎头娩出后仍不能放松保护

17. 生长发育最快的年龄期是（　　）

    A. 新生儿期   B. 婴儿期   C. 学龄前期

    D. 幼儿期   E. 学龄期

18. 佝偻病活动期的主要临床表现是（　　）

A. 精神神经症状、夜惊、烦躁　　　B. 骨骼系统改变

C. 反复无热惊厥。　　　　　　　　D. 出汗多

E. 手足搐搦

19. 有关计划免疫，下列哪项是错误的（　　）

A. 预防接种可提高易感者非特异免疫力

B. 是预防小儿传染病的关键措施

C. 部分小儿接种后有低热

D. 大多接种特异性抗原，使易感者产生免疫抗体

E. 免疫功能缺陷的小儿不宜接种减毒活疫苗

20. 小儿能量代谢与成人的主要不同点是（　　）

A. 小儿基础代谢所需能量少，尚有生长发育需要能量

B. 小儿基础代谢所需能量少，活动所需能量多

C. 小儿基础代谢所需能量多，尚有生长发育需要能量

D. 小儿排泄损失能量较多，尚有生长发育需要能量

E. 小儿排泄损失能量较少，活动所需能量较多

21. 当你值班时发现一早产儿口鼻有奶溢出，面色青紫，呼吸停止，下列哪项处理是不恰当的（　　）

A. 加压吸氧

B. 放低头部，立即清除呼吸道分泌物

C. 保持安静，避免搬动患儿头部

D. 立即通知医师

E. 迅速建立静脉通路

22. 引起新生儿缺氧缺血性脑病的因素应除外（　　）

A. 胎儿脐带受压　　　　　　　　　B. 母亲妊高征

C. 胎粪吸入致呼吸道阻塞　　　　　D. 新生儿先天性心脏病

E. 新生儿血清胆红素升高

23. 脊髓灰质炎患者自发病起至少应隔离（　　）

A. 10 天　　　　　B. 7 天　　　　　C. 20 天

D. 30 天　　　　　E. 40 天

24. 足月新生儿臀先露，生后 1 天突然惊厥，烦躁不安。体格检查：体温正常，前囟饱满，肌张力高，双眼凝视，唇微绀，心率 132 次/min，肺部未闻及啰音。有关治疗及护理下列哪项不

恰当（ ）

    A. 烦躁不安、惊厥时可用镇静药

    B. 保持安静，避免搬动

    C. 可使用维生素 K，控制继续出血

    D. 呼吸循环衰竭时可连续使用中枢神经兴奋药

    E. 吸氧、保暖、保持呼吸道通畅

25. 有下列哪项情况者暂不宜上避孕环（ ）

    A. 平产 3 个月后   B. 月经后 3~7 天   C. 剖宫产后 6 个月

    D. 人工流产后立即   E. 引产后立即

26. 有关灌肠的禁忌证，下述哪项是错误的（ ）

    A. 臀位、横位

    B. 阴道出血，胎膜破裂，先露未衔接

    C. 估计 1 小时内结束分娩

    D. 枕横位及枕后位

    E. 严重妊娠高血压及心脏病

27. 决定分娩的因素为（ ）

    A. 产力、产道、胎儿

    B. 子宫肌肉收缩、规律性、对称性、缩复作用

    C. 潜伏期、活跃期、分娩期

    D. 第一产程、第二产程、第三产程

    E. 产妇一般情况、骨盆大小、胎儿大小

28. 引起小儿佝偻病的主要原因是（ ）

    A. 缺钙   B. 晒太阳少

    C. 甲状旁腺功能减退   D. 食物中蛋白质缺乏

    E. 食物中钙、磷比例不当

29. 维生素 D 缺乏性佝偻病的病因主要是（ ）

    A. 疾病的影响   B. 生长发育过快   C. 单纯母乳喂养

    D. 单纯牛奶喂养   E. 内源性维生素 D 缺乏

30. 如果小儿 3 天前曾与麻疹患者接触，合适的处理是（ ）

    A. 立即接种麻疹疫苗

    B. 立即给予血清免疫球蛋白

    C. 给予血清免疫球蛋白后 1 周接种麻疹疫苗

D. 肺炎痊愈后立即接种卡介苗

E. 立即接种麻疹疫苗，1 周后给予免疫血清球蛋白

31. 确诊新生儿败血症的实验室检查是（　　）

    A. 血常规　　　　　　B. 血培养　　　C. 急性时相反应蛋白

    D. 血沉　　　　　　　E. 纤维蛋白原

32. ABO 血型不合引起的新生儿溶血病最常见于（　　）

    A. 母亲血型为"B"，新生儿血型为"A"

    B. 母亲血型为"A"，新生儿血型为"B"

    C. 母亲血型为"O"，新生儿血型为"A"或"B"

    D. 母亲血型为"AB"，新生儿血型为"A"或"B"

    E. 母亲血型为"A"，新生儿血型为"A"

33. 1 岁半小儿患婴儿腹泻伴重度脱水，有关静脉补液问题下列哪项不妥（　　）

    A. 先晶后胶　　　　　B. 先盐后糖　　　C. 先慢后快

    D. 见尿补钾　　　　　E. 注意药物的配伍禁忌

34. 麻疹最常见的并发症是（　　）

    A. 支气管肺炎　　　　　　　　　B. 心肌炎

    C. 脑炎和亚急性硬化性全脑炎　　D. 营养不良

    E. 结核病恶化

35. 国内引起新生儿败血症的最常见细菌是（　　）

    A. 铜绿假单胞菌　　B. B 群链球菌　　C. 葡萄球菌

    D. 厌氧菌　　　　　E. 大肠埃希菌

36. 先天性心脏病中最常见的类型是（　　）

    A. 室间隔缺损　　B. 房间隔缺损　　C. 法洛四联症

    D. 动脉导管未闭　　E. 肺动脉瓣狭窄

【B 型题】

    A. 滴虫性阴道炎　　　　　　　　B. 真菌性阴道炎

    C. 老年性阴道炎　　　　　　　　D. 幼年性阴道炎

    E. 阿米巴阴道炎

1. 泡沫样白带见于（　　）

2. 豆渣样白带见于（　　）

【X 型题】

1. 产后出血的主要原因有（　　）

A. 凝血功能障碍　　B. 子宫收缩乏力　C. 软产道损伤

D. 内分泌改变　　　E. 胎盘滞留

2. 新生儿生理性黄疸的特点是（　　）

A. 生后 10～14 天消退

B. 生后 2～3 天出现

C. 黄疸持续 2 周后仍不退

D. 早产儿可至 3～4 周才消退

E. 黄疸出现早，在 24 小时内出现

3. 孕妇应禁用或慎用的药物包括（　　）

A. 肾上腺皮质激素　　B. 烷化剂　　　C. 华法林

D. 己烯雌酚　　　　　E. 硫氧嘧啶

4. 关于正常产褥，错误的是（　　）

A. 出汗量多，睡眠和初醒时更为明显

B. 子宫复旧主要是子宫肌细胞数减少和体积缩小

C. 产后 7 天腹部检查不易摸到子宫底

D. 浆液性恶露含细菌，不带红色

E. 一般在产后 24 小时内体温轻度升高，不超过 38C

5. 慢性宫颈炎的治疗，下列哪些正确（　　）

A. 微波疗法　　　　B. 全身大量抗生素治疗　C. 局部上药

D. 激光治疗　　　　E. Leep 刀治疗

6. 下述哪些情况禁止使用硫酸镁（　　）

A. 膝反射消失　　　　　　B. 呼吸 <16 次/min

C. 尿量 <600ml/d　　　　D. 心率 >110 次/min

E. 血压 <90/68 mmHg

7. 决定产妇分娩的主要因素包括（　　）

A. 精神因素　　　B. 产力　　　C. 产道

D. 产程　　　　　E. 胎儿

8. 发现葡萄胎患者小阴唇有一紫蓝色结节，正确的处理方法是（　　）

A. 用棉签或钳子夹掉　　　B. 不用处理

C. 报告医师　　　　　　　D. 观察结节发展情况

E. 观察结节有无活动性出血

9. 妊娠期肝脏负荷加重，体现在哪几个方面（　　）

    A. 母体基础代谢率增高　　　　　　B. 孕期营养需要增加

    C. 胎儿的代谢产物经母体排泄　　　D. 孕期雌激素分泌增加

    E. 妊娠期间血容量增加

10. 下述哪些情况禁止使用硫酸镁（　　）

    A. 膝反射消失

    B. 呼吸每分钟少于 16 次

    C. 尿量每天少于 600ml

    D. 心率每分钟大于 110 次

    E. 血压小于 12/9kPa

11. 妊高征的主要临床表现是（　　）

    A. 阴道流血　　　　　　　　　　　B. 高血压

    C. 水、电解质平衡失调　　　　　　D. 水肿

    E. 蛋白尿

二、判断题

1. 卵巢肿瘤并发症有蒂扭转、破裂、感染、恶变。（　　）

2. 胎儿娩出后 24 小时内，阴道流血超过 500ml 者称为产后流血。（　　）

3. 真菌性阴道炎应用酸性溶液冲洗阴道。（　　）

4. 子宫肌瘤分为肌壁间肌瘤、浆膜下肌瘤和黏膜下肌瘤 3 种。（　　）

5. 纯母乳喂养，指婴儿吃自己母亲的奶包括库奶，除母乳外不给其他食物。（　　）

6. 开始喂奶前对母乳喂养的影响是产生乳头错觉，减低对母乳的渴求，产生变态反应，母亲对自己有奶缺乏信心。（　　）

7. 母乳不足的原因是婴儿含接姿势不正确，没有把大部分乳头、乳晕含入婴儿口中。（　　）

8. 按需哺乳是每天喂乳 6～8 次。（　　）

9. 早产儿是指妊娠 26 周以上，未满 36 周，体重在 1000～2000g 以下的活产新生儿。（　　）

10. 宫颈炎的主要临床表现为接触性出血。（　　）

11. 对营养不良伴腹泻患者静脉补液宜按实际体重计算。（　　）

12. 我国沿用的"流产"的定义是：凡妊娠不足 28 周，胎儿体重不足 1000 g 而终止妊娠者。（　　）

13. 前囟门闭合过早常见于小头畸形，闭合过晚见于佝偻病、脑积水等。（　　）

14. 凡妊娠期有某种高危因素危害孕妇健康者称为高危妊娠。（　　）

15. 小儿腋温 >40℃ 时称为超高热。（　　）

16. 自然流产最常见的原因为环境因素。（　　）

17. 6 个月以内婴儿可不接种麻疹减毒活疫苗。（　　）

18. 为预防乙型病毒性肝炎在围生期的传播，患有乙型病毒性肝炎的妇女应加强营养，必须避孕；在肝炎痊愈后至少半年，最好 1 年后再怀孕（　　）。

19. 胎儿的附属物包括胎膜、胎盘、羊水和脐带。（　　）

三、填空题

1. 婴儿辅助食品添加步骤是：出生 2 周后加（　　），4 个月后加（　　）、（　　），6 个月后加（　　），（　　）。

2. 小儿给药剂量按体重计算公式应是（　　）。

3. 按需哺乳是当婴儿啼哭（肚子饿）或母亲感到乳房胀时进行哺乳，（　　）、（　　）。

4. 正分娩的母亲母婴皮肤接触应在生后（　　）分钟以内，开始接触时间不得少于 30 分钟。

5. 24 小时母婴同室指治疗护理，分离时间不超过（　　）小时。

6. 闭经包括子宫性闭经、（　　）、（　　）、（　　）4 种。

7. 宫颈癌的好发部位是（　　）交界处。

8. 妊娠晚期早破水可能发生的危险有（　　）、（　　）。

9. 产后出血的病因有（　　）、（　　）、（　　）、（　　）。

10. 胎盘有（　　）、（　　）、（　　）、（　　）等功能。

11. 难产的原因有（　　）、（　　）、（　　）。

12. 5 种法定的性病是（　　）、（　　）、（　　）、（　　）及（　　）。

13. 肺炎伴腹泻患儿静脉输液速度一般为每小时每千克体重（　　）ml。

〔答 案〕

一、选择题

【A 型题】

1. A　2. A　3. E　4. C　5. C　6. D　7. B　8. A　9. A　10. B　11. C
12. B　13. D　14. E　15. E　16. A　17. B　18. B　19. A　20. C
21. C　22. E　23. E　24. D　25. E　26. D　27. A　28. B　29. E
30. B　31. B　32. C　33. C　34. A　35. C　36. A

【B 型题】

1. A　2. B

【X 型题】

1. ABCE　2. ABD　3. ABCDE　4. BCD　5. ACDE　6. ABC
7. ABCE　8. CDE　9. ABCD　10. ABC　11. BDE

二、判断题

1. 正确　2. 错误　3. 错误　4. 正确　5. 错误　6. 正确　7. 错误
8. 错误　9. 错误　10. 错误　11. 正确　12. 正确　13. 正确　14.
错误　15. 错误　16. 错误　17. 正确　18. 错误　19. 正确

三、填空题

1. 鱼肝油　鸡蛋黄　菜泥　面条　肉末

2. 给药物剂量二每千克体重每次或每天的药物剂量×体重千克数

3. 不限时　不定量

4. 30

5. 1

6. 卵巢性闭经　垂体性闭经　下丘脑性闭经

7. 鳞状上皮与柱状上皮

8. 脐带脱垂　宫内感染

9. 子宫收缩乏力　胎盘滞留　软产道裂伤　凝血功能障碍

10. 代谢　防御　免疫　合成

11. 产力异常　产道异常　胎儿异常

12. 梅毒　淋病　软下疳　性病性淋巴肉芽肿　腹股沟肉芽肿

13. 3～5

第四节 儿科护理学

〔基础知识〕

1. 传染病患儿对症护理的内容有哪些？

传染病患儿对症护理措施：①皮疹和皮肤的护理；②高热的护理；③生命体征变化的观察和护理；④神志改变的护理：根据引起神志改变的不同原因给予不同的护理。

2. 新生儿颅内出血的病因、临床表现、护理要点是什么？

新生儿颅内出血的病因：①产前、产时、产后的缺血，缺氧；②产伤；③其他，高渗液体快速输入、凝血因子缺乏、机械通气不当等。

主要临床表现：①意识改变，如激惹、过度兴奋或嗜睡、昏迷；②眼部症状，双眼凝视、斜视、眼球震颤；③颅内压增高症状；④呼吸改变；⑤肌张力早期增高，然后转为减低。

护理要点：①密切观察病情变化，降低颅内压；②保证热量供给，维持正常体温；③保持呼吸道通畅，维持血氧分压在正常范围；④保持安静，减少搬动或过多刺激。

3. 新生儿病理性黄疸的临床特点是什么？常见于哪些疾病？

新生儿病理性黄疸的特点：①黄疸出现早，于生后 24 小时内出现；②黄疸进展快，每天胆红素上升 $>85\mu mol/L$；③黄疸程度重；④黄疸持续时间长，足月儿在第 2 周末或早产儿在第 3 周到第 4 周末仍有黄疸或黄疸退而复现，并进行性加重。⑤直接胆红素 $>26\mu mol/L$。

常见于感染、肝炎、败血症、新生儿溶血、胆道闭锁、母乳性黄疸等。

4. 新生儿缺血缺氧性脑病的临床表现是什么？

新生儿缺血缺氧性脑病的主要临床表现为：意识障碍，肌张力异常，原始反射异常，严重者可有脑干症状。可分为三度。轻度：24 小时内症状明显，以兴奋症状为主。中度：有嗜睡及肌张力减低，部分患儿出现惊厥。重度：以抑制状态为主，表现为昏迷、肌张力低下、呼吸暂停。

5. 新生儿败血症的病情观察要点是什么？

（1）症状、体征的观察：观察体温是否平稳或恢复正常，体重有无增加，面色、精神反应如何，食欲是否好转，皮肤黏膜是否有黄染、出血倾向或脓肿发炎。

（2）并发症的观察：应注意观察神经、消化、循环、呼吸系统的并发症。

（3）观察药物的疗效和不良反应：抗生素应用要及时、准确，并观察其疗效，头孢类可引起二重感染，均需观察并及时处理。

6. 维生素缺乏常引起哪些疾病？如何预防？

维生素缺乏常引起的疾病有：维生素 D 缺乏性佝偻病简称佝偻病，维生素 D 缺乏性手足搐搦症又称佝偻病性手足搐搦症或佝偻病性低钙惊厥，维生素 A 缺乏症又称干眼症或夜盲症，维生素 B_1 缺乏症又称脚气病，维生素 C 缺乏症又称坏血病。

预防措施

（1）维生素 D 缺乏的预防：①定期户外活动：可在满月后开始，从数分钟逐渐增至 1 小时以上，夏季应避免太阳直射，冬季室内应开窗，让紫外线能透过。②及时补充维生素 D：提倡母乳喂养，及时添加富含维生素 D、钙、磷和蛋白质的婴儿食品；遵医嘱口服或肌注维生素 D 的预防用量。

（2）维生素 A 缺乏症的预防：①提倡母乳或其他乳类喂养，及时添加富含维生素 A 的食品。②遵医嘱补充维生素 A 制剂。③治疗其他营养缺乏症和影响维生素 A 吸收的疾病。

（3）维生素 B_1 缺乏症的预防：①母、婴均应及时添加富含维生素 B_1 的谷类食品，不挑食。②遵医嘱补充维生素 B_1 制剂。③治疗影响维生素 B_1 吸收利用的疾病。

（4）维生素 C 缺乏症的预防：①及时添加富含维生素 C 的水果、蔬菜和食品。②遵医嘱补充维生素 C 制剂。

7. 先天性巨结肠患儿行回流（清洁）灌肠的注意事项是什么？

（1）先摄片以了解病变范围、肠曲走向，以便确定肛管插入深度和方向。

（2）选择粗细软硬适宜的肛管，以轻柔手法按肠曲方向缓慢插入，避免暴力插管和高压灌肠，防止肠穿孔等意外的发生。如肛管内有血液或液体只进不出时，应高度怀疑是否穿孔。如患儿诉腹痛剧烈，应立即通知医师，可行急诊腹部 X 线摄片检查，以判断有无穿孔。

（3）肛管插入深度要超过狭窄段肠管，以便到达扩张的结肠内，使气体及粪便排出。

（4）回流（清洁）灌肠需用生理盐水进行，每日 1 次，每次注入 50 ~ 100ml，多次反复冲洗，每次抽出量与注入量相等或稍多，同时手法按摩腹部帮助大便排出，直到积粪排尽为止，通常约需 10 ~ 14 天。忌用清水灌肠，以免发生水中毒。

（5）若肛管口被大便堵塞、肛管扭转或插入深度不够时，则流出液不畅，应做相应处理；如灌洗仍困难，大便硬而成团或呈大块状时，可灌入 50% 硫酸镁 20 ~ 30ml，以刺激排便。

8. 小儿体液平衡特点是什么？

（1）年龄越小，体液总量相对愈多，间质液量所占的比例也愈大。

（2）体液电解质成分与成人相似，但出生后数日的新生儿血钾、氯、磷和乳酸偏高，血钠、钙和碳酸氢盐偏低。

（3）年龄越小，需水量相对越多；水的交换率显著高于成人，对缺水的耐受力差；不显性失水量易增加，易出现脱水。

（4）体液调节功能差，易出现水和电解质代谢紊乱。

9. 何谓肠套叠？空气灌肠复位治疗后如何护理？

肠套叠是指某部分肠管及其肠系膜套入邻近肠腔内造成的一种绞窄性肠梗阻，是婴幼儿期常见的急腹症，多发生于 4 ~ 10 个月的婴儿，2 岁以后发病逐渐减少，其发病率约占成活婴儿的 1.5‰ ~ 4‰，男女婴发病之比约为 3∶1。如能早期诊断、及时空气灌肠（病程在 48 小时以内），治愈率可大为提高，并可降低并发症，免去手术治疗的痛苦。

空气灌肠是指通过肛门注入空气，以空气压力将肠管复位。复位治疗后应加强观察和护理。

（1）密切观察患儿腹痛、呕吐、腹部包块情况。如患儿仍然烦躁不安，阵发性哭闹，腹部包块仍存在，应怀疑套叠是否还未复位或又重新发生套叠，应立即通知医师做进一步处理。

（2）观察肠套叠有无复位，症状是否缓解。若患儿出现以下情况说明套叠已复位，症状已缓解：①安静入睡，不再哭闹，停止呕吐；②腹部肿块消失；③口服活性炭 0.5 ~ 1 g，6 ~ 8 小时后大便内可见炭末排出；④肛门排气以及排出黄色大便，或先有少许血便，继而变为黄色。

（3）密切观察生命体征、意识状态，有无水、电解质紊乱及出血和腹膜炎等，及时通知医师处理。

10. 常见的先天性心脏病有哪些？何谓法洛四联症？其护理要点是什么？

先天性心脏病分型

临床上根据左、右心腔及大血管之间有无分流将先天性心脏病分为三大类型：

（1）左向右分流型（潜伏青紫型）：是最常见的类型，包括室间隔缺损、房间隔缺损和动脉导管未闭等。

（2）右向左分流型（青紫型）：是病情重、死亡率高的类型，有法洛四联症、大动脉错位等。

（3）无分流型（无青紫型）：包括肺动脉狭窄和主动脉狭窄等。

法洛四联症定义

法洛四联症是存活婴儿中最常见的青紫型先天性心脏病，是一组先天性心血管的复合畸形，包括肺动脉狭窄、室间隔缺损、主动脉骑跨、右心室肥厚4种病理变化。

护理要点

（1）一般护理：①制定适合患儿活动量的生活制度，严重时应卧床休息。②供给充足的营养，以增强体质；适当限制食盐的摄入。③预防感染，防止受凉。

（2）症状护理：①法洛四联症患儿常因活动、哭闹、便秘引起缺氧发作，一旦发生应立即将患儿置于膝胸卧位，吸氧，遵医嘱可给予药物抢救治疗。②法洛四联症患儿的血液黏稠度高，在发热、出汗、吐泻时，其体液量减少，可加重血液浓缩，易形成血栓。因此，要注意供给充足液体，必要时可静脉输液。

（3）严密观察病情，必要时给予监护仪监测。

（4）加强心理支持，消除恐惧心理，教会患儿和家长相关知识和应急处理方法。

11. 哮喘患儿吸入治疗的方法和优点有哪些？应注意哪些问题？

哮喘患儿吸入治疗的方法有定量气雾剂吸入、干粉吸入以及雾化器雾化吸入。

吸入治疗具有用量少、起效快、不良反应小等优点。

使用时可嘱患儿在按压喷药于咽喉部的同时深吸气，然后闭口屏气 10 秒将获较好效果。

12. 何谓新生儿胎粪吸入综合征？其主要临床表现是什么？

新生儿胎粪吸入综合征是指胎儿在宫内或娩出过程中吸入被胎粪污染了的羊水，发生气道阻塞、肺内炎症和一系列全身症状。多见于足月儿或过期产儿。

胎粪吸入综合征的主要临床表现为：吸入多时有宫内窒迫或出生时有窒息，复苏后出现呼吸急促、呼吸困难、青紫、鼻翼扇动、三凹征、口吐白沫、两肺可闻及干、湿啰音，缺氧严重者可出现神经系统症状，如凝视、尖叫、惊厥等。

13. 小儿补液常用的溶液有哪些？补液原则及注意事项是什么？

小儿补液常用溶液

（1）非电解质溶液：常用的有等渗 5% 葡萄糖溶液和高渗 10% 葡萄糖溶液。

（2）电解质溶液：①0.9% 氯化钠、10% 氯化钠和复方氯化钠。②碳酸氢钠和乳酸钠。③10% 氯化钾和 15% 氯化钾。

（3）混合溶液：1:1 溶液、1:2 溶液、1:4 溶液、2:3:1 溶液、4:3:2 溶液、2:1 等张含钠液。

（4）口服补盐液，简称 ORS 液。

补液原则

急需先补、先快后慢、见尿补钾。

注意事项

（1）补液前需全面评估患儿情况，合理安排 24 小时输液量。

（2）严格控制输液速度，最好使用输液泵，以保证液体准确、均匀输入。

（3）补钾时应严格掌握补钾的浓度和速度，决不能静脉推注，浓度不能超过 0.3%。

（4）准确计算并记录 24 小时液体出入量。

（5）严密观察病情，尤其需注意观察生命体征有无异常变化、脱水情况有无好转、酸中毒有无纠正、有无低血钾表现、输液部位有无药液外渗和肿胀，以便及时、细心地做好护理。

14. 流行性腮腺炎的临床表现是什么？常见并发症是什么？

临床表现

（1）前驱症状：部分患儿有发热、头痛、乏力和纳差。

（2）1~2天后腮腺逐渐肿大，中等度发热多见。

（3）肿大的腮腺以耳垂为中心，向前、后、下发展，边缘不清，同时伴周围组织水肿，局部皮肤紧张发亮，不发红，具有弹性、灼热和触痛。

（4）腮腺管口早期有红肿。腮腺肿大2~3日达高峰，持续4~5日后逐渐消退。

（5）可同时累及颌下腺、舌下腺和颈淋巴结。

常见并发症

儿童有15%并发脑膜脑炎，男孩可并发睾丸炎，青春期后女性患者可并发卵巢炎。

15. 小儿腹泻的护理措施是什么？

（1）一般护理：①严格执行消毒隔离措施，防止交叉感染。②高热时给予物理和药物降温，并加强口腔护理。③勤换尿布，每次便后清洗臀部，并涂保护性油软膏。女婴注意预防尿路感染。

（2）饮食护理：①继续母乳喂养，暂停辅食。②人工喂养者可喂以等量的米汤或稀释的牛奶或其他代乳品。③病毒性肠炎多有双糖酶缺乏，不宜用蔗糖，对疑似病例暂停乳类，可用豆制代用品。④伴严重呕吐者需暂禁食4~6小时，由流质、半流质、软饭逐渐过渡到正常饮食，少量多餐。

（3）补液的护理：①服用ORS液时应适当增加水分，以防高钠血症。②静脉补液。

（4）病情观察：①注意观察生命体征有无异常变化、脱水情况有无好转、酸中毒有无纠正、有无低血钾表现，以便及时汇报，细心地做好护理。②严密观察大便情况，准确记录。

（5）健康教育：①指导合理喂养，按时逐步添加辅食。②注意饮食卫生，培养良好的个人卫生习惯。③增强体质，避免受凉或过热；避免长期滥用广谱抗生素。

16. 人工喂养的适应证是什么？添加辅食的原则是什么？

人工喂养的适应证：母亲因各种原因不能喂哺的婴儿和患禁忌母

乳喂养疾病的婴儿。如母亲患有急、慢性传染病，严重的肝、肾、心脏疾病不宜或应暂停哺乳；半乳糖血症的婴儿等。

添加辅食的原则：从少到多，从细到粗，由稀到稠，由一种到多种；患病期间不添加新的辅食，炎热天气应慎添新的辅食；不要以成人食物代替辅食。可添加新辅食的指标：软便、入睡好、体重增加规则、喜进食。

17. 乙型肝炎血清检测三大抗原抗体是什么？

乙型肝炎血清检测三大抗原抗体是：乙型肝炎表面抗原（HBsAg）、表面抗体（HBsAb），乙型肝炎核心抗原（HBcAg）、核心抗体（HBcAb），乙型肝炎 e 抗原（HBeAg）、e 抗体（HBeAb）。

18. SARS 的临床表现有哪些？

（1）症状：急性起病，自发病之日起 2~3 周内病情都可处于进展状态。主要有以下三类症状：①发热及相关症状，常以发热为首发和主要症状，体温一般高于 38℃，常呈持续性高热，可伴有畏寒、肌肉酸痛、关节酸痛、头痛、乏力。②呼吸系统症状：可有咳嗽，多为干咳，少痰，少部分患者出现咽痛。可有胸闷，严重者出现呼吸加速、气促，甚至呼吸窘迫。常无上呼吸道卡他症状。呼吸困难和低氧血症多见于发病 6~12 天以后。③其他方面症状：部分患者出现腹泻、恶心、呕吐等消化道症状。

（2）体征：SARS 患者的肺部体征常不明显，部分患者可闻及少许湿啰音或有肺实变体征。偶有局部叩诊浊音、呼吸音减低等少量胸腔积液的体征。

（3）肺部影像学检查：肺部有不同程度的片状、斑片状浸润性阴影或呈网状样改变。

19. 何谓艾滋病？其病原体是什么？艾滋病的传播途径和高危人群是什么？

艾滋病是获得性免疫缺陷综合征（acquired immunodeficiency syndrome，AIDS）的简称，是人类免疫缺陷病毒（human immunodeficiency virus，HIV）感染而引起的进行性致死性疾病。

艾滋病的传播途径主要有 3 条，即性接触传播、血液传播和母婴传播。高危人群有同性恋或双性恋的男性，卖淫和嫖娼者，性病患者，与他人共用注射器的吸毒者，血友病患者及接受输血、血制品或器官移植者，带病毒母亲的新生婴儿等。

20. 流行性出血热根据病程。临床分为哪五期？可出现哪些并发症？

流行性出血热分为：发热期、低血压休克期、少尿期、多尿期和恢复期。

在流行性出血热的病程中，可发生腔道出血、急性心力衰竭、肺水肿、脑水肿、成人呼吸窘迫综合征、肾脏破裂、继发感染等并发症。

21. 被狂犬咬伤后伤口的处理要点是什么？

（1）应尽快用20%肥皂水或0.1%苯扎溴铵（季胺类消毒液）反复冲洗至少30分钟，力求去除狗涎并挤出污血，季胺类与肥皂水不可合用。

（2）冲洗后用70%乙醇溶液擦洗及浓碘酒反复涂拭，伤口一般不予缝合或包扎，以便排血引流。

（3）若咬伤头颈部、手指或严重咬伤时，除用疫苗外，还需用人或马源性抗狂犬病免疫血清在伤口周围行局部浸润注射（皮下及肌内）。若过量注射免疫血清则抑制疫苗的免疫作用。

（4）应用马抗血清时应先做皮肤过敏试验，阳性者要进行脱敏注射。

（5）伤口如能及时彻底清洗、消毒，可明显降低发病率。此外，尚要注意预防破伤风及其他细菌感染。

22. 何谓肥达反应？

肥达反应为伤寒血清凝集反应，具有辅助诊断伤寒的价值。

23. 伤寒患者的饮食护理有哪些？

伤寒系伤寒杆菌引起的急性肠道传染病。病程为1个月左右。在整个病程中，高热常是主要临床表现之一，患者的热量与营养消耗较大。因此，加强饮食护理尤为重要，需做到以下几方面。

（1）在发热期间患者食欲减退，应给予足够热量和蛋白质饮食，如米汤、肉汤、牛奶、豆浆、蛋花汤等，极期由于高热、肠道吸收功能差，热量不宜过多，一般给8.36 kJ（2kcal，成人）流质即可。

（2）退热期间，给少渣半流质饮食如软面条、米粥、馒头等，另加肉末、豆腐脑、蛋花等，并观察进食反应。

（3）进入恢复期逐渐增加饮食，但不宜过饱，要严格监督饮食量；

忌吃质硬多渣不易消化的食物，以防肠出血或肠穿孔。

（4）做好患者家属工作，取得他们的合作。伤寒患者恢复期不可因患者食欲好而私带食品给患者吃；或采取"饥伤寒"的办法，阻止患者进食。

24. 急性细菌性痢疾的临床表现与治疗原则是什么？

急性细菌性痢疾的临床表现为发热、腹痛、腹泻、里急后重和黏液脓血便，严重者可发生感染性休克和（或）中毒性脑病。

治疗原则

（1）一般治疗：保证足够水分，保持电解质及酸碱平衡，脱水轻且不呕吐者可用口服补液，如因严重吐泻引起脱水、酸中毒及电解质紊乱者，则需静脉输入葡萄糖溶液、生理盐水及电解质，酸中毒时则需静脉输入碱性液。

（2）病原治疗：用药时应参考当前菌株药物敏感情况选择用药。目前多选用喹诺酮类和第三代头孢菌素或第四代头孢菌素。

（3）对症治疗：高热可用退热药及物理降温。腹痛剧烈可用解痉药如阿托品及颠茄。毒血症症状严重者，可酌情小剂量应用肾上腺皮质激素。

25. 中毒性菌痢的护理要点有哪些？

（1）严密观察患者的生命体征：包括血压、脉搏、呼吸、体温和意识状态，记录每小时尿量，定期采血做电解质、动脉血气分析，注意有无代谢性酸中毒和电解质紊乱。

（2）降温止痉：可综合使用物理降温、安乃近或亚冬眠治疗。惊厥不止者可用安定或异戊巴比妥钠肌注或稀释后缓慢静脉注射，也可用水合氯醛灌肠。

（3）防止循环衰竭：早期即给予血管扩张药物（阿托品、山莨菪碱）以解除血管痉挛；同时扩充血容量、纠正酸中毒、维持水与电解质平衡，补液时应参考病情、血压、尿量等以调整输液量及速度。必要时可应用多巴胺等血管活性药物和去乙酰毛花苷或地高辛等强心药物，中毒症状重者宜用氢化可的松或地塞米松。

（4）防止脑水肿和呼吸衰竭：出现脑水肿征象时应限制输入含钠液体，快速输入20%甘露醇或25%山梨醇，并用山梗菜碱、利他灵、二甲弗林等呼吸中枢兴奋剂，注意给氧、吸痰，以保持呼吸道畅通。

26. 细菌性食物中毒的常见病原体有哪些？

细菌性食物中毒常见的病原体有：沙门菌属、副溶血性弧菌、大肠埃希菌、金黄色葡萄球菌、蜡样芽孢杆菌以及肉毒杆菌等。

27. 暴发性流脑的临床特点是什么？

暴发性流脑多见于儿童。起病急骤，病情凶险，进展迅速，如不及时抢救治疗，可于 24 小时内危及生命。病死率高。

28. 流行性脑脊髓膜炎的主要临床表现有哪些？

流行性脑脊髓膜炎，简称流脑。主要临床表现有：急性起病，突发高热，剧烈头痛，频繁呕吐，皮肤黏膜瘀点、瘀斑和脑膜刺激征。严重者可有败血症休克及脑实质损害。脑脊液呈化脓性改变。

29. 何谓麻疹黏膜斑？护理要点是什么？

麻疹黏膜斑又称 Koplik 斑，是麻疹的特征性体征，于发疹前 24 ~ 48 小时在下磨牙相对应的颊黏膜上出现 0.5 ~ 1.0 mm 大小的灰白色小点，周围有红晕，1 ~ 2 日内遍及全部颊黏膜，出疹 1 ~ 2 日后逐渐消失，留有暗红色小点。

护理要点

（1）预防感染的传播：①管理好传染源，对患儿立即呼吸道隔离至出疹后 5 日，有并发症者需延长到出疹后 10 日，接触的易感儿隔离观察 21 日。②切断传播途径，污染物品需消毒后才能接触健康者。③保护易感儿童，按计划接种麻疹疫苗，接触过患儿者应在 5 日内肌注入血丙种球蛋白或胎盘球蛋白。

（2）加强饮食护理：给予清淡易消化的流质，少量多餐；恢复期给高蛋白、高维生素食物。

（3）及时对症护理：①高热时应卧床休息，物理降温时忌用乙醇擦浴、冷敷，慎用退热剂。②保持床单、皮肤和个人的清洁卫生，防止皮肤抓伤和感染。③加强五官和口腔的护理，常用生理盐水或抗生素眼药水清洗双眼，注意预防干眼病。

（4）严密观察病情：观察有无肺炎、喉炎、脑炎和心衰的发生，以便及时处理。

（5）健康指导：对无并发症在家治疗的患儿应定期访视，并进行相关的护理指导。

30. 重症肝炎的分型及主要临床表现有哪些？

重症肝炎分型：①急性重型肝炎；②亚急性重型肝炎；③慢性重型肝炎。

重型肝炎的主要临床表现：①黄疸迅速加深，血清胆红素高于171μmol/L；②肝脏进行性缩小，肝臭；③出血倾向，PTA 低于40%；④腹水、中毒性鼓肠；⑤精神神经系统症状，有定时、定向障碍，计算能力下降，精神异常，烦躁不安，嗜睡等，早期肝性脑病可出现扑翼样震颤；⑥功能性肾衰竭，出现少尿甚至无尿，血尿素氮升高等。

31. 水痘患儿如何做好皮肤护理？

（1）保持室温适宜，衣被宽大柔软、厚薄适中、勤换洗，以免造成患儿不适增加痒感。

（2）剪短指甲，婴幼儿可戴并指手套，以免抓伤皮肤而继发感染或留下瘢痕。

（3）患儿因皮肤瘙痒而吵闹时，应分散其注意力，并用温水洗浴、局部涂 0.25% 冰片炉甘石洗剂或 5% 碳酸氢钠溶液，或口服抗组胺药物。

（4）疱疹破溃后需涂 1% 甲紫，继发感染时局部涂抗生素软膏或口服抗生素控制感染。

（5）必要时用治疗仪照射，有止痒、防止继发感染、加速疱疹干涸和结痂脱落的作用。

32. 病毒性肝炎患者健康教育的内容是什么？

（1）根据各型病毒性肝炎的流行病学特点，讲解各型病毒性肝炎的预防知识。

（2）向患者及家属讲解病毒性肝炎的家庭护理和自我保健知识：

①正确对待疾病，保持乐观、豁达的心情，建立战胜疾病的信心，避免焦虑、愤怒等不良情绪。②安排规律生活，劳逸结合，有症状者以静养为主，待症状消失、肝功能恢复 3 个月以后，可逐渐恢复工作，坚持正常工作和学习。③加强营养，适当增加蛋白质摄入，但要避免长期高热量、高脂肪饮食。不吸烟、不饮酒。忌滥用药物，以免加重肝损害。④实施适当的家庭隔离。家中密切接触者可行预防接种。⑤定期复查，一旦发病，规则用药。

（3）凡接受输血、大手术应用血制品的患者，出院后应定期监测肝功能及肝炎病毒标记物，以便早期发现由血液和血制品为传播途径所致的各型肝炎。

33. 病毒性肝炎分哪几型？各型的传播途径是什么？潜伏期各有多长？

①甲型（HAV）：粪口，15～45 日。②乙型（HBV）：体液、血液，45～160 日。③丙型（HCV）：体液、血液，15～180 日。④丁型（HDV）：体液、血液，30～180 日。⑤戊型（HEV）：粪口，10～75 日。

34. 标准预防的基本特点及其所采取的隔离措施的主要内容是什么？

基本特点

（1）既要防止血源性疾病的传播，也要防止非血源性疾病的传播。

（2）强调双向防护，既防止疾病从患者传至医护人员，又防止疾病从医护人员传至患者。

（3）根据疾病的主要传播途径采取相应的隔离措施，包括接触隔离、空气隔离和微粒隔离。微粒隔离又称飞沫隔离，指预防经气溶胶微粒传播的疾病。可通过咳嗽、打喷嚏、谈话或某些操作（支气管镜、吸引、超声雾化、检验或实验室的离心机操作、口腔科的高速涡轮机操作等）而产生。

主要内容

（1）接触患者血液、体液、分泌物、排泄物、污染物后，不论是否戴手套都必须认真洗手。

（2）接触上述物质及患者黏膜及非完整皮肤时均应戴手套，接触两个患者之间要更换手套，接触同一患者不同部位之间也需要更换手套。

（3）与普遍预防相同，在可能发生喷溅时应戴眼罩、口罩，穿防护衣。

（4）医护人员在诊疗工作中，应严格遵守各项操作规程。

（5）被污染的医疗用品、仪器设备应及时消毒处理。

（6）污染的床单要及时处理，防止接触患者的皮肤与黏膜；防止微生物传播，禁止在病房、病区过道清点污物。

（7）防止尖锐物刺伤。

35. 何谓隔离？隔离的种类及措施有哪些？

隔离是指将传染病患者或病原携带者安置在指定的地方，与健康人和非传染患者分开，便于集中治疗和护理，防止传染和扩散。

种类及措施

（1）以类目为特点的隔离系统（A系统）可分7类：严格隔离（黄色标记）、接触隔离（橙色标记）、呼吸道隔离（蓝色标记）、结核菌隔离（灰色标记）、肠道隔离（棕色标记）、引流或分泌物隔离（绿色标记）、血液或体液隔离（红色标记）。

（2）以疾病为特点的隔离系统（B系统）采用的隔离措施是：根据每种疾病的需要选择是否需要住单间；是否需要穿隔离衣；是否需要戴手套；是否需要戴口罩等。不管患者是否患有感染性疾病，为了防止传染性物质扩散，在护理患者前后洗手均是必不可少的预防手段。

（3）体内物质隔离：对血液、体液实施全面屏障隔离。体液中不包括汗液、泪液、唾液、粪便、尿、痰、呕吐物、鼻分泌物。

（4）普遍预防强调的是医护人员、工勤人员在工作中的自身防护，目的是在医疗机构内防止非胃肠道、黏膜和不完整皮肤暴露于经血传播的病原体。

（5）标准预防：认定患者的血液、体液、分泌物、排泄物均具有传染性，需进行隔离，不论其是否有明显的血迹污染或接触非完整的皮肤与黏膜，均必须采取防护措施。

36. 传染病患者常见症状、体征及护理要点有哪些？

常见症状、体征

（1）发热：感染性发热是传染病所共有的最常见、突出的症状。常见热型有稽留热、弛张热、间歇热、回归热。

（2）发疹：疹子的形态可分为斑丘疹、出血疹、疱疹或脓疱疹、荨麻疹四大类。

（3）毒血症状：如乏力、全身不适、头痛、全身肌肉和关节疼痛等，严重者可有意识障碍、中毒性脑病、呼吸循环衰竭等，有时还可导致肝肾功能的损害等。

（4）肝、脾、淋巴结肿大。

护理要点

（1）注意观察发热的时间、热型、体温的变化、有无伴随症状，高热时给予物理降温，指导患者及家属配合处理发热的方法。

（2）一般护理：卧床休息，加强口腔、皮肤护理，注意补充营养及液体，指导患者摄取足够液体与热量。

（3）注意观察皮疹出现的时间、形态、种类，出疹的顺序、分布部位、持续时间等，有无伴随症状。

（4）向患者及家属解释导致皮疹、黏膜疹的相关知识，介绍配合治疗、护理的方法，并保持皮肤清洁、干燥。

（5）监测患者的生命体征，遵医嘱对病因进行治疗，注意观察药物的疗效及不良反应。

37. 传染病的预防原则有哪些？

（1）管理好传染源：做到早发现、早诊断、早报告、早隔离、早治疗。

（2）切断传播途径：应根据传染病的不同传播途径采取不同措施。

（3）保护易感人群，提高人群免疫力。

38. 传染病报告制度的内容有哪些？

根据《中华人民共和国传染病防治法》，将法定传染病分为甲、乙、丙三类共35种。

（1）甲类（包括鼠疫、霍乱）为强制管理传染病，城市要求发现后6小时内上报，农村不超过12小时。

（2）乙类为严格管理传染病（包括病毒性肝炎、细菌性和阿米巴痢疾、伤寒和副伤寒、艾滋病、淋病、梅毒、脊髓灰质炎、麻疹、百日咳、白喉、流行性脑脊髓膜炎、猩红热、流行性出血热、狂犬病、钩端螺旋体病、布氏杆菌病、炭疽、流行性和地方性斑疹伤寒、流行性乙性脑炎、黑热病、疟疾、登革热、肺结核），要求于发现后12小时内上报。

（3）丙类为监测管理传染病（包括肺结核、血吸虫病、丝虫病、棘球蚴病、麻风病、流行性感冒、流行性腮腺炎、风疹、新生儿破伤风，以及除霍乱、痢疾、伤寒和副伤寒以外的感染性腹泻病、急性出血性结膜炎），在监测点内按乙类传染病方法报告。

39. 传染病有哪4个基本特征？

传染病的4个基本特征：①有病原体；②有传染性；③有流行病学特征；④有感染后免疫。

40. 小儿高热惊厥的特点是什么？如何紧急处理？

高热惊厥是指小儿发育的某一时期，单纯由发热诱发的惊厥。

有显著的遗传倾向，惊厥发作前后小儿情况良好。是婴幼儿惊厥最常见的原因。多由急性病毒性上呼吸道感染引起。当体温骤升至38.5~40℃或更高时，突然发生惊厥。其特点为：

（1）主要发生在6个月~3岁小儿，偶发生于4~5岁，5岁以后较少见。

（2）惊厥大多发生于急骤高热开始后12~24小时之内。

（3）呈全身性发作，伴意识丧失，持续数分钟，发作后意识很快恢复，没有神经系统异常体征；在一次发热性疾病中，很少连续发作多次。

（4）已排除了其他各种小儿惊厥的病因（尤其是颅内病变），热退后1周做脑电图检查正常。

（5）如果一次发热过程中惊厥发作1次以上，发作后昏睡，有锥体束征，38℃以下即可引起惊厥，脑电图持续异常，有癫痫家族史者则日后可能转为癫痫。

紧急处理

（1）防止窒息和受伤：①惊厥发作时不要搬运，应就地抢救。②立即让患儿去枕平卧，吸氧，松解衣扣，头偏向一侧，头下放置柔软的物品。③将舌轻轻向外牵拉，防止舌后坠阻塞呼吸道引起呼吸不畅，已出牙的患儿在上下齿之间放置牙垫，防止舌咬伤；牙关紧闭时，不要强力撬开，以免损伤牙齿。④及时清除口鼻咽分泌物及呕吐物，保持呼吸道通畅。⑤专人守护，防止坠床和碰伤，对有可能发生皮肤损伤的患儿应将纱布放在患儿的手中或腋下，防止皮肤摩擦受损。⑥备齐急救药品和器械。

（2）控制惊厥和高热：①针刺人中、合谷、百会、涌泉等。②按医嘱应用止痉药物，并观察记录用药后的反应。③高热时及时采取正确、合理的降温措施，如头部冷湿敷、冷盐水灌肠、药物降温等。及时更换汗湿的衣服，保持口腔及皮肤清洁。

（3）密切观察病情变化：①密切观察体温、脉搏、呼吸、血压、瞳孔及神志改变。②密切观察惊厥情况，如发现异常，及时通报医生，以便采取紧急抢救措施。

（4）健康指导：根据患儿及家长的接受能力选择适当的方式讲解

有关知识，指导家长掌握止痉的紧急措施和物理降温方法。

41. 预防接种的注意事项是什么？

（1）认真做好准备和查对工作：①备好清洁明亮、温度适宜的环境。②备齐接种用品和急救用品并摆放有序。③检查并登记生物制品的标签、包装和药液质量是否符合要求。④做好注射部位皮肤的清洁。⑤仔细询问病史和传染病接触史，严格掌握禁忌证。

（2）严格执行操作规程和要点：①严格查对并按规定接种。②严格无菌操作，接种活疫苗、菌苗时的皮肤只能用75%乙醇而不能用碘酊消毒，以免碘酊杀死活疫苗、菌苗影响效果。③剩余药液在空气中放置不能超过2小时，否则要及时废弃，活疫苗应烧毁。④严格执行一人一针一管制。

（3）严密观察接种后的反应并及时处理。①局部反应：注射部位于接种后24小时左右出现红、肿、热、痛。轻者不必处理，重者可予局部热敷。②全身反应：接种后5~6小时体温升高，持续1~2天。可对症处理，多饮水和休息。③过敏性休克：于接种后数分钟或0.5~2小时出现。应立即平卧、保暖、吸氧，皮下或静脉注射1:1000肾上腺素0.5~1ml，必要时重复注射，平稳后尽快转医院抢救。④晕针：在接种时或几分钟内出现，常由于空腹、紧张引起，经平卧休息、饮少量开水或糖水，在短时间内即可恢复；如数分钟未恢复可针刺人中或皮下注射1:1000肾上腺素0.01~0.03 ml/kg。⑤过敏性皮疹：一般于接种后几小时至几天出现，可遵医嘱服用抗组胺药物。

42. 何谓人工肝支持系统？分哪几型？

人工肝支持系统是指通过一个体外的机械或理化装置，担负起暂时辅助或完全代替严重病变肝脏的功能，清除各种有害物质，代偿肝脏的代谢功能，直至自体肝脏功能恢复或进行肝脏移植。

人工肝支持系统分型：非生物型人工肝脏、生物型人工肝脏、混合型人工肝脏。

43. 何谓儿童计划免疫？

儿童计划免疫（简称"计划免疫"）是根据儿童的免疫特点和传染病发生的情况制定的免疫程序，是科学地规划和严格实施对所有婴幼儿进行的基础免疫（即全程足量的初种）及随后适时的"加强"免疫（即复种），以确保儿童获得可靠的免疫，达到预防、控制和消灭相应传染病发生的目的。

44. 何谓新生儿肺透明膜病？其主要临床表现及护理要点是什么？

新生儿肺透明膜病是肺表面活性物质缺乏所致，表现为出生后不久即出现进行性呼吸困难、青紫、呼吸衰竭。

主要临床表现：一般出生后 4~6 小时出现呼吸困难，并呈进行性加重、青紫、呼气呻吟、吸气时胸廓凹陷，听诊时肺呼吸音减轻，有细湿啰音。

护理要点：①保暖，维持体温在正常范围；②供氧，保持呼吸道通畅，改善呼吸功能；③保证营养和液体供给，维持内环境的稳定；④预防感染；⑤严密观察病情变化。

45. 儿童体格生长常用指标有哪些？其计算和测量方法如何？

儿童体格生长常用指标有体重、身长、头围、胸围、腹围、上臂围和皮下脂肪。

（1）体重

1~6 个月：体重（kg）= 出生体重（kg）+ 月龄 ×0.7

7~12 个月：体重（kg）= 6 + 月龄 ×0.25

2~12 岁：体重（kg）= 年龄 ×2 + 8

小婴儿用载重 10~15 kg 盘式杠杆秤测量，准确读数至 10 g；儿童用载重 50 kg 杠杆秤测量，准确读数至 50 g；7 岁以上用载重 100 kg 杠杆秤测量，准确读数不超过 100 g。

（2）身长

出生时：身高平均 50 cm

6 个月：身高平均 65 cm

1 岁时：身高平均 75 cm

2~12 岁：身高 = 年龄 ×7 + 80（cm）

3 岁儿童用量板卧位测量，记录至 0.1 cm；3 岁以上用身高计或固定于墙上的软尺测量，记录至 0.1 cm。

（3）头围：出生时平均 34 cm，12 个月平均 45 cm，2 岁 48 cm，5 岁 50 cm，15 岁 54~58 cm。将软尺 0 点固定于头部一侧眉弓上缘，紧贴头皮绕枕骨结节最高点和另一侧眉弓上缘回到 0 点，记录读数至 0.1 cm。

（4）胸围：出生时平均 32 cm，1 岁时胸围与头围大致相等，1 岁以后胸围超过头围。将软尺 0 点固定于一侧乳头下缘，紧贴皮肤，经两侧肩胛骨下缘回到 0 点，取平静呼、吸气时的中间读数，记录读数至 0.1 cm。

46. 何谓早产儿？早产儿有哪些特点？护理要点是什么？

早产儿是指胎龄未满 37 周的活产新生儿。

早产儿的特点：①外观：哭声弱、皮肤红嫩、头发呈短绒样、耳郭软、耳舟不清楚、指（趾）甲未达指（趾）端、男婴睾丸未降阴囊、女婴大阴唇不能遮盖小阴唇等；②体温调节功能差，易发生体温不升；③呼吸、消化、神经等各系统发育不成熟。

护理要点：①保持体温恒定；②维持有效呼吸；③合理喂养；④预防感染；⑤观察病情变化。

47. 足月新生儿有哪些特殊的生理状态？

足月新生儿特殊生理状态：①生理性体重下降；②生理性黄疸；③假月经及乳腺肿大；④上皮珠（马牙）。

48. 婴儿暖箱使用的注意事项有哪些？

（1）严格执行操作规程，定期检查，保证绝对安全。

（2）室温保持在 23℃ 以上，避免阳光直射或靠近火炉、暖气。

（3）保持箱体的清洁卫生，每天用消毒液擦洗一遍，每周更换一次暖箱，用过的暖箱用消毒液擦洗后，再用紫外线照射 30 分钟。湿化器水箱用水每天更换一次，机箱下面的空气净化垫每月清洗一次。

（4）治疗、护理操作应在箱内进行，避免过多开启箱门而影响箱温。

（5）工作人员入箱操作、检查、接触患儿前，必须洗手，预防院内感染。

49. 蓝光照射疗法的目的及注意事项有哪些？

蓝光照射的目的是使血中的脂溶性间接胆红素通过光化学反应转化为水溶性胆红素，而随胆汁、尿排出体外。

注意事项

（1）光疗前为患儿清洁皮肤，剪短指甲。光疗时应配戴眼罩，避免对视网膜的损害。同时用尿布遮盖会阴部。

（2）按时测量患儿体温及暖箱内温度，如体温 >37.8℃ 或 <35℃ 应及时处理，必要时停止光疗。

（3）光疗时因不显性失水增加，应在两餐之间加喂糖水。

（4）记录灯管使用时间，灯管使用 300 小时后其能量输出减弱 20%、900 小时后减弱 35%、2700 小时后减弱 45%，使用较长时间后应及时更换。

（5）光疗中勤巡视，及时清除患儿的呕吐物、汗水、大小便，保持玻璃的透明度，并严格交接班。如为单面照射床，应定时为患儿翻身。

（6）光疗结束后，做好整机的清洁、消毒工作。

50. 何谓新生儿窒息？临床如何分度？复苏程序是什么？

新生儿窒息是指婴儿出生时无呼吸或呼吸抑制者，或出生时有呼吸而数分钟后出现呼吸抑制者。

临床多采用 Apgar 评分来确定新生儿窒息的程度，包括皮肤颜色、心率、刺激反应、肌张力、呼吸 5 项内容。8~10 分无窒息，4~7 分为轻度窒息，0~3 分为重度窒息。

新生儿复苏程序

（1）及时复苏：①尽量吸尽呼吸道黏液；②建立呼吸，增加通气；③建立正常循环，保证足够心搏出量；④药物治疗；⑤评价。

（2）复苏后的处理：做好体温、呼吸、心率、血压、尿量、颅内压等的监测，以了解各脏器的损害程度并及时处理。如治疗脑水肿，保护心脏，纠正酸中毒等。

51. 儿童机体方面有哪些特点？

生长发育是儿童机体的基本特点，由于生长发育是连续不断的动态变化过程，故在解剖、生理、病理、免疫及疾病诊治、预后、预防等方面均有不同于成人的特征和特殊需要。

（1）解剖特点：随着外观整体的长大和身体各部分比例的改变，器官功能逐渐成熟。如小婴儿髋关节附近韧带较松、臼窝较浅，易发生髋脱臼。儿童骨骼较柔软有弹性，不易骨折但易变形。

（2）生理特点：婴儿生长发育快使得营养物质需要量大，但消化功能不成熟又易发生营养缺乏和消化紊乱；婴儿代谢旺盛而肾功能较差，易发生水、电解质紊乱；不同年龄的生理生化正常值不同。

（3）免疫特点：皮肤黏膜娇嫩，屏障功能差；淋巴系统发育未成熟，使得免疫功能不健全，易发生呼吸道和消化道感染。

（4）病理特点：相同的致病因素可引起与成人不同的病理反应。如婴儿常发生支气管肺炎而成人表现为大叶性肺炎。

（5）疾病特点：儿童疾病种类和临床表现与成人有很大不同。如儿童患先天性、感染性疾病较成人多，且易发生败血症。

（6）诊治特点：不同年龄段的病儿有不同的临床表现，诊治时应考虑年龄因素。如惊厥，发生在新生儿考虑为产伤、窒息等，3岁以内若伴有高热考虑为高热惊厥，3岁以上无热惊厥考虑为癫痫。

（7）预后特点：儿童起病急、猛，病情变化快，但恢复也快，后遗症少。

（8）预防特点：儿童期加强各类疾病预防和干预可降低发病率、死亡率和伤残率，也可减少成年后疾病的发生。

〔测试题〕

一、选择题

【A型题】

1. 一早产儿口鼻有奶溢出，面色青紫呼吸停止，下列哪项处理是不恰当的（　　）

   A. 加压吸氧

   B. 放低头部，立即清除呼吸道分泌物

   C. 保持安静，避免搬动患儿头部

   D. 立即通知医师

   E. 迅速建立静脉通路

2. 新生儿生理性体重下降，最多不超过出生体重的（　　）

   A. 10%　　　　　　B. 15%　　　　　　C. 25%

   D. 20%　　　　　　E. 30%

3. 一岁半小儿患婴儿腹泻伴重度脱水，有关静脉补液措施下列哪项不妥（　　）

   A. 先晶后胶　　　　B. 先盐后糖　　　　C. 先慢后快

   D. 见尿补钾　　　　E. 注意药物的配伍禁忌

4. 母乳喂养中，下列哪项方法不正确（　　）

   A. 按需哺乳

   B. 早吸吮

C. 哺乳时，母亲以示指和中指夹钳乳头给婴儿吸吮

D. 哺乳时，将婴儿直抱并轻拍其背部

E. 乳母患有急性传染病时不应哺乳

5. 小儿结核性脑膜炎的早期临床表现是（　　）

A. 性格改变　　　　B. 前囟门饱满　　C. 惊厥

D. 意识模糊　　　　E. 脑膜刺激征

6. 营养不良的主要临床表现是（　　）

A. 精神萎靡　　　　B. 食欲减退　　　C. 进行性消瘦

D. 面色苍白　　　　E. 肌肉松弛

【X型题】

1. 高热惊厥的特点是（　　）

A. 发作呈局限性抽搐

B. 多发生于病初突然高热时

C. 年龄多在 3 ~ 7 岁

D. 发作次数少，时间短

E. 神志恢复快，预后好

2. 对先天性心脏病的护理，下列何者不正确（　　）

A. 避免受凉、防止感冒

B. 可参加各种体育运动

C. 建立合理的工作制度

D. 少食多餐，给予高蛋白高热量易消化饮食

E. 避免任何的预防措施

3. 护理使用洋地黄的患儿时，以下叙述正确的是（　　）

A. 患儿应单独服用洋地黄，不要与其他药物混合

B. 每次给药前应数脉搏或听心率

C. 如出现心率慢、肝脏缩小、呼吸改善、尿量增加，说明洋地黄有效

D. 服用洋地黄时应避免使用排钾利尿药，以免钾低

E. 如发现心率过缓、心律失常、恶心呕吐、视力模糊、色视，提示洋地黄中毒的可能，应先停药，报告医师处理

4. 白血病联合化疗时应注意哪些事项（　　）

A. 密切随访周围血常规

B. 积极防治感染

C. 当粒细胞 $<0.5 \times 10^9$/L 时应停止化疗

D. 注意碱化尿液

E. 明显贫血时可输血

5. 治疗缺铁性贫血，铁剂不能与下列哪些物质同服（   ）

A. 牛奶   B. 维生素 C C. 茶叶

D. 咖啡   E. 果糖

6. 治疗新生儿黄疸时，使用换血疗法的目的是（   ）

A. 去除血清中的未结合胆红素，防止核黄疸的发生

B. 换出已致敏的红细胞和血清中的免疫抗体，阻止继续溶血

C. 纠正溶血导致的贫血，防止缺氧及心力衰竭

D. 纠正胎儿出生时水肿

E. 提高血氧饱和度

7. 小儿肺炎合并心力衰竭的诊断标准是（   ）

A. 呼吸困难突然加重，呼吸频率在 60 次/min 以上

B. 突然烦躁不安，面色苍白或唇周发绀

C. 心率快，在 160～180 次/min

D. 肝脏短期内增大，超过 2cm

E. 呼吸不规则

8. 母乳喂养的好处包括（   ）

A. 含有丰富的抗感染物质

B. 含钙磷比例适当，但难以吸收

C. 方便、经济、营养丰富

D. 产后早期哺乳，可刺激子宫收缩引起出血

E. 可增进母子感情

二、判断题

1. 新生儿肺透明膜病主要表现为出生 24 小时后出现进行性呼吸困难和青紫。（   ）

2. 小儿给药剂量按体重计算公式应是给药物剂量＝每千克体重每次或每日的药物剂量×体重千克数。（   ）

3. 婴儿 4 个月时应会略略的大声笑，伸手去接给他的东西，扶着站立时双下肢能跳动。（   ）

4. 中度营养不良时体重低于正常值的 25%。（ ）

5. 计划免疫规定婴儿 6 个月以前应先后接受卡介苗、乙型肝炎、白喉、百日咳、破伤风及脊髓灰质炎等疫苗的免疫接种。（ ）

三、填空题

1. 婴儿后囟门在 6～8 周闭合，前囟门在（ ）岁闭合。

2. 正常 3 岁小儿血压的收缩压是（ ）mmHg，舒张压是（ ）mmHg。

3. 新生儿室内温度应是（ ），湿度应在（ ）水平。

4. 5 个月婴儿每分钟心跳 110～130 次，呼吸 30～40 次，以腹式呼吸为（ ）。

〔答 案〕

一、选择题

【A 型题】

1. C 2. A 3. C 4. C 5. A 6. C

【X 型题】

1. BDE 2. BE 3. ABCE 4. ABCDE 5. ACD 6. ABC 7. ABCD

8. ACE

二、判断题

1. 错误 2. 错误 3. 正确 4. 错误 5. 正确

三、填空题

1. 1～1.5

2. 86 58

3. 22℃～24℃ 55%～60%

4. 主

第五节 传染科护理学

〔基础知识〕

1. 论述狂犬咬伤后怎样处理伤口。

狂犬咬伤后伤口的处理包括：①尽快用20%肥皂水或0.1%季胺类消毒液反复冲洗半小时；②冲洗后用70%乙醇反复涂擦；③伤口一般不要缝合或包扎；④及时全程注射狂犬病疫苗，必要时加用免疫血清。

2. 论述急性重症肝炎的临床特点。

急性重症肝炎的临床特点为：既往无肝炎病史，起病后10天内出现肝性脑病，黄疸迅速加深，有出血倾向，可出现肝肾综合征，肝脏迅速缩小。

〔测试题〕

一、选择题

【A 型题】

1. 传染性肝炎患者排泄物的处理最好选用（　　）

    A. 苯几溴铵　　　　B. 米苏　　　　C. 漂白粉

    D. 石炭酸　　　　E. 乳酸

2. 传染性非典型肺炎患者的潜伏期为（　　）

    A. 2~21天，多为14天　　　　B. 12天

    C. 10天　　　　D. 14-25天

    E. 21天

3. 传染性非典型肺炎密切接触者判定标准中，不正确的是（　　）

    A. 乘坐全封闭空调列车，患者所在硬座、硬卧车厢或软卧同包厢的全部乘客

    B. 乘坐未配备高效微粒过滤装置的民用航空器的舱内所有人员

    C. 乘坐全密封空调客车时，与患者同乘一辆汽车的所有人员

    D. 轮船上与患者同一舱室的全部人员和为该舱室提供服务的乘务人员

    E. 日常生活中，曾与患者自其出现症状前一周起，有过接触的全部人员

4. 医院如发现传染性非典型肺炎患者或疑似患者应在多少时间内向有关卫生行政部门报告（　　）

    A. 12小时内　　　　B. 6小时内　　　　C. 9小时

D. 24 小时　　　　E. <10 小时

5. 传染性非典型肺炎血清标本应带冰在下列几小时内运送至实验室（　　）

　　A. 4 小时　　　　B. 2 小时　　　　C. 12 小时

　　D. 24 小时　　　　E. 72 小时

6. 确定一种传染病的隔离期是根据（　　）

　　A. 病情严重程度　　B. 该患者传染性大小　C. 病程的长短

　　D. 潜伏期长短　　　E. 发病季节

7. 下述哪项属于甲类传染病（　　）

　　A. 麻疹　　　　　B. 狂犬病　　　　C. 肺结核

　　D. 麻风病　　　　E. 霍乱

8. 流行性乙型脑炎的传播途径是（　　）

　　A. 伤口分泌物感染

　　B. 患者排泄物直接或间接传染

　　C. 血液或注射器传染

　　D. 飞沫或鼻咽分泌物传染

　　E. 昆虫传染

9. 下述哪项不是阿米巴痢疾的传播途径（　　）

　　A. 水　　　　　　B. 食物　　　　　C. 苍蝇

　　D. 接触　　　　　E. 蚊咬

10. 预防肠道传染病的综合措施中，应以什么环节为主（　　）

　　A. 隔离治疗带菌者　B. 隔离治疗患者　C. 切断传播途径

　　D. 疫苗预防接种　　E. 接触者预防服药

11. 严格隔离的标志是（　　）

　　A. 黄色　　　　　B. 红色　　　　　C. 灰色

　　D. 蓝色　　　　　E. 棕色

12. 传染性肝炎患者排泄物的处理最好选用（　　）

　　A. 新洁尔灭　　　B. 来苏　　　　　C. 漂白粉

　　D. 石炭酸　　　　E. 乳酸

【X 型题】

1. 化学消毒方法有（　　）

  A. 擦拭   B. 喷雾   C. 浸泡

  D. 熏蒸   E. 日晒

2. 下述哪项属高效消毒剂（ ）

  A. 过氧乙酸   B. 环氧乙烷   C. 戊二醛

  D. 氯已啶（洗必泰）E. 乙醇

3. 经血液传播的传染病有（ ）

  A. 乙型病毒性肝炎 B. 百日咳   C. 肺结核

  D. 艾滋病   E. 脊髓灰质炎

4. 下述哪项属于乙类传染病（ ）

  A. 鼠疫   B. 麻疹   C. 流行性出血热

  D. 流行性腮腺炎   E. 梅毒

5. 下述哪项传染病的病原治疗首选青霉素（ ）

  A. 钩端螺旋体   B. 流脑   C. 炭疽

  D. 伤寒   E. 痢疾

二、判断题

1. 传染病房的隔离衣、口罩、帽子应每天更换 1 次。（ ）

2. 对 H1N1 流感全世界人口普遍易感。（ ）

3. 流行性出血热的传播媒介是螨。（ ）

4. 有近期手术史或有基础疾病的少数传染性非典型肺炎患者可不以发热为首发症状。（ ）

5. 传染患者应在指定范围内活动，可以适当互串病室和外出。（ ）

6. 通用的隔离标志橙色代表接触隔离。（ ）

7. 传染病房的走廊为清洁区。（ ）

8. 传染性非典型肺炎患者外周白细胞计数一般均升高。（ ）

9. 蜘蛛痣常见部位有肩部、颈部。（ ）

10. 传染性非典型肺炎死亡患者尸体用 0.5% 过氧乙酸浸湿的棉球或纱布堵塞人体孔道，再用 0.5% 过氧乙酸浸湿的布单严密包裹后尽快火化。（ ）

三、填空题

1. 对 H1N1 流感患者，国家卫生和计划生育委员会推荐使用的药

物是（　　　）

2. 流行过程的基本条件是（　　　）、（　　　）、（　　　）。

3. 乙型病毒性肝炎为（　　　）隔离，狂犬病为（　　　）隔离。

4. 隔离的种类有8种，指（　　　）、（　　　）、（　　　）、
（　　　）、（　　　）、（　　　）、（　　　）。

5. 隔离标记中黄色代表（　　　）隔离，棕色代表（　　　）隔离。

6. 急性传染病的发生、发展和 转归, 通常分为（　　　）、（　　　）、
（　　　）、（　　　）四个阶段。

7. 传染病的基本特征包括病原体、（　　　）、（　　　）、（　　　）。

8. 我国目前实施的儿童计划免疫程序中对出生后至 7 岁的儿童应
接种的疫苗分别是（　　　）、（　　　）、（　　　）、（　　　）。

〔答　案〕

一、选择题

【A 型题】

1. C　2. A　3. E　4. B　5. D　6. D　7. E　8. E　9. E　10. C　11. A
12. C

【X 型题】

1. ABCD　2. ABC　3. AD　4. BCE　5. ABC

二、判断题

1. 正确　2. 正确　3. 正确　4. 正确　5. 错误　6. 正确　7. 错误
8. 错误　9. 错误　10. 正确

三、填空题

1. 奥司他韦（达菲）

2. 传染源　传播途径　人群易患性

3. 血液/体液　接触

4. 严格隔离, 接触隔离, 呼吸道隔离, 昆媒隔离和肠道隔离　引
流物/分泌物隔离　血液/体液隔离　保护性隔离

5. 严格　肠道

6. 潜伏期　前驱期　症状明显期　恢复期

7. 传染性　流行病学特征　感染后免疫

8. 卡介苗　乙肝疫苗　骨髓灰质炎三价混合疫苗　百白破混合制剂

第六节　神经内科护理学

〔基础知识〕

1. 重症肌无力患者可出现哪几种危象? 如何处理?

（1）肌无力危象：为最常见的危象，因抗胆碱酯酶药物剂量不足所致。注射滕喜龙后症状减轻可证实，如果注射滕喜龙后症状减轻则应增加抗胆碱酯酶药剂量。

（2）胆碱能危象：因抗胆碱酯酶药物过量所致。患者肌无力症状加重，出现肌束震颤及毒蕈碱样反应。静注滕喜龙 2 mg，如症状加重则停用抗胆碱酯酶药物，等药物排出后重新调整剂量或改用糖皮质激素。

（3）反拗危象：由于患者对抗胆碱酯酶药物不敏感所致。滕喜龙试验无反应，应停用抗胆碱酯酶药物，用输液维持，经过一段时间后若对抗胆碱酯酶药物敏感可重新调整剂量，也可改用其他治疗方法。

2. 重症肌无力的主要临床表现是什么?

重症肌无力的主要临床表现为：受累肌肉呈现病态疲劳，连续收缩后发生严重无力甚至瘫痪。短期休息后好转，症状于下午或傍晚劳累后加重，早晨或休息后减轻，呈规律性晨轻暮重波动性变化。多数患者眼外肌最先受累，表现为斜视、眼睑下垂或复视、双侧常不对称。一般上肢重于下肢，近端重于远端。呼吸肌、膈肌受累可出现咳嗽无力、呼吸困难。重症可因呼吸肌麻痹而死亡。平滑肌和膀胱括约肌常不受累。

3. 帕金森病健康教育内容是什么?

（1）用药指导：按时服药，定期监测肝、肾功能、血常规和定期监测血压变化。

（2）安全指导：避免登高及操作高运转的器械，外出时应有人陪伴，随身携带标有患者姓名、住址和联系电话的"安全卡片"，以防走失或发生意外。

（3）运动指导：坚持适当的体育锻炼。根据气候调整室温，增减衣服，决定活动的方式、强度和时间；加强关节活动范围和肌力锻炼；加强日常活动、平衡功能及语言功能的康复训练。

（4）心理指导：保持良好的心态，避免情绪紧张、激动。

（5）生活指导：养成良好的生活习惯，合理饮食，保证足够营养供应。

4. 帕金森病的观察要点是什么？

（1）心理反应：帕金森患者因动作迟缓、表情淡漠、流涎并且病情进行性加重，逐步丧失生活自理能力，可产生焦虑、恐惧甚至绝望心理。

（2）药物疗效：观察震颤、肌强直和其他运动功能改善的情况，观察患者的姿势、步态、讲话的音调与流利程度。

（3）常用药物的不良反应：①左旋多巴制剂常有食欲减退、恶心、呕吐、幻觉、妄想等不良反应。长期服用会出现运动障碍和症状波动等长期治疗综合征。②抗胆碱能药物的不良反应为口干、眼花、少汗、便秘等。③金刚烷胺的不良反应有口渴、失眠、头晕、心悸等。④多巴胺受体激动剂的不良反应为恶心、呕吐、头晕、精神症状、直立性低血压等。

（4）营养状况：了解患者吞咽困难的程度与每日进食的情况；评估患者的营养状况及观察体重的变化情况。

5. 蛛网膜下隙出血的特征性检查是什么？护理要点是什么？

蛛网膜下隙出血最具诊断价值和特征性的检查是腰椎穿刺脑脊液检查，其压力增高（＞200 mmH$_2$O），肉眼观察为均匀一致性的血性脑脊液，镜检可见大量红细胞。

护理要点

（1）心理护理：安慰患者，消除其紧张、恐惧、焦虑心理。

（2）一般护理：①患者头部置一软枕，约抬高15°~30°，头偏向一侧，口角稍向下；腰穿后采用去枕仰卧位6~8小时，防止脑压降低引起头痛。②绝对卧床休息4~6周，禁止起坐、洗头、沐浴及其他下床活动。③加强生活护理，满足患者的日常所需。④保持病房安静，提供舒适的环境。⑤治疗护理活动集中进行，避免打扰患者。

（3）观察病情：严密观察神志、瞳孔、生命体征以及头痛的部位、性质和持续时间，是否伴有呕吐，经常巡视病房。如出现头痛剧烈、呕吐频繁、烦躁不安和意识迟钝、嗜睡、两侧瞳孔不等大、血压急骤升高、脉搏由弱转慢，即为脑疝前驱症状，应及时通知医师。

（4）预防并发症：①控制补液量和速度，避免补液过多过快或因脱水造成低钾、血液浓缩加重心脏负担。②随时观察鼻饲管所抽出的胃液颜色，留取大便标本做隐血试验，以了解胃内有无出血。抽取胃液时不可用力，灌注流质饮食温度不宜过高。③定时监测生化指标，防止水、电解质、酸碱平衡失调。④预防因肢体瘫痪而易发生的压疮、挛缩、坠积性肺炎及泌尿道感染等。

（5）健康指导：①指导患者采用听轻音乐、缓慢深呼吸及引导式想象等方法减轻疼痛。②鼓励患者多饮水，多吃水果蔬菜，保持大便通畅，并指导患者学会配合和使用便器。③指导患者避免精神紧张、情绪波动、屏气、剧烈咳嗽等诱发因素。

6. 脑血管疾病的病因和危险因素是什么？

病因

（1）血管壁病变：以高血压性动脉硬化和动脉粥样硬化所致的血管损害最常见。

（2）血液流变学异常及血液成分改变：①血液黏滞性升高，如高脂血症、白血病、红细胞增多症等。②凝血机制异常，如血小板减少性紫癜、血友病、DIC 等。

（3）血流动力学改变：如高血压、低血压及心功能障碍等。

（4）其他：如颈椎病、肿瘤等压迫邻近大血管；颅外形成的各种栓子引起脑栓塞。

危险因素

（1）高血压。

（2）心脏病：如心瓣膜疾病、冠心病、心肌梗死。

（3）糖尿病。

（4）短暂性脑缺血发作和脑卒中。

（5）吸烟和酗酒。

（6）高脂血症。

（7）其他：如超重、口服避孕药、体力活动减少等。

7. 何谓癫痫持续状态？其急救护理措施是什么？

癫痫持续状态是指一次癫痫发作持续 30 分钟以上或连续多次发作，发作间期意识或神经功能未恢复至正常水平。

急救护理措施

（1）保持呼吸道通畅：取头低位或平卧头侧位，下颌稍向前，解开领扣、领带和腰带；及时吸除痰液；必要时行气管切开；发现换气不足时应及时行人工呼吸。

（2）吸氧：鼻导管或面罩吸氧。

（3）保障患者安全：有前驱症状时应立即平卧；发作时勿按压肢体，防止骨折、脱臼；有牙关紧闭者应放置牙垫，防止舌咬伤；放置床档以防坠床；易擦伤的关节部位应用棉垫或软垫加以保护，防止擦伤。

（4）药物治疗：遵医嘱给予药物治疗。

（5）病情监测：严密观察神志、瞳孔及生命体征；观察发作的持续时间与频率；观察发作停止后患者意识恢复状况，有无头痛、疲乏或自动症。

（6）对症处理：①高热患者给予物理降温；②纠正水、电解质、酸碱平衡紊乱；③补充营养。

8. 何谓脑梗死？

脑梗死是指脑部血液供应障碍，缺血、缺氧引起的局限性脑组织的缺血性坏死或脑软化，临床上最常见的有脑血栓形成、脑栓塞、腔隙性梗死等。

〔测试题〕

一、选择题

【A 型题】

1. 颅脑手术后继发出血多发生于术后（　　）

　　A. 4～6 小时　　　　B. 2～4 小时　　　C. 8～12 小时

　　D. 12～24 小时　　　E. 24～48 小时

2. 脑疝前驱症状不包括（　　）

　　A. 频繁呕吐　　　　B. 剧烈头痛　　　　C. 意识障碍加深

　　D. 一侧瞳孔散大　　E. 体温升高

3. 脑室穿刺引流术后一般每天引流脑脊液量不超过（　　）

A. 200 ml   B. 100 ml   C. 300 ml

D. 400 ml   E. 500 ml

4. 颅后窝病变引起颅内压增高患者禁忌（　　）

  A. 脱水药物   B. 脑室穿刺   C. 腰椎穿刺

  D. 抬高床头   E. 心理指导

5. 脑疝急救首选（　　）

  A. 20% 甘露醇   B. 地塞米松   C. 呋塞米

  D. 苯巴比妥钠   E. 地西泮

6. 颅内动脉瘤出血的诱因不包括（　　）

  A. 卧床休息   B. 情绪激动   C. 高血压

  D. 便秘   E. 进食过量

7. 颅内压增高患者头痛的特点不正确的是（　　）

  A. 阵发性加剧   B. 持续性   C. 低头时加重

  D. 清晨较轻   E. 咳嗽或喷嚏时加重

8. 颅脑外伤患者出现下列哪项提示颅后窝骨折（　　）

  A. 脑脊液鼻漏   B. 吞咽咳嗽反射障碍 C. "熊猫眼" 征

  D. 脑脊液耳漏   E. 上睑下垂

9. 对截瘫患者的护理不包括（　　）

  A. 保持肢体功能位置   B. 保护角膜

  C. 勤翻身防止压疮形成   D. 防止泌尿系感染

  E. 保持大小便通畅

10. 脊髓压迫综合征的主要表现不包括（　　）

  A. 运动障碍   B. 意识障碍   C. 反射障碍

  D. 感觉障碍   E. 自主神经功能障碍

11. 睁眼昏迷及眼睑闭合不全患者的眼部护理不包括（　　）

  A. 局部热敷   B. 清洁眼部   C. 涂抗生素眼膏

  D. 滴抗生素眼药水 E. 眼垫遮盖

12. 属于自身免疫性疾病的是（　　）

  A. 脑栓塞   B. 癫痫   C. 重症肌无力

  D. 精神分裂   E. 脑出血

13. 癫痫持续状态的治疗首选药物是（　　）

  A. 苯妥英钠   B. 地西泮   C. 水合氯醛

D. 苯巴比妥钠　　E. 异戊巴比妥

14. 预防压疮最关键的措施是（　）

A. 皮肤清洁　　　B. 改善患者营养　C. 肢体被动运动

D. 观察皮肤情况　E. 避免局部长期受压

15. 下述除哪项外均可能为颅内压骤然增高导致脑疝的诱因（　）

A. 腰椎穿刺　　　B. 呼吸道梗阻　C. 癫痫发作

D. 便秘　　　　　E. 情绪激动

16. 颅脑外伤患者刺痛时睁眼，只能发音和屈肢，其 GCS 昏迷分级计分为（　）

A. 9 分　　　　　B. 10 分　　　　C. 8 分

D. 7 分　　　　　E. 6 分

17. 关于感觉功能检查，下述不正确的是（　）

A. 触觉为浅感觉　　　　　　B. 位置觉为浅感觉

C. 形体觉为皮质感觉　　　　D. 振动觉为深感觉

E. 两点辨别觉为皮质感觉

18. 脑血管造影不适用于诊断（　）

A. 脑变性病　　　B. 脑动脉瘤　　C. 颅内肿瘤

D. 癫痫　　　　　E. 脑血管畸形

19. 正常成人颅内压值为（　）

A. 0.5～1.0 kPa　B. 0.1～0.5 kPa　　C. 0.7～2.0 kPa

D. 2.0～2.5 kPa　E. 2.5～3.0 kPa

20. 神经科疾病常见的症状、体征不包括（　）

A. 咯血　　　　　B. 头痛　　　　　C. 颅内压增高

D. 呕吐　　　　　E. 意识障碍

21. 电抽搐不宜用于治疗下列哪类精神病患者（　）

A. 极度兴奋躁动　B. 自伤、自杀行为　C. 拒食

D. 紧张性木僵　　E. 神经衰弱

22. 为昏迷患者吸痰时间为（　）

A. <5s/次　　　　B. <15s/次　　　C. <30s/次

D. <1min/次　　　E. 1～2min/次

23. 突然发生的短暂的意识丧失为（　）

A. 癫痫　　　　　B. 癔症性痉挛　C. 错觉

D. 晕厥 　　　　　E. 昏迷

24. 经颅多普勒（TCD）主要用于诊断（　）
    A. 颅内肿瘤 　　B. 脑变性病 　　C. 脑血管病
    D. 脑炎 　　　　E. 精神病

25. 脑室穿刺引流术后一般每天引流脑脊液量不超过（　）
    A. 200ml 　　　B. 100ml 　　　C. 300ml
    D. 400ml 　　　E. 500ml

26. 脑血栓形成最常见的病因是（　）
    A. 动脉粥样硬化 　B. 血管外伤 　　C. 脑动脉炎
    D. 先天性脑动脉狭窄 E. 真性红细胞增多症

27. 谵妄是指（　）
    A. 表情淡漠，回答理性，但迟钝
    B. 无意识障碍，症状多而阳性体征少
    C. 意识不清，胡言乱语，躁动不安
    D. 思维异常活跃、好说、好动，但意识清楚
    E. 对事物产生不能被纠正的错误的信念和判断

28. 同侧脑神经麻痹及对侧偏瘫为（　）
    A. 单瘫 　　　　B. 交叉瘫 　　　C. 偏瘫
    D. 截瘫 　　　　E. 脑瘫

29. 角膜反射消失见于（　）
    A. 嗜睡 　　　　B. 昏睡 　　　　C. 谵妄
    D. 妄想 　　　　E. 深昏迷

30. 昏迷患者口腔真菌感染时，漱口溶液应选择（　）
    A. 0.1%醋酸溶液
    B. 1%~3%过氧化氢溶液
    C. 1%~4%碳酸氢钠溶液
    D. 朵贝液
    E. 0.25%呋喃西林溶液

31. 脑出血最好发的部位为（　）
    A. 中脑 　　　　B. 小脑 　　　　C. 大脑
    D. 脑桥 　　　　E. 内囊

32. 脑出血患者出现昏迷加深与瞳孔不等大，提示（　）

A. 丘脑出血   B. 脑疝形成

C. 血流入蛛网膜下隙   D. 脑室出血

E. 中脑出血

33. 下述哪项不是急性炎症性脱髓鞘性多发性神经病的症状（   ）

A. 感觉障碍   B. 运动障碍   C. 癫痫发作

D. 呼吸障碍   E. 心肌损害

34. 发生急性脑疝时，以下哪项抢救是错误的（   ）

A. 脑室穿刺引流

B. 使用高渗脱水药

C. 减少脑血流量及降低神经细胞耗氧量

D. 颅压监护

E. 改变体位

35. 下述哪项不是确诊蛛网膜下隙出血的指征（   ）

A. 呕吐

B. 剧烈头痛

C. 脑膜刺激征阳性

D. 脑脊液为均匀的血性液体

E. 意识障碍

36. 脑疝急救首选（   ）

A. 20% 甘露醇   B. 地塞米松   C. 呋塞米

D. 苯巴比妥钠   E. 地西泮

37. 胰岛素休克治疗精神病应注意预防患者出现（   ）

A. 伤人   B. 自伤   C. 低血糖

D. 中毒性肝炎   E. 内分泌改变

38. 癫痫大发作最具特征的表现是（   ）

A. 发作性肢体麻木   B. 发作性偏瘫

C. 发作性意识障碍   D. 发作性头痛

E. 发作性强直阵挛抽搐及意识障碍

39. 危及急性炎症性脱髓鞘性神经病的患者生命最常见的情况

是（   ）

A. 发热   B. 四肢瘫痪   C. 吞咽困难

D. 呼吸困难   E. 心动过速

40. 脑血栓形成的临床表现不包括（　）

    A. 意识障碍　　　　B. 失语　　　　　　C. 血性脑脊液

    D. 偏瘫　　　　　　E. 偏盲

41. 患者意识不清，伴有躁动不安、错觉、幻觉或胡言乱语等精神
    症状，属于（　）

    A. 昏迷　　　　　　B. 谵妄　　　　　　C. 昏睡

    D. 妄想　　　　　　E. 晕厥

42. 蛛网膜下隙出血急性期应绝对卧床休息（　）

    A. 7 天　　　　　　B. 48 小时　　　　C. 2 周

    D. 3 周　　　　　　E. 4 周

43. 癫痫发作时护理错误的是（　）

    A. 让患者就地平卧　　　　　　　B. 立即喂抗癫痫药

    C. 防止舌咬伤　　　　　　　　　D. 及时给氧

    E. 专人陪伴

44. 脑电图检查前患者准备不包括（　）

    A. 进食　　　　　　B. 洗头　　　　　　C. 服抗癫痫药

    D. 心理指导　　　　E. 停服抗癫痫药

45. 确诊新生隐球菌性脑膜炎的主要实验室检查是（　）

    A. 脑脊液涂片墨汁染色　　　　　B. 脑脊液细胞学检查

    C. 血液细菌培养　　　　　　　　D. 脑脊液生化检查

    E. 脑脊液荧光素钠试验

46. 癔症性痉挛的主要表现，下列哪项是错误的（　）

    A. 痉挛　　　　　　B. 抽搐　　　　　　C. 无发作先兆

    D. 病理反射阳性　　　　　　　　E. 不易跌伤

【B 型题】

    A. 丙戊酸钠　　　　B. 卡马西平　　　　C. 苯妥英钠

    D. 阿托品　　　　　E. 新斯的明

1. 癫痫复杂部分性发作首选药为（　）

2. 儿童和青年期肌阵挛发作首选药为（　）

3. 重症肌无力危象首选药为（　）

【C 型题】

    A. 脑脊液涂片墨汁染色

B. 脑脊液细胞学检查，荧光素钠试验

C. 两者均是

D. 两者均无

1. 确诊结核性脑膜炎有赖于（　　）

2. 确诊新型隐球菌性脑膜炎有赖于（　　）

【X型题】

1. 脑出血急性期主要护理措施包括（　　）

A. 头部抬高30°　　　　　　　　B. 就地抢救

C. 保持呼吸道通畅　　　　　　　D. 吸氧

E. 严密观察生命体征变化

2. 下述不属深感觉的是（　　）

A. 运动觉　　　　　B. 重量觉　　　　　C. 痛觉

D. 实体觉　　　　　E. 温度觉

3. 气管切开患者的护理措施包括（　　）

A. 吸痰导管每次更换

B. 气管切口局部定时换药

C. 痰液黏稠者可配合雾化吸入

D. 吸痰管吸口腔分泌物后再吸气管内痰液

E. 必要时翻身、拍背

4. 重症肌无力的常见病因包括（　　）

A. 胸腺肿瘤　　　　　B. 胸腺增生　　　　　C. 急性感染

D. 甲状腺功能亢进症　　　　　E. 系统性红斑狼疮

5. 颅内压监测常见的并发症是（　　）

A. 导管折叠、破损　　B. 颅内感染　　　　　C. 颅内出血

D. 导管脱出　　　　　E. 脑疝

6. 脑血栓形成的前驱症状有（　　）

A. 视力减退　　　　　B. 头昏　　　　　C. 头痛

D. 平衡失调　　　　　E. 肢体麻木

7. 高血压脑病是一种可以致死的病症，必须进行紧急处理，其治疗原则为（　　）

A. 减轻脑水肿　　　　B. 控制抽搐　　　　　C. 降血压

D. 降低颅内压　　　　E. 利尿

8. 颅内压增高的临床表现包括（ ）

    A. 喷射性呕吐

    B. 持续性头痛

    C. 视乳头水肿

    D. 婴幼儿头痛多在早期出现

    E. 后期多出现视力障碍

9. 引起瞳孔散大的原因有（ ）

    A. 抗胆碱药（如阿托品）   B. 颈交感神经麻痹

    C. 动眼神经损害   D. 脑疝

    E. 强光刺激

10. 内囊出血"三偏"征为（ ）

    A. 双眼同向性偏盲   B. 同侧偏麻   C. 对侧偏麻

    D. 同侧偏瘫   E. 对侧偏瘫

11. 确诊蛛网膜下隙出血的指征包括（ ）

    A. 呕吐   B. 剧烈头痛

    C. 脑脊液为均匀血性   D. 脑膜刺激征阳性

    E. 吞咽障碍

12. 精神病患者的特殊护理为（ ）

    A. 日常生活护理   B. 防自杀与出走   C. 饮食护理

    D. 睡眠护理   E. 防暴力行为

二、判断题

1. 尿崩症常发生于脑干手术后患者。（ ）

2. 脑疝晚期患者可出现典型的 Cushing 反应。（ ）

3. 人工冬眠治疗的禁忌证包括年老体弱、婴幼儿、心血管功能不全或休克未纠正患者。（ ）

4. 高血压脑出血患者饮食护理时应注意给予低脂、低盐、易消化的食物。（ ）

5. 脊髓共有脊髓节 31 个，具有传导与反射的功能。（ ）

6. 5 级肌力是指完全瘫痪，0 级肌力是指正常肌力。（ ）

7. 腰椎穿刺术后患者应平卧 24 小时，以免引起头痛。（ ）

8. 颅脑手术后继发性出血是直接威胁患者生命的最严重并发症。（ ）

9. 脑出血患者出现昏迷加深与瞳孔不等大提示为脑疝形成。（　　）

10. 神经内、外科及精神科患者护理评估内容包括健康史、生理评估及心理社会评估。（　　）

11. 脑电图检查前 3 天应服抗癫痫药，以防止检查时癫痫发作。（　　）

12. 由于阿司匹林有抗血小板聚集作用，2 周内服用该药物患者不宜行开颅手术。（　　）

13. 脑室引流管不通畅时，应及时以生理盐水冲洗管腔。（　　）

14. 急性枕骨大孔疝早期主要表现为呼吸、循环障碍。（　　）

15. 人工冬眠治疗患者不宜翻身。（　　）

16. 颅内压 >2.7kPa 为颅内压增高的危险临界点，应立即报告医师。（　　）

17. 随意运动功能的减弱和丧失称为瘫痪。（　　）

18. 癔症性痉挛多在白天或暗示下发作，发作时有神经系统病理征。（　　）

19. 后组脑神经损伤患者易致吞咽咳嗽功能障碍。（　　）

20. 晕厥是突然发生的意识丧失，常需 1 小时以上才能恢复。（　　）

21. 癫痫大发作及小发作都是原发性癫痫。（　　）

22. 脑出血的病因最主要的是高血压及动脉粥样硬化。（　　）

23. 癫痫发作时应迅速喂入抗癫痫药（　　）

24. 癫痫间隙期应停服抗癫痫药。（　　）

三、填空题

1. 重症肌无力是一种表现为（　　　　）。

2. 正常光线下正常瞳孔大小为（　　　　）mm。

3. 成年人正常颅内压为（　　　　）mmH_2O，腰穿术后患者应去枕平卧（　　　　）小时。

4. 蛛网膜下隙出血急性期应绝对卧床休息（　　　　）周。

5. 颅内压增高的三主症是：（　　　　）、（　　　　）、（　　　　）。

〔答　案〕

一、选择题

【A型题】

1. E　2. E　3. E　4. C　5. A　6. A　7. D　8. B　9. B　10. B　11. A
12. C　13. B　14. E　15. A　16. D　17. B　18. D　19. C　20. A
21. E　22. B　23. D　24. C　25. E　26. A　27. C　28. B　29. E
30. C　31. E　32. B　33. C　34. E　35. E　36. A　37. C　38. E
39. D　40. C　41. B　42. E　43. B　44. C　45. A　46. D

【B型题】

1. B　2. A　3. E

【C型题】

1. B　2. A

【X型题】

1. ABCDE　2. BCDE　3. ABCE　4. ABDE　5. ABCD　6. BCE
7. ACD　8. ABCE　9. ACD　10. ACE　11. ABCD　12. ABCDE

二、判断题

1. 错误　2. 错误　3. 正确　4. 正确　5. 正确　6. 错误　7. 错误
8. 正确　9. 正确　10. 正确　11. 错误　12. 正确　13. 错误　14.
正确　15. 错误　16. 正确　17. 正确　18. 错误　19. 正确　20. 错误
21. 错误　22. 正确　23. 错误　24. 错误

三、填空题

1. 神经－肌肉接头之间传递障碍的自身免疫性疾病

2. 5～4

3. 70～200　4～6

4. 4～6

5. 头痛　呕吐　视神经乳头水肿

第七节　精神科护理学

〔基础知识〕

1. 阿尔茨海默症的早期临床表现有哪些?

阿尔茨海默症是一种中枢神经原发性退行性疾病,主要临床相为痴呆综合征。早期主要表现为:

(1) 记忆障碍:是阿尔茨海默症早期的突出症状或核心症状。早期主要表现为短程记忆、记忆保存和学习新知识困难。不能完成新的任务,表现为忘性大、好忘事、随做随忘。可出现错构和虚构症。

(2) 视空间和定向障碍:常在熟悉环境或家中迷失方向,如找不到厕所在哪儿,走错自己的卧室,散步或外出迷途不知返。

(3) 早期人格与自知力相对完整,生活能自理或部分自理。

2. 简述服用吩噻嗪类抗精神病药物后发生直立性低血压的主要原因及临床表现有哪些? 如何应急处理?

年老体弱、基础血压偏低及敏感的患者较多见。与药物种类(氯丙嗪、氯氮平)、剂量、给药途径有关。肌内注射,尤其是静脉注射时较易发生。主要临床表现为头晕、眼花、心慌、脸色苍白、脉速,尤其是在突然改变体位时,可导致晕厥、摔伤和休克。

轻者可取头低足高位,重者可用呱醋甲酯 10 ~ 20 mg 肌内注射,或用 α - 肾上腺素受体激动药物阿拉明(间羟胺)对抗吩噻嗪类的拮抗作用,但不可应用肾上腺素。应告之患者服药后卧床 1 小时,起床动作宜慢,不应突然改变体位。

3. 抗精神病药物锥体外系不良反应有哪些?

(1) 药源性帕金森综合征:临床表现与帕金森病相似。特征为运动不能、肌肉强直、震颤、自主神经功能紊乱。

(2) 静坐不能:表现为不可控制的烦躁不安、不能坐定、来回走动。

(3) 急性肌张力障碍:表现为个别肌群突发的持续痉挛,以面、颈、唇及舌肌多见。

(4) 迟发性运动障碍:特征为颊 - 舌 - 咀嚼综合征,表现为吸吮、舔舌、鼓腮、躯干或四肢舞蹈或指划样运动。

4. 儿童孤独症有哪些临床特点？

起病于婴幼儿期（通常在 3 岁以内），主要为不同程度的人际交往障碍、兴趣狭窄和行为方式刻板。表现为：

（1）人际交往障碍，尤其对他人的情感表达缺乏反应。

（2）言语交流和非言语交流障碍。

（3）兴趣狭隘和活动刻板、重复，坚持固定不便的生活环境和生活方式。

（4）常出现其他一些非特异性障碍，如害怕、恐惧、睡眠和进食紊乱、发怒和攻击。约 3/4 的患儿伴有精神发育迟滞。

5. 怎样护理兴奋躁动的患者？

（1）安全护理：为患者提供安静的病室环境，室内设备简单。引导患者遵守和执行病区安全管理制度与检查制度，将冲动或易激惹的患者分开活动与居住。对严重兴奋躁动的患者安置重病室，严加监护。在为患者进行治疗操作时应谨慎，必要时应有他人陪同。

（2）生活护理：鼓励患者做好个人卫生。对患者的异常打扮和修饰给予婉言纠正。让患者单独进食，减少周围事物的干扰，保证患者足够的食物和水分的摄入，并要防止患者暴饮暴食。食量不足或拒食者应予鼻饲。

（3）特殊护理：一旦患者发生冲动，应实施有效的医疗护理措施，尽快终止和预防其再度发生冲动。当难以制止冲动时，可隔离或保护约束患者，并认真执行保护约束护理常规。在患者安静合作解除隔离或约束时，要向患者解释进行隔离或约束的必要性。

（4）心理护理：工作人员的态度和蔼，耐心，不采取强制性语言和措施，对患者过激言行不辩论，对其打抱不平行为必须婉言谢绝。对患者的合理与不合理的要求进行分析，适当满足合理需求。鼓励患者参加容易完成、喜欢并可以自控的活动。

（5）健康教育：选择时机让患者认识自己的情感失控是病态，从主观上能够主动调整其情感和行为。教会患者克服性格弱点，正确面对疾病，了解长期治疗的重要性。

6. 精神患者常见的自杀先兆有哪些？如何预防？

自杀先兆

（1）从患者的言语或书信中发现患者的消极和悲观情绪。

（2）严重抑郁伴自杀企图的患者情绪刚开始好转时。

（3）收藏剪刀、绳索及玻璃等危险品或积存药物，探听药物的毒性和致死剂量。

（4）无明显原因的失眠，当工作人员巡视时又伪装入睡。探听工作人员值班规律。

预防措施

（1）安全和生活护理

①提供安全舒适的病室环境。将有自伤、自杀危险的患者安置于重点房间，其活动范围不离开护士的视线。进出房间应随手关门，门窗、电源、电路应有安全防护，经常检修。患者不能在危险场所逗留。严格交接班，认真执行危险物品管理制度和服药检查制度。

②严密观察病情，加强沟通，及早发现自杀先兆，适时帮助分析认识精神症状，帮助和鼓励其树立积极的人生观。

③加强巡视，掌握疾病发生规律，并预见到可能发生的后果。

④保证患者定时定量进食和饮水，确实拒食者酌情鼻饲流质。

（2）心理护理

①用良好的服务态度建立良好的护患关系，鼓励患者说出异常的感知和思想及所致恶劣情绪的感受，并讨论应对方式。

②了解患者的兴趣爱好，鼓励参与有趣味的活动，教会患者放松的技术。引导患者关注周围及外界的事情，以分散其注意力。

③抑郁可传播，应限制与其他抑郁患者接触，并防止将医护人员的抑郁传给他人。

④对自杀、自伤后的患者，要做好自杀、自伤后的心理护理，了解其心理变化，以便进一步制定针对性的防范措施。

（3）健康教育

①护士适时运用良好的治疗性护患关系与沟通技巧帮助患者认识自己非正常的思想、情感和行为表现，争取患者、家庭和社会的支持。

②教育患者克服性格弱点，正确对待疾病，以正确面对未来。

7. 抑郁症的临床表现有哪些？

抑郁发作的表现可分为核心症状、心理症状群与躯体症状群。

（1）核心症状：情绪低落、兴趣缺乏、乐趣丧失。

（2）心理症状群：焦虑、自责自罪、精神病性症状（主要是幻觉和妄想）、认知症状（主要是注意力和记忆力的下降）、自杀念头和行为、精神运动性迟滞或激越、自知力的改变。

（3）躯体症状群：睡眠紊乱、食欲紊乱、性功能减退、精力丧失、非特异性躯体症状。

8. 精神分裂症的阳性症状和阴性症状指什么？

精神分裂症的阳性症状：一般在疾病的急性阶段，临床症状以幻觉、妄想为主。

精神分裂症的阴性症状：多见于慢性精神分裂症，临床症状以思维贫乏、情感淡漠、意志缺乏、孤僻内向为主。

9. 试述紧张综合征患者的临床表现有哪些？

紧张综合征最明显的表现是紧张性木僵：患者缄默、不动、违拗，或呈被动性服从，并伴有肌张力增高。姿势极不自然，可见蜡样屈曲，即患者的任何部位可随意摆动并保持在固定位置。有时可有突然冲动行为，呈紧张性兴奋。

10. 何谓心理治疗？

心理治疗又称精神治疗，是应用心理学的原则和治疗方法，治疗患者心理、情绪、认知与行为有关的问题。治疗的目的在于解决患者所面对的心理困境，减少焦虑、忧郁、恐慌等精神症状，改善患者的非适应性行为，包括对人对事的看法、人际关系，并促进人格成熟，能以较有效且适当的方式来处理心理问题及适应生活。

11. 何谓电痉挛治疗？其主要适应证有哪些？治疗后护理人员应注意哪些并发症？

电痉挛治疗是用短暂的电流刺激大脑，使患者意识丧失，皮质广泛性脑电发放和全身性抽搐，以达到控制精神症状的一种治疗方法。现对传统的电痉挛治疗已进行了改良，即在电痉挛治疗前加用静脉麻醉药和肌肉松弛剂，使患者抽搐明显减轻和无恐惧感。

电痉挛治疗主要的适应证有：①严重抑郁、有强烈自伤自杀行为或明显的自责自罪者；②极度兴奋躁动、冲动、伤人者；③拒食、违拗和紧张性木僵者；④精神药物治疗无效或对药物治疗不能耐受者。

治疗后护理人员应注意以下并发症：①暂时性记忆丧失；② 骨折

和脱位；③呼吸暂停延长；④其他。麻醉引起的不适症，如头痛、头晕、恶心、呕吐等。

12. 何谓儿童多种抽动症？

儿童多种抽动症是指身体任何部位的一组或一群肌肉发生不自主、重复、快速的收缩。多发生于儿童时期，少数可持续至成年。根据发病年龄、临床表现和是否伴有发声抽动可分为：抽动症、慢性抽动症、Tourette 综合征（抽动－秽语综合征）。

13. 何谓幻觉和妄想？

幻觉是一种虚幻的知觉，是在客观现实中并不存在某种事物的情况下，患者却感知有它的存在。

妄想是一种在病理基础上产生的歪曲的信念、病态的推理和判断。它虽不符合客观现实，也不符合所受教育水平，但患者对此深信不疑，无法被说服，也不能以亲身体验和经历加以纠正。

〔测试题〕

一、选择题

【A 型题】

1. 下述哪种患者自杀的可能性大（　　）

    A. 抑郁症　　　　B. 焦虑症　　　C. 精神分裂症

    D. 严重的神经衰弱　E. 抑郁性神经症

2. 关于癔症，下列何种说法不正确（　　）

    A. 发病有明显的心理因素

    B. 发病、症状和病情均与患者的病前性格特征有关

    C. 感觉、运动和障碍改变缺乏相应的器质性基础

    D. 其症状表现具有做作、夸大、富有情感色彩，可由暗示而诱发或中止

    E. 最有效的治疗方法是镇静

3. 幻觉是（　　）

    A. 对客观事物歪曲的知觉

    B. 没有客观事物作用于感官时出现的知觉体验

    C. 客观事物去除后留下的印象

    D. 一种想象的知觉体验

E. 一种在幻梦中的感觉

4. 妄想是（ ）

    A. 一种迷信观念

    B. 无法摆脱反复出现的观念

    C. 一种在病理基础上产生的，不能被纠正的，错误的信念和判断

    D. 一种成见

    E. 暂时不能实现的幻想

【B 型题】

    A. 情感和行为常受幻觉和妄想支配，易自伤及伤人

    B. 早期类似神经衰弱，生活懒散、孤独离群、思维贫乏

    C. 整日愁眉苦脸，度日如年，有严重的自杀企图

    D. 起病急、发展快、思维内容离奇，行为紊乱，常有兴奋冲动及本能意向亢进（食欲、性欲）

    E. 精神活动能力减弱，易兴奋、易疲乏、易激惹

1. 精神分裂症偏执型的表现为（ ）

2. 精神分裂症单纯型的表现为（ ）

3. 精神分裂症青春型的表现为（ ）

【C 型题】

    A. 有自知力

    B. 社会适应能力好

    C. 两者皆有

    D. 两者皆无

1. 精神分裂症（ ）

2. 神经衰弱（ ）

【X 型题】

1. 病毒性脑炎患者可出现以下哪些神经、精神症状（ ）

    A. 幻觉、妄想

    B. 精神运动性兴奋或抑制

    C. 意识障碍

    D. 自主神经症状

    E. 癫痫发作

2. 下述哪些情况应怀疑癔症诊断的可靠性（　　）

　A. 首次起病无明显心因

　B. 40岁以后首次发病

　C. 起病无明显继发性获益机制

　D. 有自知力

　E. 有短暂幻觉

3. 精神疾病的康复和社区服务的宗旨是（　　）

　A. 全面康复　　　B. 功能训练　　　C. 重返社会

　D. 提高生活质量　　E. 完全治愈

4. 有关电抽搐治疗，下列哪几项正确（　　）

　A. 电抽搐治疗也适应于严重抑郁、有强烈自伤、自杀的精神患者

　B. 电抽搐治疗只适应躁狂、极度兴奋状态的精神患者

　C. 电抽搐治疗难以被患者或家属接受

　D. 电抽搐治疗的不良反应是短暂的记忆障碍

　E. 药物治疗无效才采用电抽搐治疗

二、判断题

1. 躁狂抑郁性精神病的主要临床特征是，以情感高涨为主要症状的一种精神病。（　　）

2. 精神分裂症临床上粉单纯型、紧张型、偏执型、未分型、老年型。（　　）

3. 抗精神病药物的不良反应，其中有锥体外系征，它包括帕金森综合征，迟发性运动障碍，急性肌张力障碍，静坐不能。（　　）

三、填空题

1. 老年性痴呆（AD）的发病危险因素包括（　　　）、（　　　）、（　　　）、（　　　）、（　　　）、（　　　）等。

2. 精神患者的观察内容有（　　　）、（　　　）、（　　　）、（　　　）、（　　　）。

3. 判断意识障碍的标准是（　　　）、（　　　）、（　　　）、（　　　）。

4. 做胰岛素昏迷疗法的患者应预防（　　　）。

〔答　案〕

一、选择题

【A 型题】

1. A　2. E　3. B　4. C

【B 型题】

1. A　2. B　3. D

【C 型题】

1. D　2. C

【X 型题】

1. ABCDE　2. ABC　3. ABCD　4. ACD

二、判断题

1. 错误　2. 错误　3. 正确

三、填空题

1. 年老　痴呆家族史　21－三体综合征家族史　脑外伤史　抑郁症史　低教育水平

2. 一般观察　精神状态观察　躯体情况　治疗不良反应　心理状况

3. 定向力障碍　感觉阈限增高　精神活动紊乱　记忆障碍

4. 低血糖

第八节　皮肤病性病科护理学

〔基础知识〕

1. 何谓手足癣？如何防治？

生长于手掌和指间的皮肤癣菌感染称为手癣，可延及手背。单独发生于手背者一般称为体癣。足癣主要发生于足跖部及趾间，也可延至足背及踝部。一般足癣先发生，以后传染至手部，也可以相反，或分别发生。

治疗措施

（1）病情较轻且无合并症者可外用复方苯甲酸软膏、复方水杨酸醋等。

（2）皮损角化增厚、损害广泛者可先使用角化松解剂，待角化变薄后再使用咪唑类药物。

（3）有继发感染者先用抗生素控制继发感染，感染控制后再外用抗真菌药物。

（4）并发湿疹化者，先按湿疹处理，同时应用抗生素。待湿疹控制后，再行抗真菌治疗。

（5）有合并症者，如丹毒、蜂窝织炎、淋巴管炎、淋巴结炎等，给予相应的抗生素治疗。

预防

注意个人、家庭、公共场所的卫生；不共用毛巾、浴巾、洗脚盆；毛巾、浴巾、洗脚盆要定期消毒；经常更换鞋袜；治疗足部多汗症；要做好公共浴池的消毒工作。

2. 何谓银屑病？银屑病患者的护理措施有哪些？

银屑病是一种常见、易复发、原因不明的、以红色丘疹或斑片上覆有银白色鳞屑为特征的慢性皮肤病。皮损常分布在四肢伸面、头皮或背部。病程长，易于复发。

护理措施

（1）心理护理：帮助患者正确认识银屑病，减少心理障碍，保持乐观情绪。了解自己可能的发病因素，如紧张、劳累、受凉、感染等，并予以避免或消除。

（2）饮食护理：由于本病的特点是大量鳞屑脱落，蛋白质丢失较多，故应指导患者注意补充蛋白质，适当增加营养。忌鱼虾、酒及辛辣食物。不要接触已确认的过敏性食物和药物。

（3）皮损护理：①指导患者勤剪指甲，避免搔抓，以防皮损扩散引起同形反应或继发感染。②有条件者应坚持每日一次温水浴，但应注意水温和室温要适宜。③衣着要宽大，内衣宜穿纯棉制品，床褥宜清洁舒适。

（4）其他：①遵医嘱治疗，不要擅自停药。②指导患者规律生活，劳逸结合，坚持适度的体育锻炼，提高机体抗病能力，预防感冒发生，避免受潮湿、外伤及精神刺激。

3. 剥脱性皮炎型药物疹治疗原则、护理措施是什么？

治疗原则

（1）立即停用已知及可疑致敏药物。

（2）及时抢救，尽早使用皮质类固醇激素。

（3）予以支持疗法，维持水、电解质平衡。

（4）采取严格的消毒隔离措施，尽可能减少感染机会。如已并发感染，应选用适当抗生素。

（5）选用与致敏药物无关的药物治疗原发病，避免交叉过敏。

（6）外用药物应使用无刺激、有保护性、收敛、消炎作用的药物。

护理措施

（1）了解病因：对过敏药物应标明交班，并对患者进行预防宣教。

（2）监测生命体征：密切观察体温、呼吸、脉搏、血压的变化，注意保暖，预防感冒及肺炎。

（3）皮损护理：①皮损广泛时应使用消毒床单，换药时动作轻柔敏捷，尽量缩短暴露时间。换药完毕，彻底清理床铺。②脱屑禁止撕剥，应剪除。指甲应剪短，必要时外涂2%的碘酒每日2次。③注意黏膜（口腔、眼、阴部等）护理，保持清洁。

（4）饮食护理：宜进高热量、高蛋白、高维生素饮食。口腔有损害者进半流质或流质饮食。

（5）合并症的护理：对高热、感染、心肺功能障碍等危重患者应采取相应的护理措施。

4. 引起药物疹的常见致敏药物有哪些？

（1）抗生素类：以青霉素、链霉素最多，其次是氨苄西林、氯霉素等。

（2）磺胺类。

（3）解热镇痛类。

（4）催眠药、镇静药与抗癫痫药。

（5）异种血清制剂和疫苗。

5. 何谓湿疹？湿疹患者的健康教育包括哪几方面？

湿疹是由多种内、外因素引起的皮肤炎症反应性皮肤病。其特征是急性阶段具有明显的渗出，慢性期皮损局限、浸润、肥厚。皮损可发生于体表的任何部位，瘙痒剧烈，易复发。

健康教育

（1）患者应了解自己可能的发病原因和发病规律，保持身心健康，养成良好的生活习惯，加强锻炼。对身体的不适及病变，要积极治疗。

（2）饮食起居：应避免食用高致敏性与刺激性的辛辣食物，穿着宽松纯棉内衣、内裤。

（3）避免各种外界刺激，如热水洗烫，过度搔抓；避免接触一切可疑致病因素，如化妆品、寒冷等。

（4）遵医嘱坚持治疗。

6. 尖锐湿疣的病因、传播途径及好发部位是什么？

病因

尖锐湿疣又称生殖器疣或性病疣，由人类乳头瘤病毒感染所致。该病毒是 DNA 病毒，人类是其唯一自然宿主，宿主细胞是皮肤和黏膜上皮细胞。

传播途径

大多数患者是通过性接触而感染本病的；亦有接触患者所污染的生活用品，如马桶坐圈、浴盆、浴巾、内裤等而感染；女性患者可在分娩时，通过产道传染给婴幼儿。

好发部位

好发于外生殖器及肛门附近的皮肤、黏膜湿润区，偶见于腋窝、脐窝、乳房等处。

7. 何谓淋病？男性、女性无合并症淋病的发病特点有哪些？淋病治疗的常用药物有哪些？

淋病是由淋病奈瑟菌（又称淋球菌）引起的各种感染的总称。其最常见的表现是泌尿生殖系统的化脓性感染。在临床上淋病包括有合并症的、无合并症的和有症状的、无症状的泌尿生殖系统的淋球菌感染，血行播散性淋球菌感染以及眼、咽、皮肤、直肠、盆腔等部位的淋球菌感染。

发病特点

男性无合并症淋病的特点：潜伏期为 2～10 天（平均 3～5 天），尿道口出现红肿，尿道流出脓性或稀薄黏液分泌物，排尿有灼热或疼痛，部分患者可出现终末血尿；有尿频、尿急或清晨分泌物封住尿道口呈"糊口"现象；由于尿道内有较多脓性分泌物，尿液呈乳白浑浊样。少数患者伴有发热，体温 38℃左右。

女性无合并症淋病的特点：约 60% 的妇女感染后无症状，有症状者也较轻。最常见有淋菌性宫颈炎、尿道炎、尿道旁腺炎、前庭大腺炎与肛周炎。常伴有的临床表现主要是多量脓性白带和伴有尿痛、尿频、尿急等泌尿系统刺激症状。幼女间接感染后常表现外阴红肿、疼痛，阴道有脓性分泌物等症状。

治疗药物

淋菌治疗的常用药物：淋病的治疗原则是及时、足量、规则用药。目前治疗淋病常用的有效药物有头孢曲松和大观霉素等。可针对病情采取不同的治疗方案。

8. 论述皮肤病使用外用药的注意事项。

皮肤病使用外用药注意事项包括：①注意外用药的使用方法，可根据皮损的性质和治疗需要，采取不同的用药方法。如皮损浅在或药物的透入性强时，则可局部涂搽；如果苔藓样变明显，须促进药物深达时，外用软膏后可加塑料薄膜封包。②对皮肤敏感性强者，要选择温和无刺激的药物，或先用低浓度，再逐步提高浓度。采用新药或易致敏药物时，可先用于较小面积，如无不良反应再大面积使用。③嘱咐患者与医护人员密切配合，要详细说明使用药物的方法，如用药次数、部位、用量和方法等，如有反应须停药就诊。④注意禁忌证，刺激性强的药物勿用于皮肤薄嫩处，高浓度水杨酸及芥子气软膏等不可应用于乳房下部、外阴及面部等处，幼儿也不可应用。

9. 梅毒的治疗原则和护理要点有哪些？

治疗原则

（1）梅毒诊断必须明确，治疗越早，效果越好。药物剂量要足够，疗程要规则。治疗后要追踪观察。

（2）治疗首选长效青霉素，根据梅毒的不同分期选择不同的治疗方案。如果对青霉素过敏，则改用四环素或红霉素等。孕妇和 8 岁以下患儿不用四环素。

（3）定期复查，如果是早期梅毒应在治疗后的第一年每隔 3 个月复查一次，以后每半年复查一次，直至 2~3 年。

（4）患者的配偶或性伴侣应同时到医院检查和治疗。

护理要点

（1）心理护理

①尊重患者，保护患者隐私，杜绝任何可能带有歧视性的言行，科学指导及时释疑，解除患者的思想顾虑，使其积极配合治疗。

②要做好健康教育，向患者讲解有关性病的危害、预防、治疗及自我护理的知识。

（2）消毒隔离

①早期梅毒的传染性强，应予接触隔离，住单间病房，病房的家具、门窗、门把手、地面和坐便器每天用含氯制剂消毒。

②房间的医疗用品相对固定，定期消毒。污染的被服先消毒，后清洗。

③医护人员在检查治疗前后需洗手，接触分泌物、血液时要戴手套（尤其是操作者皮肤有破溃时）。

④污染的敷料要焚烧处理。

（3）病情观察

①注意观察用药后的反应（如药物过敏反应、吉－海反应）。吉－海反应：又称疗后增剧反应。梅毒患者在首次使用驱梅药物时所出现的急性不良反应，通常在初次给药的4小时内发作，8小时达高峰，24小时内结束。前驱症状有全身不适，体温升高达38.5℃左右，头痛、寒战、心动过速、恶心、呕吐，继之出现血压下降，原有梅毒损害加剧，短暂恶化伴压痛。发生吉－海反应的机制不明，一旦发生，应及时报告医师处理。

②心血管梅毒、神经梅毒、孕妇或新生儿梅毒应参照各专科的病情观察及护理。

（4）健康教育

①遵医嘱继续抗梅毒治疗，定期复查。

②动员患者的性伴侣前来接受检查和治疗，治疗期间禁止性生活。

③教育患者要洁身自爱，建立健康的生活方式，减少复发和继续传播性病的可能性。

④注意个人卫生，勤洗澡，勤换内衣。

10. 梅毒的病因和传播途径有哪些？

梅毒是由苍白螺旋体（也称梅毒螺旋体）引起的一种慢性全身性感染的性传播疾病，几乎可侵犯全身各个器官，产生多种多样的症状和体征，也可以多年无症状呈潜伏状态，还可以通过胎盘传染给胎儿，导致先天性梅毒。临床上分早期梅毒和晚期梅毒。

梅毒的主要传播途径有4种，其中最主要的是直接性接触传染。

（1）性接触传染：约有95%的患者是通过这种方式感染的。没有经过治疗的早期梅毒患者，皮肤损害中含有大量的梅毒螺旋体，因此传染性最强。如果患者与其他健康人发生性行为，那么后者很容易被传染上梅毒。

（2）间接接触传染：由于接触到被梅毒患者污染的衣裤、被褥、毛巾、浴盆、便器等物品而感染。医护人员如果不注意防护也可能不慎受染。

（3）胎盘传染：患了梅毒的孕妇，梅毒螺旋体通过血液循环，经胎盘进入胎儿体内，使胎儿感染上梅毒。

（4）血源性传染：这是由于输入梅毒患者的血液而受传染。

11. 何谓性病？性病主要有哪几种？

性传播疾病（简称"性病"）是一组以性行为作为主要传播途径的传染病，简称性病。过去性病只包括淋病、梅毒、软下疳、性病性淋巴肉芽肿4种，称为第一代性病或"经典性病"。随着医学科学的发展，对性病的认识也在提高。由于性行为的变化和病种增多，性病的范畴也在扩大。目前，在国际上列为性传播疾病的已达二十多种，我国列为重点防治的主要有8种性病，即艾滋病、淋病、梅毒、软下疳、性病性淋巴肉芽肿、非淋菌性尿道（宫颈）炎、尖锐湿疣和生殖器疱疹。

12. 何谓交叉过敏？何谓多价过敏？

药物疹治愈后，如再用与致敏药物化学结构相似的药物，能再发药物疹，称交叉过敏。

在药物疹高敏状态期，甚至对一些结构不同的药物也诱发过敏，称多价过敏。

13. 皮肤科外用药的使用原则及使用方法有哪些？

使用原则

（1）选择剂型：根据临床症状及皮肤损害特点选择剂型。如急性渗出性皮肤损害选择振荡剂；亚急性皮肤损害选择油剂或糊剂；慢性皮肤损害选择软膏；无皮肤破损以瘙痒为主的选酊剂；有渗出、水疱选湿敷。

（2）药物选择：根据病因、病理变化选择药物。如细菌感染性皮肤病选抗生素类药物（如金霉素软膏等）；真菌感染性皮肤病选抗真菌药物（如酮康唑、咪康唑等）；变态反应性皮肤病选择抗过敏药物（如去炎松霜、氢化可的松霜、地塞米松洗剂等）。

使用方法

（1）粉剂：用止血钳夹棉球沾粉撒布，或用纱布包粉剂外扑。一般每日数次，撒布粉剂之前应清除陈旧的粉剂。

（2）振荡剂：将振荡剂摇匀，用止血钳夹棉球或用毛刷沾药涂于患部。小面积涂药可用棉棒。每日数次，第二次用药前应清除前次积存药物。

（3）软膏、糊（泥）膏：先将双层纱布放在软膏板上，然后用软膏刀（或压舌板）将软膏或糊膏均匀地涂在双层纱布上，然后贴敷于患部，外用绷带包扎。也可直接涂于患部，外扑粉剂，每日外用 1～2 次。有毛发部位不宜使用糊膏。第二次用药前应将残余软膏或糊膏清除干净。

（4）乳剂：无破溃的皮损，可洗净手部，用手指将乳剂薄涂于患部，轻轻揉搓，以利药物渗入，也可用器械（如压舌板或棉棒）将药物涂于患部。

14. 皮肤科常用的换药方法有哪些？

（1）皮肤损害的清洁法：主要是清除皮损上的渗出物、痂皮、鳞屑等，有时需将陈旧的外用药和污物清除干净。一般的渗液和结痂，可用湿敷和浸泡法除去。痂厚时可外涂软膏（或凡士林）并包扎，至痂皮浸软后再用镊子和棉棒轻轻除去。皮损上的残余软膏或糊膏，可用棉球浸植物油或液体石蜡除去。对于氧化锌橡皮硬膏和膏药，可用棉棒或棉球蘸植物油或汽油除去。如果皮损的面积大，污秽较多，患者身体条件好，没有发热，可用淋浴或浸浴除去，必要时可用肥皂清洗。

（2）湿敷：治疗皮肤病常用开放性冷湿敷。方法如下：按皮损面积大小，选用 6～8 层纱布或用两层小毛巾做成湿敷垫，浸入药液中，取出拧至半干，以不滴水为度，然后放在皮损上，使其紧贴皮损。每隔 15～20 分钟重新操作一次，每次持续 1～2 小时，每日次数可根据病情而定，每次湿敷需更换溶液及湿敷垫，已用过的湿敷垫须消毒后再用。两次湿敷的间隔期涂以氧化锌油等药物保护。湿敷液的温度，夏季以室温或低于室温为宜，冬季应稍加温。湿敷面积一般不超过体表面积的 1/3，以免受凉感冒及药物吸收过量，引起中毒。手足、外阴、肛门部位如有化脓或分泌物多时，可用浸浴代替湿敷。浸浴的药液选用含有抗生素的溶液。

（3）封包：对顽固的肥厚性皮损，可将外用药直接涂抹在皮损处，再用薄膜覆盖并包扎固定，6～8 小时后去掉薄膜。每日 1 次。封包疗程根据病情而定。此法可增加药物经皮的吸收率而提高疗效。每次封包时间一般不要超过 8 小时，避免局部皮肤发生毛囊炎。皮损伴有感染时不宜封包。

15. 皮肤的基本损害有哪些？

（1）原发性损害：是由皮肤病理变化直接产生的第一个结果，如斑疹、丘疹、风团、结节、水疱、脓疱、囊肿。

（2）继发性损害：是原发性损害经过搔抓、感染、治疗处理和在损害修复中进一步产生的后果，如鳞屑、表皮剥脱或抓痕、浸渍、糜烂、皲裂、苔藓化、硬化、痂、溃疡、萎缩、瘢痕、皮肤异色。

16. 婴儿湿疹的护理措施有哪些？

（1）饮食护理：指导患儿父母合理喂养，避免过敏性食物。喂母乳的患儿，母亲应忌食鱼、虾等食物。

（2）皮损护理：①保护患儿皮肤，勿过度烫洗，避免过多肥皂刺激及搔抓。②衣物宜轻、软、宽松，避免毛织品类衣物直接接触皮肤。③衣服、枕巾、尿布要勤洗勤换。④室温不宜过高，衣被不宜过暖，以减少汗液的刺激。

（3）其他：①有活动性湿疹损害时，应避免接触单纯疱疹患者，防止感冒。②尽量避免环境中的变应原，如尘螨、毛絮、人造纤维、真菌等。③遵医嘱行药物治疗。

〔测试题〕

一、选择题

【A 型题】

1. 口腔真菌感染漱口液选择（　　）
   - A. 1%～2%甲紫溶液
   - B. 1%～3%碳酸氢钠溶液
   - C. 0.02%呋喃西林
   - D. 0.1%依沙吖啶溶液
   - E. 朵贝儿溶液

2. 不符合皮肤病外用药剂型选择原则的是（　　）
   - A. 有水疱选用湿敷
   - B. 急性炎症性皮损，仅有潮红、斑丘疹而无糜烂，选用粉剂或振荡剂
   - C. 糜烂、渗出时选用软膏
   - D. 亚急性炎症皮损可选用油剂、糊剂或乳剂
   - E. 慢性炎症皮损选用软膏、糊剂或乳剂

3. 疥疮皮损好发于（　　）
   - A. 胸背部及腰部
   - B. 头部、面部和颈部
   - C. 四肢的伸侧
   - D. 臀部及双下肢、手掌及足背
   - E. 指缝、腕部屈侧、下腹部、股内侧

4. 患者张某，右腰背部皮肤疼痛，且呈带状排列的群集米粒至黄豆大水疱，皮损局部治疗应选择（　　）
   - A. 软膏
   - B. 湿敷
   - C. 酊剂
   - D. 粉剂
   - E. 洗剂

5. 湿疹急性期皮疹无糜烂渗液者外搽（　　）
   - A. 氧化锌油
   - B. 硼酸软膏
   - C. 水杨酸软膏
   - D. 炉甘石洗剂
   - E. 氧化锌糊剂

6. 天疱疮是（　　）
   - A. 慢性大疱性皮肤黏膜疾病
   - B. 细菌性疾病

C. 病毒性疾病 D. 过敏性疾病

E. 传染性疾病

7. 皮肤病最常见的自觉症状是（　）

　　A. 烧灼感　　　　　　B. 疼痛　　　　　C. 皮疹

　　D. 麻木感　　　　　　E. 瘙痒

8. 疥疮是疥螨引起的皮肤病，易在下列哪种人群中流行（　）

　　A. 集体人群　　　　　B. 集体和家庭　　C. 学生集体

　　D. 儿童集体　　　　　E. 密集人群

9. 应隔离治疗的皮肤病是（　）

　　A. 盘状红斑狼疮　　　B. 带状疱疹　　　C. 疥疮

　　D. 药物性皮炎　　　　E. 丘疹样荨麻疹

【B 型题】

　　A. 化脓菌　　　　　　B. 螺旋体　　　　C. 病毒

　　D. 白假丝酵母菌　　　E. 昆虫

1. 鹅口疮的病原体为（　）

2. 带状疱疹的病原体为（　）

3. 丹毒的病原体为（　）

【X 型题】

1. 皮肤病的护理应（　）

　　A. 对传染性皮肤病患者做好消毒隔离

　　B. 避免患者食用辛辣食物及饮酒

　　C. 对皮损处理应注意消毒隔离和无菌操作

　　D. 涂药前，用肥皂洗净皮损面

　　E. 嘱药物疹患者牢记致敏药物，避免再使用

2. 常发生于幼儿的皮肤病有（　）

　　A. 红斑狼疮　　　　　B. 鹅口疮　　　　C. 脓疱疮

　　D. 天疱疮　　　　　　E. 足癣

3. 下述哪项属于皮肤病的原发性损害症状（　）

　　A. 脓疱　　　　　　　B. 溃疡　　　　　C. 皲裂

　　D. 风团　　　　　　　E. 丘疹

二、判断题

1. 红斑狼疮患者应做日光浴，以增强体质。（　）

2. 单纯疱疹由单纯疱疹病毒引起的，人类单纯疱疹病毒 1 型主要引起生殖器部位的皮肤黏膜以及新生儿的感染。（　）

3. 对患有变态反应性疾病的患者避免食用有关的致敏食物和药物，不要饮酒。（　）

4. 治疗皮肤病，应根据病理变化和自觉症状等选择药物。（　）

5. 丹毒系由 β 型溶血链球菌引起的慢性皮肤炎症。（　）

6. 维生素 A 缺乏病的临床特征为皮肤干燥并出现非炎症性棘状毛囊性丘疹。（　）

三、填空题

1. 天疱疮临床上可分为（　）、（　）、（　）、（　）四型天疱疮。

2. 红斑狼疮分（　）、（　）两型。

3. 带状疱疹是由水痘带状病毒引起的皮肤病，儿童首次感染时引起水痘，成人则常引起带状疱疹皮损特点：通常沿（　）分布，一般不超过体表正中线。

4. 疥疮是由（　）引起的皮肤病，易在（　）中流行。

5. 皮肤的生理功能主要有（　）、（　）、（　）、（　）、（　）、（　）和参与免疫反应等作用。

6. 鹅口疮系由白假丝酵母菌侵犯口腔黏膜所致，多发生于（　）。

7. 日光可引起（　）、（　）、（　）甚至引起癌前期病变。

8. 疥疮是疥螨引起的皮肤病，易在集体和家庭中流行．皮疹特点主要为（　）、（　）、（　）。

9. 足癣临床分为（　）、（　）、（　）三型。

〔答　案〕

一、选择题

【A 型题】

1. B　2. C　3. E　4. B　5. D　6. A　7. E　8. B　9. C

【B 型题】

1. D　2. C　3. A

【X 型题】

1. ABCE　2. BC　3. ADE

二、判断题

1. 错误　2. 错误　3. 正确　4. 错误　5. 错误　6. 正确

三、填空题

1. 寻常型　落叶型　增殖型　红斑型

2. 盘状红斑狼疮　系统性红斑狼疮

3. 一侧周围神经

4. 疥螨　集体和家庭

5. 保护作用及感觉　调节体温　分泌　排泄　吸收　代谢

6. 儿童

7. 急性皮炎　慢性皮炎　皮肤过早老化

8. 丘疹　水疱　隧道及结节

9. 鳞屑水泡　浸渍糜烂　角化过度

第九节　五官科护理学

〔基础知识〕

1. 牙龈出血的最常见原因是什么？

牙龈出血不是一种单纯性疾病，而是许多疾病在口腔中的一种表现。牙龈出血最常见的原因是牙龈炎和牙周炎。

2. 哪些拔牙患者需要在心电监护下拔牙？护理要点有哪些？

需要在心电监护下拔牙的人有：无拔牙禁忌证的高血压、心脏病患者；并发心血管病变的肺、肝、肾、糖尿病患者；年老体弱的患者等。

护理要点

（1）用药指导：血压高于 24.0/13.3 kPa（180/100 mmHg）的患者，术前应遵医嘱服用降压药物；高血压、心脏病、冠心病等患者，术前应遵医嘱服用扩张冠状动脉药物；心情紧张患者，术前应遵医嘱服用镇静药物。

（2）心理疏导：对存有恐惧心理的患者，向其说明拔牙对治疗疾病的必要性以及心电监护拔牙较普通拔牙更安全，从而消除或减轻患者的紧张情绪及恐惧心理。

（3）特殊物品准备：主要包括心电监护仪和一次性电极、氧气及抢救车等。

（4）术前交代：向患者及家属介绍术中及术后可能发生的情况，并签署手术同意书。

（5）术中配合：①观察病情变化。②配合心内科医生做好生命体征的监测和记录。配合手术医师完成拔牙工作。

（6）术后交代：除常规交代牙拔除术后注意事项外，嘱患者休息半小时，无不适方可离开。

3. 牙本质过敏症的主要原因有哪些？

凡能使牙釉质的完整性受到破坏，牙本质暴露的各种牙体疾病，如磨耗、楔状缺损、牙折、龋病以及牙周萎缩致牙颈部暴露等均可引起牙本质过敏症。

4. 急性牙髓炎的疼痛特点有哪些？

（1）自发痛：自发性疼痛，阵发性加剧。

（2）激发痛：冷热刺激可激发疼痛或使疼痛加剧。

（3）放散痛：疼痛可放散至同侧上、下颌牙齿及头部和耳颞部等，患者常不能自行定位。

（4）夜间痛：疼痛常在夜间、平卧位时发作。

5. 预防龋病的主要方法有哪些？

（1）控制牙菌斑，保持口腔清洁：①坚持早晚刷牙，饭后漱口，并正确选择和使用牙线。②定期到口腔专科医院检查或清洗牙齿。③适当使用漱口液漱口。

（2）合理膳食：①多食富含纤维素的蔬菜、粗粮。②使用糖代用品，以控制蔗糖摄入。

（3）增强牙齿的抗龋能力：如到医院由口腔专科医师进行窝沟封闭或涂氟治疗；对低氟地区人群，在医师的指导下使用含氟牙膏或氟化水漱口等。

6. 儿童时期哪些不良习惯可导致错𬌗畸形？

儿童时期的吮指习惯、吐舌或舔牙习惯、咬唇或咬物习惯、偏侧咀嚼习惯、托腮思考及手枕睡眠等不良习惯可导致错𬌗畸形。

7. 鼻出血的病因有哪些？常用止血方法有哪几种？鼻出血的护理要点有哪些？

病因

（1）局部病因：①鼻和鼻窦外伤或医源性损伤；②鼻腔和鼻窦炎症；③鼻中隔病变；④肿瘤。

（2）全身病因：凡可引起动脉压和静脉压增高、凝血功能障碍、血管张力改变的全身性疾病均可发生鼻出血。

常用止血方法

常用止血方法有：烧灼法、填塞法、血管结扎法、血管栓塞法。

护理要点

（1）患者体位：一般取半卧位，出血较多疑有休克者，取平卧位。

（2）心理护理：热情接待患者并予以安慰，做好必要的解释工作。

（3）病情观察：密切观察患者血压、脉搏等生命体征变化，对出血较剧、渗血面较大或出血部位不明者，迅速建立静脉通道，给予止血药、补液，并协助医师做好鼻腔前鼻孔或前后鼻孔填塞止血术。严密观察鼻腔填塞后或取出填塞物后是否仍有出血情况。鼻腔填塞纱条在 48~72 小时后逐渐抽取，此后应给予患者复方薄荷油喷鼻，以防再次出血。

（4）简易止血法：①冷敷前额和后颈；②用手指向鼻中隔方向紧捏两侧鼻翼 10~15 分钟；③1% 麻黄素液喷鼻。

（5）口腔护理：嘱患者勿将血液咽下，以免刺激胃黏膜引起恶心、呕吐，保持口腔清洁卫生，加强口腔护理。

（6）术前准备：若鼻腔填塞无效，可根据出血部位行相应的血管栓塞术或结扎术，应向患者解释手术的必要性，配合医生做好术前准备。

8. 龋病的主要危害是什么？

（1）造成牙体缺损或缺失，破坏咀嚼器官的完整性，同时对美观、发音等产生影响。

（2）引起牙髓病、根尖周病、颌骨炎症等一系列并发症。

（3）在儿童时期，影响牙颌系统的生长发育。

（4）龋病及其并发症常引起局部肿胀和疼痛，影响人们的生活、学习和工作。

9. 白内障患者手术后护理要点有哪些？

（1）患者体位：卧床休息，平卧位，头部不宜过多活动，禁止低头和弯腰，室内光线宜暗。

（2）饮食护理：进易消化、半流质饮食。多吃蔬菜、水果，不吃带刺及坚硬的食物，保持大便通畅。

（3）病情观察：注意手术眼的保护，勿碰撞，有条件者戴眼罩。

如果有头痛、头晕、呕吐、伤口疼痛、发热等，应及时通知医生。避免咳嗽及情绪激动。

（4）心理护理：消除患者紧张、恐惧心理，耐心、细致地回答患者的提问。

10. 气管切开的最佳部位在哪里？手术适应证及术后并发症有哪些？如何做好气管切开的护理？

最佳部位

气管切开的最佳部位为第 2～4 气管环处。

适应证

喉阻塞、下呼吸道分泌物或异物阻塞、某些手术的前置手术。

并发症

皮下气肿、纵隔气肿、气胸、出血、拔管困难。

护理措施

（1）患者体位：取平卧或半卧位，去枕使颈部舒展以利呼吸和吸痰。督促并协助患者经常变换体位，尽可能早日下床活动，以防发生肺部并发症。

（2）病室管理：室内温度 20～22℃，相对湿度 80%～90%，有条件者置单人病室。病室每日用紫外线消毒，物品皆用消毒液擦拭，对探视人员予以限制。

（3）管道护理：①床边备吸引器、氧气和气管切开护理盘。②气管套管固定牢靠，防脱落。经常调节外套管系带，其松紧以容留一指为宜。③用无菌湿纱布遮盖套管口，定时向套管内滴入抗生素，每日做雾化吸入。④严格执行无菌操作，及时清除套管内的分泌物并定时清洗消毒内套管，保持内套管通畅。

（4）伤口护理：气管切开处敷料每日更换，保持伤口敷料清洁干燥。

（5）心理护理：术后患者暂时失去发声能力，应体谅患者心情，护理要周到，解释要耐心。患者可书面表示或用手指自行堵住套管口进行短时间简单交流。

（6）拔管护理：呼吸困难已解除可予拔管，但必须先行试堵管，观察48小时后呼吸正常方可拔管。

11. 准分子激光治疗近视眼的手术适应证有哪些？

（1）年龄满18周岁及以上。

（2）近视在 -15.00D 以下，散光不超过 6.00D，远视在 +6.00D 以下。

（3）近视系数稳定在2年以上。

（4）配戴隐形眼镜者，应摘镜停戴2周以上。

（5）眼部检查无活动性眼病，排除全身系统疾患。

（6）患者本人有摘掉眼镜的强烈要求。

12. 鼻内镜手术的含义是什么？其术后并发症有哪些？

鼻内镜手术是指借助鼻内镜和其他特殊的配套手术器械经鼻内进行鼻腔、鼻窦、鼻颅底和鼻眼区域手术的外科技术。

术后并发症

（1）眼并发症：眶内血肿、眶骨膜炎等。

（2）颅内并发症：脑脊液鼻漏、脑膜炎等。

（3）鼻部并发症：鼻腔内粘连、鼻出血。

13. 鼻咽癌的早期临床表现有哪些？首选治疗方案是什么？

鼻咽癌的早期临床表现：①鼻部症状：早期可出现回缩涕中带血或擤出涕中带血；②淋巴结肿大。

首选治疗方案为放疗。

14. 扁桃体切除术的适应证、禁忌证及术后并发症有哪些？护理要点是什么？

适应证

（1）慢性扁桃体炎反复急性发作或多次并发扁桃体周围脓肿。

（2）扁桃体过度肥大，妨碍吞咽、呼吸及发声功能。

（3）慢性扁桃体炎已成为引起其他脏器病变的病灶或与邻近器官的病变有关联。

（4）白喉带菌者，经保守治疗无效。

（5）各种扁桃体良性肿瘤，可连同扁桃体一并切除；对恶性肿瘤则应慎重。

禁忌证

（1）急性炎症时。

（2）造血系统疾病及有凝血机制障碍者。

（3）严重全身性疾病。

（4）在脊髓灰白质炎及流感等呼吸道传染病流行季节或流行地区，以及其他急性传染病流行时。

（5）妇女月经期、妊娠期。

（6）亲属中患有免疫球蛋白缺乏或自身患有免疫系统疾病。

术后并发症

（1）出血：术后 24 小时内发生为原发性出血，5～6 天发生为继发性出血。

（2）伤口感染。

（3）肺部并发症。

护理要点

（1）患者体位：局麻手术患者取半卧位，全麻术后未清醒患者取平卧位，头偏向一侧。

（2）饮食护理：局麻术后 4 小时、全麻清醒后 6 小时可进冷流质（如冰淇淋、牛奶等），术后第 2 日如创面均匀完整，可进温、冷半流质饮食。

（3）病情观察：嘱患者勿将口内分泌物咽下，以免引起恶心、呕吐，唾液中混有少许血丝属正常现象。如持续口吐鲜血，则提示创面有活动性出血，应报告医师，采取适当的止血措施。全麻儿童如不断做吞咽动作，提示可能将血液咽下，应检查伤口，予以处理。

（4）伤口护理：术后第二天用复方硼酸溶液漱口，保持口腔清洁。术后 6 小时伤口即有白膜形成，术后 24 小时扁桃体窝已完全覆以白膜，此为正常现象，对创面有保护作用。白膜于 10 天内逐渐脱落。

（5）遵医嘱给予镇静、止痛药。

15. 阻塞性睡眠呼吸暂停综合征的定义是什么？

阻塞性睡眠呼吸暂停综合征是指成人 7 小时的夜间睡眠时间内，至少有 30 次呼吸暂停，每次发作时，口、鼻气流停止流通至少 10 秒以上；或呼吸暂停指数（即每小时呼吸暂停的平均次数）大于 5。

16. 牙拔除术后的注意事项有哪些？

（1）一般交代：①30 分钟后取出拔牙创处压迫棉球；②拔牙后 48 小时内唾液中带有血丝属正常现象；③术后如有明显的肿痛或出血，应及时来院处理；④伤口有缝线者，术后 5 ~ 7 天拆除缝线（可吸收缝线除外）。

（2）饮食指导：术后 2 小时方可进食，宜进清淡、清凉软食。

（3）预防出血：拔牙当日不要漱口或刷牙，术后 1 ~ 2 天内避免用舌舔或吸吮创口，避免用拔牙侧咀嚼，以防血凝块脱落而发生出血及影响创口愈合。

（4）局部冷敷：术后局部可给予冰袋冷敷，以减轻局部肿胀和疼痛。

（5）预防感染：术后可给予适量抗生素预防感染。

17. 视网膜脱离的治疗原则是什么？其护理措施有哪些？

视网膜脱离的治疗原则是手术治疗（封闭裂孔）。

护理措施

（1）术前指导：安静卧床，使裂孔处于最低位，术眼充分散瞳。

（2）心理护理：消除焦虑、恐惧心理，配合手术。

（3）患者体位：术后患者卧床 1 周，双眼包扎。玻璃体注气患者为帮助视网膜复位和防止晶状体浑浊应低头或取俯卧位，待气体吸收后取正常卧位。

（4）病情观察：如出现眼痛、恶心和呕吐，应及时给予止痛药或降眼压药，必要时适当放气。

（5）出院指导：嘱患者半年内勿剧烈运动或从事体力劳动，按时用药，按时复查，随时就诊。患眼继续散瞳至少 1 个月。

18. 食道异物最常见的停留部位在哪里？并发症有哪些？

食道异物最常见嵌于食管入口。

食道异物的并发症有：食管穿孔或损伤性食管炎、颈部皮下气肿、纵隔气肿、食管周围炎及颈间隙感染或纵隔炎、大血管破裂、气管食管瘘。

19. 角膜移植手术的术前准备及术后护理有哪些?

术前准备

（1）抗生素眼药水滴眼、洗眼和冲洗泪道，清洁结膜囊，有条件者应做结膜囊细菌培养，阴性后方可手术。

（2）手术前1日，睡前涂依色林眼膏。

（3）术前滴1%匹罗卡品眼药水，术前半小时20%甘露醇静脉滴注，口服代目克斯和鲁米那。

术后护理

（1）患者体位：双眼包扎，严格卧床休息，2~3天后才能下床适当活动。注意保暖，防止感冒。

（2）饮食护理：以易消化、高热量、粗纤维软食为主，预防便秘，防止伤口裂开、移植片移位等。

（3）病情观察：①注意术眼卫生，不要揉眼、擦眼，不要剧烈活动，避免碰撞。②移植术后，用可的松眼药水滴眼，为预防排斥反应，术后早期应一次性、大剂量口服皮质激素。在服用激素期间，要注意观察大便性状，有无黑便，警惕发生应激性消化道溃疡。

20. 青光眼患者的健康教育内容有哪些?

（1）饮食指导：多吃蔬菜、水果等，防止便秘。勿在短时间内大量饮水，不暴饮暴食，避免过于疲劳。

（2）预防指导：①年龄超过40岁，每年去医院测量眼压及检查眼底，及时发现病情，及早接受治疗。②晚间少看电视，不在暗光下看书，更不要在暗室停留过久。③保持家庭生活和睦，精神愉快，避免大喜、大悲等情绪波动。④不穿高领及紧身衣服，腰带不能束得太紧，以免间接引起眼压升高。

（3）健康指导：①按时应用降眼压的药物，缩瞳药、扩瞳药要分开放置。②感觉眼胀、头痛、看灯周围有虹视、视力减低时可能是青光眼发作，要及时去医院治疗。

21. 配戴固定矫治器的注意事项有哪些?

（1）一般交代：在固定矫治过程中，由于牙齿受力、移位，常发生咬合无力及矫治初期的轻微不适或疼痛，属正常现象，不必惊慌。

（2）饮食指导：不要吃硬性、黏性及大块食物，前牙不要做啃的动作，尽量用后牙吃东西，以防矫治器脱落、移位或变形，影响疗效。

（3）口腔卫生指导：正确选择和使用牙刷，坚持早、晚刷牙及餐后刷牙，且每次刷牙时间不少于3分钟，以保持矫治器、牙面和口腔的清洁。

（4）特殊交代：除遵医嘱复诊外，在治疗期间如有异常疼痛或有托槽、带环等矫治器的损坏，应及时来院进行处理。

22. 牙拔除术后出血的原因有哪些？

牙拔除术后出血主要由局部因素引起，如软组织撕裂、牙槽窝内残留炎性肉芽组织、牙槽内小血管破裂、牙槽骨骨折及牙槽窝内血凝块脱落等。全身因素主要是血液系统疾病，如血友病、肝炎、原发性血小板减少性紫癜等。

23. 气管异物的并发症有哪些？

气管异物的并发症有：气胸、纵隔或皮下气肿、心力衰竭、感染。

24. 何谓白内障？老年性白内障分几期？哪一期为最佳手术期？

晶体浑浊称为白内障。

老年性白内障分为初发期、膨胀期、成熟期、过熟期等4期。

成熟期为最佳手术期。

25. 何谓龋病？引起龋病的四联因素是指哪四个因素？

龋病是指牙体硬组织在以细菌为主的多种因素影响下，发生的慢性进行性破坏的一种疾病。

引起龋病的四联因素是指宿主、微生物、饮食和时间四个因素。

26. 何谓口腔黏膜病？何谓复发性口腔溃疡？

口腔黏膜病是指发生在口腔黏膜及软组织上的类型差异、种类众多的疾病总称。

复发性口腔溃疡是指一类原因不明，具有周期性复发，但又有自限性的局限性黏膜溃疡性损害，好发于角化程度较差的区域，如唇、颊黏膜。

27. 何谓变应性鼻炎？变应性鼻炎的分类有哪些？变应性鼻炎的治疗原则有哪些？

变应性鼻炎是发生在鼻黏膜的变态反应性疾病，以鼻痒、喷嚏、鼻分泌亢进、鼻黏膜肿胀等为主要特点。

分类

变应性鼻炎分为常年性变应性鼻炎和季节性变应性鼻炎，后者又称"花粉症"。

治疗原则

（1）非特异性治疗：①糖皮质激素；②抗组胺药；③肥大细胞膜稳定剂；④减充血药：多数为血管收缩剂；⑤抗胆碱药。

（2）特异性治疗：①避免与变应原接触；②免疫疗法。

28. 何谓电子耳蜗？

电子耳蜗又称人工耳蜗，它是一个电子装置，是一个换能器，能把声音信号转换成电信号，经电极输送至耳内，刺激内耳螺旋神经节细胞，产生听觉。

29. 何谓传导性聋？何谓感音神经性聋？

经空气径路传导的声波，受到外耳道、中耳病变的阻碍，到达内耳的声能减弱，致使不同程度听力减退者称为传导性聋。

内耳听毛细胞、血管纹、螺旋神经节、听神经或听觉中枢的器质性病变均可阻碍声音的感受与分析或影响声音讯息的传递，由此引起的听力减退或听力丧失称为感音神经性聋。

30. 何谓眼心反射？

眼心反射是指眼球在摘除、受压或眼肌牵拉时受机械性刺激，引起迷走神经过度兴奋，导致心律失常、脉搏变慢者称为眼心反射。

31. 何谓牙周病？牙周病的主要预防措施有哪些？

牙周病是指发生在牙齿支持组织的疾病。广义的牙周病泛指发生于牙周组织的各种病理情况，主要包括牙龈病和牙周炎两大类。狭义的牙周病则仅指造成牙齿支持组织破坏的牙周炎，而不包括仅累及牙龈组织的牙龈病。

预防措施

（1）以健康教育为基础，增强人群预防牙周病的意识，提高自我口腔保健和维护牙周健康的能力。

（2）养成良好的个人口腔卫生习惯，特别是掌握正确的刷牙方法，去除牙菌斑，使牙周支持组织免遭破坏。

（3）提高宿主的防御能力，保持健康的生理和心理状态。

（4）维持牙周治疗的疗效。定期做口腔保健基础治疗，进行日常自我牙周护理，是预防牙周病发生和控制其发展的最有效的方法。

32. 何谓氟牙症？其主要病因是什么？

氟牙症是牙在发育期间，长期接受过量的氟，使成釉细胞受到损害，造成牙釉质发育不全。

氟牙症的主要病因：7 岁前居住在饮水中氟含量过高的氟牙症流行区（如我国的西北、华北、东北等地区）。

33. 何谓青光眼？急性闭角型青光眼发作时药物治疗有哪些？

青光眼是一组以特征性视神经萎缩和视野缺损为共同特征的疾病，病理性眼压增高是其主要危险因素之一。

急救药物

（1）拟副交感神经药（缩瞳剂）：毛果芸香碱（匹罗卡品）。

（2）碳酸酐酶抑制剂：乙酰唑胺。

（3）β - 肾上腺能受体阻滞剂：噻吗洛尔眼药水。

（4）脱水剂：20% 甘露醇注射液。

（5）辅助治疗：全身症状较重者，可给予止吐、镇静等药物。

34. 何谓远视、近视？近视眼的并发症有哪些？

在调节放松状态下，平行光线经过眼的屈光系统后聚焦在视网膜之后，称为远视。

在调节放松状态下，平行光线经过眼球屈光系统后聚焦在视网膜之前，称为近视。

近视眼的并发症有：①玻璃体液化、浑浊和后脱离；②黄斑部变性、渗出，新生血管形成；③视网膜裂孔，视网膜脱离；④暗适应时间延长。

35. 何谓智齿冠周炎？主要防治措施有哪些？

智齿冠周炎是指智齿萌出不全或阻生时，牙冠周围软组织发生的炎症。

智齿冠周炎的主要防治措施包括：局部冲洗、切开引流、应用抗生素、增强全身抵抗力及炎症消除后拔除阻生牙。

36. 何谓阻生牙？

阻生牙是指由于各种原因（骨或软组织障碍等），只能部分萌出或完全不能萌出，且以后也不能萌出的牙。

37. 何谓干眼症？

干眼症又称结膜干燥症，是以泪液分泌减少、泪膜稳定性降低进而引起眼表损害为特征的一组疾病的总称。

〔测试题〕

一、选择题

【A 型题】

1. 颞下颌关节脱位行复位后用颅颌绷带固定时间为（　）

 A. 3～4 周   B. 1～2 周   C. 4～5 周

 D. 2～3 周   E. 5－6 周

2. 急性闭角性青光眼患者角膜呈（　）

 A. 雾状浑浊   B. 角膜后有沉着物 C. 增厚

 D. 无损害   E. 角膜弹性差

3. 急性虹膜睫状体炎最重要的局部治疗方法（　）

 A. 抗感染   B. 1% 毛果芸香碱缩瞳

 C. 1% 阿托品扩瞳   D. 使用高渗脱水药

 E. 抗病毒

4. 老年皮质性白内障的最佳手术期是（　）

 A. 未成熟期   B. 成熟期   C. 过熟期

 D. 初发期   E. 过成熟期

5. 外耳道活动性异物的取出方法为（　）

 A. 必要时手术取出

 B. 使其脱水，再行取出

 C. 应设法停止其活动后再取出

 D. 用耵聍钩钩取

 E. 让其自行爬出

6. 沙眼的防治包括（　）

 A. 一人一巾，局部滴 15% 磺胺醋酰钠眼药水

 B. 滴药使瞳孔缩小，减少疼痛

 C. 不能行滤泡压榨术

 D. 局部短暂滴药

 E. 沙眼患者所有用具一律分开使用

7. 角膜移植术前滴（　）

 A. 阿托品眼药水

 B. 1% 毛果芸香碱眼药水

C. 0.25%氯霉素眼药水

D. 15%磺胺醋酰钠眼药水

E. 0.1%利福平眼药水

8. 角膜移植术后角膜内皮排斥反应一般发生在术后（　　）

A. 第7天　　　　　B. 第3天　　　　C. 第10~15天

D. 第20天　　　　E. 第30天

9. 喉气管异物最严重的并发症是（　　）

A. 喉痛　　　　　B. 声嘶　　　　　C. 喉头梗阻

D. 急性喉炎　　　E. 肺部感染

10. 耳源性脑脓肿患者的护理中最重要的是（　　）

A. 注意大便颜色

B. 防止大便污染床单

C. 大便时勿用力过猛

D. 腹泻严重时也不能用止泻药

E. 每天做大便常规检查

11. 角膜移植术前1天冲洗结膜囊的次数是（　　）

A. 1次　　　　　B. 3次　　　　　C. 4次

D. 2次　　　　　E. 5次

12. 外耳道疖感染肿胀时选用（　　）

A. 硼酸酒精滴耳　　B. 酚甘油滴耳　　C. 氟哌酸滴耳

D. 鱼石脂甘油滴耳　E. 氯甘油滴耳

13. 下述何项不是阿托品在眼病中的应用（　　）

A. 解除睫状肌痉挛

B. 用于治疗虹膜睫状体炎

C. 用于治疗青光眼

D. 降低眼内血管壁的通透性

E. 防止虹膜与晶状体粘连

14. 牙本质过敏的疼痛特点为（　　）

A. 烧灼样疼痛

B. 自发性疼痛

C. 激惹性疼痛

D. 刺激除去后疼痛仍不消失

E. 持续性疼痛

15. 下述哪项不属于鼻咽癌的症状（　）

    A. 颈淋巴结肿大

    B. 早期回吸鼻涕后痰中带血

    C. 耳鸣耳闭塞感

    D. 听力减退

    E. 早期即出现贫血

16. 耳源性颅内并发症患者禁用（　）

    A. 止泻药   B. 止呕药

    C. 影响瞳孔变化的药物   D. 缓泻药

    E. 脱水药

17. 球后注射药物直接发生作用于（　）

    A. 眼球中段   B. 眼球后段   C. 眼球侧段

    D. 眼球前段   E. 眼球偏右段

18. 交感性眼炎一般发生在穿透性眼外伤后（　）

    A. 2 周   B. 2~8 周   C. 2~8 个月

    D. 1 周   E. 2~8 天

19. 龋齿的危害哪项叙述不正确（　）

    A. 可完全丧失咀嚼器官的功能及完整性

    B. 能引起牙齿色、形、质的变化

    C. 不会影响身体健康

    D. 能引起牙槽及颌骨的炎症

    E. 牙本质逐渐破坏消失

20. 下述哪项不属于全身疾病在口腔的表现（　）

    A. 猩红热出现杨梅舌

    B. 麻疹初期双侧颊黏膜出现 Koplik 斑

    C. 维生素 C 缺乏症可致牙龈出血

    D. 糖尿病患者口臭如烂苹果味

    E. 白血病患者无颌下、颏下淋巴结肿大

21. 有关咽鼓管的叙述，哪项正确（　）

    A. 其外 2/3 为骨部，内 1/3 为软骨部

    B. 起自鼓室，止于口咽部

C. 调节中耳腔与外界气压平衡

D. 维持听力功能

E. 维持中耳及内耳的生理功能

22. 上颌窦解剖哪项不正确（　　）

A. 上颌窦开口于中鼻道

B. 牙根感染可引起齿源性上颌窦炎

C. 上颌窦窦口位置高，不易引流

D. 因位置高，窦腔大，很难感染

E. 平均容积为 13 ml

23. 变应性鼻炎为（　　）

A. Ⅰ型超敏反应　　　　　　　　　B. Ⅱ型超敏反应

C. 主要变应原为食入物　　　　　　D. 鼻黏膜无水肿

E. 与季节变化无关系

24. 下述哪项不属于气管异物的临床表现（　　）

A. 吸气性喉喘鸣　　　　　　　　　B. 吸气性呼吸困难

C. 出现三凹征　　　　　　　　　　D. 出现潮式呼吸

E. 面色青紫

25. 沙眼是由哪一种微生物所引起的传染性结膜角膜炎（　　）

A. 病毒　　　　　　B. 细菌　　　　　　C. 立克次体

D. 螺旋体　　　　　E. 衣原体

26. 外耳道疖的叙述及处理哪项正确（　　）

A. 用鱼石脂甘油滴耳

B. 软骨部毛囊皮脂腺化脓性感染

C. 疖肿成熟应切开引流

D. 早期全身选用抗生素治疗

E. 热敷治疗

27. 下述哪一种是急性扁桃体炎的主要并发症（　　）

A. 扁桃体周围脓肿　B. 急性喉炎　　　C. 关节炎

D. 心肌炎　　　　　E. 喉旁脓肿

28. 正常眼压为（　　）

A. 1.5～1.6 kPa　　B. 1.3～2.8 kPa　　C. 1.3～2.9 kPa

D. 1.3～2.6 kPa　　E. 1.4～2.8 kPa

29. 唇裂整复术的最佳年龄为（ ）

A. 6～12 个月　　　B. 18～24 个月　C. >4 岁

D. 3 岁　　　　　E. >5 岁

30. 有关闭角性青光眼的治疗原则下列哪项正确（ ）

A. 先用缩瞳剂或高渗剂迅速降低眼压

B. 用碳酸酐酶房水生成剂

C. 行激光手术

D. 行虹膜全切术

E. 行小梁打孔术

31. 滴眼药的注意事项哪项不妥（ ）

A. 严格执行查对制度

B. 滴药前洗手

C. 易沉淀的混悬液要充分摇匀后再滴

D. 每次滴 3 滴以上

E. 同时滴多种眼药时每种间隔 2～3 分钟

32. 下述哪项不属于牙本质过敏的症状特点（ ）

A. 刺激去除后疼痛立即消失

B. 激惹性痛

C. 用探针在牙面可找到过敏点

D. 温度刺激可引起疼痛

E. 牙龈红肿

33. 下述哪项不属于咽部的淋巴组织（ ）

A. 颈深淋巴结群　　B. 腺样体　　　　C. 舌扁桃体

D. 腭扁桃体　　　　E. 咽鼓管扁桃体

34. 口腔颌面部静脉的解剖特点是（ ）

A. 不易使血液反流

B. 静脉瓣少而坚韧

C. 两眼眶外侧与口角连线区域称危险三角区

D. 三角区内的感染处理不当易逆行传入颅内

E. 属颈外静脉分支

35. 下述哪项不是鼻出血的全身原因（ ）

A. 高血压　　　　　　　　　　　B. 凝血机制障碍

C. 风湿性心脏病　　　　　　　　D. 妇女月经期

E. 化学物质中毒

36. 阿托品用于治疗眼病哪项叙述正确（　　）

A. 增加眼内血管壁的通透性

B. 降低眼内血管壁的通透性

C. 直接止痛

D. 解除睫状肌的收缩

E. 直接抗炎

37. 有关开角性青光眼的手术治疗时间哪项正确（　　）

A. 药物治疗眼压不能控制时

B. 用药物治疗 1 周后

C. 应用各种药物而且在最大药量治疗下眼压仍不能控制时

D. 药物治疗 2 周后

E. 眼压控制 2 天后

38. 耳源性颅内并发症有（　　）

A. 迷路炎　　　　　B. 急性乳突炎　　C. 硬脑膜外脓肿

D. 急性骨膜下脓肿　E. 流行性乙型脑炎

39. 全身疾病在口腔的表现哪项正确（　　）

A. 维生素 C 缺乏口腔黏膜出现红斑

B. 麻疹初期双颊黏膜出现中央带蓝白色的小点

C. 白血病患者牙龈萎缩

D. 糖尿病患者牙龈呈紫色

E. 药物过敏不影响口腔黏膜

40. 龋齿患者出现（　　）

A. 咀嚼器官的功能及完整性丧失

B. 牙齿过早脱落

C. 牙齿色、形质无变化

D. 牙髓质逐渐破坏

E. 不影响身体健康

41. 称为智齿的是（　　）

A. 第二磨牙　　　　　B. 第一磨牙　　　C. 第三磨牙

D. 第四磨牙　　　　　E. 以上都不是

42. 严格掌握扁桃体的手术指征是为了避免（　　）

　　A. 共鸣障碍　　　　　　　　　B. 免疫监视障碍

　　C. 咽隐窝缺损　　　　　　　　D. 咽淋巴的破坏

　　E. 减少细菌生长繁殖

43. 急性结膜炎的临床症状是（　　）

　　A. 角膜混浊

　　B. 视力减退

　　C. 眼分泌物增多呈脓性

　　D. 眼分泌物结痂

　　E. 睑结膜、穹窿结膜不充血

44. 匹罗卡晶在眼病中的作用，下列哪项不正确（　　）

　　A. 使瞳孔缩小　　　　　　　　B. 用于治疗青光眼

　　C. 开放前房角　　　　　　　　D. 降低眼

　　E. 解除眼肌痉挛

45. 急性喉梗阻的主要症状是（　　）

　　A. 吸气性呼吸困难　　　　　　B. 喉痛

　　C. 吞咽困难　　　　　　　　　D. 呼气性呼吸困难

　　E. 阵发性咳嗽和呕吐

46. 下述哪种维生素缺乏最易引起牙龈出血（　　）

　　A. 维生素 B$_1$　　　B. 维生素 A　　　C. 维生素 B$_2$

　　D. 维生素 C　　　　　E. 维生素 E

47. 青春期龈炎的主要病因（　　）

　　A. 牙错合拥挤　　　　　　　　B. 刷牙习惯不良

　　C. 口呼吸习惯　　　　　　　　D. 戴各种征集矫治器

　　E. 青春期内分泌特别是性激素的改变

48. 智齿冠周炎的疼痛表现为（　　）

　　A. 自发性跳痛　　　　　　　　B. 向对侧放射

　　C. 疼痛不影响咀嚼　　　　　　D. 尖牙区肿痛不适

　　E. 疼痛时无张口受限

49. 舌后坠引起的呼吸困难主要的抢救措施是（　　）

　　A. 头低侧卧位　　　　　　　　B. 清除口腔分泌物

　　C. 将舌牵向口外　　　　　　　D. 环甲膜穿刺

E. 气管切开

50. 鼻咽癌的处理首先应选择（　）

  A. 化疗   B. 手术疗法   C. 放疗

  D. 对症处理   E. 中药处理

51. 关于急性鼻窦炎，下列哪项是错误的（　）

  A. 全身症状明显

  B. 常为多窦感染

  C. 头痛重，有时间规律

  D. 处理以全身用抗生素为主

  E. 立即做上颌窦根治术及筛窦开放术

52. 急性化脓性中耳炎早期最有效的处理是（　）

  A. 抗生素全身应用及滴耳

  B. 抗生素全身应用

  C. 2%酚甘油滴耳

  D. 抗生素溶液滴耳

  E. 咽鼓管吹张

53. 下述哪项不是滴眼药水的注意事项（　）

  A. 易沉淀的混悬液，滴药前要充分摇匀

  B. 滴眼药前应洗净双手，防止交叉感染

  C. 同时滴数种药时，两药之间不需间隔

  D. 严格执行查对制度，防止滴错药

  E. 正常结膜囊容量为 0.02ml，点眼药每次 1 滴即可

54. 牙本质过敏的主要临床表现（　）

  A. 放射痛   B. 压痛   C. 激惹性痛

  D. 牙周持续痛   E. 灼痛

55. 对一位正在鼻出血的患者首先采用的治疗方法是（　）

  A. 找出血原因   B. 局部止血   C. 补液

  D. 输血   E. 全身用止血药

【B 型题】

  A. 瞳孔变形、缩小   B. 瞳孔无变化   C. 瞳孔扩大

  D. 眼前黑幕感   E. 视物变形

1. 急性结膜炎的临床特点之一为（　）

2. 急性闭角性青光眼的临床特点之一为（　　）

3. 急性虹膜睫状体炎的临床特点之一为（　　）

【X 型题】

1. 喉头梗阻的常见原因有（　　）

    A. 喉外伤　　　　　　B. 急性咽炎　　　C. 急性喉炎

    D. 喉气管异物　　　　E. 喉肿瘤

2. 视网膜的生理功能有（　　）

    A. 色觉　　　　　　　B. 光觉　　　　　C. 形觉

    D. 感觉　　　　　　　E. 触觉

3. 梅尼埃病主要临床表现包括（　　）

    A. 耳鸣　　　　　　　B. 幻觉　　　　　C. 眩晕

    D. 波动性听力下降　　　　　　　　E. 耳胀感

4. 气管切开术后护理应特别注意（　　）

    A. 每 4～6 小时清洗、消毒内套管 1 次

    B. 保持气管套管通畅

    C. 严格无菌操作，吸痰导管一用一消毒

    D. 痰液黏稠时可给予呼吸道雾化吸入

    E. 储液瓶内应先放入 250 ml 消毒液

5. 鼻咽癌（　　）

    A. 高发于青少年

    B. 在黄种人中发病率高

    C. 无地理分布及种族分布特点

    D. 与 EB 病毒有密切关系

    E. 与吸烟有密切关系

6. 颞下颌关节脱位的处理包括（　　）

    A. 复位后限制下颌活动

    B. 复位时取半卧位

    C. 复位时需 3 人配合

    D. 及时复位是最佳治疗方法

    E. 复位后固定下颌 2～3 周

7. 小儿气管异物发生呼吸困难一般表现为（　　）

    A. 呼气性呼吸困难　　　　　　　　B. 可出现喉鸣音

C. 吸气性呼吸困难　　　　　　　　D. 有三凹征表现

E. 可出现潮式呼吸

8. 角膜移植术护理包括（　　）

A. 术后观察角膜有无浑浊和水肿

B. 术前滴 1% 匹罗卡品缩瞳

C. 用 1% 泼尼松龙滴眼以预防排斥反应

D. 用 1% 阿托品滴眼以防止虹膜粘连

E. 睡前戴金属眼罩以防角膜碰伤

9. 气管切开术后并发症有（　　）

A. 纵隔气肿　　　　　B. 皮下气肿　　　　C. 气胸

D. 出血　　　　　　　E. 拔管困难

10. 治疗青光眼的方法有（　　）

A. 高渗脱水剂降眼压　B. 扩瞳剂　　　C. 缩瞳剂

D. 激光治疗　　　　　E. 手术治疗

11. 鼻出血主要局部原因包括（　　）

A. 鼻中隔疾病　　　　B. 鼻和鼻窦外伤　C. 鼻腔炎症

D. 肿瘤　　　　　　　E. 变应性鼻炎

12. 颞下颌关节紊乱病的发病因素包括（　　）

A. 社会心理因素　　　　　　　　B. 精神因素

C. 外伤及微小创伤　　　　　　　D. 颌因素

E. 免疫因素

13. 智齿冠周炎的临床表现有（　　）

A. 龈袋内有脓性物　　　　　　　B. 龈瓣充血

C. 冠周脓肿　　　　　　　　　　D. 第一、二磨牙阻生

E. 第三磨牙阻生

14. 老年性白内障的分期为（　　）

A. 手术前期　　　　　B. 未成熟期　　　C. 初发期

D. 成熟期　　　　　　E. 过成熟期

15. 耳源性颅内并发症有（　　）

A. 硬膜脑下脓肿　　　　　　　　B. 脑膜炎

C. 脑脓肿　　　　　　　　　　　D. 乙状窦栓塞性静脉炎

E. 流行性乙型脑炎

16. 急性扁桃体炎的并发症有（　　）

    A. 颈淋巴结炎　　　B. 咽旁脓肿　　　C. 脓毒血症

    D. 心肌炎　　　　　E. 支气管炎

17. 气管切开术后的护理应特别注意（　　）

    A. 每 4～6h 清洗消毒内套管 1 次

    B. 保持气管套管通畅

    C. 严格无菌操作，吸痰导管一用一消毒

    D. 痰液黏稠时可给予呼吸道雾化吸入

    E. 储液瓶内应先放入 250ml 消毒液

二、判断题

1. 沙眼是沙眼支原体感染引起的。（　　）

2. 瞳孔呈垂直椭圆形散大是急性闭角性青光眼的临床特点之一。（　　）

3. 局部止血法是鼻出血的首选治疗方法。（　　）

4. 牙本质过敏的主要表现是放射痛。（　　）

5. 阿托品可使瞳孔充分缩小，防止虹膜与晶状体粘连而发生瞳孔闭锁。（　　）

6. 采用球后注射法进行麻醉可以阻滞睫状神经节。（　　）

7. 老年性白内障的最佳手术期是未成熟期。（　　）

8. 扁桃体炎的主要并发症为咽旁脓肿。（　　）

9. 耳源性颅内并发症患者禁用影响瞳孔的药物，诊断不明者不用镇痛药。（　　）

10. 外耳道植物性异物可用耵聍钩、异物夹和各种钳夹直接夹取。（　　）

11. 鼻出血的首选止血方法是结扎止血法。（　　）

12. 及时复位、限制下颌活动是颞下颌关节脱位的主要治疗方法。（　　）

13. 急性化脓性中耳炎常为急性上呼吸道感染或急性传染病的并发症。（　　）

14. 阿托品用于治疗虹膜睫状体炎，毛果芸香碱用于治疗青光眼。（　　）

15. 牙周病的临床表现为牙龈、牙周膜、牙槽骨呈慢性进行性破

坏。（ ）

16. 屈光不正分近视、远视两种。（ ）

17. 急性闭角性青光眼患者角膜弹性差。（ ）

18. 喉癌的病因可能与严重吸烟、饮酒、空气污染、病毒感染及癌前期病变有关。（ ）

19. 滴毒性强的眼药后压迫内眦部 2~3 分钟是防止药物吸收后引起中毒反应。（ ）

20. 沙眼是结膜、角膜上皮的急性增生性炎症。（ ）

21. 萎缩性鼻炎患者鼻甲水肿，鼻腔宽大，腺体水肿致鼻腔干燥。（ ）

22. 耳源性脑脓肿患者头痛剧烈时应及时使用止痛剂，以防颅内压增高。（ ）

23. 由于右侧主支气管管腔粗短与气管纵轴角度较小，故异物常易落入右侧。（ ）

24. 角膜移植的排斥反应一般发生在术后 10~15 天。（ ）

25. 正常眼压为 1~2kPa。（ ）

三、填空题

1. 小儿气管、支气管异物，最典型的症状是（   ）、（   ）。

2. 急性扁桃体炎的主要并发症是（   ）。

3. 鼻出血的止血方法有（   ）、（   ）、（   ）。

4. 喉头梗阻常见原因有（   ）、（   ）、（   ）、（   ）、（   ）、（   ）。

5. 慢性化脓性中耳炎临床分为（   ）、（   ）、（   ）三型。

6. 喉梗阻常见病因是各种喉部（   ）、（   ）、（   ）、（   ）。

7. 急性牙髓炎的最佳处理方法是开髓引流，急性尖周炎黏膜下脓肿的最佳处理方法是（   ）。

8. 头颈部恶性肿瘤患者放射治疗时以及放射治疗后 3 年不能拔牙，以免发生（   ）。

9. 急性喉梗阻临床特点以（   ）为主，伴有喉鸣三凹征，多数还伴有声嘶。

10. 视网膜的生理功能有（   ）、（   ）、（   ）。

〔答　案〕

一、选择题

【A 型题】

1. D　2. A　3. C　4. B　5. C　6. A　7. B　8. C　9. C　10. C　11. B
12. D　13. C　14. C　15. E　16. C　17. B　18. B　19. C　20. E
21. C　22. D　23. A　24. D　25. E　26. E　27. A　28. B　29. A
30. A　31. D　32. E　33. A　34. D　35. D　36. B　37. C　38. C
39. B　40. A　41. C　42. B　43. C　44. E　45. A　46. D　47. E
48. A　49. C　50. C　51. E　52. B　53. C　54. C　55. B

【B 型题】

1. B　2. C　3. A

【X 型题】

1. ACDE　2. ABC　3. ACDE　4. ABCD　5. BD　6. ADE　7. BCD
8. ABCDE　9. ABCDE　10. ACDE　11. ABCD　12. ABCDE
13. ABCE　14. BCDE　15. ABCD　16. ABCDE　17. ABCD

二、判断题

1. 错误　2. 正确　3. 正确　4. 错误　5. 错误　6. 正确　7. 错误
8. 错误　9. 正确　10. 错误　11. 错误　12. 正确　13. 正确　14.
正确　15. 正确　16. 错误　17. 错误　18. 正确　19. 正确　20. 错误
21. 错误　22. 错误　23. 正确　24. 正确　25. 错误

三、填空题

1. 阵发性咳嗽　吸气性喘鸣

2. 急性扁桃体周围脓肿

3. 压迫法　烧灼法　冷冻止血法　结扎法

4. 急性喉炎　喉气管异物　喉外伤　喉部肿瘤　过敏性疾病　破伤风

5. 单纯型　骨疡型　胆脂瘤型

6. 急性炎症及特源性慢性炎症　喉外伤　喉部肿瘤　喉、气管异物　过敏性喉水肿

7. 开髓引流及切开排脓

8. 放射性颌骨骨髓炎

9. 吸气性呼吸困难

10. 光觉 色觉 形觉

第十节 中医科护理学

〔基础知识〕

1. 正常舌象有哪些特征?

正常舌象是舌体柔软,活动自如,颜色淡红,舌面铺有颗粒均匀、干湿适中的白苔,常描写为"淡红舌,薄白苔"。

2. 服用中药时的注意事项有哪些?

服用中药煎剂,一般是每日一剂。一剂药物通常煎煮两次,将两次煎取的药液完全混合后分 2~3 次服完,以使药力平均。特殊情况如急、重症患者,也可一日连服两剂或更多,以增强药力,维持药效。不同的药物服药时间及方法亦有所区别,如清热药宜凉服,温里药宜温服,治疟药宜在发作前服,安神药宜在睡前服,补益药或养生抗衰老药物宜在饭前服,对胃肠道有刺激的药物宜在饭后服,病情紧急的宜顿服,呕吐或小儿患者宜少量多次频服。慢性病服丸、散、膏剂者,应根据病情需要和医嘱而酌定剂量,定时服药。昏迷患者可制成汤剂鼻饲给药。总之,在治疗过程中,需根据病情需要和药物的性质选择最佳的服药方法。

3. 中药煎煮的基本方法和要求有哪些?

首先,煎煮中药应选用适当的容器,以砂锅、搪瓷器皿为佳,一般不用铁锅、铝锅,以免与中药中的某些成分发生化学反应,降低药物的效价,甚至发生不良反应。其次,煎药时应根据药量、药质及服药者的情况考虑放水的多少,一般加入的水量以浸过药物 2~3 cm 为宜。对一些吸水性较强的药物,如茯苓、山药、泽泻等,可适量多加些水;补益药因煎煮时间较长,故放水宜多不宜少;解表药、攻下药煎煮时间较短,放水宜少不宜多;此外,还可根据服药者的病情而定,如吞咽困难或呕吐者,应浓煎,水量要少。煎药前,先将药物放入容器内,加冷水浸泡 30~60 分钟,使药物能充分湿润,有效成分易于溶解煎出，然后再进行煎煮（先煎、后下、包煎等均应按医嘱处理）。先以武火煮沸后改为文火慢煎，以免药汁溢出或过快熬干。煎药时不宜频频打开锅盖，以尽量减少挥发性成分的损失。

4. 洪脉、虚脉、结脉、代脉的脉象特点及主病是什么？

洪脉：[脉象] 指下极大，来盛去衰，势如波涛汹涌。[主病] 邪热亢盛。

虚脉：[脉象] 三部脉举寻按皆无力，陷陷蠕动于指下，浮大而按之空虚，是无力脉的总称。[主病] 虚证。气血两虚，尤多见于气虚证。

结脉：[脉象] 脉来缓慢，而有不规则的间歇。[主病] 阴盛气结，寒痰血瘀，癥瘕积聚。

代脉：[脉象] 脉来缓弱而有规则的间歇，间歇时间较长。[主病] 脏气衰微。

5. 浮脉、沉脉、迟脉、数脉的脉象特点及主病是什么？

浮脉：[脉象] 轻取即得，重按稍减而不空，如水上漂木。[主病] 表证。浮而有力为实，浮而无力为虚。

沉脉：[脉象] 轻取不应，重按始得，如石沉水底。[主病] 里证。沉而有力为里实，沉而无力为里虚。

迟脉：[脉象] 脉来迟慢，一息不足四至（相当于脉搏 60 次/分以下）。[主病] 寒证。有力为实寒，无力为虚寒。

数脉：[脉象] 一息六至，脉流薄疾（相当于脉搏 90 次/分以上）。[主病] 热证。数而有力为实热，数而无力为虚热。

6. 淡白舌、红舌、绛舌、紫舌各主何证？

淡白舌：主虚证或虚寒证。

红舌：主热证。

绛舌：主内热深重。

紫舌：主瘀血、寒证或热证。

7. 经络的概念是什么？

经络是经脉和络脉的总称。经，有路径的意思，经脉是经络系统中纵行的干线，大多循行于深部；络，有网络的意思，是经脉的分支，循行于较浅的部位，有的还显现于体表。经脉有一定的循行路线，而络脉则纵横交错，无处不到，网络全身。经络是运行全身气血，联络脏腑肢节，沟通上下内外，调节体内各部分的通路。通过 经络遍布全身，有规律性的循行和错综复杂的联络交会，把人体的五脏六腑、四肢百骸、五官九窍、皮肉筋脉等组织器官联结成一个有机的整体。

8. 气的含义是什么？功能有哪些？

中医学所指的气，概括起来有两个含义：一是构成人体和维持人体生命活动的精微物质，如水谷之气、呼吸之气等；二是指脏腑组织的生理功能，如脏腑之气、经络之气等。但两者又是相互联系的，前者是后者的物质基础，后者为前者的功能表现。

气的功能主要有以下 5 个方面：

（1）推动作用：是指气的激发和推动的功能。

（2）温煦作用：主要是指气的熏蒸、温煦作用，以维持正常的体温。

（3）防御作用：是指气有护卫肌肤、抗御邪气的作用。

（4）固摄作用：是指气对体内的血、津液等液态物质具有防止其无故流失的作用。

（5）气化作用：所谓气化，是指通过气的运动而产生的各种变化，具体地说，是指精、气、血、津液各自的新陈代谢及其相互转化。

9. 五行是指什么？

"五行" 是指木、火、土、金、水五类物质的运动变化。

10. 阴阳的基本概念是什么？

阴阳是中国哲学的一对范畴，是对自然界相关事物或现象对立双方的概括，含有对立的概念。它既可以代表两个相互对立的事物，也可用于分析同一事物内部所存在的相互对立的两个方面。

如水与火，水为阴，火为阳，是相互关联又相互对立的两种不同的现象；又如人体内部的气和血，气为阳，血为阴，是构成人体和维持人体生命活动的两种不同属性的基本物质。凡自然界相互关联又相互对立的两种事物和现象，均可用阴阳来概括。一般而言，凡活动的、外在的、上升的、温热的、明亮的统属于阳的范畴；沉静的、内在的、下降的、寒冷的、晦暗的统属于阴的范畴。

11. 中医学的基本特点是什么？

中医学的基本特点可概括为整体观念和辨证论治两个方面。

（1）整体观念：中医学认为人体是一个有机的整体，构成人体的各器官和组织之间，在结构上是不可分割的，在功能上是相互协调、相互为用的，在病理上是相互影响的，而且无论是人体的生理功能还是病理变化，都无时无刻不受到自然界的制约和影响。人与自然界存在着既交叉又统一的关系，人体不断地进行自身调节以适应自然界的变化。这种机体自身整体性、适应性和内外环境统一性的思想，称为整体观念。

（2）辨证论治：所谓"辨证"，就是将四诊（望、闻、问、切）所收集到的症状和体征的资料（如舌象、脉象），加以分析、综合、概括，判断为某种性质的"证候"。"论治"又叫"施治"，是根据辨证的结果，确定相应的治疗方法。辨证是治疗的前提和依据，论治是治疗疾病的手段和方法，两者是不可分割的。

12. 白苔、黄苔、灰黑苔各主何证？

白苔：多主表证、寒证。

黄苔：主热证、里证。

灰黑苔：主里寒证或里热证。

13. 何谓正气？何谓邪气？

所谓"正气"，是指人体的功能活动及其抗病能力，简称为"正"。所谓"邪气"，是指致病因素，简称为"邪"。

14. 何谓疠气？其致病特点是什么？

疠气是一类有强烈传染性的致病邪气。在中医文献记载中，又有"疫毒""毒气""异气""戾气""乖戾之气"等名称。疠气致病具有发病急骤、病情重笃、症状相似、传染性强、易于流行等特点。

15. 何谓七情？为什么七情会成为致病因素？

七情，即喜、怒、忧、思、悲、恐、惊七种情志变化，是机体的精神状态。

七情是人体对客观事物的不同反应，在正常情况下，不会致病。七情成为致病因素，是由于人体受到突然、强烈或长期持久的情志刺激，超过了人体正常生理的活动范围，使人体脏腑气血功能紊乱而引发。七情直接影响有关内脏而发病，故又称"内伤七情"，是造成内伤病的主要致病因素之一。

16. 何谓卫、气、营、血辨证？

卫、气、营、血辨证是清代叶天士运用于外感温热病的一种辨证方法。"卫、气、营、血"，即卫分证、气分证、营分证、血分证 4 种不同证候类型，用于概括和阐明温病发生、发展过程中由浅入深、由轻转重的四个阶段及其变化规律。

17. 何谓剥脱苔、花剥苔？

剥脱苔：患者舌本有苔，忽然全部或部分剥脱无苔者，称为剥脱苔。

花剥苔：患者舌本有苔，若舌苔剥脱不全，剥脱处光滑无苔，称为花剥苔。

18. 何谓脉象？试述平脉的特点。

血液在脉道中，由心气的推动运行，而成为脉动，"心动应脉""脉动应指"的现象，称为脉象。

平脉的特点：一息脉来 4~5 至，不浮不沉，不大不小，不长不短，不快不慢，脉来和缓，节律均匀，应指中和。其中以三部有脉，应指和缓最为重要，即平脉具有胃、神、根三大特点。

19. 何谓五脏六腑？奇恒之腑？

五脏，即心、肝、脾、肺、肾。六腑，即胆、胃、大肠、小肠、膀胱、三焦。奇恒之腑，即脑、髓、骨、脉、胆、女子胞六种器官组织。

20. 何谓六经辨证？

六经辨证是将外感病演变过程中所表现的复杂证候，以阴阳为纲，根据疾病发展过程中不同阶段的病变特点，分为太阳、阳明、少阳等三阳病证和太阴、少阴、厥阴等三阴病证，是论治伤寒病的辨证纲领。

21. 何谓三焦辨证？

三焦辨证是温病的辨证纲领，它把外感热病的发展过程分为 3 个阶段：上焦病证是初期阶段，主要包括肺和心包络的病变；中焦病证是中期阶段，主要为脾胃的病变；下焦病证是后期阶段，主要为肝、肾、膀胱、大肠的病变。

22. 何谓八纲辨证？

通过对四诊所取得的材料进行综合分析，进而用阴、阳、表、里、寒、热、虚、实这八类证候归纳，以说明病变的部位、性质以及病变过程中正邪双方力量的对比等情况的一种辨证方法，称为八纲辨证。

〔测试题〕

一、选择题

【A 型题】

1. 七情的主要致病特点是（　　）

A. 影响内脏的气机，使气机升降失常，气血功能紊乱

B. 七情属于人的正常精神活动，不论在什么情况下，都不致病

C. 七情致病与内脏密切相关，不同的持久情志变化对内脏有着相同的影响

D. 一般情况下，七情可引起体内阴阳气血失调，脏腑经络功能紊乱

E. 七情属于人的情志活动，是外伤病的主要致病因素

2. 下属哪项不属"五味"的内容（　　）

A. 苦　　　　　　　B. 酸　　　　　　C. 甘

D. 辛　　　　　　　E. 甜

3. 正常的舌色为（　　）

A. 紫舌　　　　　　B. 淡白舌、红舌　　C. 淡黄舌

D. 淡红舌　　　　　E. 绛舌

4. 何谓中药的四气（　　）

A. 寒凉药具有散寒、助阳的作用

B. 是指中药的四种特殊气味

C. 是指中药的寒、热、温、凉四种药性

D. 是指中药的辛、咸、甘、苦四种味道

E. 温热药具有清热、解毒的作用

5. 中医学的治疗大法不包括（　　）

A. 温、清　　　　　B. 汗、吐　　　　C. 下、和

D. 消、补　　　　　E. 调、涩

6. 顺从疾病假象而进行护理的方法为（　　）

A. 正护法　　　　　B. 反护法　　　　C. 祛邪法

D. 扶正法　　　　　E. 标本同护法

7. 护理吐血患者时，下列哪项不相宜（　　）

A. 情绪安定　　　　B. 静卧少动　　　C. 忌辛辣食物

D. 食易消化食物　　E. 多饮热水

【B 型题】

A. 评估	B. 计划	C. 诊断
D. 实施	E. 评价	

1. 辩证施护最后的阶段是（　　）

2. 辩证施护最初的阶段为（　　）

A. 心	B. 肝	C. 脾
D. 肺	E. 肾	

3. 情至治病中，喜伤（　　）

4. 情至治病中，怒伤（　　）

5. 情至治病中，思伤（　　）

【C 型题】

A. 生冷类	B. 海腥类、发物类
C. 两者均可	D. 两者均不可

1. 寒证适宜于进食（　　）

2. 热证适宜于进食（　　）

【X 型题】

1. 中医饮食护理的基本要求是（　　）

A. 软硬、冷暖相宜	B. 饮食适量
C. 饮食清洁	D. 定时进餐
E. 因证制宜	

2. 中医学的基本特点概括起来是（　　）

A. 扶正祛邪	B. 整体观念	C. 治病求本
D. 辨证论治	E. 恒动观念	

3. 中医诊察疾病的四种方法是（　　）

A. 表、里	B. 闻、问	C. 寒、热
D. 虚、实	E. 望、切	

4. 护理病历应重点记录患者的（　　）

A. 病情变化	B. 生命体征	C. 用药治疗
D. 特殊护理	E. 饮食情况	

二、判断题

1. 六腑是指胃、胆、大肠、小肠、脑、膀胱。（　　）

2. 辨证论治包含着相互联系的两个内容，即辨证和论治。（　　）

3. 六淫是一切疾病的主要病因。（　　）

4. 小儿高热，面部出现青紫，以鼻柱与两眉间较为明显，是惊风的先兆。（　　）

5. 煎药容器以砂锅、搪瓷器皿为好，忌用铁器，以免发生物理反应。（　　）

6. 疾病的善后调理应该是患者的体质特征而异。（　　）

7. 经络是由神经和血管组成。（　　）

8. 中医学把人体看成一个以脏腑为核心的有机整体，把人和自然界一切事物都看成是阴阳对立统一的两个方面。（　　）

三、填空题

1. 中医学的辨证方法主要有（　　）、（　　）、（　　）、（　　）、（　　）等。

2. 标本缓急护理原则的内容包括（　　）、（　　）、（　　）。

3. 中医护理病历的内容包括（　　）、（　　）、（　　）。

4. 中药的四气是指（　　）、（　　）、（　　）、（　　）四种药性。五味是指（　　）、（　　）、（　　）、（　　）、（　　）五种味道。

5. 中医学的治疗原则包括（　　）、（　　）、（　　）、（　　）、（　　）、（　　）、（　　）等。

6. 望舌色包括（　　）、（　　）、（　　）、（　　）。

7. 中医学把情感活动分为（　　）、（　　）、（　　）、（　　）、（　　）、（　　）、（　　）七种。

8. 五脏是指（　　）、（　　）、（　　）、（　　）、（　　），其生理功能是（　　）、（　　）。

9. 中医学的基本特点概括起来就是（　　）、（　　）、（　　）三个基本特点。

10. 四诊（　　）、（　　）、（　　）、（　　）是中医诊察疾病的四种方法。八纲是指（　　）、（　　）、（　　）、（　　）。

〔答　案〕

一、选择题

【A 型题】

1. A　2. E　3. D　4. C　5. E　6. B　7. E

【B 型题】

1. D　2. A　3. A　4. B　5. C

【C 型题】

1. D　2. A

【X 型题】

1. ABCDE　2. BDE　3. BE　4. ABCDE

二、判断题

1. 错误　2. 正确　3. 错误　4. 正确　5. 错误　6. 正确　7. 错误

8. 正确

三、填空题

1. 八纲辨证　脏腑辨证　六经辨证　卫气营血辨证　三焦辨证

2. 急则护标　缓则护本　标本同护

3. 入院病历　住院病历　出院指导

4. 寒　热　温　凉　酸　苦　甘　辛　咸

5. 预防为主　治病求本　调整阴阳　扶正祛邪　同病异治、异病同治　因时、因地、因人制宜

6. 淡白舌　红舌　绛舌　青紫舌

7. 喜　怒　忧　思　悲　恐　惊

8. 心　肝　脾　肺　肾　化生　储存精气

9. 整体观念　恒动观念　辨证论治

10. 望　闻　问　切　阴阳　表里　寒热　虚实

第十一节　康复护理学

〔基础知识〕

1. 康复的基本内涵是什么？

康复的基本内涵为：功能训练、全面康复、重返社会。

2. 脑损伤后患者康复的主要内容是什么？

（1）急性期注意排尿障碍和吞咽障碍的处理。

（2）早期康复护理：床的摆放保证患者的偏瘫侧对向房间门，床

头柜放置于偏瘫侧；鼓励眼扫视；保持肢体的良肢位；定时翻身和做翻身动作训练；上、下肢床上康复训练；床上坐位及坐位平衡训练。

（3）后期康复护理：立位及行走训练；上下楼梯的训练；日常生活活动训练；失语症的康复治疗；心理康复。

3. 脊髓损伤患者康复的主要内容是什么？

康复应在生命体征稳定后开始，主要内容有：①致残肢体及所有关节每日至少2次大范围活动；②卧位锻炼；③坐位锻炼；④立位锻炼；⑤行走训练；⑥日常生活动作训练；⑦轮椅训练；⑧职业训练；⑨心理治疗；⑩文体疗法；⑪合并症的预防。

4. 康复的对象和范围包括哪些？康复的目的是什么？

康复治疗的对象主要是残疾人和有各种功能障碍以致影响正常生活、学习和工作的慢性病者和老年病者。

康复的目的是实现全面康复，着重提高生活质量，恢复独立生活、学习和工作的能力，在家庭和社会上过有意义的生活，即重返社会。

5. 何谓康复护理？

在康复医学理论的指导下，围绕全面康复的目标，密切配合康复医师及其他康复专业人员，对康复对象所实施的一般和专门的护理技术，称为康复护理。

6. 何谓日常生活活动能力？其主要内涵有哪些？

日常生活活动是指人在日常生活中所必不可少的动作，通过这些动作连续起来的动作群来完成人的日常生活活动。

日常生活活动能力包括：饮食、排泄、更衣、清洁（个人卫生）、身体的移动、情感的交流（语言、文字、表情）等。

〔测试题〕

一、选择题

【A 型题】

1. 康复的对象是（　　）

    A. 智力低下、语言障碍的患者

    B. 截瘫、偏瘫患者

    C. 各种功能障碍的患者

    D. 心肺功能障碍的患者

E. 脊髓灰质炎、精神患者

2. 下述哪项不是康复护理的主要内容（　　）

　　A. 功能训练的护理　　　　　　　　B. 改善功能障碍的护理

　　C. 心理护理　　　　　　　　　　　D. 替代护理

　　E. 专业技术护理

3. 徒手肌力检查最适合（　　）

　　A. 脑卒中患者　　　　　　　　　　B. 脑瘫患者

　　C. 周围神经损伤患者　　　　　　　D. 帕金森病患者

　　E. 脑外伤后遗症患者

4. 康复学是一门（　　）

　　A. 研究残疾人和患者的社会心理学

　　B. 研究残疾人和患者的行为学

　　C. 是一门语言矫治学

　　D. 是一门有关促进病、伤、残者恢复身体、精神和社会生活功能为目标的学科

　　E. 是一门有关促进残疾人恢复的特殊教育学

【B 型题】

　　A. 神经痛　　　　　　　　　　　　B. 小儿骨骺部

　　C. 冠心病　　　　　　　　　　　　D. 关节僵直

　　E. 带有心脏起搏器者

1. 超短波疗法的禁忌证为（　　）

2. 超声治疗法的禁忌证为（　　）

　　A. 加强压疮、泌尿道感染的防治护理

　　B. 加强肺部感染、胃肠道出血的防治护理

　　C. 预防心力衰竭、肾衰竭的护理

　　D. 预防喉头水肿及四肢肌萎缩的护理

　　E. 预防肢体神经废用的护理

3. 脑卒中患者主要应（　　）

4. 截瘫患者主要应（　　）

【X 型题】

1. 恶性肿瘤康复治疗的主要目的是（　　）

　　A. 增进食欲　　　　　B. 消除心理障碍　　　C. 延长存活时间

D. 改善功能　　　　　E. 提高生活质量

2. 常用的康复治疗方法有（　　）

A. 作业疗法　　　B. 物理疗法　　　C. 言语疗法

D. 心理辅导　　　E. 药物治疗

3. 肌力检查的禁忌证有（　　）

A. 严重关节积液、红肿　　　　　　B. 严重疼痛

C. 关节极不稳定　　　　　　　　　D. 软组织损伤刚愈合

E. 骨折愈合后

二、判断题

1. 紫外线照射不但可以治疗急性浅面性炎症，还可以治疗系统性红斑狼疮、急性湿疹。（　　）

2. 女性患者月经期不是超短波的禁忌证。（　　）

3. 早期预防并发症的护理技术只包括体位护理、呼吸功能训练、排尿及排大便能力的训练以及预防发生压疮、呼吸道感染、泌尿系感染，不包括关节活动功能的训练和预防关节挛缩畸形及肌萎缩的训练。（　　）

4. 康复护理程序包括收集资料、建立病案、制定计划、实施计划、评价再计划。（　　）

5. 康复护理程序应包括基础护理技术和康复护理专业技术，康复护士只有康复护理的知识是不够的，还必须学习运动疗法、作业疗法、心理疗法等方面的知识。（　　）

6. 康复护理方法有"替代护理"和"自我护理"，但应以用"替代护理"方法为主。（　　）

三、填空题

1. 康复护理的对象是残疾者和（　　）者。

2. 结核、恶性肿瘤在应用足够量的抗结核和抗肿瘤的药物情况下，可以进行（　　）频电疗。

3. 采用"替代护理"的方法，患者是被动地接受护理人员（　　）、（　　）、（　　）等生活护理。

4. 现代医学体系有（　　）、（　　）它们都是必要组成部分，而且是相互联系的统一整体。

5. 康复护理中的基础护理有：临床护理，如口腔护理、皮肤护理、

大小便护理等，还包括（　　　）、（　　　）。

6. 下肢功能评定以（　　　）、（　　　）为主要内容。

7. 功能障碍分为器官水平的病损个体水平的残疾和（　　　）的残障。

8. 据世界卫生组织统计，当前全世界残疾人占总人口的（　　　）%左右。

9. 疾病预防的分级中，以及预防的目的是减少各种病损的发生，二级预防的目的是限制限制或逆转由病损造成的（　　　），三级预防的目的是防止残疾转化为（　　　）。

〔答　案〕

一、选择题
【A 型题】
1. C　2. D　3. C　4. D
【B 型题】
1. E　2. B　3. B　4. A
【X 型题】
1. BCDE　2. ABCD　3. ABCD

二、判断题
1. 错误　2. 错误　3. 错误　4. 正确　5. 正确　6. 错误

三、填空题
1. 慢性病

2. 高

3. 喂饭　洗漱　移动

4. 预防、保健、医疗　康复

5. 基本技术　病房管理

6. 步行能力评定　步态分析

7. 社会水平

8. 10

9. 残疾　残障

第十二节　高压氧医学

〔基础知识〕

1. 什么是高压氧治疗？它有何特点？

答：人体是在一个大气压力（760mmHg）以上的高压环境中，吸入纯氧或氧与二氧化碳混合气体，用以治疗某些疾病，此种治病方法称为高压氧治疗。

高压氧治疗的主要特点：

（1）高压氧治疗必须在密闭的加压治疗装置中进行（高压氧舱）。

（2）高压氧治疗的全过程是在高气压环境中进行，舱内常用的治疗压力为 2~3 个大气压（1520~2280mmHg），此种高气压环境对人体各系统的生理功能活动有明显影响，如高压氧治疗时，可引起呼吸频率减慢，心率变缓，血管收缩、血压升高、唾液与胃液分泌减少、肾上腺素分泌增加、血糖增高、交感神经兴奋性增加、迷走神经张力减低等。

（3）高压氧治疗时，患者要吸入高压力与高浓度的氧和氮，而氧和氮大量溶解于血液与组织中，因而可改善机体的有氧代谢，消除缺氧现象；但如果使用不当，则可引起急性氧中毒。

（4）高压氧需通过机体的呼吸作用进入血液，再通过循环作用弥散至全身组织细胞，所以高压氧只对具有呼吸与循环功能的人方能发挥治疗作用，若患者呼吸停止，循环中断，则高压氧不能奏效。

2. 高压氧舱适用于治疗哪些疾病？

高压氧舱适用于治疗缺血性脑血管病、血栓闭塞性脉管炎、断肢再植、气性坏疽、一氧化碳中毒、肺气肿、冠心病等。

3. 急性中毒患者高压氧治疗的主要适应证有哪些？

急性中毒患者高压氧治疗的主要适应证有：①急性 CO 中毒；②急性硫化氢、氰化物中毒；③急性中毒性脑病；④急性刺激性气体中毒所致肺水肿。

〔测试题〕

一、选择题

【A 型题】

1. 高压氧治疗的含义是（　　）

A. 在超过常压的环境下吸 50% 以下浓度的氧气

B. 在常压下呼吸纯氧

C. 在超过 1 个大气压的密闭环境下，呼吸高浓度的氧气以治疗疾病的一种方法

D. 在一个绝对压的环境下吸入氧气与二氧化碳的混合气体

E. 在高压环境下吸入空气、

2. 温度不变时，气体的体积（V）与压强（P）的关系是（　　）

A. $V_1/V_2 = P_2/P_1$

B. $V_1/V_2 = P_1/P_2$

C. $V_1 = K \cdot V_2 \cdot P_2/P_1$

D. $V_1 = K \cdot V_2 \cdot P_1/P_1 \cdot P_2$

E. $V_1 \cdot V_2 = P_1 \cdot P_2$

3. 高压氧治疗一氧化碳中毒的主要机制是（　　）

A. 血液中物理溶解氧量增加

B. 血液中结合氧量增加

C. 氧和血红蛋白的亲和力增加

D. 血液中血红蛋白增加

E. 机体的摄氧能力增强

4. 高压氧的绝对禁忌证之一是（　　）

A. 有颅骨缺损者　　　　　　　B. 急性鼻窦炎患者

C. 妇女月经期与妊娠期　　　　D. 未经处理的气胸

E. 活动性肺结核

5. 标准大气压是指下列哪种条件下物体在单位面积上所承受的压力（　　）

A. 在赤道海平面上，温度为 0℃时

B. 在海平面上温度为 4℃时

C. 在赤道海平面上，温度为 4℃时

D. 在纬度为45°的海平面上，温度为0℃时

E. 在纬度为45°的海平面上，温度为4℃时

6. 在高压氧舱内输液有发生气栓症的危险，主要发生在（　　）

　　A. 加压过程中

　　B. 减压过程中

　　C. 0.3MPa以上的高压氧治疗中

　　D. 高压氧治疗整个过程中均可发生

　　E. 0.2MPa以下的高压氧治疗中

7. 氧气加压舱急排放应能使最高工作压到降至表压0.01MPa的时间不超过（　　）

　　A. 1分钟　　　　　B. 105分钟　　　C. 2.5分钟

　　D. 2分钟　　　　　E. 3分钟

8. 高压氧治疗的含义是（　　）

　　A. 在超过常压的环境下吸30%以下浓度的氧气

　　B. 在常压下呼吸纯氧

　　C. 在超过一个大气压的密闭的环境下呼吸纯氧或高浓度的氧气

　　D. 在超过一个绝对压的环境下吸氧与二氧化碳的混合气体

　　E. 在高压环境下吸空气

9. 高压氧治疗的绝对禁忌证是（　　）

　　A. 有颅骨缺损者　　　　　　　B. 肺结核

　　C. 未经处理的气胸　　　　　　D. 收缩压＞150mmHg

　　E. 体温＞38℃

10. 高压氧治疗时临床上常用的压力单位是（　　）

　　A. 表压　　　　　　B. 大气压　　　　C. 绝对压

　　D. 附加压　　　　　E. 氧压

11. 外界气压降低时，机体中氮的脱饱和最慢的组织是（　　）

　　A. 淋巴　　　　　　B. 血液　　　　　C. 脂肪

　　D. 肌肉　　　　　　E. 脑灰质

12. 高压氧治疗时临床上常用的压力单位是（　　）

　　A. 表压　　　　　　B. 大气压　　　　C. 绝对压

　　D. 附加压　　　　　E. 氧压

13. 高压氧下血氧含量增加，主要是由于（　　）

A. 氧合血红蛋白的亲和力增加

B. 血浆中物理溶解氧增加

C. 结合氧的离解减少

D. 血液中游离氧增加

E. 机体耗氧量减少

14. 常压下连续吸纯氧的安全时限为（　　）

　　A. 8～12 小时　　　B. 4～6 小时　　C. 12～24 小时

　　D. 24～48 小时　　E. 48 小时以上

15. 高压氧治疗一氧化碳中毒的主要机制是（　　）

　　A. 血浆中物理溶解氧量增加

　　B. 血液中结合氧量增加

　　C. 氧和血红蛋白的亲和力增加

　　D. 血液中血红蛋白增加

　　E. 机体的摄氧能力增强

16. 每次治疗完毕，舱内的紫外线空气消毒时间是（　　）

　　A. 20 分钟　　　　B. 10 分钟　　　C. 30 分钟

　　D. 1 小时　　　　E. 1.5 小时

【X 型题】

1. 人在高气压环境下并不会被"压扁"，这是因为（　　）

　　A. 人体有强大骨架的支持　　　B. 水的不可压缩性

　　C. 人体是有弹性的　　　　　　D. 人体各部位均匀受压

　　E. 人的适应性强

2. 影响减压病发生的因素包括（　　）

　　A. 高压下暴露时间　　　　　　B. 机体所受压力的大小

　　C. 减压速度　　　　　　　　　D. 环境温度

　　E. 患者体质

3. 氧瓶使用后，瓶内应保留 $1 kg/cm^2$ 的剩余压力，目的在于（　　）

　　A. 外界杂质不易进入瓶内

　　B. 表明瓶未做过其他用途

　　C. 再充气时，瓶无需清洗

　　D. 保护减压器不易损坏

　　E. 备核查

4. 高压氧对血液系统的影响主要包括（　　）
   A. 细胞沉降率加快　　　　　　B. 红细胞减少
   C. 白细胞增加　　　　　　　　D. 凝血时间延长
   E. 血小板减少

5. 在高压氧下哪些细菌生长会受抑制（　　）
   A. 某些兼性厌氧菌　　　　　　B. 厌氧菌
   C. 某些需氧菌　　　　　　　　D. 各种细菌
   E. 各种耐药菌

6. 高压氧治疗气性坏疽的作用是（　　）
   A. 抑制 α - 外毒素的产生
   B. 抑制梭状芽孢杆菌的生长
   C. 阻止组织坏死，促进伤口愈合
   D. 增强抗毒血清的作用
   E. 增强抗生素的效力

7. 惊厥型氧中毒发生的原因可能是（　　）
   A. 脑内酪氨酸生成减少
   B. 吸入氧压在 0.25MPa 以上
   C. 脑内 H_2O_2 浓度升高
   D. 常压下持续吸氧超过 8 小时
   E. 乙酰胆碱酯酶活性降低

8. 医用氧气的质量标准应达到（　　）
   A. 氧浓度不少于 99.5%
   B. 无杂质，无有害气体
   C. 水汽不高于 5ml/瓶
   D. 温度不高于 22℃
   E. 二氧化碳浓度不高于 0.05%

9. 高压氧对循环系统的影响包括（　　）
   A. 心排血量减少　　　　　　　B. 心率减慢
   C. 血流减慢　　　　　　　　　D. 心脏负荷加重
   E. 血循环时间缩短

10. 高压氧治疗气性坏疽的是（　　）
    A. 对疑似气性坏疽患者也应做预防治疗

B. 一经确诊，简单清创，立即行高压氧

C. 应同时使用广谱抗生素及注射抗毒血清

D. 待截肢后再行高压氧治疗

E. 患者体温应控制在39℃以下

11. 惊厥型氧中毒可发生在（　　）

A. 常压下持续吸氧8小时以上

B. 0.2MPa高压氧治疗吸氧时

C. 0.25MPa以上高压氧治疗的减压过程中

D. 高压氧治疗吸氧停止4小时以后

E. 0.15MPa以上的高压氧治疗中

二、判断题

1. 附加压等于表压。（　　）

2. 高压氧治疗时，采用间歇吸氧是为了防止减压病。（　　）

3. 高压氧舱内禁用二氧化碳灭火器。（　　）

4. 减压时，舱内患者身上的引流管都要关闭。（　　）

5. 国家标准规定，加压用的压缩空气中的二氧化碳浓度应低于0.05%。（　　）

6. 高压氧下心率增快，心排血增加。（　　）

7. 随着血氧张力的不断提高，血中的氧和血红蛋白量也不断增加。（　　）

8. 妊娠者发生中度以上一氧化碳中毒时，原则上应做高压氧治疗。（　　）

三、填空题

1. "氧分压"是指氧气在空气中的压强，"氧张力"是指(　　　　)。

2. 常压下连续吸纯氧的安全时限为（　　　　）小时，0.2MPa下连续吸纯氧为（　　　　）分钟，0.25MPa下连续吸氧的安全时限为（　　　　）分钟，0.3MPa下连续吸氧的安全时限为（　　　　）分钟。

3. 高压氧舱内灭火装置禁用（　　　　）灭火器。

4. 按国家标准，空气加压的高压氧舱内，氧浓度不能超过（　　　　）%

5. "常压"是指在纬度（　　　　）度海平面上，温度为（　　　　）°时，单位面积上所受的大气压力。

〔答　案〕

一、选择题

【A 型题】

1. C　2. A　3. A　4. D　5. D　6. B　7. A　8. C　9. C　10. C　11. C
12. C　13. B　14. C　15. A　16. C

【X 型题】

1. BD　2. ABCD　3. ABCE　4. ABCD　5. ABC　6. ABC　7. ABCE
8. ABCE　9. ABC　10. ABC　11. C

二、判断题

1. 正确　2. 错误　3. 正确　4. 错误　5. 正确　6. 错误　7. 错误
8. 正确

三、填空题

1. 溶解在液体中的氧气压强
2. 12～24　150　120　40
3. 二氧化碳或四氯化碳
4. 23
5. 45　0

第一节　临床检验学

〔基础知识〕

1. 如何客观地估计检验结果？

（1）检验项目的临床价值

①特异性的检验项目：如各种病原体检查，如疑为伤寒患者，从其血中培养出伤寒杆菌；从发热患者血中找到疟原虫，这样可确诊为伤寒或疟疾。如有肝炎症状的患者血液乙型肝炎表面病毒抗原阳性，亦为确诊的佐证。临床微生物学检验、寄生虫学检验及特异性的免疫学检验属于这类检验。

②非特异性的检验项目：临床化学检验、血液学检验及免疫学检验中大多数属于这一种类型。

a. 针对性强的检验项目：患某种疾病时，某项检验指标有所改变或出现阳性结果，有较强的针对性；但这一指标的变化或阳性并非某种疾病所特有。如甲胎蛋白是原发性肝癌的标志物之一，原发性肝癌患者，其血中甲胎蛋白可增高；但甲胎蛋白一般性增高不一定是肝癌，当然甲胎蛋白持续低浓度阳性也可以是肝癌；但甲胎蛋白阴性亦不能排除肝癌的诊断，因此即使针对性强的检验项目也并非特异性项目，必须结合临床和其他资料分析。

b. 常规检验项目：如患者入院或手术前的有关实验室检查；贫血患者在诊断和治疗过程中必须检验和观察血红蛋白和红细胞等的变化。疑为肝炎，必须检验患者肝功能情况及病原学和免疫学检查。

（2）某些检验的生理性变化：某些检验特别是血常规检验项目的生理性变化很大，分析检验报告时应注意，如血红蛋白和红细胞计数，在新生儿期均明显增高，这是因为新生儿刚离开母体（在母体内系以弥散方式从母体血液获得氧气），通常处于生理性缺氧状态。出生两周后逐渐下降到正常水平。

（3）客观因素对检验结果的影响　检验结果除前述生理性变化和本身的允许误差以外，还受很多其他客观因素的影响。

①药物影响：如测定出血时间应于1周内停服对血管壁和血小板有影响的药物如阿司匹林。一些药物如氯丙嗪、异烟肼、奎宁、水杨酸制剂、乙醇以及有机磷等均可使丙氨酸氨基转移酶（ALT）活性增高。六十多种药物可使尿蛋白检验出现假阳性，这些药物包括常用的非那昔丁、阿司匹林、吲哚美辛、异烟肼、奎宁、放射造影剂、磺胺药、很多抗生素如青霉素、庆大霉素等。

②饮食影响：抽血检查一般均应空腹，特别是进餐后对血糖、血脂影响更明显，甚至餐后白细胞计数比餐前高。另外食高蛋白饮食或高核酸食物，可分别使血中尿素或尿酸增高。营养不足可使血中总胆固醇浓度降低。营养不良、长期饥饿可使尿中酮体检验出现阳性反应。如检查粪便隐血应于实验前3天禁食动物血、肉、肝脏及含丰富叶绿素食物。

③样品质量影响：样品质量至关重要。如做血气分析的血样品不能有气泡，亦不能凝固。

④样品采集时间的影响：如尿中尿胆原在一天内的排泄量是有差异的，排出峰值多在中午到下午4时之间，此时留尿检验，其意义较大。

⑤检测方法的影响　同一检测项目由于方法不同，可出现不同结果。

2. 如何理解新旧项目和方法的交替？

（1）淘汰的项目和方法：麝香草酚絮状试验、硫酸锌浊度试验、马尿酸试验、血清肌酸试验、脑磷脂胆固醇絮状试验等。

（2）淘汰后提出的取代项目和方法有：血清蛋白结合碘测定用T_3、T_4及其他甲状腺功能测定代替，黄疸指数用总胆红素测定代替，凡登白试验用直接胆红素测定代替，血清总脂蛋白测定用三酰甘油、总胆固醇、高密度脂蛋白胆固醇测定代替，血清非蛋白氮测定用血清尿素氮代替；血清梅毒克氏试验、康氏试验及瓦氏补体结合试验分别用性病研究实验室试验（VDRL）、不加热反应素试验（USR）和快速血浆反应素环状卡片试验（RPR）代替；尿妊娠蟾蜍试验用免疫学方法测绒毛膜促性腺激素（hCG）代替，淘汰国际上已废除的细菌名称。

（3）属于实验室方法改进的有15项，如甲胎蛋白和乙型肝炎病毒表面抗原测定的对流免疫电泳法和单扩散法一律改为酶标法等。

3. 简述血气分析包括哪些项目？检查指标分几类？

答：血气是血液气体分析的简称，是测定人体内酸碱平衡的方法。

血气分析是指在当天大气压条件下，用隔绝空气的血标本与一定浓度的气体相结合，而测得人体内的 pH（酸碱度）、$PaCO_2$（二氧化碳分压）、PaO_2（氧分压）、BE（剩余碱）、SB（标准碳酸氢）、HCO_3（碳酸氢根）、TCO_2（二氧化碳总量）、SaO_2（血氧饱和度）等项目的值。

检验指标有三大类：一类是酸碱度、二类是呼吸指标、三类是代谢指标。通过这些指标可以判断出患者酸碱失衡的情况。

4. 简述血气分析检查项目的正常值是多少？

答：pH（酸碱度）：7.35～7.45 $PaCO_2$（二氧化碳分压）：35～45mmHg

PaO_2（氧分压）：70～100mmHg BE（剩余碱）：0±3mmol/L

SB（标准碳酸氢）：22～27mmol/L HCO_3^-（碳酸氢根）：24～32mmol/L

TCO_2（二氧化碳总量）：22～33mmol/L SaO_2（血氧饱和度）：95%～98%

5. 抽血查 e 抗原有何临床意义？

答：e 抗原是在表面抗原阳性者血清中发现的一种抗原。它是乙肝病毒的核心成分之一，在乙肝病毒繁殖时大量产生，是乙肝病毒感染所特有的物质，同时还有表面抗原，它们一起和核内的核心抗原装配成完整的乙肝病毒。因此 e 抗原是乙肝病毒传染性的指标。e 抗原阳性者血清中丹氏颗粒较多，感染性较大。

6. 抽血查表面抗原、抗体有何临床意义？

答：表面抗原具有抗原性，它能刺激机体产生抗乙肝表面抗原的抗体，即表面抗体。其本身不具有传染性，因此不能作为传染性的标志，可作为乙肝病毒感染的标志。表面抗原检测，可作为对乙肝病毒感染是否有免疫力的一种标志，表面抗体主要为 IgM 和 IgG，它是中和抗体，可以在一定程度上保护机体免受乙肝病毒的感染，多数病例随表面抗体的出现，表面抗原可消失。

7. 抽血查核心抗原、抗体有何临床意义？

答：核心抗原是丹氏颗粒的核心部分，只存在于受感染的肝细胞核中，血液中无游离的核心抗原存在，故一般不能在血中析出。它具有抗原性，也有感染性，并刺激人体产生核心抗体。

核心抗体是非保护性抗体，其存在是乙肝病毒复制的标志。它多与其他乙肝病毒其他标志物同时存在，部分患者血清中也可仅有核心抗体。根据核心抗体 IgG 与 IgM 之区分，两者存在有不同的意义。单独 IgG 存在，常说明为既往的感染，而核心抗体滴度高或 IgM 阳性，常说明乙肝病毒复制活跃。

8. 低钾血症有何临床表现？

答：血钾低于 3.5mmol/L 为低血钾。临床表现：

（1）中枢神经系统表现：患者倦怠，反应迟钝，嗜睡，或烦躁不安，严重者神志不清。

（2）神经肌肉表现：患者全身乏力，头抬不起，眼睑下垂，卧床不能翻身，周身肌肉酸痛，麻木感，尤以四肢肌肉最突出，若呼吸机受累，可引起呼吸缓而浅，甚至呼吸困难或呼吸骤停。

（3）消化道表现：有食欲不振，恶心，呕吐，严重者有肠麻痹，腹胀或肠梗阻现象。

（4）循环系统表现：患者心率缓慢，心音减低，心律失常，最后出现阿－斯综合征。

9. 复方氯化钠溶液包括哪些成分？为何不能用在输血前后冲洗输液器？

答：每 100ml 复方氯化钠溶液中，含氯化钠 0.85 克，氯化钙 0.03 克，氯化钾 0.03 克。

复方氯化钠溶液内含钙剂，可致血液凝固，故输血前后不能用其作冲洗液。

10. 腹腔穿刺注意点是什么？

答：（1）穿刺中应注意患者脉搏、呼吸，如有异常情况应报告医生，必要时停止操作。如为血性腹水，应终止放液，仅够检送标本即可。

（2）放液速度不宜过快，放液量每次一般不超过5000ml。

（3）如腹水流得不畅，可协助患者转换体位。

（4）腹带不宜包裹太紧，以免影响患者呼吸。

（5）注意针孔有无渗液现象，如发现渗液，应及时按无菌操作更换敷料，防止感染。

11. 肝素为何有抗凝作用？

答：肝素是通过干扰凝血过程的以下几个环节发挥抗凝作用的。

（1）妨碍凝血酶原变成凝血酶。

（2）妨碍纤维蛋白原变成纤维蛋白。

（3）阻止血小板的聚集和裂解。

肝素的抗凝作用是复杂的，几乎影响了凝血过程的全部，这可能与肝素的理化性质有关，肝素分子中含有许多硫酸根，是一个高度带有阴电荷的化合物，这种带电性是其抗凝作用的基础。

12. 高血钾症有何临床表现？

答：血钾超过6mmol/L为高血钾。临床表现：

①神经、肌肉表现：早期患者手足感觉异常，四肢苍白，肢体寒冷、疼痛、有时动作迟缓，嗜睡、极度疲乏，亦可因呼吸肌麻痹而造成呼吸困难。

②循环系统表现：患者心率缓慢，心音减低，心律失常，最后出现阿－斯综合征。

13. 何谓"三阳"，它说明什么？

答："三阳"即表面抗原阳性，e抗原阳性，核心抗原阳性。说明该患者有乙肝病毒感染，并具有传染性，乙肝病毒复制。

〔测试题〕

一、选择题

【A型题】

1. 正常成人脑脊液中不可能出现（　　）

　　A. 蛋白质150mg/L

　　B. Pandy试验弱阳性

　　C. 葡萄糖3mmol/L

　　D. 氧化物120mmol/L

　　E. 白细胞8×10^9/L

2. 尿干化学分析仪检查白细胞和红细胞与显微镜检查白细胞和红

细胞的关系（　）

    A. 都有对应关系　　　　　　　　B. 都无对应关系

    C. 只红细胞有对应关系　　　　　D. 只白细胞有对应关系

    E. 尿液浑浊时才有对应关系

3. 下述情况可引起红细胞增多，哪项不是由于血液浓缩引起的（　）

    A. 连续呕吐　　　　B. 高山居民　　　　C. 出汗过多

    D. 反复腹泻　　　　E. 大面积烧伤

4. 尿干化学分析仪检查白细胞，主要是检测（　）

    A. 中性粒细胞

    B. 中性粒细胞 + 淋巴细胞

    C. 全部白细胞

    D. 中性粒细胞 + 单核细胞

    E. 全部粒细胞

5. 做尿液妊娠试验，灵敏度最低，且已被淘汰的方法是（　）

    A. 单克隆酶免疫法　　　　　　　B. 雄蟾蜍试验

    C. 放射免疫法　　　　　　　　　D. 胶乳凝集抑制试验

    E. 红细胞凝集抑制试验

6. 检查粪便隐血试验化学法，除愈创木酯法外，前 3 天不必禁食（　）

    A. 肉食　　　　　　B. 动物血　　　　C. 猪肝

    D. 含叶绿素食物　　E. 果酱

7. 可作为消化道恶性肿瘤筛选检查的是（　）

    A. 粪便隐血试验　　　　　　　　B. 粪便中找癌细胞

    C. 肠显微镜检查　　　　　　　　D. 粪便中有红细胞

    E. 粪胆原试验

8. 影响尿相对密度测定的药物是（　）

    A. 阿司匹林　　　　B. 维生素 C　　　C. 青霉素

    D. 放射造影剂　　　E. 维生素 B_2

9. 尿中可发现（　）

    A. 蛲虫雌虫　　　　B. 阿米巴包裹　　C. 肝吸虫卵

    D. 蛔虫卵　　　　　E. 血吸虫尾蚴

10. 以下关于尿微量清蛋白法的叙述，错误的是（　　）

A. 超过尿蛋白正常范围的上限而定性方法又不能测出

B. 用常规方法不能测出

C. 可在隐匿性肾炎及肾炎恢复期尿中出现

D. 是早期发现肾损伤的比较灵敏的指标

E. 是指低分子量的蛋白

11. 细菌性痢疾通常属于（　　）

A. 纤维素性炎症　　B. 化脓性炎症　　C. 浆液性炎症

D. 卡他性炎症　　　E. 出血性炎症

12. 周围血片中出现幼红细胞最可能是（　　）

A. 缺铁性贫血　　　B. 溶血性贫血　　C. 淋巴瘤

D. 再生障碍性贫血　E. 脾功能亢进

13. 与梅毒血清试验无关的试验是（　　）

A. USR　　　　　　B. ESR　　　　　C. VDRL

D. RPR　　　　　　E. TPHA

14. 尿中含有不使尿相对密度增高的物质是（　　）

A. 放射造影剂　　　B. 右旋糖酐　　　C. 尿素

D. 高蛋白质　　　　E. 高葡萄糖

15. 凝血时间测定，需采（　　）

A. 手指血　　　　　B. 静脉血　　　　C. 耳垂血

D. 动脉血　　　　　E. 静脉血或动脉血

16. 利用自动血液分析仪做血常规化验应采用静脉抗凝血，是因为（　　）

A. 防止采手指血或耳垂血以及使用采血盘给患者带来交叉感染

B. 静脉血能正常反映患者的实际情况，重复性好

C. 仪器设计上的要求，如此有利于延长仪器使用寿命

D. 采血量较多，便于重复检查

E. 标本易于保存

17. 关于甲胎蛋白的叙述，下列哪项是错误的（　　）

A. 血中甲胎蛋白增高即为肝癌

B. 甲胎蛋白不是原发性肝癌的特异性抗原

C. 肝硬化时，血甲胎蛋白浓度亦可增高

D. 甲胎蛋白低浓度持续阳性可能是肝癌

E. 血甲胎蛋白是原发性肝癌的血清标志物

18. 新鲜尿液外观浑浊，加热后浑浊消失，浑浊物可能为（　　）

　　A. 草酸盐　　　　　　B. 磷酸盐　　　　　C. 尿酸盐

　　D. 碳酸盐　　　　　　E. 脓尿

19. 浓盐酸不能用作尿中何种检验的防腐剂（　　）

　　A. 17－羟皮质类固醇　　　　　　　　B. 17－酮类固醇

　　C. VMA　　　　　　　　　　　　　　D. 儿茶酚胺

　　E. 细胞计数

20. 白细胞计数在什么情况下不增高（　　）

　　A. 情绪激动　　　　　B. 新生儿　　　　　C. 激烈运动

　　D. 睡眠　　　　　　　E. 妊娠分娩时

21. 白细胞计数 $8000/mm^3$，换算为法定单位应为（　　）

　　A. $8 \times 10^9/L$　　　B. $8 \times 10^{12}/L$　　　C. $8 \times 10^9/\mu l$

　　D. $8 \times 10^9/mm^3$　　　E. $0.8 \times 10^{12}/L$

22. 心肌梗死患者血清 CK 值在发病几小时即开始增高（　　）

　　A. 2～4 小时　　　B. 6～12 小时　　　C. 4～8 小时

　　D. 3～10 小时　　　E. 12～24 小时

23. 输血相关移植物抗宿主病易发生于（　　）

　　A. 再生障碍性贫血患者输血后

　　B. 肺炎患者输血后

　　C. 严重免疫缺陷性疾病输血后

　　D. 溶血性贫血患者输血后

　　E. 白血病患者输血后

24. 关于饮食问题，下列哪项是错误的（　　）

　　A. 进餐可使血糖浓度增高

　　B. 进餐可使血液中很多化学成分发生变化

　　C. 进餐可使氨基转移酶降低

　　D. 营养不足可影响血中总胆固醇浓度

　　E. 长期饥饿可使尿酮体试验出现阳性

25. ACD 保养液保存全血于 4～6℃ 21 天，红细胞在体内存活率

为（　　）

A. 60% B. 50% C. 70%

D. 80% E. 90%

26. 非溶血性发热性输血反应首先考虑（　　）

A. ABO 血型不合

B. Rh 血型不合

C. 血小板抗原抗体所致

D. 白细胞抗原抗体所致

E. 血浆蛋白所致

27. ABO 不合新生儿溶血病患儿换血首选（　　）

A. 与患者同型的全血

B. O 型红细胞 + AB 型血浆

C. AB 型红细胞 + O 型血浆

D. 与母亲同型的全血

E. O 型洗涤红细胞 + AB 型血浆

28. 血型是指（　　）

A. 红细胞血型

B. ABO 血型

C. 人体血液各成分的遗传多态性标记

D. 白细胞血型

E. 血小板血型

29. 如果要了解脏器或四肢周围血管的情况，通常选择的超声检查仪器为（　　）

A. D 型 B. M 型 C. A 型

D. B 型 E. B + D 型

30. 放射免疫测定的基本原理是（　　）

A. 标准抗原与限量的特异抗体进行结合反应

B. 放射性标记抗原与限量的特异抗体进行结合反应

C. 放射性标记抗体及过量抗体与抗原非竞争性结合反应

D. 放射性标记抗原与过的的特异抗体进行结合反应

E. 放射性标记抗原和非标记抗原与限量的特异性抗体进行竞争结合反应

31. 谷丙氨基转移酶不是（   ）

    A. ALT   B. GPT   C. AST

    D. 丙氨酸氨基转移酶   E. 谷氨酸丙酮酸转移酶

32. 关于尿糖的形成与机制，错误的是（   ）

    A. 动脉血通过入球微动脉进入肾小球

    B. 血中葡萄糖大部分通过滤过膜

    C. 尿糖浓度与血糖浓度增高成正比

    D. 未被重吸收的糖，出现在尿中形成尿糖

    E. 葡萄糖是否出现于尿中主要取决于血糖浓度、肾血流量及肾糖阈 3 个因素

33. 用干化学法检测尿液，如尿中含高浓度维生素 C，对下列哪项不产生干扰（   ）

    A. 胆红素   B. 血红蛋白   C. 亚硝酸盐

    D. pH   E. 葡萄糖

34. 人类的主要组织相容性抗原是（   ）

    A. H－2   B. HLA   C. mH

    D. RLA   E. DLA

【B 型题】

    A. 空腹采血

    B. 输血前 3 天以内的血样

    C. 发作后 2~4 小时采血

    D. 发作后数小时至十余小时采血

    E. 立即采血

1. 心肌梗死患者做 CK 试验采血时间为（   ）

2. 生化试验采血时间为（   ）

    A. RF   B. VMA   C. 17－KS

    D. TSH   E. TIBC

3. 与类风湿性关节炎有关的是（   ）

4. 妊娠试验可出现阳性的是（   ）

【C 型题】

    A. 浓盐酸   B. 甲醛

    C. 两者均可   D. 两者均不可

1. 尿中葡萄糖测定，作防腐剂可用（　　）
2. 检查尿中 VMA，作防腐剂可用（　　）

    A. 尿中能发现   B. 血中能发现

    C. 两者均能发现   D. 两者均不能发现

3. 钩虫卵（　　）
4. 微丝蚴（　　）

【X 型题】

1. Rh 抗体极少自然产生（抗 E、抗 CTM 除外），但可因以下原因产生（　　）

    A. 输血   B. 免疫注射   C. 药物

    D. 妊娠   E. 过敏

2. 可使血小板数升高的因素有（　　）

    A. 饱餐后   B. 新生儿   C. 运动

    D. 妇女月经前   E. 脾功能亢进

3. 下述标本（排除外界污染）培养出细菌即有确诊意义的是（　　）

    A. 脑脊液   B. 粪便   C. 血

    D. 咽拭子   E. 痰

4. 下述哪些是相关抗原（　　）

    A. 检查艾滋病患者的人类免疫缺陷病毒

    B. 检查结肠癌的癌胚抗原

    C. 检查肝癌的甲胎蛋白

    D. 检查乙肝的乙肝病毒表面抗原

    E. 检查鼻咽癌的 EB 病毒

5. 协助诊断淋病，实验室一般采用的方法有（　　）

    A. 细菌培养

    B. 动物接种

    C. 生殖器分泌物直接涂片做革兰染色

    D. 从血中分离淋病双球菌

    E. USR

6. 成分输血的优点（　　）

A. 减少患者心脏负担

B. 减少输血反应

C. 提高治疗效果

D. 节约血源

E. 减低输血传染病的发生

二、判断题

1. 中国人绝大多数为 Rh 阴性血型。（　　）

2. WBC 正常参考范围是（4～10）×10^9/L。（　　）

3. 使用酚酞对 PSP 试验无影响。（　　）

4. 伤寒患者血中未培养出伤寒沙门菌即不能确诊为伤寒。（　　）

5. 血红蛋白报告惯用单位为 g/dL，改为法定单位制应为 g/L。（　　）

6. 尿糖定量测定可用甲醛防腐。（　　）

7. 甲胎蛋白对原发性肝癌有特异性的诊断价值。（　　）

8. 孕妇血液中存在 IgG 血型抗体即有可能引起新生儿溶血病（　　）。

9. 大肠埃希菌是正常菌丛，不会引起腹泻。（　　）

10. 60 岁以上老人血沉可以增快。（　　）

三、填空题

1. 溶血标本可使红细胞沉降率数值（　　）。

2. 饮食中含高核酸时，可使血中（　　）增加。

3. 找蛲虫应在肛门周围，而且是患者（　　）。

4. 由于生理因素，血白细胞计数，一日最高值与最低值可相差（　　）倍。

5. 尿中尿胆原排出峰值是中午到下午（　　）时

6. 甲胎蛋白是（　　）的血清标志物之一。

7. 黄疸指数测定已被淘汰，其取代项目是（　　）测定。

8. USR 是梅毒血清学检验的（　　）。

9. 心肌梗死患者血液中的肌酸激酶，发病后（　　）小时即开始增高。

〔答　案〕

一、选择题

【A 型题】

1. E　2. B　3. B　4. A　5. B　6. E　7. A　8. D　9. A　10. E　11. A

12. B　13. B　14. C　15. E　16. E　17. A　18. C　19. E　20. D

21. A　22. A　23. C　24. C　25. C　26. D　27. E　28. C　29. E

30. E　31. C　32. B　33. D　34. B

【B 型题】

1. C　2. A　3. A　4. D

【C 型题】

1. D　2. A　3. D　4. C

【X 型题】

1. ABD　2. AC　3. AC　4. BCE　5. AC　6. ABCDE

二、判断题

1. 错误　2. 错误　3. 错误　4. 错误　5. 正确　6. 错误　7. 错误

8. 正确　9. 错误　10. 正确

三、填空题

1. 增高

2. 尿酸

3. 熟睡后或清晨

4. 1

5. 4

6. 原发性肝癌

7. 血清总胆红素

8. 筛选试验

9. 2~4

第二节　临床药学

〔基础知识〕

1. 抗肿瘤药物根据化学结构、来源分几类？其作用原理是什么？

根据药物的化学结构、来源分为六大类。

（1）烷化剂：主要作用部位在 DNA，它可使 DNA 的复制出现错误，导致细胞分裂、增殖停止或死亡，因此能产生致畸、致癌、致突变作用。

（2）抗代谢类药：作用机制各不相同，但均系作用于细胞增殖周期中的某一些特定时相，故属于细胞周期特异性抗癌药。

（3）抗生素类：采用不同机制影响 DNA、RNA 及蛋白质的生物合成，使细胞发生变异，影响细胞分裂，导致细胞死亡。

（4）植物药类：可抑制 DNA 或 RNA 合成，与细胞微管蛋白结合，阻止微小管的蛋白装配，干扰增殖细胞纺锤体的生成，从而抑制有丝分裂，导致细胞死亡。

（5）激素类：通过改变机体激素水平，有效地控制肿瘤生长。

（6）其他：常用顺铂、卡铂等。

2. 化疗药物给药方法及途径有哪些？

（1）静脉给药：静脉注射为最常见的给药途径。

①静脉推注法（静推）：适用于一般刺激性化疗药物。注射药液前先推注生理盐水，确保针头在血管内后再推注药液并注意药液稀释的浓度。推注速度宜慢，定时检查回血情况，药液推注完后推注 5～10ml 生理盐水，以保证头皮针内无残留化疗药液。

②静脉冲入法（静冲）：适用于强刺激性化疗药物，是预防药物外渗、减轻药物对静脉壁刺激的给药方法。首先选择适宜静脉建立输液通路，待滴注通畅后将稀释好的化疗药由莫菲滴管侧孔冲入，随即冲入葡萄糖溶液 2～3 分钟，待药液冲入体内后，再恢复至原有滴数。当采用联合用药时，需防止两种药相混，一般应间隔 20～30 分钟。

③静脉点滴法（静滴）：用于抗代谢类药物。需将药液稀释后加入液体中静脉点滴注入，以维持血液中的有效药物浓度，通过干扰体内正常代谢，阻断 DNA 的合成，以达到更高的疗效。

④深静脉穿刺置管给药法：对需给予强刺激性化疗药物或长期反复给药、静脉穿刺极为困难的患者，可通过深静脉穿刺置管给药。深静脉腔大，血流快，对血管壁刺激性小，避免了反复穿刺给患者带来的痛苦。

（2）肌内注射（肌注）：适于对组织无刺激性的药物，应备长针头且肌注宜深，以利药液的吸收。

（3）口服：口服药物需装入胶囊或制成肠溶剂，以减轻药物对胃黏膜的刺激，并防止药物被胃酸破坏。

（4）腔内注射：腔内注射主要用于癌性胸腔积液和腹水、心包积液、膀胱癌等。注药后需协助患者更换体位，使药液充分扩散。

（5）动脉插管：适用于一些晚期不宜手术或复发而局限性肿瘤。可直接将药物注入供应肿瘤的动脉，达到提高肿瘤局部药物的浓度和减轻全身性毒性反应。

3. 癌症患者主要的心理变化分期及特征是什么？

癌症患者的心理变化类型与自身个性心理特征、病情严重程度有关。当患者被告知病情后，其心理变化一般分为六期。

（1）体验期：当患者得知患癌诊断后，表现为霎时间方寸大乱、麻木不仁，甚至昏厥，这种震惊称为"诊断休克"。此时患者往往无力主动表达内心的痛苦，对提供帮助的医护人员或家人表示拒绝。

（2）怀疑期：患者对诊断结果极力否认，甚至通过各种方法找医生咨询，以便得到不同方面的信息。此时患者和医生并未建立信任关系，既希望确诊，又希望听到不是癌症的诊断。这种拒绝接受事实的做法是一种创伤或应激状态下的心理反应，可降低患者的恐惧程度，缓解痛苦的体验，逐渐适应意外打击。

（3）恐惧期：当极力否认仍不能改变诊断结果时，便会产生恐惧，患者表现为恐慌、哭泣、警惕、挑衅性行为、冲动性行为以及一系列生理改变，如颤抖、尿频、尿急、心悸、血压升高、呼吸急促、晕厥、皮肤苍白、出汗等。

（4）幻想期：当患者经历了患病后的各种痛苦的体验后，已能正视现实，但仍存在许多幻想，如希望通过某种治疗根除自己的疾病，希望手术后的化验能推翻原诊断结果等。

（5）绝望期：当各种治疗方法均不能取得良好效果，病情进一步恶化，出现严重的并发症时，都能使患者产生绝望，对治疗失去信心，听不进医护人员和家人、朋友的劝说，甚至产生自杀念头，患者表现为易怒、对立情绪、不服从治疗等。

（6）平静期：患者已能接受现实，认可患者角色，情绪平稳，配合治疗，但患者处于消极被动状态，不再考虑自己对家庭与社会的义务，处于无望状态。

4. 肿瘤的扩散方式有哪几种？

肿瘤的扩散方式是恶性肿瘤重要的特征，可通过浸润性生长向周围组织直接蔓延或通过脉管等转移到全身各处。

（1）直接蔓延：肿瘤细胞不断增殖，肿瘤体积逐渐增大，并沿组织间隙、脉管壁及神经束衣等直接伸延，侵入并破坏邻近组织或器官的过程称直接蔓延。

（2）转移（淋巴道转移、血管转移和种植转移）：肿瘤细胞自原发部位侵入脉管或脱落至体腔，被带到其他部位生长，形成与原发性肿瘤相同类型的肿瘤，此过程称为肿瘤转移。新形成的肿瘤则称为转移瘤或继发瘤。

5. 肿瘤通用分级及国际分期是什么？

肿瘤的分级和分期一般都用于恶性肿瘤。恶性肿瘤是根据肿瘤细胞的分化程度来确定其恶性程度的。有不同的分级标准，目前较为通用的是三级分类法。

恶性肿瘤的分期是根据原发性肿瘤的大小、浸润的深度、范围以及是否累及邻近器官、有无局部和远处淋巴结的转移、有无血源性或其他远处转移等来判断肿瘤病程发展阶段。目前国际上较通用的分期是 pTNM 分期法：T 代表原发瘤的大小和（或）浸润范围；N 代表淋巴结转移情况；M 代表血源性或其他远处转移；p 特指病理学诊断的 TNM 分期。

6. 肿瘤放射治疗的适应证、禁忌证有哪些？

适应证

（1）放射敏感（如恶性淋巴肉瘤、睾丸精原细胞瘤等）或中度敏感的肿瘤（如鼻咽癌、宫颈癌等）都可以接受放射治疗。

（2）手术未能切除的肿瘤，若此肿瘤对放射线敏感，术后应做放疗。

（3）某些部位不宜手术（如高险区中乳房切除术后淋巴水肿综合征、脑桥、皮质运动区）或不适合外科手术（如髓母细胞瘤、小脑肉瘤、松果体瘤）或深部手术困难的肿瘤（如颈段食管癌、中耳癌等），应做放射治疗。

（4）术后复发者应争取再次手术，术后应补充放疗。

（5）放疗与手术均有价值，可以与手术配合治疗（如乳腺癌、直肠癌、食管癌等）肿瘤常行术前、术后放疗。

禁忌证

（1）行大野足量放疗后一些敏感度差的肿瘤近期复发时，不考虑再次放疗。

（2）外科手术切除彻底的良性肿瘤。

（3）晚期肿瘤患者处于恶病质状态或颅内高压严重，而又无有效减压措施者。

（4）肿瘤所在脏器穿孔如食管气管瘘，或已有远处转移合并大量积液如胸腔积液、腹水者。

（5）重要脏器如心、肺、肝、肾功能不全者。

（6）血象低下的患者或有骨髓再生障碍者、急性感染体温在38.5℃以上者，暂不宜放疗。

7. 肿瘤化疗常见不良反应及护理措施有哪些？

（1）局部毒性反应：化疗药物对血管内膜均有不同程度的刺激作用，外周静脉给药常可引起静脉炎。表现为被穿刺过的静脉发红、疼痛、血管变硬、色素沉着呈条索状或树枝状，甚至血流受阻等。若强刺激性化疗药不慎渗漏静脉外，可导致局部皮肤及软组织非特异性炎症，处理不及时可引起局部组织坏死。

①静脉炎：a. 按要求充分稀释化疗药物，化疗药物浓度不宜过高，给药速度宜慢。b. 应选择外周条件较好的静脉，并有计划地由远端小静脉开始，注意经常变换给药的静脉，以利于损伤静脉的修复。c. 有条件的可深静脉穿刺给药，可有效避免浅静脉炎的发生。d. 若已发生静脉炎，应首先做好心理护理，减轻紧张情绪，给 25% 硫酸镁湿敷局部，或用喜疗妥霜膏局部外涂。局部疼痛可用氦氖激光照射，每天 1次，5 天为一疗程。

②药物外渗：a. 化疗给药必须由经过培训的专业护士执行。在选择给药途径时，必须了解各类药物的局部刺激作用，对于强刺激性化疗药，注射过程中要密切观察，切忌渗漏于皮下。b. 做好心理疏导，注药前应告知患者注药时如有痛感或异样感觉，应告诉护士，立即停止药物注射。c. 选择最佳穿刺部位，切勿在靠近肌腱、韧带、关节等部位静脉给药。另外还应避免 24 小时内在被穿刺过的静脉穿刺点下方重新穿刺，以免抗癌药物从前一次穿刺点外渗。d. 若已发生外渗，应立即给予处理。

（2）胃肠道反应：多数抗癌药物对增殖旺盛的胃肠道上皮有抑制作用。化疗患者常有食欲减退、恶心、呕吐、腹泻、腹痛、便秘等胃肠道反应。许多抗癌药物还可引起口腔、食管、胃、肠等黏膜炎症、浅表糜烂及小溃疡等。

①恶心、呕吐：a. 实施有效的健康教育，采用多种方法宣传化疗知识，主动帮助患者掌握一般性自我护理知识，使其在尽可能稳定的情绪下接受化疗。b. 化疗最初阶段应选用有效的止吐药及各种干预手段，预防恶心、呕吐的发生。c. "分散注意力"是有效的行为治疗技术之一。指导患者在治疗期间可利用松弛法解决焦虑与不安，分散注意力，减轻恶心、呕吐的症状。d. 尽量减少不良刺激，保持环境整洁、空气新鲜、无异味。如发生呕吐应协助立即漱口，擦洗面部，更换清洁衣服，整理床单位，帮助患者取舒适体位。e. 按医嘱准确给予止吐药。f. 饮食护理，化疗期间根据患者的口味给予清淡易消化饮食，避免辛辣、油腻等食物，少食多餐。对呕吐较严重的患者，严格记录出入量，以估计脱水情况，必要时酌情给予胃肠外营养。

②黏膜炎：a. 以预防为主，化疗前即开始注意口腔卫生，养成良好的口腔卫生习惯。b. 经常观察患者的口腔情况，保持口腔清洁湿润。另外，可给复方硼砂溶液（朵贝尔液）、呋喃西林、2%碳酸氢钠、别嘌呤醇20片研碎加入0.9%生理盐水250 ml中含漱，每日3~4次，可预防和减少口腔溃疡的发生率。c. 若已发生口腔溃疡，可用西瓜霜涂于患处，还可用2%的利多卡因液喷雾，维斯克含服，干扰素外用。d. 口腔溃疡的患者宜进温流质或无刺激性软食，注意维生素和蛋白质的摄入，大面积口腔炎和食管炎应暂时应用全胃肠外营养。e. 对症状不太严重的腹泻、便秘等可对症治疗；若有肠梗阻或穿孔发生，应及时通知医生处理，密切观察病情变化。

（3）骨髓抑制：化疗药物对骨髓造血系统有不同程度的抑制作用，通常出现白细胞减少，尤其是粒细胞下降。严重骨髓再生障碍时，易继发感染和出血。

①严格掌握适应证，化疗前检查血象及骨髓情况。

②化疗期间注意患者的血象变化。如果白细胞在 $3.5 \times 10^9/L$、血小板在 $80 \times 10^9/L$ 以下时要暂停化疗，并予相应药物治疗。

③白细胞低于 $1.0 \times 10^9/L$ 者，应给予保护性隔离，出现重度骨髓抑制的患者应置无菌层流仓内。接受超大剂量化疗的患者也应进入层流仓，采取严密的保护性隔离措施，预防继发感染。

④血小板低下者注意防止出血，嘱患者少活动、慢活动，协助患者做好生活护理，减少磕碰及各种穿刺等。

⑤化疗中给予必要的支持疗法，如饮食调整和中药调理。遵医嘱给予升高白细胞药物，必要时预防性使用抗生素以防止感染。

8. 配置抗癌药物过程中的防护原则是什么？

（1）配药前洗手，穿防护衣，佩戴一次性口罩、帽子，戴聚氯乙烯手套，其外套一副乳胶手套。在操作中一旦手套破损应立即更换。

（2）操作台面应覆以一次性防护垫，以减少药液污染。一旦污染或操作完毕，应及时更换。

（3）打开粉剂药时，割锯安瓿前应轻弹其颈部，使附着之药粉降至安瓿以下。打开安瓿时应用无菌纱布围绕安瓿颈部，以防划破手套。

（4）溶解药物时，溶液应沿瓶壁缓慢注入瓶底，待药粉浸透后再行搅动，以防粉末逸出。

（5）瓶装药物稀释及抽取药液时，应插入双针头，以排除瓶内压力，防止针栓脱出造成污染。并且要求在抽取药液后，瓶内进行排气和排液后再拔针，不可使药液排于空气中。

（6）使用"锁头"注射器和针腔较大的针头，以防注射器内压力过大使药液外溢。

（7）抽取药液应用一次性注射器，并应注意抽出药液以不超过注射器容量的 3/4 为宜。抽取药液后放于垫有聚氯乙烯膜的无菌盘内备用。每次用后按污物处理。

（8）在完成全部药物配备后，需用 75% 乙醇擦拭操作柜内部和操作台表面。

（9）备药后所用一切污染物应放于污物专用袋集中封闭处理。

（10）操作完毕脱去手套后，用肥皂及流动水彻底洗手，有条件者可行淋浴，减轻其毒性作用。

9. 何谓肿瘤、癌、肉瘤、癌肉瘤？

肿瘤：机体在各种致病因素的作用下，局部组织细胞过度增生和异常分化而形成的新生物，常表现为肿块形成。

癌：系指来源于上皮组织的恶性肿瘤，包括鳞状上皮、腺上皮、移行上皮等。其命名是：肿瘤起源部位＋组织来源＋癌。

肉瘤：系指间叶组织起源的恶性肿瘤。包括纤维、脂肪、平滑肌、横纹肌、骨、软骨、脉管及淋巴造血组织等。其命名是：肿瘤起源部位＋组织来源＋肉瘤。

癌肉瘤：此恶性肿瘤内既含有恶性的上皮成分，同时还有间叶组织的恶性成分，两者混合在一起，构成一个肿瘤则称为癌肉瘤。其命名是：肿瘤起源部位＋癌肉瘤。

10. 癌痛药物止痛要点是什么？何为疼痛的三阶梯给药法及其目的是什么？

（1）止痛要点：药物治疗是控制癌症疼痛的主要手段，世界卫生组织推荐药物治疗癌痛的5个要点是：口服、按时、按阶梯、个体化给药、注意具体细节。

（2）三阶梯给药法：三阶梯疗法为世界卫生组织（WHO）所推荐的癌痛治疗方法，其原则为按阶梯给药，依药效的强弱顺序递增使用。其目的是要达到癌症患者夜间睡眠时无痛，白天休息时无痛，日间活动和工作时无痛，真正提高患者的生存质量。

11. 肿瘤治疗的主要方法有哪些？

（1）手术治疗：是肿瘤治疗的重要手段之一，良性肿瘤手术后基本都能治愈，对于恶性肿瘤手术也是首选的治疗方法，特别是肿瘤的早、中期阶段，手术治疗效果显著。

（2）放射治疗：放射治疗目前已成为治疗恶性肿瘤的主要手段之一。在国内约有70%左右的恶性肿瘤患者需要用放射治疗。放射治疗（简称放疗）是利用放射线的电离辐射作用，破坏或杀灭肿瘤细胞，从而达到治疗目的的一种方法。放射治疗分根治性治疗和姑息性治疗。

（3）化学治疗：应用化学药物治疗恶性肿瘤的方法称为化学治疗（简称化疗）。

以上为肿瘤的三大治疗手段。其他治疗方法还包括免疫治疗、中医治疗、介入放射学治疗、超声聚焦刀治疗以及冷冻、激光、微波和热疗等。

12. 化疗的适应证、禁忌证是什么？

适应证

（1）治愈性或非治愈性化疗

①目前对部分造血系统恶性肿瘤，如急性淋巴细胞性白血病、急性粒细胞性白血病、多发性骨髓瘤以及某些实体瘤，如睾丸精原细胞

瘤、绒毛膜上皮细胞癌、尤文瘤、霍奇金病等，单用化疗可取得治愈性疗效。②对其他恶性肿瘤，如肝癌、食管癌、软组织肿瘤及大部分晚期肿瘤等，化疗尚不能取得治愈性疗效，常作为手术、放疗等的辅助手段。

（2）辅助化疗

①放射治疗前后化疗：可使局部肿瘤缩小，减少照射范围，在放疗同时化疗，可增加肿瘤细胞对放射的敏感性。放疗后化疗，有可能清除照射野之外的亚临床肿瘤细胞，提高放疗效果，减少复发。②手术前后的辅助化疗，消灭手术野之外的亚临床细胞及减少血循环的癌细胞转移，防止术后肿瘤复发。

（3）晚期或播散性癌症的全身化疗

①晚期造血系统、淋巴系统以及实体瘤已发生远处转移，不适于手术或放疗，或实体瘤手术放疗后复发或播散者，通常采用化疗。②由于癌性体腔积液包括胸、腹腔或心包腔积液，可采用腔内化疗，常可使积液得以控制或消失。③恶性肿瘤引起的上腔静脉压迫、呼吸道压迫及脊髓压迫，脑转移所致颅内压增高，常先化疗缩小肿瘤体积，减轻症状，然后进行其他治疗。

禁忌证

一般认为患者有以如下情况应慎用或不用化疗。

（1）年老、体衰、营养状况差、恶液质者。

（2）白细胞数低于 $4 \times 10^9/L$，血小板数低于 $80 \times 10^9/L$，或既往的多疗程化疗或放疗使白细胞及血小板低下者，或有出血倾向者。

（3）有肝脏功能障碍及心血管功能严重疾病者。

（4）有骨髓转移的患者。

（5）贫血、营养障碍及血浆蛋白低下者。

（6）有心肌病变的患者，应尽量不用阿霉素、正定霉素及金霉素类抗癌药。

（7）患老年慢性支气管炎的患者应禁用博来霉素，尽可能不用甲氨蝶呤和白消安。

13. 鸦片类止痛剂的常见不良反应及处理有哪些？

（1）便秘：采取措施预防便秘。开始使用麻醉止痛药前，应了解患者以往排便习惯和使用缓泻剂的情况，每天记录排便情况，鼓励饮水，多吃蔬菜、水果和适量的粗粮。每日清晨用温开水冲服一些蜂蜜有一定帮助，严重便秘可用番泻叶，必要时灌肠。

（2）恶心、呕吐：一般用药后数天至1周，恶心和呕吐逐渐减轻。可口服灭吐灵（甲氧氯普胺）、维生素 B_6 缓解。

（3）镇静和嗜睡：慢性疼痛一旦缓解，患者进入嗜睡状态，一般可在 $2 \sim 5$ 天后消失。白天可给予含咖啡因饮料以对抗镇静作用。

（4）呼吸抑制：应随时观察患者的呼吸，并与其基线对照，若患者发生严重呼吸抑制，可按医嘱用吗啡拮抗剂纳洛酮。纳洛酮的剂量应根据患者呼吸频率来调整。

（5）身体依赖和耐药：为了防止出现戒断综合征，鸦片类止痛剂需在 $3 \sim 4$ 周内逐渐减量，并延长间隔时间，直到停用。

（6）心理依赖：护士应理解患者长期遭受疼痛的折磨而影响睡眠、休息和进食，致使机体免疫功能下降，因此应认真执行"三阶梯止痛方案"。

14. 放射治疗常见不良反应的观察及护理措施有哪些？

（1）全身反应及护理：放疗引起的全身反应表现为一系列功能紊乱与失调，如精神不振、食欲减退、疲乏、恶心呕吐等。此时护士应给予心理疏导，安慰并鼓励和帮助患者配合治疗。症状轻者可不做处理，重者应及时治疗，调整患者饮食，加强营养，全身给予支持治疗。嘱患者多饮水或输液以增加尿量，排出体内毒素，减轻反应。

（2）局部反应及护理

①皮肤反应：放射性皮肤反应一般分为干性和湿性两种。a. 干性皮肤反应表现为皮肤轻度红斑、瘙痒、色素沉着及脱皮，但无渗出物，并能产生持久性浅褐斑。此时应给予保护性措施，切忌撕剥脱皮，避免理化刺激，一般不做特殊处理。b. 湿性皮肤反应表现为照射野皮肤出现湿疹、水泡，严重者可造成糜烂、破溃。对有少量渗出液的湿性皮肤反应，可采取暴露疗法，局部涂喜疗妥乳膏、冰蚌油或庆大霉素、维斯克、康复新交替湿敷。对已发生局部溃疡继发感染者应暂停放疗，局部换药，并使用抗生素控制感染，促进愈合。

②黏膜反应：主要是口腔黏膜反应。a. 患者口腔黏膜稍有红、肿、充血，唾液分泌减少，口干稍痛。此时为轻度黏膜反应。护理措施是保持口腔清洁，每次饭后用温开水漱口，以去除食物残渣，早、晚用

软毛牙刷及含氟牙膏中防酸牙膏刷牙，以免损伤伤口黏膜。饮食忌过冷、过热、过硬，忌烟、酒及辛辣刺激性食物。b. 如口咽明显充血水肿、斑点状白膜、溃疡形成为中度黏膜反应，有明显的吞咽疼痛，进食困难，须保护黏膜，消炎止痛，促进溃疡愈合。应根据患者口腔 pH 选择适宜的漱口液漱口，用维斯克或康复新行口腔喷雾，每日 4～5 次，以促进炎症消退和溃疡愈合。进食前可用 2% 利多卡因喷雾止痛。c. 如果患者口腔黏膜极度充血、糜烂、出血并融合成片状白膜，溃疡加重并有脓性分泌物，不能进食，并有发热，则为重度黏膜反应，须暂停放疗。给予口腔护理每日 2 次，清除黏性分泌物，可用庆大霉素、维生素 B_{12} 交替含服。

遵医嘱给予静脉输入抗生素，补充氨基酸、脂肪乳、白蛋白等高价营养液，促进溃疡愈合。

③胸部放疗反应：胸部照射如食管癌放疗 1～2 周后可出现食管黏膜充血、水肿，局部疼痛，吞咽困难，黏液增多，嘱患者每次进食后饮适量温开水以冲洗食管，含服维斯克或康复新以减轻炎症和水肿。肺癌放疗可出现放射性肺炎，表现为咳嗽、咳白色泡沫样痰、呼吸急促、胸痛等。患者应注意保暖，保持病室内空气新鲜，防止呼吸道感染，雾化吸入（药液配制：生理盐水 30～50 ml 内加入庆大霉素 8 万 U，α－糜蛋白酶 4000 U，地塞米松 5 mg），每日 2 次。遵医嘱给予抗生素、激素等治疗。如患者痰中带血，有咳血情况，要保持镇静，并给予止血药。出现大咯血时应立即通知医生，让患者头偏向一侧，防止窒息，协助医生积极抢救。

④腹部放疗反应：腹部照射，尤其是腹部大面积照射时，可并发放射性肠炎、胃肠功能紊乱、肠黏膜水肿，表现为食欲不振、恶心、呕吐、腹痛、腹泻等。轻者给予清淡的流质、半流质饮食，遵医嘱给予止吐药，严重者需输液，纠正水、电解质紊乱。盆腔照射可引起放射性直肠炎，患者表现为里急后重、肛门坠胀、水样便及便血等。遵医嘱给予消炎、止泻、止血药，可用洗必泰栓、复方普鲁卡因液、维斯克或氢氧化铝胶等保留灌肠。观察记录患者的排便次数、性质、颜色等。如盆腔照射引起膀胱炎，患者可出现尿频、尿急、排尿困难或血尿。应遵医嘱行无菌导尿术，用止血剂加生理盐水、呋喃西林液等进行膀胱冲洗。根据出血程度不同，每日冲洗 2 次或 2 小时一次不等。

嘱患者大量饮水，遵医嘱予以消炎对症处理。必要时用5%甲醛溶液灌注，使黏膜血管表面蛋白凝固以达到止血的目的。操作时避免药物刺激尿道口，注意观察患者有无腹痛、尿道口痛等不适。

15. 何谓细胞周期？

细胞从一次分裂结束到下一次分裂结束的一个周期，称为细胞增殖周期，简称为细胞周期。

〔测试题〕

一、选择题

【A 型题】

1. 普鲁卡因水溶液的不稳定性是因为下列哪种结构易被氧化（　　）
   A. 酯键　　　　　　　B. 苯胺基　　　　C. N－乙基
   D. 二乙胺　　　　　　E. 苯基

2. 治疗溃疡病的下列药物，哪项是错误的（　　）
   A. 替普瑞酮 50 mg，每天 3 次，饭后半小时服用
   B. 铝碳酸镁 0.5g，每天 3 次，饭后 1 小时服用
   C. 颠茄酊 10ml，每天 3 次
   D. 米索前列醇 200μg 每天 4 次
   E. 氧化镁 0.5～1.0mg，每天 3 次

3. 儿童及青少年患者长期应用抗癫痫药苯妥英钠，其容易发生的不良反应是（　　）
   A. 嗜睡　　　　　　　B. 齿龈增生　　　　C. 过敏
   D. 心动过速　　　　　E. 记忆力减退

4. 药物在血浆中与血浆蛋白结合后，下列正确的是（　　）
   A. 药物代谢加快　　　　　　B. 药物作用增强
   C. 药物排泄加快　　　　　　D. 暂时失去药理活性
   E. 药物转运加快

5. 误服敌百虫中毒，哪种洗胃液忌用（　　）
   A. 高锰酸钾溶液　　　　　　B. 0.9%氯化钠注射液
   C. 温开水　　　　　　　　　D. 碳酸氢钠溶液
   E. 1% 盐水溶液

6. 适用于治疗支原体肺炎的是（　　）

A. 两性霉素 B　　　　B. 庆大霉素　　　C. 氨苄西林

D. 多西环素　　　　　E. 氯霉素

7. 具有"分离麻醉"作用的新则全麻药是（　　）

A. 硫喷妥钠　　　　　B. 甲氧氟烷　　　C. 氯胺酮

D. γ-羟基丁酸　　　　E. 普鲁卡因

8. 下述降压药最易引起直立性低血压的是（　　）

A. 甲基多巴　　　　　B. 利血平　　　　C. 胍乙啶

D. 氢氯噻嗪　　　　　E. 可乐定

9. 使用胰岛素治疗糖尿病时，最常见的不良反应是（　　）

A. 注射局部红晕、疼痛　　　　　B. 荨麻疹

C. 低血糖反应　　　　　　　　　D. 过敏性休克

E. 抽搐

10. 应用乙醚麻醉前给予阿托品其目的是（　　）

A. 防止休克　　　　　　　　　　B. 协助松弛骨骼肌

C. 解除胃肠道痉挛　　　　　　　D. 减少呼吸道腺体分泌

E. 镇静作用

11. 普鲁卡因青霉素之所以能长效，是因为（　　）

A. 抑制排泄

B. 改变了青霉素的化学结构

C. 减慢了吸收

D. 延缓分解

E. 加进了增效剂

【B 型题】

A. 去甲肾上腺素　　B. 盐酸异丙嗪　　C. 异丙肾上腺素

D. 氢化可的松　　　E. 盐酸肾上腺素

1. 抗过敏首选药物是（　　）

2. 抢救青霉素过敏性休克的首选药物是（　　）

【C 型题】

A. 氯化钙注射液

B. 葡萄糖酸钙注射液

C. 两者均可

D. 两者均不可

1. 抢救洋地黄中毒的药物是（　　）

2. 抢救链霉素过敏性休克的药物是（　　）

【X 型题】

1. 对肝脏有害的药物是（　　）

　　A. 异烟肼　　　　　B. 青霉素　　　C. 保泰松

　　D. 维生素 C　　　　E. 葡萄糖

2. 能引起高血脂的药物是（　　）

　　A. 普萘洛尔　　　　B. 噻嗪类利尿药　　C. 红霉素

　　D. 维生素 B　　　　E. 安妥明

3. 溃疡病患者应慎用或忌用的是（　　）

　　A. 阿司匹林　　　　B. 可的松　　　C. 利血平

　　D. 保泰松　　　　　E. 吡罗昔康

4. 阿霉素的毒性有（　　）

　　A. 非特异性心肌病　　　　　　B. 迟发性心肌损害

　　C. 胃肠道反应　　　　　　　　D. 蛋白尿

　　E. 耳毒性

二、判断题

1. 起浊是指非离子型增溶剂的水溶液加热到一定温度时，可由澄明变浑浊甚至分层，冷却后又恢复至澄明的现象。（　　）

2. 肾上腺素注射液遇光易变色，故应避光保存。（　　）

3. 高血压患者服用可乐定时，不可突然停药，以免引起交感神经亢奋的撤药症状。（　　）

4. 阿司匹林片遇湿易分解析出水杨酸，故应密闭保存。（　　）

5. 精神药品是指直接作用于中枢神经系统，使之兴奋或抑制，连续使用能产生依赖性的药品。（　　）

6. 医师可以使用由国家卫生和计划生育委员会公布的药品习惯名称开具处方。（　　）

7. 应用阿托品可见心率加快，这是由于阿托品直接兴奋心脏所致。（　　）

8. 青霉素 G 钠（钾）用 0.9% 氯化钠注射液溶解后放置会使抗菌效能降低，过敏反应增加。（　　）

9. 除需长期使用麻醉药品和精神药品的门（急）诊癌症疼痛患者和中、重度慢性疼痛患者外，麻醉药品注射剂仅限于医疗机构内使用。（　）

10. 煎煮中药时，为了使大黄发挥较好的泻下作用，应将大黄先煎。（　）

11. 铁剂不能与抗酸药同服，因其不利于 Fe^{2+} 的形成，妨碍铁剂的吸收。（　）

12. 青霉素类药物遇酸碱易分解，所以不能加到酸、碱性输液中滴注。（　）

13. 冬虫夏草属动物类加工中药。（　）

三、填空题

1. 用苯扎溴铵溶液浸泡金属器械时，为防锈应加入（　　）。

2. 输液过程中出现发热反应的首要处理原则是（　　）。

3. 抢救青霉素过敏性休克首选药物是（　　）。

4. 预防磺胺嘧啶的肾脏损害措施是多饮水，每月验尿，与（　　）同服。

5. （　　）是指连续使用后易产生身体依赖性能成瘾癖的药品。

6. 医师开具处方应当使用经过药品监督管理部门批准并公布的药品通用名称新活性化合物的专利药品名称和（　　）名称。

7. 长期大剂量服用氢氯噻嗪可产生低钾血症，故与洋地黄等配伍用时，可诱发（　　）。

8. 未取得麻醉药品和第一类精神药品处方资格的医师（　　）开具麻醉药品和第一类精神药品处方。

9. 根据文件规定，麻醉药品要做到"五专"管理，即（　　）、（　　）、（　　）、（　　）、（　　）。

10. 盐酸哌替啶处方为（　　），仅限于医疗机构内使用。

11. 只有取得药学专业技术职务任职资格的人员方可从事（　　）工作。

12. 处方开具当日有效．特殊情况下需延长有效期的，由开具处方的医师注明有效期限，但有效期最长不得超过（　　）天。

〔答 案〕

一、选择题

【A 型题】

1. B　2. C　3. B　4. D　5. D　6. D　7. C　8. C　9. C　10. D　11. C

【B 型题】

1. B　2. E

【C 型题】

1. D　2. C

【X 型题】

1. AC　2. AB　3. ABCDE　4. AB

二、判断题

1. 正确　2. 正确　3. 正确　4. 正确　5. 正确　6. 正确　7. 错误

8. 正确　9. 错误　10. 错误　11. 正确　12. 正确　13. 错误

三、填空题

1. 亚硝酸钠

2. 减慢输液速度或停止输液

3. 盐酸肾上腺素

4. 等量碳酸氢钠

5. 麻醉药品

6. 复方制剂药品

7. 心律失常

8. 不得

9. 专人负责　专柜加锁　专用账册　专用处方　专册登记

10. 一次常用量

11. 处方调剂

12. 3

第三节 医学影像学

〔基础知识〕

1. 试述透视的原理、优缺点、适应范围和注意事项?

（1）原理：X线通过人体后，在荧光屏上形成明暗不同的荧光影像，称为透视，亦称荧光透视。荧光屏上的亮度较弱，故透视需在暗室中进行。如应用影像增强器，可显著地提高图像的亮度，故能在亮室内从电视屏上进行透视检查。

（2）优缺点：透视的优点是设备简单，操作方便，可任意转动患者进行多轴透视，并可观察器官的活动功能；而且费用低廉，可立即得到检查结果。其缺点是影像的对比度差，对细小病变和厚实部位例如颅骨、脊椎等的观察困难，且不能留下客观性记录。

（3）适应范围

①胸部的自然对比好，胸部透视应用最广泛。

②腹部透视适于急腹症，较大的结石或钙化、金属异物、避孕环以及胃肠造影透视等。

③骨折整复和异物摘取。

④各种插管和介入性治疗操作。

（4）注意事项

①掌握透视的适应证和限度，做到目的性明确，有的放矢。

②提供有关的病史资料。

2. 试述摄影的原理、优缺点、适应范围和注意事项?

（1）原理：X线透过人体，投影于胶片上，产生潜影，经过显影、定影及冲洗手续，在胶片上产生不同灰度的黑白影像。

（2）优缺点：照片的优点是对比度好，成像清晰，细微病灶或厚实部位显示清楚，并留有客观纪录，供复查对比和会诊讨论用。缺点是操作较复杂，不便于观察器官的活动功能。

（3）适应范围：应用广泛，包括四肢、脊椎、骨盆、颅骨、胸部和腹部等。腹部照片因缺乏自然对比，限于急腹症及结石、钙比等观察。

（4）注意事项

①认真填写照片申请单。复查照片应提供老照片号码或照片以利对比。急诊照片标准掌握要适度。

②危重患者应做适当处理，待病情平稳后，再进行摄片检查。

③做好必要的照片前准备如镇静、清洁灌肠等。

3. 试述体层摄影的原理、优缺点、适应范围和注意事项？

（1）原理：属于特殊 X 线摄影方法，是应用特殊摄影装置操作技术，获取某一指定层面的彩像，避免影像的互相重叠，从而使病变部位显示清楚。体层摄影有纵断和横断体层之分，目前使用的普通体层摄影机大多是纵断体层；而电子计算机体层摄影即 CT 扫描则是摄取横断体层影像。

（2）优缺点：可明确平片检查难于显示的重叠和深部病变；观察病变的深部组织结构有无破坏、空洞或钙化；确定病变的范围与周围组织结构的关系，可作为平片检查的补充 X 线检查方法。其缺点是需要有特殊的机器设备、操作技术较复杂且费时。

（3）适应范围

①胸部体层：发现肺空洞和结节，鉴别肺部肿块良恶性观察，肺门纵隔淋巴结是否肿大，以及气管和支气管病变等。

②喉部体层：显示声门、喉室、真假声带、声门上、下区结构及病变；确定喉癌的部位和蔓延范围。

③上颌窦体层：观察上颌窦的骨质破坏范围，窦腔内息肉或肿瘤病变等。

④乳突体层：可了解外耳、中耳、内听道、耳蜗、半规管及听小骨等结构，协助诊断外耳道闭锁，内听道扩大或骨质破坏，胆脂瘤及耳硬化症等疾病。

⑤蝶鞍体层：可观察蝶鞍骨的改变，鞍区钙化和垂体微腺瘤的情况。

⑥颅底体层：前、中颅底骨质结构、颅咽管的颅底和颅内蔓延情况。

⑦颞颌关节体层：观察颞颌关节破坏，骨折脱位和关节强直等。

⑧脊椎体层：观察椎骨骨质破坏、椎管狭窄和退行性变等。

⑨肾上腺体层：观察肾上腺的增生和肿瘤。

⑩胆囊体层：与胆囊造影配合，观察胆囊结石、肿瘤或腺肌瘤病等。

（4）注意事项

①认真填写申请单，申请体层摄影应有明确的指征，不可滥用。

②摄取体层部位的 X 线平片，以利正确选择体层层面及深度。

4. 试述造影检查的原理、优缺点、适应范围和注意事项？

（1）原理：系人为地将造影剂引入器官内或其周围，造成人工的对比影像。造影检查可使平片或体层摄影不能显示的组织和器官对比显影，因而扩大了 X 线检查的应用范围。

造影剂可分为两大类：高密度（阳性）造影剂和低密度（阴性）造影剂。

阳性造影剂包括钡剂和碘剂。钡剂用于胃肠道检查。碘剂的种类繁多：①无机碘剂如碘化钠溶液可用于逆行尿路造影、"T"形管胆管造影、膀胱和尿道造影等。②有机碘制剂口服或血管内注射后，使分泌脏器管道显影；也可采取直接穿刺或导管法将造影剂引入脏器内及其周围；非离子型造影剂如欧乃派克，优维显等，其神经毒性很低，可用于神经系统的造影检查。③碘油类有碘化油用于支气管、瘘道、子宫和输卵管造影，碘苯脂适于脑室和椎管造影。

阴性造影剂有空气、氧气、二氧化碳等，可用于脑室、关节囊、胸腹腔等造影。使用时应防止气体栓塞。

（2）优缺点：造影检查可使许多自然对比缺乏、平片上不能显影的组织器官显影，且可提高其清晰度和对比度；缺点是造影检查的技术较复杂，需要一定的设备条件，有些造影检查有创伤性。对患者有一定的痛苦和危险性。

（3）适应范围：造影检查的种类繁多，各种造影检查有各自的适应范围和应用限度。

①呼吸系统：支气管造影适于支气管扩张症、不明原因咯血和支气管肺癌的早期诊断；选择性支气管动脉造影适用于肺部肿块病变的定性诊断、支气管动脉栓塞止血以及中晚期肺癌的插管化疗。

②循环系统：心导管术和选择性右、左心血管造影用以观察先天性心脏大血管畸形；冠状动脉造影可观察冠脉循环，血管狭窄及其部位与程度，以及术后再通和灌流情况。

③消化系统；钡剂胃肠道造影用以观察胃肠道的功能和形态变化；口服和静脉碘剂造影、经内镜逆行胆管造影（ERCP）和经皮肝穿刺胆管造影（PTC）等用以观察胆道和胰腺病变；选择性腹腔动脉造影用以观察腹腔内肿块、大出血及行介入性治疗。

④泌尿系统：静脉和逆行尿路造影、膀胱和尿道造影用以观察泌尿道病变；选择性肾动脉造影可观察肾肿瘤或肾动脉狭窄；腹膜后空气造影或配合体层摄影可观察肾上腺肿瘤或增生。

⑤骨骼系统：膝、肩、颞颌关节造影可观察关节软骨、软骨盘和关节囊等病变。

⑥神经系统：脑室，脑血管和椎管造影，可观察脑和脊髓的占位、粘连、萎缩和梗阻性病变。

（4）注意事项

①造影检查需预先将申请单填好送放射科登记室预约。

②按各种造影检查方法要求，患者应作好必要的准备如禁食、碘剂过敏试验等，以保证造影检查的顺利进行。

③严重心、肺、肝、肾功能不全，极度衰弱和过敏体质者，不宜行造影检查，需要时应选择非离子型造影剂。

④做好造影反应的急救准备。遇严重反应例如休克、惊厥、心脏骤停、喉头和肺水肿时，应立即进行抗休克、抗过敏及对症治疗。

⑤造影检查后应注意观察病情变化，并予以适当处理。

5. 试述电子计算机体层摄影（CT）的原理、优缺点、适应范围和注意事项？

（1）原理：又称 X – CT，是应用 X 线对人体进行扫描并将所获取的信息。经电子计算机处理并重建图像。其成像过程是：X 线对人体选定部位的一定厚度层面进行扫描，由探测器接受该层面的 X 线衰减值，经光电管转化为电流，再经模拟（数字）转换器转变成数字，输入电子计算机进行处理，并排成数字矩阵，贮存于磁盘内；然后，再经过模拟（数字）转换器将数字矩阵转换成不同灰度的像素矩阵，通过电视屏显示及照相机摄制成 CT 图像。

（2）优缺点；CT 图像清晰逼真，横断体层面显示解剖关系清楚；密度分辨率高，能够区分常规 X 线检查不能分辨的各种软组织结构，并能进行密度测量，以 CT 值表示之，因而极大地提高了病变的检出率和诊断的准确性，进一步扩大了 X 线检查的应用范围。其缺点是受空间分辨率的限制，小于 1cm 的病灶，与周围组织密度近似的病变，以及与骨骼重叠的病变等，CT 扫描可能遗漏；由于体位移动和金属异物所形成的伪影也影响图像的质量。此外，活动器官如心脏和胃肠道检查受到一定的限制。

（3）适应范围

①神经系统：适于脑外伤、肿瘤、炎症、出血、梗死、变性和先天性畸形等诊断。

②眼耳鼻喉：对眼眶内占位病变、副鼻窦肿瘤、喉癌、中耳脂肪瘤、听小骨脱位、内耳迷路病变以及咽癌的周围侵犯和蔓延情况等有较大的诊断作用。

③胸部：适于早期肺癌、转移瘤、胸膜病变、纵隔肿瘤、心和主动脉疾病的诊断，但需要在胸部平片和体层的基础上进行。

④腹部和盆腔：适于肝、胆、胰、脾、肾、肾上腺、腹膜腔和盆腔病变的诊断，需与 B 超和血管造影结合使用。

⑤其他：可诊断椎间盘突出、椎管狭窄、骨骼和肌肉系统等疾病。

（4）注意事项

①CT 费用高，常规 X 线检查不能诊断时才可选用；诊断已经明确者无须再做 CT 检查。

②对神志不清、烦躁不安和不合作的患者，予以镇静，以保证 CT 扫描的图像质量。

③为了提高病变的检出率，或确定病变的性质，有时候需作静脉注射（含碘）对比剂以增强显影效果，因此扫描前还应做好碘剂过敏试验。

④CT 扫描前宜禁食 3~4 小时，腹部扫描前需口服 1% 造影剂以充盈显示肠曲。盆腔扫描需使膀胱膨胀，女性病应放置阴道塞。

⑤提供患者以往的照片资料，以供扫描定位及诊断时参考。

6. 试述磁共振成像（MRI）的原理、优缺点、适应范围和注意事项？

（1）原理：MRI 是利用生物磁的自旋原理，收集磁共振信号而重建图像的新一代成像技术，和 CT 扫描应用 X 线成像原理有本质上的差别。人体内含单数质子的原子核例如氢核是一个小磁体，具有自旋运动并产生磁距。静止时小磁体自旋轴的排列无序，若加一个外加磁场小磁体的自旋轴就接着磁场的磁力线方向排列。此时，若使用一定频率的射频脉冲进行激发，小磁体即能吸收能量而产生共振运动，此即磁共振现象。当射频脉冲停止后，被激发的小磁体逐渐地释放出所吸收的能量，并恢复到以前的排列状态，这个恢复过程所需的时间，称为弛豫时间。

弛豫时间有两种：一种是自旋－晶格时间即 T1，是自旋核把吸收的能量传给周围晶格所需的时间；另一种是自旋－自旋时间即 T2，反映高能量级自旋核将能量传递给低能量核所需的时间。人体不同组织和病变的 T1 和 T2 值各不相同，这便是 MRI 成像的基础。获取选定层面各组织和病变的 T1 和 T2 值，就可重建该层面的 MRI 图像。

（2）优缺点：和 CT 扫描相比较，MRI 成像的优点是：①多参数成像，除显示解剖形态外，MRI 尚可提供病理和生化的信息；②可获取任何方位包括横断面、冠状面，矢状面和不同倾斜层面的 MRI 图像，因此其定位和定性诊断比 CT 扫描更准确；③血管内血液的"流动效应"可使血管直接显像；④无骨骼伪彩的干扰；⑤无 X 线辐射损伤和碘剂过敏反应之虑。

缺点是：①成像速度慢，设备的成本和维持费用高；②骨骼和钙化病变的显像欠佳；③可出现幽闭恐怖症状。

（3）适应范围

①脑部：对鞍区和后颅窝病变的探测优于 CT 扫描，特别是多发性硬性脑白质营养不良、腔隙性脑梗死等有较大的诊断作用。对脊髓疾病的诊断优于其他任何影像学方法。

②心血管：可直接显示心脏和大血管的内腔，对研究心脏和大血管的形态学变化，可在无创伤条件下进行。

③骨骼：对骨髓腔、关节和肌肉系统病变的显像明显地优于 CT 扫描。

④其他：对纵隔、腹腔和盆腔疾病有一定的诊断价值；但对肺部和胃肠道病变的诊断作用有限。此外，MRI 频谱分析可对组织的生化、代谢、血流等进行研究。

（4）注意事项

①MRI 设备昂贵，检查费用高，对某些器官和疾病的诊断作用有

限，故应当严格地掌握其适应证。

②患者如果安装假肢、心脏起搏器，或体内有金属异物等不宜行此项检查；同时，MRI 也不适于急症危重患者的检查。

③增强 MRI 能进一步提高诊断的敏感性和特异性，可使用造影剂，商品名有马根维显、磁显葡胺等。

综上所述，放射学诊断技术选择的一般原则是首先选择简单方便、对患者无痛苦、非创伤性和费用低的检查方法，一旦诊断确立，就不必再行复杂的、有创性和费用高的成像方法。但是，有时候需要综合多种检查方法才能明确诊断。

7. CT 与 X 线摄影有何不同？

答：电子计算机体层扫描简称 CT。CT 机主要包括扫描、信号转换与贮存，电子计算、记录与显示，控制等部分。

CT 与 X 线摄影不同，它不是将立体器官的影像投照在一平面上，而是利用 X 线对检查部位进行扫描，透过人体的 X 线强度由检测器测量，经信号转换装置和电子计算机处理，构成被检查部位的横断面图像，可供直接阅读，也可加用照相机拍摄保留、避免了 X 线摄影中影像互相重叠的缺陷。

〔测试题〕

一、选择题

【A 型题】

1. 正常胆总管的宽度不超过（ ）

　　A. 0.5cm　　　　　　B. 1.0cm　　　　　　C. 2.0cm

　　D. 1.5cm　　　　　　E. 3.0cm

2. 正常静脉肾盂造影、肾盂肾盏显影最浓的时间是静脉内注射对比剂后（ ）

　　A. 3~5 分钟　　　　　B. 1~2 分钟　　　　　C. 6~10 分钟

　　D. 15~30 分钟　　　　E. 60~120 分钟

3. 左、右倾后斜位支气管体层摄影的目的是为了显示（ ）

　　A. 左、右主支气管　　　　　　　B. 气管分叉部

　　C. 中叶或舌段支气管　　　　　　D. 上叶支气管

　　E. 下叶支气管

4. 骨质疏松的病理基础是（　　）

    A. 骨有机成分增加，钙盐减少

    B. 骨有机成分减少，钙盐增加

    C. 骨有机成分正常，钙盐增加

    D. 骨有机成分正常，钙盐减少

    E. 骨有机成分和钙盐均减少

5. 左侧位心脏照片上，心后缘与食管前间隙消失，提示（　　）

    A. 右室增大　　　　B. 右房增大　　　C. 左房增大

    D. 左室增大　　　　E. 肺动脉主干扩张

6. 左房增大最早出现的 X 线征象是（　　）

    A. 右心缘双边阴影

    B. 左心缘第三弓突出

    C. 右心缘双房影

    D. 右前斜位食管吞钡左房压迹增加

    E. 左前斜位左主支气管变窄、抬高

7. 脑膜瘤血管造影的特征表现是（　　）

    A. 静脉早显　　　　　　　　　B. 肿瘤染色

    C. 颈外动脉供血　　　　　　　D. 肿瘤血管栏栅状排列

    E. 血管弧形包绕移位

8. 下述哪种组织对超声传播阻碍最小（　　）

    A. 脂肪　　　　　　B. 肌肉　　　　　C. 肝

    D. 血液　　　　　　E. 脾

9. 随着年龄增大，胰腺回声显示为（　　）

    A. 形状增大，回声强度降低

    B. 形状缩小，回声增强

    C. 形状增大，回声增强

    D. 形状增大，回声无变化

    E. 均无变化

10. X 线照片上所指的关节间隙，代表解剖学上的（　　）

    A. 关节囊　　　　　　　　　　B. 关节腔

    C. 关节软骨　　　　　　　　　D. 关节囊和关节腔

    E. 关节腔和关节软骨

11. 临床拟诊为肝管结石，下列哪种成像技术为首选（　　）

    A. CT   B. MRI   C. DSA

    D. CTA   E. MRA

12. 肺癌空洞常见于（　　）

    A. 鳞癌   B. 腺癌

    C. 小细胞未分化癌   D. 大细胞未分化癌

    E. 细支气管 - 肺泡癌

13. 进行胆道或胃肠道疾病超声检查时，通常要求患者禁食时间为（　　）

    A. 20 小时   B. 24 小时   C. 12 小时

    D. 8 小时   E. 4 小时

14. 成人颅高压最常见的 X 线征象是（　　）

    A. 囟门增宽   B. 头颅扩大

    C. 颅缝分离   D. 脑回压迹增多

    E. 鞍背疏松脱钙

15. 核素显像技术的优势是（　　）

    A. 价格便宜   B. 影像分辨率高

    C. 可显示脏器功能   D. 无辐射损害

    E. 可断层显像

16. 枕骨骨折的最佳摄片位置是（　　）

    A. 颅骨后前位   B. 颅骨前后位   C. 水平侧位

    D. 汤氏位   E. 颅底位

17. ECT 与 X - CT 成像原理最大的区别是（　　）

    A. 计算机不一样   B. 放射源不一样

    C. 成像速度不一样   D. 影像灵敏度不一样

    E. 价格不一样

18. 口服胆囊造影宜选择下述哪种对比剂（　　）

    A. 碘化油   B. 碘番酸   C. 碘卡明

    D. 碘苯酯   E. 碘化钠

19. 与体层摄影相比较，CT 扫描最大的优点是（　　）

    A. 密度分辨率高   B. 空间分辨率高   C. 操作方法简单

    D. 对比度增高   E. 患者无痛苦

【B 型题】

    A. 脊椎骨折   B. 脊髓结核

    C. 化脓性脊椎炎   D. 脊椎骨软骨炎

    E. 强直性脊椎炎

1. 男性，45 岁进行性腰痛、僵硬 20 余年，腰椎广泛骨质疏松，骶髂关节和椎小关节间隙模糊变窄，椎旁韧带钙化，提示（   ）。

2. 女性，20 岁背痛伴后突畸形已 3 年，胸椎 11～12 椎体骨质破坏并压缩成楔形，相应椎间隙变窄，椎旁软组织梭形肿胀，提示(   )。

    A. 平片检查   B. 体层摄影   C. 血管造影

    D. CT 扫描   E. MR 成像

3. 脑髓肿瘤首选（   ）。

4. 急性脑血管意外应首选（   ）。

    A. 肾孤立性囊肿   B. 多囊肾

    C. 肾积水   D. 肾肿瘤坏死液化

    E. 肾乳头状囊腺瘤

5. 肾窦内见大小不等互相连通的液暗区，提示（   ）。

6. 发生于肾的任何部位的圆形、壁光滑、内部为液暗区与后壁回声增强，提示（   ）。

【X 型题】

1. 与 CT 扫描相比较，MR 成像具有的优点是（   ）

    A. 可获取任何方位的图像

    B. 多参数成像

    C. "流空效应"使血管直接显影

    D. 钙化病变显示清楚

    E. 成像速度快

2. 金属异物严禁进入 MR 扫描区，是为了避免（   ）

    A. 磁场均匀度被破坏   B. 磁场强度减低

    C. 磁场对人体的损伤   D. 磁共振信号过于增强

    E. 幽闭恐惧症

3. 典型的胆囊结石图像表现为（   ）

    A. 强光团后方有声影

B. 胆囊内出现强光团

C. 未粘连或嵌顿者强光团可随体位改变位置

D. 探头下存在压痛

E. 增厚的胆囊壁内出现小的囊泡状暗区

4. 胎儿死亡的非特异性指征是（　　）

A. 大脑镰消失　　　　　　　　　B. 羊水浑浊

C. 脑室扩张　　　　　　　　　　D. 双顶径缩小

E. 胎头双环轮廓

5. 二尖瓣狭窄的二维切面声像特征为（　　）

A. 开放受限呈"弓形

B. 瓣叶增厚

C. 左房右室扩大

D. 二尖瓣前叶舒张期呈现城墙样改变

E. 瓣口狭小，有时可见左房附壁血栓

6. 与 X－CT 比较，SPECT 局部脑血流显像诊断缺血性脑病的优势在于诊断（　　）

A. 48 小时以内的脑梗死灶

B. 腔隙性脑梗死

C. 超过 48 小时的脑梗死灶

D. TIA

E. 对脑瘤术后肿瘤复发与瘢痕

7. 非离子型碘制剂是（　　）

A. 胆影葡胺　　　　B. 泛影葡胺　　　　C. 磁显葡胺

D. 欧乃派克　　　　E. 优维显

二、判断题

1. 超声探测肝脏时，常利用显示出的肝中静脉而将肝脏分为右肝前叶和后叶。（　　）

2. 二维 B 超发现心脏右室明显扩大，其他房室腔亦大，室间隔及左室后壁普遍性运动减弱，二尖瓣开放幅度小等，常提示为扩张型心肌病。（　　）

3. 放射性核素显像不是单纯形态结构的显像，而是一种独特的功

能性显像。（　）

4. 未成熟儿颅内侧脑室前角出现回声是颅内出血的表现。（　）

5. B超检测宫内节育器不论金属或塑料结构均能检出，且可确定在宫内的位置是否适合。（　）

6. 关节结核好发于四肢小关节，双侧对称性受累。（　）

7. B超诊断肾实质性病变是根据患者肾脏形状和大小来决定的。（　）

8. CT扫描上的密度高低与MR成像的信号强弱其本质是一致的。（　）

9. 观察右侧颈椎椎间孔，应摄取左后斜位颈椎照片。（　）

10. 表示组织密度的CT值单位为Hu，软组织的CT值为20～50Hu，脂肪为－70～－90Hu。（　）

11. 由于X线通过左侧或者右侧胸腔的行程相同，所以左、右侧位胸片上的影像都一样。（　）

12. 螺旋CT容积扫描是三维立体图像重建、CT血管成像、CT仿真内镜等技术的基础。（　）

13. 根据CT值测量结果可以分辨体层层面不同软组织结构及病变。（　）

14. 碘过敏试验阴性者，在造影检查过程中仍有出现严重反应的可能。（　）

15. 自然对比缺乏的部位，人为地将对比剂引入器官内或其周围，造成人工对比影像。（　）

16. 腹部脏器疾病以CT扫描为首选检查方法，胃肠道疾病则以钡剂造影为主。（　）

三、填空题

1. 早期妊娠的超声表现为（　　），并可见孕囊。

2. 胸片上正常成人的心胸比值不应大于0.52，右下肺动脉干宽度不大于（　　）mm。

3. 超声导向穿刺时常选择距皮肤最近区为（　　）。

4. 增强CT扫描有助于发现病变，（　　）、（　　）。

5. 影像诊断技术除传统X线检查方法例如透视、摄片、体层摄影和（　　　）外，尚包括 CR、DR、CT、MRI、DSA 等现代成像技术。

6. 介入放射学是将（　　　）、（　　　）有机地结合，采用非手术治疗方式，为患者解除疾苦。

7. 非血管性介入治疗包括穿刺活检 抽吸引流 结石处理 髓核切吸和（　　　）及 γ 刀治疗。

8. X 线通过人体后，在胶片上产生潜影，经过显影、定影、冲洗等手续后，在胶片上形成不同灰度的黑白影像，称为（　　　）。

9. B 超诊断甲状腺瘤的依据除内部回声光点均匀外，还具备有完整的（　　　）。

10. 颅骨病变应首选颅骨平片检查，而颅内病变则以 CT 扫描为（　　　）。

11. 剑突相当于第 11 胸椎椎体平面，脐上 2cm 相当于第（　　　）腰椎椎体水平。

〔答　案〕

一、选择题

【A 型题】

1. B　2. D　3. C　4. E　5. D　6. D　7. C　8. D　9. B　10. E　11. A
12. A　13. D　14. E　15. C　16. D　17. B　18. B　19. A

【B 型题】

1. E　2. B　3. E　4. D　5. C　6. A

【X 型题】

1. ABC　2. AC　3. ABC　4. ABDE　5. ABCD　6. ADE　7. DE

二、判断题

1. 错误　2. 正确　3. 正确　4. 正确　5. 正确　6. 错误　7. 正确
8. 错误　9. 正确　10. 正确　11. 错误　12. 正确　13. 错误　14.
正确　15. 正确　16. 正确

三、填空题

1. 子宫体积增大

2. 15

3. 进针路且靶标前方有正常组织覆盖，又无大血管存在

4. 确定病变的性质　范围供血情况

5. 造影检查

6. 影像诊断　介入治疗

7. 立体定位

8. X 线摄影

9. 纤维包膜

10. 首选检查方法

11. 3

第四节　临床病理学

〔基础知识〕

1. 活体组织检查的标本来源有哪些？

（1）小块活体组织：临床医生为了诊断目的，通过手术或穿刺取小块组织，送病理科检查，如身体某处包块或肿大的淋巴结活检、肝脏穿刺、肾脏穿刺、乳腺包块穿刺、前列腺穿刺等。

（2）内镜活体组织：如胃镜、结肠镜、纤维支气管镜检查时，从病变部位夹取组织检查。

（3）细胞学检查：包括各种体液如痰、尿、胸腔积液、腹腔积液等。进行脱落细胞学检查，主要是检查肿瘤细胞，也可做穿刺液涂片或组织印片，进行细胞学诊断。

（4）手术切除的大标本；如手术切除的阑尾、胆囊、肝叶、乳腺、肾、胃、癌的根治术标本以及截断的肢体等。检查此类标本，大多是为了进一步明确病变的性质、类型和范围，如果是恶性肿瘤，还需了解有无转移及其扩散程度。

2. 活体组织检查的注意事项有哪些？

（1）仔细、全面、正确填写好病理送检单，如年龄、性别、病史、手术所见、各项临床检查、诊断及特殊要求等。如为妇科患者，需填写月经史、生产史及近来服药情况等。

（2）取材准确，应取病变部位，最好是肿瘤与正常组织交界处，切勿取坏死组织。取材时避免挤压，标本适量，如过步或组织取材过浅均会造成病理制片和诊断的困难。

（3）活检标本常规使用10%福尔马林固定。如有特殊要求则采取特殊固定液，如电镜检查标本要用戊二醛固定，糖原染色标本要用酒精固定等。固定液量一般是组织体积的4~5倍。组织要全部浸泡在固定液中。

（4）送检标本瓶一定要贴好姓名，取材部位，以免差错。

3. 如何正确理解病理诊断报告？

（1）病变性质完全肯定，直接写出诊断名称。如："胃印戒细胞癌"，"乳腺单纯癌"等。

（2）病变有一定特异性，但单从形态学还不能完全肯定者，则用"符合×××（病名）"。如："送检物为少量皮肤组织，乳头状增生，结合临床符合皮肤乳头状瘤。"

（3）病变表现介于两种疾病之间：则用"考虑为……但不能排除……。"如："（右颈）淋巴组织中大量轻度异型上皮细胞巢，考虑为淋巴上皮病癌变可能性大，但不能完全排除鼻咽癌转移，建议临床检查鼻咽部。"

（4）病变性质介于良恶性之间，根据异型性程度可写成："高度或轻度恶（癌）变可疑。"如："少量支气管黏膜上皮呈高度增生及鳞状上皮化生，灶性重度不典型增生，高度疑为癌变或恶变不能完全排除"。

（5）组织变化不足以诊断时，可做镜下描述，以供参考。如："送检少量皮肤组织，表皮轻度萎缩，皮下毛囊、汗腺、血管周围有淋巴细胞及少量泡沫细胞浸润、抗酸染色阴性，请结合临床或再次活检排除麻风"。

（6）特殊情况或必要时，在病理诊断书中可另加附注说明，包括对病变的进一步解释，对临床的某些要求和建议等。如：

① "（盆腔）内胚窦瘤"（此为一高度恶性肿瘤）。

② "（颈）淋巴结转移性乳头状腺癌"（建议临床检查甲状腺，乳腺等部位，查找原发灶，并进一步做免疫组化确诊）。

3. 申请尸检注意事项有哪些？

（1）填写好尸检申请单，包括：姓名、年龄、性别、死亡时间、详细病史、临终前表现、临床诊断、疾病诊断及死因诊断，各项重要检查结果，如：B超、X线、血象、血压等。

（2）尸检申请单上一定要有直系亲属或组织单位签名，否则病理科医生不能做尸检。

（3）尸检申请单填好后，即时送病理科，通知病理科做解剖，以免尸体腐败。

（4）对已同意做解剖尸体，如手续尚未办好，或要等1~2天，可先通知病理科，将尸体放入尸体冷藏室，以防尸体腐败、自溶，影响诊断。

4. 解剖报告书包括哪些内容？

（1）主要病症：即直接引起死亡的主要疾病。

（2）死亡原因：是指致死的直接原因，如：心力衰竭、呼吸衰竭、肾功能衰竭或休克等。

（3）解剖诊断：包括所有全身各脏器大体及显微组织学诊断。主要脏器病变写在前面。次要病变写在后面，以报告书的形式报告。

（4）对复杂病例，必要时可加讨论，包括对疾病发生、发展及死因的分析。

（5）对疑难病例、死因不明病例、少见病例或临床误诊病例均可举行临床病理讨论会，以便临床医生和病理医生对疾病、死因进行更深入分析，从中取得经验，以利于医疗水平的提高。

〔测试题〕

一、选择题

【A 型题】

1. 炎症的局部基本病变是（　　）

　　A. 组织的炎性充血和水肿

　　B. 组织细胞的变性坏死

　　C. 红、肿、热、痛功能障碍

　　D. 变质、渗出、增生

　　E. 周围血液中白细胞增多和炎症区白细胞浸润

2. 恶性淋巴瘤是（　　）

　　A. 发生于骨髓原始造血细胞恶性肿瘤

　　B. 发生于淋巴结的恶性肿瘤

C. 主要是淋巴结反应性增生形成的肉芽肿

D. 主要是淋巴窦上皮反应性增生形成的恶性肉芽肿

E. 原发于淋巴结和结外淋巴组织的恶性肿瘤

3. 乳腺单纯癌是指（　　）

    A. 预后好的癌　　　　　　　　　B. 分化好的癌

    C. 恶性程度低　　　　　　　　　D. 较晚发生转移的癌

    E. 分化较差的腺癌

4. 弥散性血管内凝血（DIC）指的是（　　）

    A. 全身小动脉内有广泛性的血栓形成

    B. 心、肝、肾等重要器官中有较多的血栓形成

    C. 全身小静脉内有广泛的血栓形成

    D. 小动脉和小静脉内均有广泛性的血栓形成

    E. 微循环内有广泛的微血栓形成

5. 从一种成熟组织或细胞转变为另一种同类型组织或细胞的过程称为（　　）

    A. 发育不良　　　B. 间变　　　C. 增生

    D. 化生　　　　　E. 癌形成

6. 慢性消耗性疾病首先发生萎缩的组织是（　　）

    A. 结缔组织　　　B. 上皮组织　　　C. 脂肪组织

    D. 肌肉组织　　　E. 神经组织

7. 下述哪一项不是上皮来源的肿瘤（　　）

    A. 乳头状瘤　　　B. 基底细胞癌　　C. 甲状腺髓样癌

    D. 横纹肌肉瘤　　E. 混合瘤

8. 以下关于股静脉内血栓脱落引起栓塞的叙述，哪一项是不正确的（　　）

    A. 大多数栓塞于肺

    B. 都发生出血性梗死

    C. 伴左心衰时一定发生相应部位的梗死

    D. 如栓塞于肺动脉主干常引起猝死

    E. 如有心间隔缺损亦可栓塞于脑

9. 宫颈原位癌是指（　　）

    A. 细胞极性全部消失

B. 重度异型细胞普遍增生，累及上皮全层

C. 上皮下间质浸润

D. 表层细胞成熟程度差

E. 没有累及腺体的癌

10. 某患者食欲不振，消化不良，有腹水、呕血、腹壁浅静脉曲张，出现海蛇头，形成此症状的原因是（　　）

    A. 肠出血　　　　　B. 胃出血　　　　C. 肺淤血

    D. 肝炎　　　　　　E. 各种原因引起的门脉高压

11. 肠上皮化生见于（　　）

    A. 慢性肠炎　　　　B. 慢性胃炎　　　C. 肠腺瘤

    D. 胃息肉　　　　　E. 肠腺癌

12. 门脉高压的临床表现是（　　）

    A. 脾大、腹水、胃肠淤血、肝大

    B. 脾大、黄疸、腹水、肝大

    C. 脾大、腹水、胃肠淤血、侧支循环建立

    D. 腹水、胃肠淤血、侧支循环建立、肝大

    E. 肝萎缩、腹水、胃肠淤血

13. 以下哪一种不是组织损伤所产生的化学性刺激物质（　　）

    A. 5 - 羟色胺　　　B. 组胺　　　　　C. 吗啡

    D. 缓激肽　　　　　E. 乙酰胆碱

14. 皮肤囊肿最常见的是（　　）

    A. 表皮样囊肿　　　B. 淋巴囊肿　　　C. 皮样囊肿

    D. 汗腺囊肿　　　　E. 单纯囊肿

15. 乳房出现质硬、固定、边界不清的肿块时，最可能的诊断是（　　）

    A. 乳腺癌　　　　　B. 纤维腺瘤　　　C. 纤维囊性乳腺病

    D. 乳腺小叶增生　　E. 脂肪瘤

16. 脊柱结核的好发部位是（　　）

    A. 胸椎　　　　　　B. 颈椎　　　　　C. 腰椎

    D. 胸腰交界区　　　E. 骶、尾椎

【B 型题】

    A. 出血性炎症　　　　B. 纤维素性炎症　　C. 变质性炎症

D. 肉芽肿性炎症　　　E. 化脓性炎症

1. 流行性乙脑炎属（　　）
2. 细菌性痢疾属（　　）

A. 甲胎蛋白　　　　　B. 癌胚抗原　　　C. 胎儿硫糖蛋白
D. 绒毛膜促性腺激素 E. 酸性磷酸酶

3. 绒癌可产生（　　）
4. 肝细胞癌能合成（　　）

A. 鳞状细胞癌　　　　B. 腺癌　　　　　C. 未分化癌
D. 腺棘皮癌　　　　　E. 黏液癌

5. 胃癌多为（　　）
6. 食管癌多为（　　）

【C 型题】

C. 两者均有

D. 两者均无

1. 恶性高血压血管病变有（　　）
2. 良性高血压血管病变有（　　）

【X 型题】

1. 阴道结节可见于（　　）
　　A. 恶性葡萄胎　　　B. 良性葡萄胎　　C. 绒毛膜上皮癌
　　D. 子宫颈癌　　　　E. 正常妊娠
2. 慢性支气管炎可导致（　　）
　　A. 肺气肿　　　　　B. 支气管扩张症 C. 支气管腔狭窄
　　D. 肺癌　　　　　　E. 肺出血性梗死
3. 下述哪些因素可能与自身免疫性疾病有关（　　）
　　A. 环境因素　　　　B. 微生物感染　　C. 基因缺陷
　　D. 遗传因素　　　　E. 激素水平异常
4. 阿米巴滋养体所引起的组织坏死为（　　）
　　A. 干酪样坏死　　　　　　　　　　B. 凝固性坏死
　　C. 纤维素样坏死　　　　　　　　　D. 液化性坏死
　　E. 坏死组织呈果酱色

二、判断题

1. 肺转移性绒毛膜癌病灶中见较多绒毛。（　　）
2. 原发性高血压常累及的是大动脉。（　　）

3. 血吸虫病的病变主要是由虫卵引起。（ ）

4. 炎症局部的基本病变是变性、渗出和增生。（ ）

5. 在心血管内，血液凝固形成固体物质的过程称血栓形成。（ ）

6. 成年人肺结核主要通过支气管播散。（ ）

7. 血栓形成对机体毫无益处。（ ）

8. 宫颈原位癌累及腺体仍属于原位癌。（ ）

9. 癌症是癌和肉瘤的统称。（ ）

10. 肠腺癌转移到肝称为肝转移性肠腺癌。（ ）

11. 骨质疏松的特征表现为低骨量、骨组织结构破坏、骨脆性增加、易骨折。（ ）

12. DIC 患者出现贫血的主要原因是因大量出血后血液稀释所致。（ ）

13. 超敏反应实质上是一种异常的或病理性的免疫反应。（ ）

14. 肠上皮化生常见于慢性萎缩性胃炎。（ ）

三、填空题

1. 常见的病理性萎缩有：（ ）、（ ）、（ ）、（ ）、（ ）。

2. 肿瘤的生长方式有（ ）、（ ）、（ ）。

3. 胃溃疡病的并发症（ ）、（ ）、（ ）、（ ）。

4. 肉芽组织的成分有（ ）、（ ）、（ ）。

5. 化脓性炎症分为（ ）、（ ）、（ ）3 种。

6. 急性肾炎综合征包括（ ）、（ ）、（ ）、（ ）、（ ）等临床表现。

7. 高血压常见的致死病因是（ ）、（ ）、（ ）。

8. 根据肠道炎症特征、全身变化和临床经过的不同，细菌性痢疾可分为（ ）、（ ）、（ ）。

9. 肺源性心脏病的原因与（ ）、（ ）、（ ）。

10. 肺原发综合征包括（ ）、（ ）、（ ）。

〔答 案〕

一、选择题

【A 型题】

1. D　2. E　3. E　4. E　5. D　6. C　7. D　8. B　9. B　10. E　11. B
12. C　13. C　14. A　15. A　16. D

【B 型题】

1. C 2. B 3. D 4. A 5. B 6. A

【C 型题】

1. B 2. A

【X 型题】

1. ACD 2. ABC 3. ABCDE 4. DE

二、判断题

1. 错误 2. 错误 3. 正确 4. 错误 5. 错误 6. 正确 7. 错误 8. 正确 9. 正确 10. 正确 11. 正确 12. 错误 13. 正确 14. 正确

三、填空题

1. 营养性不良 失用性 压迫性 去神经性 内分泌性

2. 外生性生长 膨胀性生长 浸润性生长

3. 出血 穿孔 幽门狭窄 癌变

4. 大量新生毛细血管 成纤维细胞

5. 脓肿 蜂窝织炎 表面化脓和积脓

6. 血尿 蛋白尿 高血压 肾小球滤过率降低 水钠潴留 氮质血症

7. 脑出血 心力衰竭 肾衰竭

8. 急性痢疾 慢性痢疾 中毒性痢疾

9. 肺部病变 胸廓畸形 肺血管病变有关

10. 原发病灶 淋巴管炎 肺门淋巴结结核

第五节 临床核医学

〔基础知识〕

1. 试述核医学诊治原理和特点？

核医学的基本原理是示踪原理，诊治中常用的放射性药物即放射性核素或放射性核素标记的化合物，与普通元素一样，可被机体摄取并参与机体生理生化代谢过程。由于核素能放射出射线，用核仪器在体外可探测到它们在体内分布的部位，代谢途径等定量变化，将其以图像、曲线或数据描绘记录，经统计学处理找出正常和异常的规律和特点，以进行疾病的正确诊断和研究。核素治疗是利用核素发射出的射线在病变组织中产生电离辐射的生物学效应，破坏、抑制病变组织，达到治疗目的。

（1）放射性核素显像诊断是以放射性核素在体内分布为基础的体内器官或病变的显示方法，器官或病变部位内的放射性分布差异是与显像剂的浓聚量有关，而显像剂聚集量的多少直接反映了器官、病变部位的血流量、细胞功能、代谢状况和排泄引流等情况。所以核素显像不仅显示器官和病变的位置、大小、形态等解剖结构，更重要的是提供了器官组织生理生化和代谢变化，它是一种功能性显像。

（2）放射性核素显像能反映器官、组织的功能和解剖形态结构两方面的变化，一般而言，病变过程中功能改变常常早于形态结构的变化，故核素显像诊断以及体外放射分析，都能对某些疾病做出早期判断。

（3）核素显像可以进行静态和动态两种方式的显像诊断，并能动态定量地显示出各器官功能参数和连续运动的图像，还可观察到静态解剖结构的图形变化。因此能对某些器官功能、病因进行深入研究和探讨。

（4）核素显像诊断还具有较好的特异性。因为有些器官或病变能特异性地浓聚某些显像剂，而产生特异性显像，如受体显像、肿瘤显像、炎症显像、异位甲状腺的显像等等。

（5）核素诊治技术是一种安全、非创伤性、简便的方法。

（6）核素显像图像的清晰度、显示细胞结构方面不如 CT、磁共振成像和超声检查，这是其不足之处。

2. 如何恰当地应用核医学诊治手段？

（1）**核素脑显像**：包括核素脑血管显像、脑静态显像和局部脑血流显像。核素脑血管显像主要反映颈动脉及大脑中动脉、前动脉的供血情况，判断有无血管狭窄、梗死和畸形；脑静态显像适应于脑梗死、脑瘤，脑脓肿和硬膜下血肿等的诊断；局部脑血流断层显像对偏头痛、帕金森病、癫痫、痴呆、缺血性脑血管疾病和脑梗死的定位判断有较好的临床价值。

对脑瘤诊断，脑显像与 CT 比较效果几乎相近。而脑血管疾病总的倾向是出血性者 CT 优于核素脑显像；缺血性者核素脑显像则优于 CT。局部脑血流断层显像诊断脑梗死和短暂性脑缺血发作（TIA）比 CT、磁共振诊断能更早期发现病灶，且发现病灶的范围也大些，前者比后者阳性符合率高约达 100%。

（2）甲状腺显像：对异位甲状腺的定位判断有独特的价值；寻找甲状腺癌转移病灶具有较高临床意义；判定甲状腺结节功能状况，尤其是诊断自主功能性甲状腺腺瘤的重要手段。此外，对鉴别颈部肿块与甲状腺的关系，了解甲状腺大小和重量以及手术后剩余甲状腺组织修复状况等也有一定诊断价值。

（3）放射性核素在心血管疾病诊断中的应用：包括放射性核素心血池显像及心功能测定、心肌显像等。

（4）消化系统显像：肝胶体与肝血池显像联合诊断肝内海绵血管瘤有较高的应用价值。比 CT 和超声优越。肝胶体显像可用于肝内占位病变的诊断、肝穿刺引流前定位、鉴别腹部肿块与肝脏关系和肝外肿瘤有无肝内转移等。肝胆显像鉴别肝内外黄疸，观察胆道术后效果，先天性胆道畸形的判定，急、慢性胆囊炎的诊断都有较好的临床价值；对急性胆囊炎的诊断符合率可达 95% 左右。

胃肠道出血的定位诊断。当出血量为 0.1ml/min，诊断正确率约 80%，比内镜和选择性血管造影简便、准确。诊断梅克尔憩室阳性率也有 80%~85%。唾液腺显像诊断淋巴乳头状囊腺瘤有很高的特异性。

（5）骨显像：全身骨显像对恶性肿瘤骨转移病灶的早期发现很有价值、比 X 线照片检查可提早 3~6 个月，现已成为恶性肿瘤手术前常规检查项目之一。对原发性骨肿瘤、外伤性骨折、骨骼炎症和骨代谢性疾病的诊断也有较好作用，能早期发现病变、早期诊断，对判断移植骨是否存活有特殊价值。

（6）泌尿系统功能测定：常用者如肾图，主要意义在于提供分侧肾功能和上尿路通畅情况的资料。肾脏动态和静态显像，用于尿路梗阻诊断和追踪观察、移植肾的监测、膀胱输尿管尿液反流的诊断、肾内占位性病变，肾位置、大小和形态以及先天性畸形的判定等。

（7）核素治疗：放射性核素碘治疗甲亢和功能性甲状腺癌转移病灶有较好效果，治疗甲亢时，尤其对抗甲状腺药物过敏、有手术禁忌证者为宜；此外用放射磷治疗真性红细胞增多症和原发性血小板增多症也有一定疗效。

（8）体外放射免疫分析：是临床核医学另一重要诊断内容，属于体外诊断方法，核素不引入机体，而是在试管内进行的检测技术。为具有灵敏度高、特异性强、安全、精确的分析技术，可测体内多种微量生物活性物质，如抗原、抗体、治疗药物、激素、维生素等。

3. 如何正确识别核医学图像检查结果？

（1）图像质量：质量好的核医学显像图应具有：受检器官影像清晰、轮廓完整、病变部位显示清楚，解剖标志准确等特征。

（2）静态显像图像：注意器官位置、大小、形态与正常者相比有无异常，受检器官内放射性分布是呈增高、降低、正常或缺损表现。断层图像：对比观察各层面病变与正常相同层面的各种结构如血管、沟、回，韧带的变化以及组织内放射性分布有无改变，以便作出判断。

（3）动态显像图像：着重观察器官显示的顺序，与正常显示是否一致；其次要注意时相变化，器官显示和消退时相正常与否。有无延迟、提前或应该出现而不出现的影像变化。

4. 进行核医学检查或治疗时，患者准备注意哪些事项？

进行核医学检查或治疗时，有些检查项目患者须作好某些准备以期获得满意的检查结果，如：甲状腺疾病做核医学诊治前，均须停服含碘类和抗甲状腺类药物若干时日；心血管病者检查前两日停服扩冠、B阻断剂及维拉帕米等钙拮抗剂，检查当日应空腹；泌尿系统检查前一天须停服利尿剂和磺胺类药物。

有些检查项目有时间要求，如急性心肌梗死患者，发病后 12～72 小时内进行检查，阳性检出率最高，一周后下降；肌红蛋白检测在 24 小时内采血测定诊断意义最好；监测地高辛血药浓度时，要待服药后 6～8 小时药物浓度达到平衡后取血检测，结果才有诊断意义。

〔测试题〕

一、选择题

【A 型题】

1. 核素诊断主要是利用以下哪种射线进行检测（　　）

    A. β-粒子　　　　B. α-粒子　　　C. γ射线

    D. 中子　　　　　E. 质子

2. 肝胶体和肝血池联合核素显像诊断哪种肝病最有价值（　　）

   A. 原发性肝癌　　　　　　　　　B. 肝内海绵血管瘤

   C. 肝胆结石　　　　　　　　　　D. 肝脓肿定位

   E. 肝硬化

3. 心血管系统核素检查方法有多种，而诊断冠心病心肌缺血、心肌梗死的方法最好选用（　　）

   A. 心血池静态显像

   B. 放射性核素心血管造影

   C. 心肌灌注断层显像

   D. 放射免疫分析

   E. 心放射图

4. 下述哪项不是骨骼显像检查的适应证（　　）

   A. 判断骨肿瘤的部位、范围，并确定治疗方案

   B. 寻找恶性肿瘤的早期转移病灶

   C. 诊断外伤性骨折及观察治疗效果

   D. 椎间盘纤维破裂的定位判定

   E. 早期诊断骨髓炎，以及与蜂窝织炎进行鉴别诊断

5. 甲状腺核素显像检查最有诊断意义的疾病是（　　）

   A. 异位甲状腺的定位诊断

   B. 鉴别甲状腺炎

   C. 判别甲状腺瘤的良性恶性

   D. 判断甲状腺癌转移病灶

   E. 诊断甲亢

6. 放射免疫检测血清肌红蛋白水平诊断急性心肌梗死，须于患者发作后多长时间内采血送检，才能保证结果的可靠性（　　）

   A. 5 天　　　　　　　B. 1 周　　　　　　C. 3 天

   D. 2 天　　　　　　　E. 2～12 小时

7. 体外检测诊断用核仪器有（　　）

   A. 脏器功能测定仪

   B. 放射性活度计

   C. 单光子发射型计算机断层（SPECT）

   D. 正电子发射型计算机断层（PET）

E. 闪烁计数器

8. 以下哪项不是磁疗的作用（　　）

    A. 改善血循环，促进渗出液吸收，消肿作用

    B. 提高痛阈，镇痛作用

    C. 使血管壁通透性增高，促进炎症产物排泄，有消炎作用

    D. 磁化水有排石作用

    E. 磁屏障作用

9. 照射量的国际单位是（　　）

    A. 库仑·千克$^{-1}$（C·kg^{-1}）

    B. 焦耳·千克$^{-1}$（J·kg^{-1}）

    C. 希沃特（Sv）

    D. 戈瑞（Gy）

    E. 贝可勒尔（Bq）

【B 型题】

    A. 脑血流量测定诊断

    B. 脑池显像诊断

    C. 核素脑血管造影诊断

    D. 局部脑血流断层显像诊断

    E. 神经受体显像诊断

1. 诊断脑梗死采用（　　）

2. 诊断脑脊液鼻（耳）漏采用（　　）

【C 型题】

    A. 心肌灌注断层显像可诊断

    B. 肌钙蛋白免疫分析可诊断

    C. 两者均可

    D. 两者均不可

1. 冠心病心肌缺血采用（　　）。

2. 急性心肌梗死采用（　　）。

【X 型题】

1. 核医学显像诊断的特点是（　　）

    A. 核素显像是较好的特异性显像

B. 放射性核素显像诊断是一种功能性显像，对某些疾病可早期发现

C. 能进行连续动态和静态显像诊断

D. 安全、简便、非创伤性的诊断方法

E. 显像图像比 X – CT 更清晰

2. 局部脑血流断层显像在临床有应用价值的疾病是（　　）

A. 癫痫定位

B. 短暂性脑缺血发作和脑梗死的早期发现

C. 痴呆分型

D. 脊髓蛛网膜下隙阻塞

E. 脑血管畸形

3. 运用^{131}I 进行甲状腺疾病诊断和治疗的患者，在服药前须注意的主要事项有（　　）

A. 停服抗甲状腺类药物丙基硫氧嘧啶 15 天，甲巯咪唑 1 周

B. 检查当日禁食脂餐

C. 停服若干天含碘类饮食和药物

D. 服药后须多饮水，检查时预先排空小便

E. 检查前半小时需服过氯酸钾 200～400mg

二、判断题

1. 泌尿系统功能测定（如肾图检查）其主要意义在于能提供分侧肾功能和分侧上尿路通畅情况。（　　）

2. 凡进行核医学检查的患者都无须做任何准备，这是核医学诊断的最大优点。（　　）

3. 脑池核素显像，主要用于脑瘤的诊断。（　　）

4. 放射性核素心血管造影，主要适应证是先天性心脏病的诊断。（　　）

5. 肝胆系核素显像，较有特色的适应证是诊断急性胆囊炎。（　　）

6. 用^{131}I 核素可治疗甲状腺功能亢进症和功能性甲状腺癌转移病灶。（　　）

7. 治疗用的放射性核素主要使用半衰期短的、并发射出 γ 射线为宜。（　　）

三、填空题

1. 心血池动态显像和（　　）测定可诊断冠心病心肌缺血室壁瘤等。

2. 放射性核素显像有别于单纯形态结构的显像，它是一种独特的（　　）。

3. 消化系统唾液腺显像诊断（　　）瘤有很高的特异性。

4. ^{131}I 用以治疗（　　）和（　　）。

5. 全身骨骼显像诊断某些骨骼疾患，其诊断价值在于能（　　）、（　　）。

6. 放射免疫分析检测技术，具有放射性的灵敏性和（　　）两大优点，系一种在体外试管内进行的检测技术。

〔答　案〕

一、选择题

【A 型题】

1. C　2. B　3. C　4. D　5. A　6. E　7. E　8. E　9. A

【B 型题】

1. D　2. B

【C 型题】

1. A　2. C

【X 型题】

1. ABCD　2. ABC　3. AC

二、判断题

1. 正确　2. 错误　3. 错误　4. 正确　5. 正确　6. 正确　7. 错误

三、填空题

1. 心室功能

2. 功能性显像

3. 淋巴乳头状囊腺瘤（Warthin）

4. 甲亢　功能性甲状腺癌转移病灶

5. 早期发现　早期诊断

6. 免疫反应的特异性